AF567909

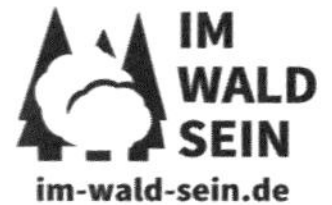
IM
WALD
SEIN
im-wald-sein.de

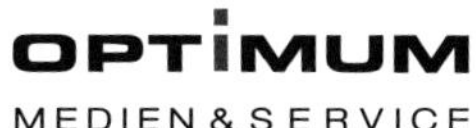
OPTIMUM
MEDIEN & SERVICE

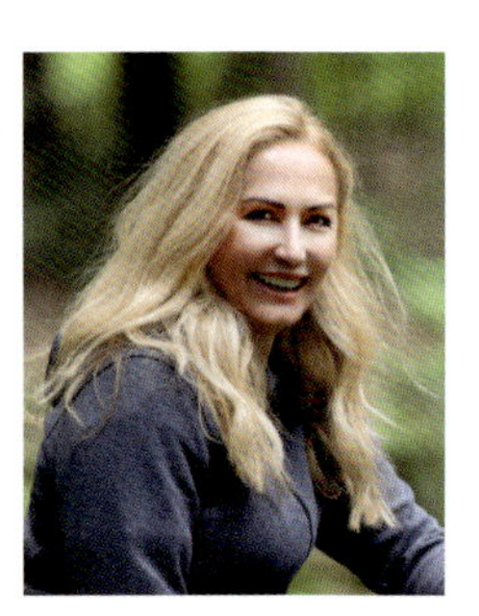

Dr. Melanie H. Adamek

Melanie H. Adamek ist promovierte Juristin, Verlegerin und Autorin. Seit 2001 beschäftigt sie sich vorwiegend mit dem Themenbereich öffentliche Gesundheit, speziell Gesundheitsförderung und Prävention. Wald und Natur spielen seit ihrer Kindheit eine wichtige Rolle für sie. Dazu haben ihre Großeltern als Kleinstwaldbesitzer und überzeugte Selbstversorger einen großen Beitrag geleistet. Ihr Großvater hat ihr eine gute Portion Verständnis und Neugier für alles Lebendige mit auf den Lebensweg gegeben. Das Im-Wald-Sein hat sie vor einigen Jahren wiederentdeckt, als sie eine Auszeit nahm, um das in einem sehr waldreichen Gebiet liegende Häuschen ihrer Großeltern zu sanieren. Ein Herzensprojekt. Dabei bemerkte sie, welche Kraft der Wald ihr gibt: keine Erschöpfung, keine Erkältung, keine Wehwehchen, ein klarer Geist, trotz harter Arbeit von früh bis spät. Gleichzeitig erkannte sie das Potenzial des Im-Wald-Seins für eine gesunde Gesellschaft. Sie konnte ausgewiesene Spezialisten aus den Bereichen Gesundheit und Wald für eine Mitwirkung an dieser Publikation begeistern. So ist ein Buch entstanden, das das Waldbaden als zukunftsweisende Präventionsmaßnahme aus verschiedenen Blickwinkeln beleuchtet und den Wald als wichtigen Partner für unsere Gesundheit und unser Wohlbefinden in unser Bewusstsein zurückbringen möchte. Dr. Melanie H. Adamek hat eine von der *International Society of Nature and Forest Medicine* zertifizierte Schulung in *Forest Medicine* in Japan absolviert.

DR. MELANIE H. ADAMEK

IM WALD SEIN

Körperliches Wohlbefinden.
Geistige Entfaltung.
Seelisches Gleichgewicht.

WALDBADEN — Praktisch erprobt!

Die natürliche Antwort auf Psychostress und Zivilisationskrankheiten

---

Entdeckung eines Präventionskonzepts

OPTIMUM MEDIEN & SERVICE

IM-WALD-SEIN
Die natürliche Antwort auf Psychostress und Zivilisationskrankheiten
Entdeckung eines Präventionskonzepts

ORIGINALAUSGABE, AUGUST 2018
2. Auflage, 2018
Veröffentlicht im Verlag OPTIMUM Medien & Service GmbH, München

Lektorat: Redaktionsbüro Kristin Bamberg, München
Korrektorat: A.S.S. - Agentur für SprachenService, Ruth Sixt, München
Gestaltung und Satz: raus+weber Design, München
Druck und Bindung: Letterbox GmbH, André Conzem, Geretsried

Fotos: © Fotostudio Bernhard Lehn, OPTIMUM Medien & Service GmbH, bis auf:
S. 12: © Anja Lehmann, Immanuel Krankenhaus Berlin; S. 31, 272: © Lehrstuhl für Public Health und Versorgungsforschung (IBE), LMU München; S. 36, 100: © Flavia Doimo; S. 54: © Daniel Rukavina;
S. 100, 274: © Gisela Immich; S. 191: © Benjamin Bleek; S. 236: © Won Sop Shin;
S. 51, 69 (rechts), 225, 232, 238, 257, 259, 262: © Miki Tokairin, INFOM;
übrige Japanmotive: © Dr. Melanie H. Adamek; S. 326: © Christian Schubert

Illustrationen: S. 61: © ellepigrafica/Shutterstock.com; S. 63: © Carol und Mike Werner/Science Photo Library; alle Übrigen: © OPTIMUM Medien & Service GmbH

Umwelthinweis:
Gedruckt auf FSC®-zertifiziertem Papier, Printed in Germany

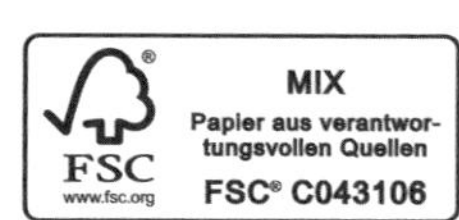

Hinweise
Meinungen, Ratschläge und Hinweise in diesem Buch sind von Autorin und Verlag sorgfältig erwogen und geprüft, dennoch kann eine Garantie nicht übernommen werden. Eine Haftung der Autorin oder des Verlags für Personen-, Sach- und Vermögensschäden ist ausgeschlossen.
Verweise auf Webseiten Dritter geben, soweit im Anhang nicht anders ausgewiesen, deren Stand zum 3.4.2018 wieder, eine Haftung für Inhalte dieser Seiten wird nicht übernommen.
Für einen guten Lesefluss ist das generische Maskulinum oftmals nicht vermeidbar, selbstverständlich sind Frauen und Männer gleichermaßen angesprochen.

ISBN 978-3-936798-17-3

Dieses Buch ist mithilfe breit gefächerten Expertenwissens entstanden. Die Autorin dankt vor allem folgenden Spezialisten, die ihre Erkenntnisse und Ansichten zum Zukunftsthema Waldbaden und Waldtherapie in Form von Interviews, Gesprächen und Beiträgen weitergegeben haben.

Benjamin Bleek, Diplom-Psychologe und Psychotherapeut, München

Amos Clifford, Gründer und CEO der Association of Nature and Forest Therapy Guides and Programs, Santa Rosa, Kalifornien, USA

Lena Friedmann, M. Sc., wissenschaftliche Mitarbeiterin am Lehrstuhl für Wald- und Umweltpolitik, Fakultät für Wirtschaftswissenschaften, Technische Universität München

Gisela Immich, M. Sc., wissenschaftliche Mitarbeiterin am Lehrstuhl für Public Health und Versorgungsforschung, Institut für Medizinische Informationsverarbeitung, Biometrie und Epidemiologie, Ludwig-Maximilians-Universität München

Prof. Dr. Qing Li, (M.D., Ph.D.), Department of Rehabilitation and Physical Medicine, Graduate School of Medicine, Nippon Medical School, Tokio, Japan, Präsident der Japanese Society of Forest Therapy, Vizepräsident der International Society of Nature and Forest Medicine, Japan

Dr. Marion Meyer-Nikele, Diplom-Statistikerin, Augsburg

Prof. Dr. Daniel Rukavina, (M.D., Ph.D.), emeritierter Professor am Lehrstuhl für Physiologie, Immunologie und Pathophysiologie, Medizinische Fakultät, Universität Rijeka, Kroatien, Vollmitglied der Kroatischen Akademie der Wissenschaften und Künste

Prof. Dr. Dr. Angela Schuh, Akademische Direktorin und stellvertretende Leiterin des Lehrstuhls für Public Health und Versorgungsforschung, Leiterin der Abteilung Versorgungsforschung Kurortmedizin und Medizinische Klimatologie, Lehrstuhl für Public Health und Versorgungsforschung am Institut für Medizinische Informationsverarbeitung, Biometrie und Epidemiologie, Ludwig-Maximilians-Universität München

Prof. Dr. Won Sop Shin, (Ph.D.), Social Forestry School of Forest Resources, Chungbuk National University, Südkorea, Vizepräsident der International Society of Nature and Forest Medicine, Japan

Prof. Dr. Michael Suda, Leiter des Lehrstuhls für Wald- und Umweltpolitik, Fakultät für Wirtschaftswissenschaften, Technische Universität München

Für *Deda*

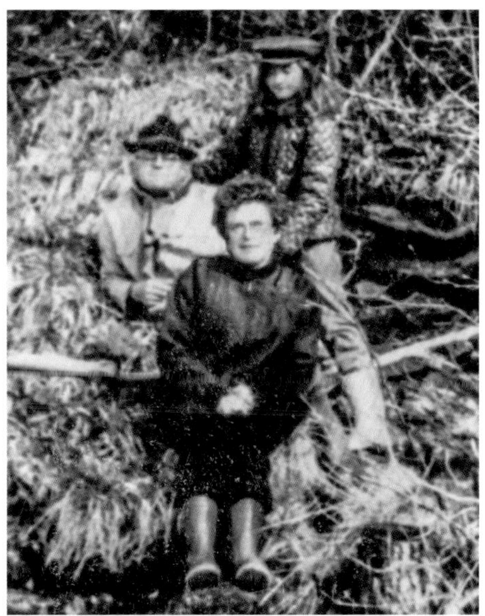

Unvergessliche Kindheitserinnerungen:
Im-Wald-Sein mit *Deda* und Mama

Einstimmung

Waldbaden und Waldmedizin

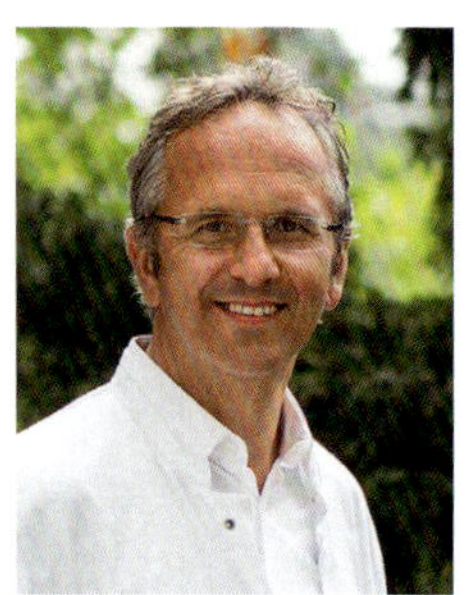

Prof. Dr. med. Andreas Michalsen

Das Buch, das Sie in den Händen halten, beleuchtet dieses Thema umfassend. Es ist ein wichtiges Thema, das gerade Eingang in die Medizin und Forschung findet und offensichtlich auch den Nerv der Zeit trifft. Oftmals vergessen wir in unserem modernen Leben, das durch künstliche Umgebungen, künstliches Licht, Eile und Beschleunigung sowie einen immer mehr verdichteten und stressfördernden Alltag gekennzeichnet ist, dass wir aus der Natur kommen. Unsere Gene und die unserer Vorfahren sind Hunderttausende von Jahren alt. Die Körperbiologie und die Gene haben in dieser langen Phase der Evolution eine feine Abstimmung zwischen der natürlichen Umwelt und unseren Bedürfnissen und Fähigkeiten hervorgebracht und perfektioniert. Nur so konnten wir in einer Umwelt und Umgebung, die manchmal freundlich, oft aber auch abweisend oder gar gefährlich war, überleben.

Erst seit etwa 200 Jahren hat der Mensch nun durch die technische und industrielle Revolution diese Lebensbedingungen dramatisch verändert. Die Natur, vorher der Hauptschauplatz unseres Lebens, kommt bei vielen Menschen nur noch in einer Nebenrolle vor, vielleicht in den Ferien oder am Wochenende. Die Gene sind aber noch die gleichen und auf diese Lebensform schlecht eingestellt. Und instinktiv spüren die meisten Menschen, insbesondere wenn sie in der Großstadt wohnen, wie gut es Körper, Geist und Seele tut, in der Natur zu sein.

Und hier kommen wir zum Waldbaden, japanisch *Shinrin Yoku*, oder wie es die Autorin dieses breitgefächerten Werkes bezeichnet, „Im-Wald-Sein". Es ist die Entdeckung eines alten und doch neuen Präventionsprinzips. Ärzte und Wissenschaftler in Japan und auch in den USA, die im Buch auch zu Wort kommen, befassen sich schon seit vielen Jahren mit diesem Thema und haben inzwischen zahlreiche wissenschaftliche Belege zur medizinischen Wirksamkeit des Waldbadens vorgelegt.

Nach einer persönlichen Erfahrung hat Melanie Adamek erkannt, dass Im-Wald-Sein, dass Waldbaden eine zukunftsweisende Präventionsmaßnahme darstellen kann. Im vorliegenden Buch sind im deutschsprachigen Raum zum ersten Mal die relevanten medizinischen und auch praktischen Aspekte des Waldbadens ausführlich vorgestellt, wissenschaftlich fundiert erläutert und zusammengefasst. Zudem sind die maßgeblichen gesundheitlichen Faktoren und einzelnen Wirkaspekte des Waldbadens ausführlich beschrieben.

Es sind mehrere Komponenten, die sich hier zu einer synergistischen und starken Gesundheitswirkung bündeln. Zum einen die Komponente des Lichts, der Farben und der für unsere Hirnnerven angenehmen akustischen Reize, zum anderen die Bewegungskomponente. Außerdem die biochemische Wirkung, die molekular- und phytomedizinisch wirksamen aromatischen Öle, die Terpene und Phytonzide, die so zahlreich beim Aufenthalt im Wald als Duftstoffe gesundende Signale an unseren Körper abgeben.

Es sind wahrscheinlich diese vielfältigen kombinierten Effekte auf die unterschiedlichen Sinne, die die starken Gesamtwirkungen der Waldmedizin auf das Immunsystem, auf das Herz-Kreislauf-System und insbesondere auch auf das seelisch-emotionale Befinden ausmachen. Gerade Letzteres ist von immenser Bedeutung, da Stress inzwischen als der wesentliche Krankheits-Risikofaktor des 21. Jahrhunderts angesehen werden kann.

Das Zurückkommen in unsere natürliche Umwelt und das Spüren der existenziellen Verbindung zur Natur und die geistige Entfaltung, die das Im-Wald-Sein ermöglicht, kann hier maßgeblich zur Stressreduktion beitragen und starke antidepressive und angstlösende Effekte haben.

Deshalb habe ich die Waldmedizin in einem neuen wissenschaftlich begleiteten Projekt in unser naturheilkundliches Behandlungskonzept des Zentrums für Naturheilkunde am Immanuel Krankenhaus Berlin-Wannsee integriert. Wie ich in meinem Buch *Heilen mit der Kraft der Natur* ausgeführt habe, bin ich der festen Überzeugung, dass wir mit einer modernen Naturheilkunde und ganzheitlichen Medizin hervorragende Möglichkeiten haben, die zunehmenden chronischen Erkrankungen in unserer Gesellschaft künftig erfolgreicher zu behandeln und ihnen vorzubeugen.

Das vorliegende Werk schließt eine Lücke durch die profunde Darstellung aller wichtigen Aspekte des Waldbadens einschließlich der praktischen Erprobung. Ich wünsche dem Buch viele Leser und dass es zur weiteren Verbreitung des Waldbadens in der Bevölkerung beitragen möge.

Univ. Prof. Dr. med. Andreas Michalsen
Professor für Klinische Naturheilkunde und
Chefarzt am Immanuel Krankenhaus in Berlin

Liebe Leserin, lieber Leser,

Shinrin Yoku, Waldbaden oder – wie ich es bezeichne – Im-Wald-Sein: Ist das ein neuer Trend, der im Zuge der Wiederentdeckung unserer Liebe zum Wald nur mal eben durchs Dorf getrieben wird oder vielmehr ein universelles Gesundheitskonzept mit Zukunftspotenzial?

Dieser Gedanke hat mich nicht mehr losgelassen. Vielen Menschen in meinem Umfeld ging es genauso, und so unternahmen zwölf Neugierige im September 2017 eine (ent-)spannende Reise in den Wald, um herauszufinden, ob und wie das Im-Wald-Sein Körper, Geist und Seele stärkt. Unser Waldbaden-Experiment wurde fachkundig begleitet und zeigte verblüffende Ergebnisse. Ergebnisse, die uns motiviert haben, künftig besser auf unsere Gesundheit zu achten.

Meine Ahnung von den positiven Wirkungen des Im-Wald-Seins verfestigte sich mehr und mehr. Recherchen, interessante Begegnungen, aufschlussreiche Gespräche mit Experten und eine Reise nach Japan, ins Mutterland des *Shinrin Yoku*, im März 2018 ließen zur Gewissheit werden: Im-Wald-Sein ist eine wirksame Präventionsmaßnahme für unsere Gesundheit und unser Wohlbefinden.

Zur gleichen Zeit hat sich in Deutschland ein Hype um das Thema entwickelt. Das freut mich, denn ich bin überzeugt davon, dass es sich lohnt, den Wald auf neue Art und Weise zu besuchen. Ein den Wald offen betrachtendes, entspanntes Im-Wald-Sein ohne Leistungsdruck und Überforderung hat das Potenzial, uns ganzheitlich gesund zu erhalten und sogar gesünder zu machen.

Diese universelle Gesundheitsmaßnahme funktioniert bei Jung und Alt, egal, ob man gesund oder krank ist, egal, wie gut man zu Fuß ist. Jahrzehntelange wissenschaftliche Forschungen belegen das. Typisch Hype, kommt die Forschungsarbeit leider viel zu selten bei uns an. Es geht beileibe nicht um ein, zwei mehr oder weniger exotische (Grundlagen-)Studien. Wir sprechen hier von einer neuen Wissenschaft, die viele Disziplinen vereint. Intensiv beschäftigt sie sich damit, wie man Psychostress und Zivilisationskrankheiten wirksam begegnen kann.

Da unsere Lebenserwartung ständig steigt und sich jeder Einzelne tagtäglich einem großen (Veränderungs-)Druck ausgesetzt sieht, sind wir mehr denn je auf einfach funktionierende, universelle Bausteine einer gesunden Lebensführung angewiesen. Welche einfachen Mittel geben uns Ruhe, Gelassenheit und Stärke zurück? Welche können uns gesund erhalten oder heilen? Und das mit Spaß, mit Lust, mit Freude, ohne erhobenen Zeigefinger, ohne Leistungsdruck, ohne Selbstoptimierungswahn.

Waldbaden, *Shinrin Yoku* oder das Im-Wald-Sein ist eine Medizin, die „schmeckt" und umso besser wirkt, je öfter wir sie „einnehmen". Diese Medizin gab es schon immer, und sie hat sogar in 99 Prozent der menschlichen Entwicklungsgeschichte eine tragende Rolle gespielt, bevor wir offenbar vergessen haben, wie wir diese Medizin am besten nutzen können. Jedoch nicht überall. Vor allem in Japan wurden und werden Gelder in die Forschung investiert, die das Wissen um die Heilkraft des Waldes wieder zu den Menschen zurückbringen soll, und zwar auf evidenzbasierte Art und Weise, weil uns der schlichte Glaube heute freilich nicht mehr reicht.

Während vielerorts darüber nachgedacht wird, welche (weiteren) Beweise noch zu finden sind, damit wir das Im-Wald-Sein als Baustein einer gesunden Lebensführung (be-)greifen, empfehlen oder etablieren können, ist das *Forest Healing* in Südkorea eine staatliche Präventions- und Gesundheitsstrategie geworden, deren gesamtgesellschaftlicher Nutzen außer Frage steht.

So mancher mag jetzt denken, Waldbaden, *Shinrin Yoku*, Im-Wald-Sein, das ist doch alter Wein in neuen Schläuchen. Na ja, vielleicht, vielleicht nicht ganz, vielleicht auch gar nicht. Wann waren Sie das letzte Mal im Wald, um einfach hier und jetzt in diesem Wald zu sein? Um Ihre Lunge entspannt atmen zu lassen, um zu fühlen und zu schmecken? Um Ihre Augen, Ihre Ohren, Ihre Nase, Ihre Hände und Füße und Ihre Haut auf eine eigene Erlebnisreise zu schicken? Um nicht zu denken, um zu sein?

„Gesundheit ist gewiss nicht alles, aber ohne Gesundheit ist alles nichts", das wissen wir nicht erst seit Arthur Schopenhauer. Trotzdem fällt es uns oft schwer, ein gesundheitsbewusstes Leben zu führen, schlechte Gewohnheiten aufzugeben, gute Gewohnheiten in unseren Alltag zu lassen. Manchmal fehlen schlicht das Wissen und die Bereitschaft, uns damit neben all den vielen Aufgaben auch noch zu befassen.

Ich möchte Sie einladen, mit mir auf eine Entdeckungsreise zu gehen und sich bewusst die Zeit zu nehmen für die höchst unterschiedlichen Facetten des Im-Wald-Seins und für eine etwas andere Art, dieses spannende Zukunftsthema zu betrachten. Ein Thema, das uns alle betrifft, und nicht nur diejenigen Menschen, die in irgendeiner Form mit Prävention und Gesundheitsförderung befasst sind.

Ich wünsche mir, dass Sie Ihren persönlichen Weg zum Im-Wald-Sein finden, denn genau mit Ihnen, Ihrer Neugier und Ihrer Begeisterung fängt es an, dass das Im-Wald-Sein ein echtes Präventionskonzept für unsere Gesellschaft, unsere Umwelt und nicht zuletzt für unseren Wald wird, mit dem wir auf untrennbare Weise verbunden sind.

Ihre Melanie Adamek

Was Sie in diesem Buch erwartet

Im ersten Kapitel entdecken Sie wichtige Grundlagen, Interessantes und Wissenswertes über die Verknüpfung von Wald und Gesundheit. Welche Rollen spielt Wald in unserem Leben? Was hat es mit den speziellen Inhaltsstoffen des Waldes, den sogenannten Terpenen und Phytonziden auf sich und wie funktioniert unser Immunsystem? Welche wissenschaftlichen Erkenntnisse legen nahe, dass wir den Wald mit anderen Augen sehen sollten, nämlich als Ort, in dem Gesundheit schlummert? Längst ist belegt, dass das Im-Wald-Sein nicht nur unsere Stimmung verbessert. Japanische Forscher fanden heraus, dass Waldaufenthalte zudem unsere natürlichen Killerzellen beflügeln. Diese Zellen sind überaus wichtig für unsere Gesundheit, denn sie kämpfen gegen virusinfizierte Zellen oder Tumorzellen, die sich in unserem Körper vermehren und verbreiten wollen.

Das zweite Kapitel berichtet von der wissenschaftlich unterstützten Idee eines praktischen Waldbaden-Experiments. Zwölf Menschen haben sich zu einem Kurzurlaub zusammengefunden, um die positiven Wirkungen des Im-Wald-Seins während einer fünftägigen Reise in das kroatische Bergland zu erfahren. Hier wird es emotional und menschlich. Eindrücke, Empfindungen, Beobachtungen und Gedanken stehen im Mittelpunkt. Denn Gesundheit zu leben, heißt Gesundheit zu erleben. Wir verbrachten drei volle Tage in sehr unterschiedlichen Wäldern mit einem abwechslungsreichen Im-Wald-Sein-Programm.

Im dritten Kapitel werden die gesundheitlichen Effekte unseres Waldbaden-Experiments geschildert. Welche Verbesserungen unseres Immunsystems, unserer Stimmungslage und unseres körperlichen Wohlbefindens wurden nachgewiesen? Hat unser Im-Wald-Sein vielleicht noch andere Wirkungen gehabt, etwa wie wir künftig mit unserer Gesundheit umgehen wollen? Überdies erhalten Sie Einblicke in wichtige Theorien zur Erholungswirkung von Natur und erfahren, welche Rolle die Bewegung für ein gesundes Im-Wald-Sein spielt.

Das vierte Kapitel führt Sie nach Japan, ins Mutterland des *Shinrin Yoku* und der *Shinrin Therapy*. Welche Trends und Fakten diskutiert man dort? Welchen Beitrag leistet der Wald für unsere Gesundheit und worauf kommt es an? Hinzu kommen einige persönliche Highlights: Eine Unterhaltung mit Prof. Dr. Won Sop Shin, der wesentlich zum Entstehen der *Forest healing policy* in Südkorea beigetragen hat; ein *Shinrin-Yoku*-Erlebnis im Waldtherapiezentrum Okutama; eine Adelung unseres Waldbaden-Experiments durch japanische Experten; ein Gespräch mit Prof. Dr. Qing Li und nicht zuletzt ein Spaziergang in den Kaiserlichen Gärten Tokios mit Amos Clifford, dem Gründer einer der führenden Vereinigungen für die Ausbildung von *Forest Therapy Guides*. Darüber hinaus geht es um die Frage, welche Chancen Waldbaden in der deutschen Gesundheitslandschaft bieten könnte und was Sie persönlich für ein gutes Im-Wald-Sein tun können.

Im fünften Kapitel lernen Sie kennen, bei welchen gesundheitlichen Problemen Naturkontakt und das Im-Wald-Sein helfen. Experten sind sich einig: Psychostress und Zivilisationskrankheiten entstehen auch, weil wir den Boden unserer natürlichen Umwelt verlassen haben und die existenzielle Verbindung zur Natur nicht mehr spüren. Naturkontakt ist vielfältig. Was vermag er in unserem Körper, unserer Seele, in unserem Geist anzustoßen? Welche für unsere Gesundheit essenziellen Wirkstoffe hat die Forschung schon ermittelt? Bei welchen Krankheiten hilft uns die Verbindung mit Wald und Natur? Von A bis Z erfahren Sie viel Wissenswertes, das die Vitamin-G(rün)-Forschung bereits verlässlich aufgedeckt hat.

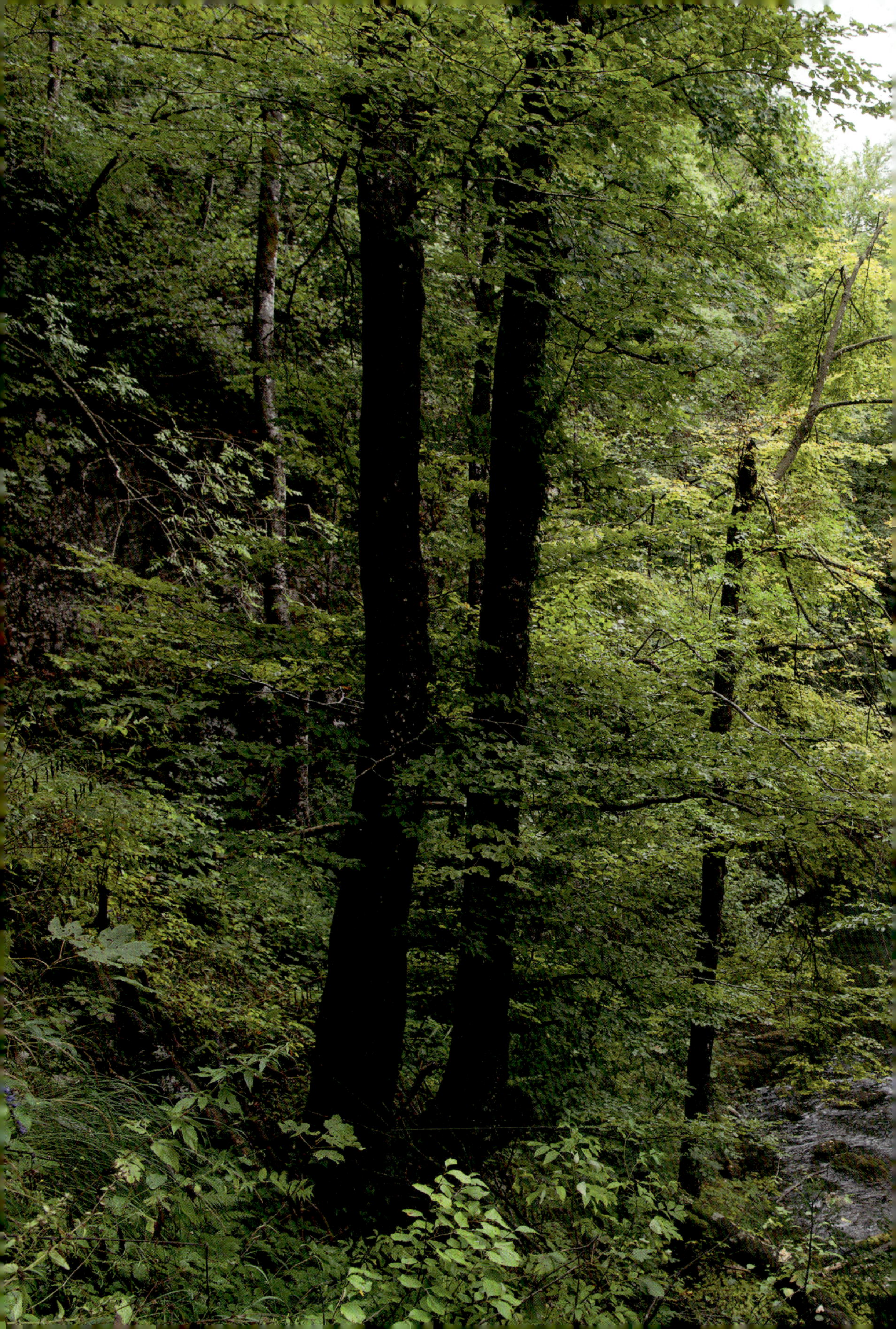

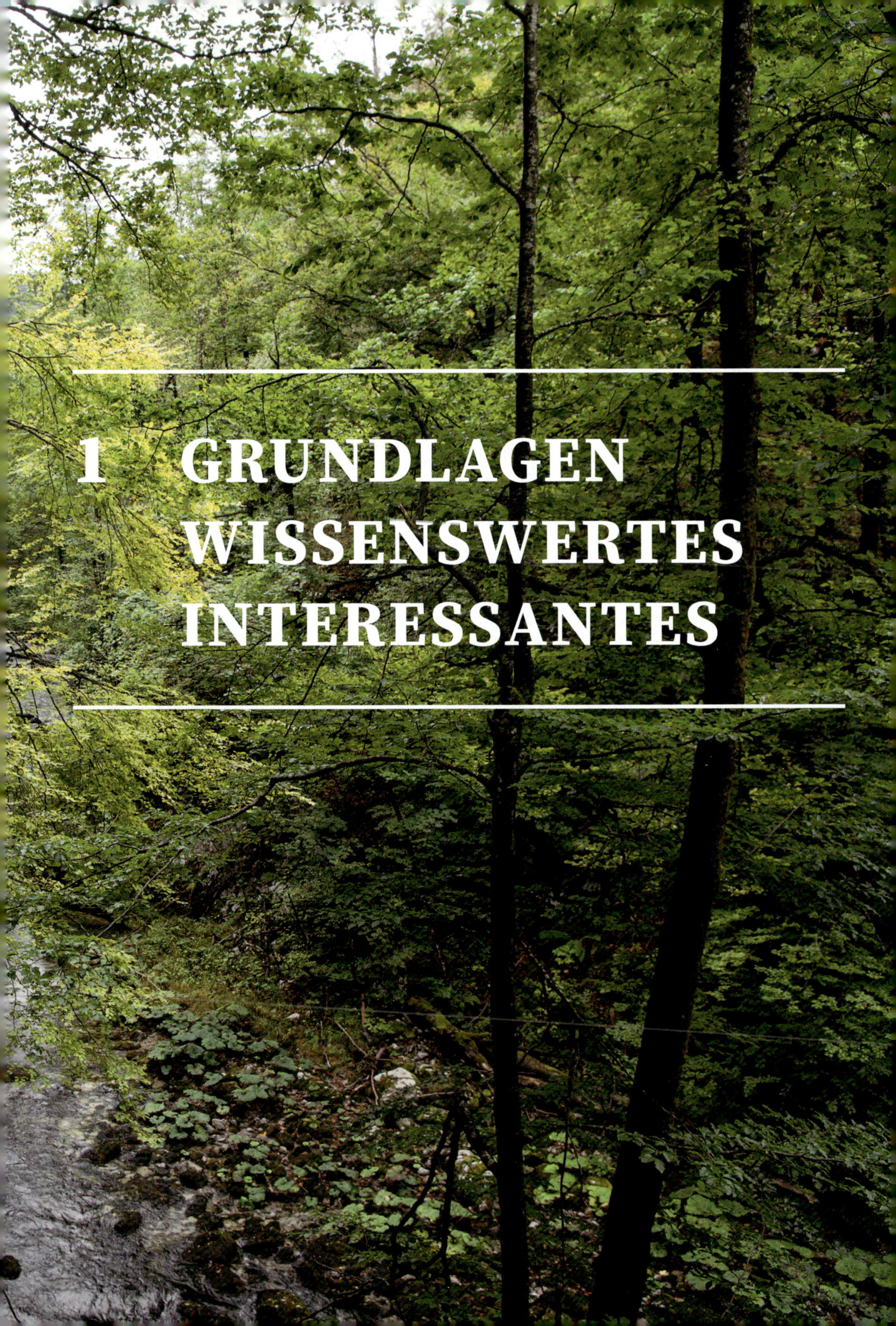

1 GRUNDLAGEN WISSENSWERTES INTERESSANTES

Für den schnellen Leser

Zwischen 2004 und 2009 konnten japanische Wissenschaftler beweisen, dass das Im-Wald-Sein in Form des *Shinrin Yoku* vielfältige positive Auswirkungen auf unsere Gesundheit hat. Die Zusammenschau höchst unterschiedlicher Experimente mit ihren in sich stimmigen Ergebnissen zeigt deutlich, dass insbesondere unser Immunsystem profitiert und speziell die sogenannten natürlichen Killerzellen (NK-Zellen), wenn wir in den Wald eintauchen (siehe S. 71 ff.).

Untrennbar verbunden mit den höchst faszinierenden Studien ist der Umweltmediziner Prof. Dr. Qing Li von der Nippon Medical School in Tokio. Er gilt als Ikone des *Shinrin Yoku*, einer speziellen Form des Waldaufenthalts, und als wesentlicher Initiator der *Forest Medicine*, einem Forschungsgebiet, das sich mit den Gesundheitswirkungen des Waldes beschäftigt (siehe S. 227 f.).

Dass der Aufenthalt im Wald Gesundheit und Wohlbefinden beflügelt, machen die japanischen Forscher mittlerweile an zwei Hauptursachen fest: Waldumgebungen wirken entspannungsfördernd und darüber hinaus konnten die Forscher bioaktive sekundäre Pflanzenstoffe ausmachen, die sie als Phytonzide bezeichnen. Bei uns spricht man stattdessen von Terpenen, einer Stoffgruppe mit zigtausend verschiedenen Stoffen von unterschiedlichen Pflanzen (siehe S. 39 ff.).

Die Stärkung des Immunsystems wird damit begründet, dass die NK-Zellen unter Einfluss der Terpene, die wir im Wald einatmen, zahlenmäßig zunehmen und auch aktiver werden. Mit diesen außerordentlich wichtigen Immunzellen sind wir von Geburt an ausgestattet. Sie erkennen körpereigene Zellen, die nicht in Ordnung sind und dem Organismus schaden können, wie Tumorzellen oder virusinfizierte Zellen, und können sie spontan abtöten. Unsere NK-Zellen sind eine der ersten Verteidigungslinien im Kampf gegen Infektionen. Sie sind eher Generalisten, die keine Prägung oder Anpassung benötigen, um aktiv werden zu können – der Kontakt zu einem Erreger reicht (ausführlich zu den NK-Zellen und ihrer Rolle im Immunsystem S. 54 ff.).

Shinrin Yoku ist ein japanischer Begriff, der 1982 geprägt wurde (siehe S. 67 ff.). *Shinrin* bedeutet „Wald" und *Yoku* so viel wie „baden". Seither steht *Shinrin Yoku* für einen Waldaufenthalt, bei dem man in entspannter Art und Weise die terpenreiche, wie eine natürliche Aromatherapie wirkende Waldluft einatmet und die einzigartige Waldatmosphäre genießt.[1] In Japan wird *Shinrin Yoku* von vielen Menschen regelmäßig praktiziert, und mittlerweile gibt es dort bereits 63 Waldtherapiezentren mit einem reichhaltigen Gesundheitsangebot (alles dazu im vierten Kapitel, vor allem S. 234 f.).

Aus dem im internationalen Sprachgebrauch *Forest Bathing* und im deutschsprachigen Raum Waldbaden genannten *Shinrin Yoku* hat sich ein komplexes Forschungsgebiet entwickelt, das vor allem durch japanische, aber auch südkoreanische Forscherteams beflügelt wurde und zur *Shinrin Therapy* oder *Forest Therapy*, also zur Waldtherapie avanciert ist.

Die Waldtherapie wird von Wissenschaftlern unterschiedlichster Fachrichtungen aus verschiedenen Blickwinkeln erforscht und hat einen besonderen Stellenwert für die gesundheitliche Prävention. Daher ist sie als Maßnahme bestens im Bereich der öffentlichen Gesundheitsvorsorge angesiedelt. In Japan und in Südkorea ist die Heilung aus dem Wald staatlich anerkannt und wird gefördert. Sie spielt eine herausragende Rolle bei der Verbesserung der Volksgesundheit (alles dazu im vierten Kapitel, insbesondere S. 236 ff.)

Damit ist das Wesentliche umrissen. Wenn Sie nicht tiefer in die Materie einsteigen wollen, sondern vor allem an Erlebnissen und Erfahrungen mit der entspannungsfördernden und terpenreichen Waldatmosphäre interessiert sind, können Sie jetzt zum zweiten Kapitel übergehen. Sollte Sie jedoch die gleiche Neugier für dieses faszinierende Thema treiben wie mich, finden Sie in diesem Kapitel viele Fakten, Hintergründe und Gedanken zum Thema Wald und Gesundheit.

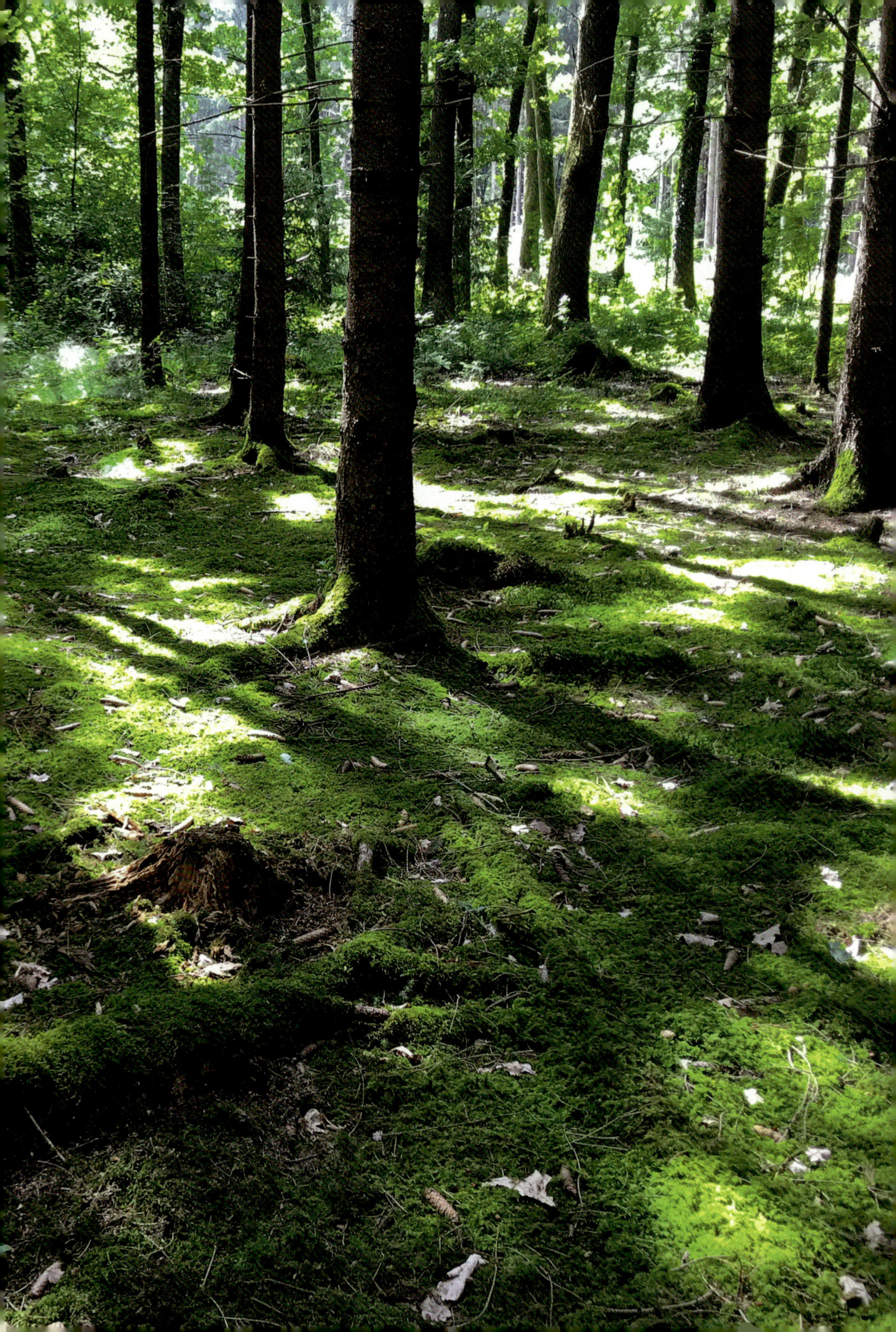

Ein Tag im Wald und viele Fragen

Dank meines Hundes Iggy bin ich fast täglich im Wald. Regelmäßig erlebe ich, dass ein Waldspaziergang schön ist und mich immer wieder auf neue Gedanken bringt. Oftmals fallen mir plötzlich Lösungen für Probleme ein, über die ich am Schreibtisch stundenlang ohne Ergebnis gegrübelt habe. Außerdem fühle ich mich nach einem Streifzug durch den Wald auch körperlich fit und energiegeladen.

Auf die Idee, dass ein Waldaufenthalt meine natürlichen Krebskillerzellen ansteigen lassen könnte, wäre ich nie gekommen. Darauf brachte mich erst ein Artikel zum *Shinrin Yoku* in der Zeitschrift *Psychologie Heute.*[2]

Schon ein Tag im Wald steigert die Zahl unserer natürlichen Killerzellen um fast 40 Prozent und das für sieben Tage, verantwortlich sind die Waldterpene …

Das waren die Fakten, die sich mir einprägten. Bald darauf erschienen immer mehr Artikel mit dem gleichen Tenor. Als Beleg wurde immer eine japanische Studie genannt. Ist diese Studie ein exotischer Einzelfall oder verallgemeinerungsfähig? Ich wollte es genauer wissen und besorgte mir Prof. Lis Standardwerk *Forest Medicine.*[3] Schnell merkte ich, dass viele unterschiedliche Fragen beantwortet werden wollten:

- **Wald? Ist Wald gleich Wald oder muss es ein besonderer Wald sein?**
- **Terpene? Kenne ich nur als gefährliche Stoffe. Warum sind Terpene gut?**
- **Natürliche Killerzellen? Aha, klingt wichtig, aber was ist das?**
- ***Shinrin Yoku.* Ein Spaziergang oder was steckt dahinter?**
- **40 Prozent mehr NK-Zellen klingt toll. Aber gilt das auch für mich?**

Die komplexe Materie der Forschungsrichtung *Forest Medicine* und die gesundheitsfördernden Mechanismen des Waldbadens verstehen zu wollen, erwies sich für mich als Nichtmedizinerin, Nichtchemikerin, Nichtbiologin, Nichtstatistikerin als ein ambitioniertes Unterfangen. Eine spannende Herausforderung, die im Austausch mit vielen Experten geglückt ist.

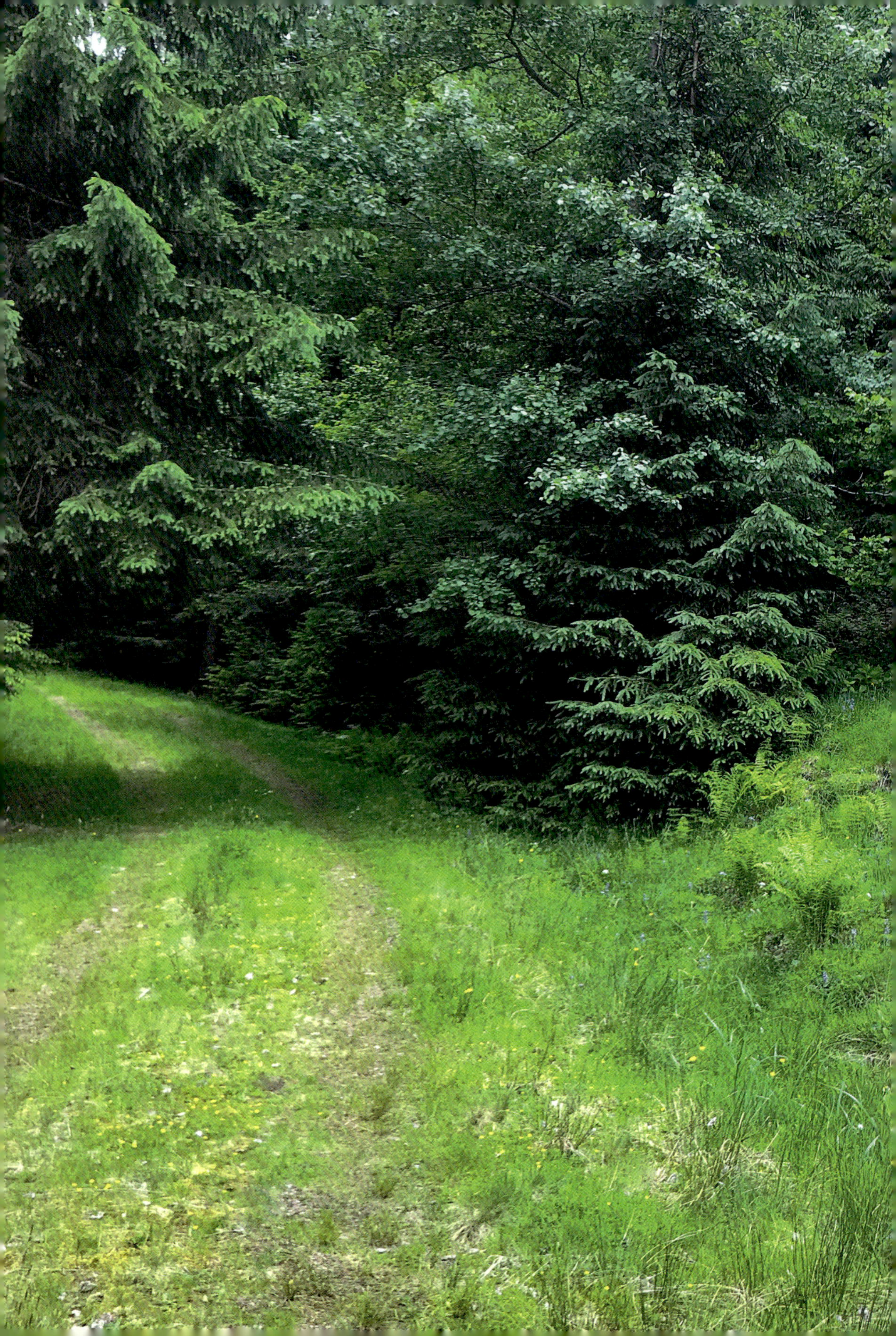

Wald! Was ist Wald?

Nimmt man die weltweit bewaldete Fläche mit 30,3 Prozent, so liegt Deutschland mit einem Waldflächenanteil von 32 Prozent leicht darüber und Frankreich mit 28,5 Prozent etwas darunter. Und obwohl Finnland mit 74 Prozent und Japan mit 68,2 Prozent, Südkorea mit 64,5 Prozent und auch Österreich mit 47 Prozent einen deutlich größeren Waldanteil haben,[4] sagt man gerade den Deutschen nach, besonders eng mit ihrem Wald verbunden, ja sogar ein „Waldvolk“ zu sein.

ZAUBERHAFTE, MAGISCHE LEBENSGRUNDLAGE

Die Deutschen und ihr Wald – eine jahrhundertealte eng verwobene Geschichte voller Märchen und Mythen, Sehnsucht und Symbolcharakter. Ob man an das mittelalterliche Heldenepos *Das Nibelungenlied* aus dem 13. Jahrhundert denkt, in dem Siegfried von seinem Widersacher Hagen bei einem Jagdausflug in den Wald ermordet wurde, oder an Volksmärchen wie *Hänsel und Gretel* oder *Rotkäppchen,* in denen der Wald eine tragende Rolle spielt, unser Wald ist vielfältig mit poetischer und künstlerischer Bedeutung aufgeladen.

Im 19. Jahrhundert hat es unser Wald sogar zum identitätsstiftenden Symbol gebracht, als die Deutschen begannen, sich im Zuge der Befreiungskriege gegen Napoleon als Nation zu definieren. Der deutsche Wald als unverfälschte wahre Natur wurde zum wichtigen Gegenpol zu Frankreichs urbaner Zivilisation. Später machten sich die Nationalsozialisten den Wald als Identitätssymbol zueigen und übersteigerten es in perfider Art und Weise. Im Film *Ewiger Wald* von 1936 etwa wurden Überblendungen von Waldszenen zu Soldaten verwendet, um dem Publikum die Formel „ewiger Wald – ewiges Volk“ zu suggerieren.

Nach dem Zweiten Weltkrieg waren die Wirtschaftswunderdeutschen froh, sich in der heilen Welt des Waldes, zum Beispiel beim *Förster vom Silberwald,* einem klassischen Heimatfilm aus dem Jahr 1955, zu entspannen. Für die deutsche Sängerin Alexandra erwies sich der Wald Ende der 1960er-Jahre als Kassenschlager. Ihr Lied *Mein Freund, der Baum* war für manche Umweltaktivisten in den 1980er-Jahren im Kampf gegen das Waldsterben ein treuer Begleiter. Den deutschen Lieblingsförster und -autor Peter Wohlleben hat *Das geheime Leben der Bäume* und eine Reihe anderer Werke zum Wald, aber auch zum Seelenleben der Tiere und der Pflanzen, weit über unsere Grenzen berühmt gemacht. Und digital spielte der Wald auch schon eine wesentliche Rolle, etwa in der deutschen Version von *Pokémon Go.*

Andererseits war es ein Deutscher, nämlich der sächsische Oberberghauptmann Hans Carl von Carlowitz, der die nachhaltige Forstwirtschaft erfunden hat. In seinem 1713 erschienenen Buch *Sylvicultura oeconomica* erwähnte er erstmals den Begriff „Nachhaltigkeit“, der später als Bewirtschaftung charakterisiert wurde, bei der immer nur so viel Holz entnommen wird, wie nachwachsen kann. Damit trägt der Begriff den Gedanken der Generationengerechtigkeit in sich, der nach der Rio-Konferenz 1992[5] zum essenziellen Bestandteil aller Umweltabkommen geworden ist. Was aber im Einzelnen unter Nachhaltigkeit zu verstehen ist, ist sehr umstritten, da es sich um ein Leitbild handelt, das vielen Auslegungen zugänglich und auch schwer messbar ist.

Die internationale Umweltorganisation Greenpeace etwa weist auf ihrer Internetseite darauf hin, dass es in Zeiten der Ressourcenverknappung und des Bevölkerungswachstums, des Klimawandels und wachsender gesellschaftlicher Anforderungen an den Wald nicht mehr nur um eine reine Massennachhaltigkeit gehen darf. Der Wald sei eben mehr als die Summe seiner Bäume, er sei Lebensraum für selten gewordene Pflanzen- und Tierarten, Kohlenstoffspeicher und Naherholungsort für gestresste Menschen.

Greenpeace beklagt einen Mangel an alten Waldbeständen, vor allem an Buchenwäldern. Natürlicherweise wäre Deutschland zu 66 Prozent von ihnen bedeckt. Buchenwälder könnten die Urwälder von morgen werden und damit ein Garant für Artenvielfalt.[6]

Darüber hat sich die deutsche Bundesregierung im Anschluss an die Rio-Konferenz bereits 2007 Gedanken gemacht und die Biodiversitätsstrategie beschlossen,[7] nach der 10 Prozent der öffentlichen Wälder bis 2020 komplett aus der Nutzung genommen und die restlichen 90 Prozent naturnah bewirtschaftet werden sollen. Ob das wohl umgesetzt wird?

EIN INTERAKTIVES NETZWERK VOLLER GEFÜHLE

Was unter Forschern, insbesondere Biologen Allgemeinwissen zu sein scheint, hat Peter Wohlleben in ganz neuer Form, nämlich mutig emotional, einer breiten begeisterten Leserschar unter dem Titel *Das geheime Leben der Bäume* bekannt gemacht.

Auch ich habe dieses Buch begeistert gelesen und in überaus unterhaltsamer Art und Weise erfahren, dass der Wald ein ganz spezielles Ökosystem, ein riesiger Sozialverbund, ja, ein „wood wide web“ ist, in dem unterschiedlichste Lebewesen auf allen möglichen Ebenen fleißig miteinander kommunizieren. Warum also nicht auch mit uns Menschen?, dachte ich mir bei der Lektüre immer öfter.

Bäume können über elektrische Signale oder Duftstoffe wie Terpene miteinander „sprechen“ und beziehen vor allem auch Pilze mit ein, die als „Glasfaserkabel“ bei der Datenübertragung dienen. Gerade bei den Duftbotschaften, die Bäume und Insekten miteinander austauschen, geht es nicht nur um die Abwehr von Schädlingen oder um das Heilen von Verletzungen, es werden auch viele positive Signale gesendet, die gezielt Nützlinge anlocken. Peter Wohllebens Bäume können aber vielleicht noch viel mehr als riechen, fühlen und sehen, vermutlich hören sie auch, haben eine laute Stimme und sind der Liebe fähig.[8]

KINDHEITSERINNERUNG UND LEBENSGEFÜHL

Mein persönlicher Waldbegriff ist vorwiegend emotional geprägt. Für mich bedeutet Wald das noch heute präsente und abrufbare Wohlgefühl, das ich als Kind empfand, wenn mich mein über alles geliebter und bewunderter Großvater *(Deda)* in seinen Wald in der Nähe von Fužine in Kroatien zum Arbeiten mitnahm. Ich sehe mich so mit neun, zehn Jahren: Mit *Dedas* Arbeitsmütze auf dem Kopf, Omas Muckefuck (ein leicht gesüßter und mit Kümmel verfeinerter Kaffee-Ersatz), Apfelstrudel, Käse, Brot und Speck im Rucksack, mit verschiedenen Arbeitsgeräten und einem alten Ast als Wanderstab in der Hand und Stiefeln an den Füßen, machten wir uns frühmorgens auf.

Nüchtern betrachtet waren es eher beschwerliche Fußmärsche in unseren Wald, um nach dem Rechten zu sehen und für das Holz für die nächste, mitunter lange Heizperiode zu sorgen. Doch für mich war es ein Ausflug in die Wildnis – ein Abenteuer an der Seite meines großartigen *Deda* mit allerlei Herausforderungen, die es zu bestehen galt, mit neuen Beobachtungen und (Selbst-)Erfahrungen.

Zum Beispiel bestand ich darauf, die schwere Motorsäge zu tragen. „Mädchen sein" war für mich bei unseren Ausflügen einfach nicht angesagt. Das war ich erst wieder, wenn ich sonntags mit geflochtenem Haar an der Hand meiner Oma in die Kirche ging.

Schon auf dem Weg, der uns am See Bajer vorbeiführte, lernte ich viel. Und obwohl wir ein straffes Arbeitsprogramm hatten, fand *Deda* immer Zeit, mein Augenmerk auf eine besondere Pflanze, eine Tierspur, einen Fischschwarm, ein Vogelnest oder markante Steine zu lenken und mir mithilfe gedankenanregender Fragen allerlei zu erklären. Manchmal fanden wir auch einfach ein weggeworfenes Radio oder anderen „Elektroschrott" und nahmen es mit, weil es in der Natur nichts zu suchen hat. Manches davon zerlegte ich zu Hause neugierig in seine Einzelteile und fügte es mithilfe meines Großvaters wieder zusammen – vielleicht könnte man dem einen oder anderen neues Leben einhauchen. Praktizierter Umweltschutz, Recycling und ein beschäftigtes Kind.

Nach einer guten Stunde, manchmal auch zwei standen wir mitten im Wald unter einem dichten, leise rauschenden Kronendach, einer Szenerie mit eigentümlichen Farbkompositionen, wo es ein wenig dunkel und unheimlich, aber angenehm kühl und seltsam still war und außergewöhnlich roch. Wir löschten unseren Durst an einer Quelle, die sich in einen kleinen Bachlauf ergoss. Das Wasser war eiskalt, und obwohl es sehr klar und erfrischend war, trank ich es mit etwas Unbehagen. Fischlaich, Kaulquappen, Krebse, Wassermücken, Frösche und Co. in nächster Nähe erweckten nun mal nicht des Stadtkinds Urvertrauen. Doch was mein *Deda* gut fand, war über jeden Zweifel erhaben.

Eine schöne Stelle für die Brotzeit war schnell gefunden. Ein umgefallener, dicker, mit Pilzen, Flechten und Moos bewachsener Baum diente uns als Sitzbank und als Tisch, auf dem wir ein besticktes Geschirrtuch ausbreiteten. Mit seinem selbst gemachten Taschenmesser schnitt mein Opa Brot, Käse und Speck auf. Diese Gerüche mischten sich mit dem feucht-erdigen Geruch des Waldes. Himmlisch! Und zum Abschluss machte er über einem kleinen Feuer den Muckefuck in einer Aluminiumkanne heiß. Ich bekam einen Fingerhut voll davon und ein Stück leckeren Apfelstrudel.

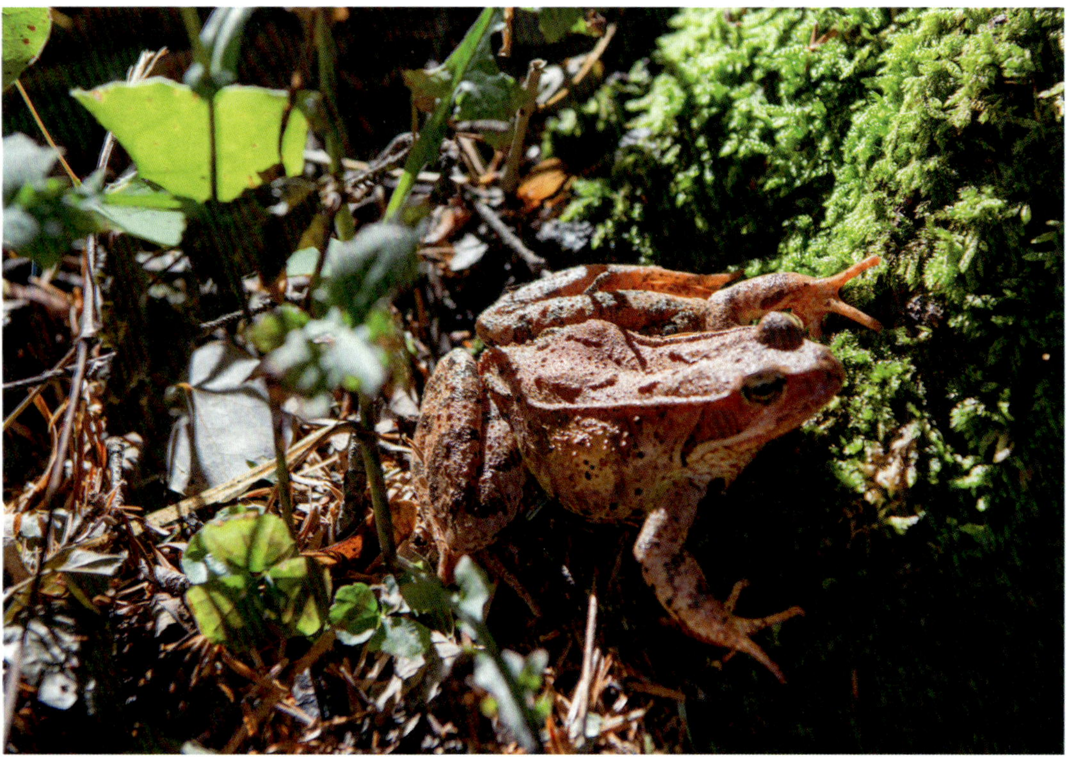

Frisch gestärkt begannen wir, die gefällten Bäume zu entasten und für den Abtransport mit Pferden oder mit dem Traktor vorzubereiten. Das geschah zum Teil mit der Motorsäge, zum Teil mit der Axt. Beides durfte ich – Stadtmädchen aus München – auch machen, natürlich unter Anleitung meines Großvaters. Das war toll, ich fühlte mich stark, unabhängig und frei und war mächtig stolz auf mich. Zwischendrin hielt *Deda* immer mal unvermittelt inne, dann lauschten wir etlichen geheimnisvollen Lauten, und so mancher Schrei ließ mich erschrecken. Meist war das Rätsel aber schnell gelüftet. Der Ruf eines Habichts etwa war Auftakt für eine Reihe von spannenden Geschichten über Waldtiere wie Hirsche, Rehe, Füchse, Dachse, Wölfe, Wildschweine und Bären, aber auch Ameisen, Spinnen oder Fledermäuse, die ich erzählt bekam, während wir das Holz auf verschiedene Haufen schichteten.

Auf dem Heimweg sammelten wir gelegentlich noch ein paar Himbeeren für Omas Sirup oder Pilze fürs Abendessen. Ein paar selbst gepflückte Blumen, Kräuter oder nur eine bizarre Rinde für die Oma gab's natürlich jedes Mal. Glücklich und zufrieden, aber auch fix und fertig fiel ich nach unseren Ausflügen ins Bett und schlief wie ein Stein.

Egal, in welchen Wald ich heute mit meinem Hund Iggy gehe, ob er dicht und dunkel, licht und hell, forstartig oder eher natürlich ist, ob er gleich um die Ecke beginnt oder in den Bergen liegt, ob ich auf andere Spaziergänger treffe oder wir allein sind, sommers wie winters ist er immer eindeutig ein Gefühlsort für mich, der mich glücklich macht.

EIN RAUM FÜR VIELE DEFINITIONEN

Mit einer Definition hat all das natürlich nichts zu tun. Es ist vielmehr eine Interpretation, die meiner persönlichen Biografie entspringt und der „Schule" meines Großvaters, der großen Wert darauf legte, alles Lebendige zu achten und zu beachten, der die ihn umgebende Welt aus Bergen, Flüssen, Seen und Wäldern mit all ihren Lebewesen als wesentliche Existenzgrundlage ansah, die ihm sein Zuhause gab und die es bestmöglich zu schützen, aber auch zu nutzen galt.

Sollte man versuchen, der Interpretation eine Definition hinzuzufügen? Für die Waldbaden-Experiment-Gruppe schien es angebracht, denn bei der Auftaktbesprechung kam schnell die Diskussion auf, was unter Wald zu verstehen sei.

Bernhards erste Kaskade von Fragen, mit der er meine Ausführungen zu den durch verschiedene Studien belegten positiven Effekten von Waldaufenthalten auf die menschliche Gesundheit unterbrach, war: „Was ist das denn für ein Wald? Was muss ich mir unter Wald vorstellen? Sind das Nadelwälder oder Laubwälder oder abgelegene Landschaften mit Bäumen? Wie viele Bäume müssen eine wie große Fläche bedecken?"

Jeder hatte eine Antwort und etwas Interessantes beizutragen. Einig waren wir uns darüber, dass es ein Teil der Erdoberfläche ist, der von Bäumen bedeckt ist, ein typisches Klima mit sauberer Luft aufweist und Heimat von wilden Pflanzen und Tieren ist, den man auf verschiedene Arten nutzen kann und wo es bestimmte Verhaltensregeln einzuhalten gilt. Ein eindeutiges Ergebnis erzielten wir allerdings nicht. Mit gutem Grund: Wald ist eben nicht gleich Wald.

Wussten Sie, dass es weltweit allein über 60 juristische Definitionen von Wald geben soll? In Deutschland findet sich eine Begriffsbestimmung in Paragraf 2 des Bundeswaldgesetzes. Absatz 1 sagt: „Wald im Sinne dieses Gesetzes ist jede mit Forstpflanzen bestockte Grundfläche. Als Wald gelten auch kahlgeschlagene oder verlichtete Grundflächen, Waldwege, Waldeinteilungs- und Sicherungsstreifen, Waldblößen und Lichtungen, Waldwiesen, Wildäsungsplätze, Holzlagerplätze sowie weitere mit dem Wald verbundene und ihm dienende Flächen."

In Absatz 2 werden bestimmte Flächen vom Waldbegriff ausgenommen, wie etwa sogenannte Kurzumtriebsplantagen, also Grundflächen, auf denen Baumarten mit dem Ziel baldiger Holzentnahme angepflanzt werden und deren Bestände eine Umtriebszeit von nicht länger als 20 Jahren haben, oder in der Flur oder im bebauten Gebiet gelegene kleinere Flächen, die mit einzelnen Baumgruppen, Baumreihen oder mit Hecken bestockt sind oder als Baumschulen verwendet werden.

Da dieses Gesetz lediglich ein Rahmengesetz ist, können die Bundesländer Landeswaldgesetze erlassen, in denen sie andere Grundflächen dem Wald zurechnen und Weihnachtsbaum- und Schmuckreisigkulturen sowie zum Wohnbereich gehörende Parkanlagen davon ausnehmen.

Zur juristischen Definition gesellen sich etliche weitere Definitionen, die den Wald etwa in ökonomischer, ökologischer oder vegetationsstruktureller Hinsicht abgrenzen und bestimmen. Bemerkenswert ist, dass nach jeder dieser Begriffsbestimmungen Flächen als Wald beschrieben werden können, die nach einer anderen nicht als Wald gelten würden.

So bezieht die Definition der Food and Agriculture Organization of the United Nations (FAO), die Ernährungs- und Landwirtschaftsorganisation der Vereinten Nationen, neben natürlichen auch angepflanzte Wälder (Plantagen) mit ein und stellt auf eine Fläche von mindestens 0,5 Hektar ab, die zu einem Zehntel von Baumkronen überschirmt sein muss.

Da aber Baumplantagen nach Ansicht verschiedener Nichtregierungsorganisationen ökologisch weitgehend wertlos sind, ist ein heftiger Streit um diese Walddefinition entbrannt, und so haben Organisationen wie Rettet den Regenwald und Timberwatch während des World Forestry Congress 2015 in Durban eine Petition zur Änderung dieser Definition an die FAO übergeben.[9]

Zudem gibt es zahlreiche Begriffskompositionen wie Urwald, Regenwald, Kulturwald, Stadtwald, Kommunalwald, Staatswald, Privatwald, Wirtschaftswald, Forschungswald, Versuchswald, Lehrwald, Schutzwald, Zukunftswald, aber auch Märchenwald, Traumwald, Zauberwald, Erholungswald, Kurwald oder Heilwald ... Googeln Sie mal, Sie werden staunen.

Das Kosmos Wald- und Forstlexikon, das als umfassendstes Werk zu Waldbiologie und -ökologie sowie zur Forstwirtschaft gilt, bestimmt Wald im Sinne einer ökologischen Definition: „Der Wald ist eine Vegetationsform und mehr als nur eine Ansammlung von vorherrschenden, geschlossen auftretenden stammförmigen Bäumen. Diese allein unterliegen im Wald schon besonderen Lebensgesetzen. Wald ist darüber hinaus ein vernetztes Sozialgebilde und Wirkungsgefüge seiner sich gegenseitig beeinflussenden und oft voneinander abhängigen biologischen, physikalischen und chemischen Bestandteile, das praktisch von der obersten Krone bis hinunter zu den äußersten Wurzelspitzen reicht. Kennzeichnend ist die konkurrenzbedingte Vorherrschaft der Bäume. Dadurch entsteht auch ein

Waldbinnenklima, das sich wesentlich von dem des Freilands unterscheidet. Dieses kann sich nur bei einer Mindesthöhe, Mindestfläche und Mindestdichte der Bäume entwickeln."[10]

Bereits dieser kurze Überblick zeigt, dass eine allgemeingültige Definition nicht gefunden werden kann, da die vielen Gesichtspunkte, Blickwinkel und Interessen schwerlich unter einen Hut zu bringen sind.

ERHOLUNG ZWISCHEN ÖKOLOGIE UND ÖKONOMIE

Fragen wir also mal gezielter nach bei Prof. Dr. Michael Suda und seiner wissenschaftlichen Mitarbeiterin Lena Friedmann vom Lehrstuhl für Wald- und Umweltpolitik der Technischen Universität München, die an der Schnittstelle von Gesellschaften und ihrer natürlichen Umwelt forschen. Die beiden geben uns in ihrem Beitrag interessante Einblicke in den Wald als Ort der Erholung zwischen Ökologie und Ökonomie:

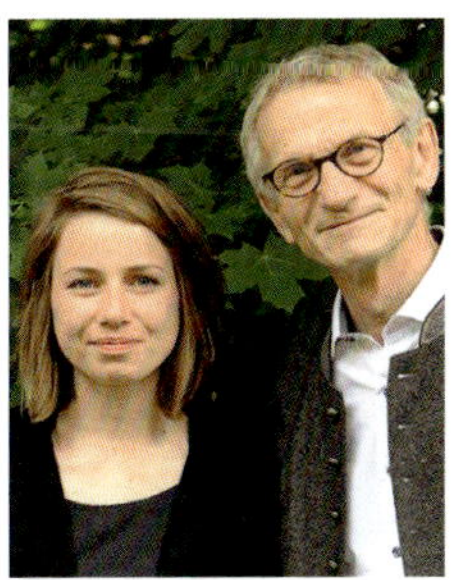
Prof. Dr. Michael Suda und Lena Friedmann

>> Wo die Bedingungen passen, wo es nicht zu trocken oder zu nass, zu kalt oder zu warm ist, wachsen auf unserer Erde Wälder, also von Waldbäumen besiedelte Flächen. In diesen Wäldern fanden die Menschen in der Vergangenheit Deckung, Holz als Brenn- und Baustoff, Nahrungsmittel in Form von Waldfrüchten und Waldtieren. Mit dem Sesshaftwerden bildeten diese Wälder ein Kulturhindernis und wurden auf das grüne Drittel zurückgedrängt. In weiten Teilen dieser Erde bilden die Wälder auch heute noch die zentrale Rohstoffquelle für Wohnen und Wärme. In Mitteleuropa werden die Wälder auch als Garant für gutes Wasser, gesunde Luft, Lebensraum für Tiere und Pflanzen und vor allem als Erholungsraum gesehen.

Haben Waldbäume eine Fläche einmal besiedelt, verändern sie die Bedingungen des Standorts, zum Beispiel die Fruchtbarkeit des Bodens und den Wasserhaushalt. Die Betrachtung des Waldes als Ökosystem fokussiert sich auf Energie- und Stoffkreisläufe, die von der Sonne angetrieben werden. Der Wald verändert daher dauernd seinen Standort und zwar so, dass auch andere Bäume mit höheren Ansprüchen auf dem Boden gedeihen können. Global gesehen sorgt Wald dafür, dass Süßwasserspeicher gefüllt sind, der Boden fruchtbar bleibt und das Klima weniger Extreme aufweist.

Holz als Rohstoff in den verschiedensten Bereichen unseres Lebens zu nutzen, ist für uns zu einer Selbstverständlichkeit geworden. Brennholz, Häuser, Möbel, Böden, Papier, Viskose – Holz als Naturstoff bietet viele weitere Möglichkeiten, ist „nachhaltig" produzierbar und das in einer Umgebung, in der sich die Menschen gern aufhalten.

Der Wald als Erholungs- und Freizeitraum gewinnt zunehmend an Bedeutung. In Deutschland gibt es etwa zwei Milliarden Waldbesucher pro Jahr. Mountainbiker, Wanderer oder Spaziergänger, alle berichten nach einem Waldbesuch fast ausschließlich über positive Erlebnisse. Zerstörte Wege, Schlepperfahrspuren oder Spuren einer groben

Holznutzung werden als störend empfunden, aber auch schnell wieder aus den Erinnerungen gestrichen.

Kurz gesagt: Unterschiedliche Menschen und Charaktere treffen sich im Wald, die auch sehr unterschiedliche Interessen (etwa Holz, Sport, Ruhe, Jagd, Pilze) und Erwartungen mitbringen. Nicht immer geht es dabei harmonisch zu.

Vor allem in dicht besiedelten Gebieten wie in Europa stehen dem Wald und der Forstwirtschaft nur begrenzt Flächen zur Verfügung. In Deutschland steigt die bewaldete Fläche seit Jahren statistisch an, vor allem jedoch in ländlichen Räumen. Für eine Versorgung mit dem Rohstoff Holz ist Deutschland auf seine Nachbarn angewiesen. Trotz ausgezeichneter Wuchsbedingungen reichen die Mengen, die in unseren Wäldern wachsen, nicht aus, um unseren Verbrauch zu befriedigen. Etwa die Hälfte des Holzes wird importiert.

Um alle Bedarfe und Interessen auf den begrenzt verfügbaren Waldflächen weitgehend befriedigen zu können und den Wald nachhaltig gesund und wuchskräftig zu erhalten, verfolgt die Forstwirtschaft in Deutschland einen integrativen Ansatz: Auf einer Fläche sollen möglichst viele Bedürfnisse befriedigt werden. Weil das nicht immer möglich ist, kommt es natürlich zu Konflikten zwischen den Interessengruppen.

Hier hilft zum Beispiel das Bundeswaldgesetz, in dem die verschiedenen Waldfunktionen festgehalten sind, nämlich die Nutz-, Schutz- und Erholungsfunktion. Vor allem die Schutzfunktion wird oft missverstanden: Es geht dabei um den Schutz, den der Wald den Menschen bietet und nicht andersherum. Bergwälder schützen die Bewohner von Dörfern im Tal zum Beispiel vor Lawinen und Erdrutschen. Weil das für die Menschen sehr wichtig ist, steht die sogenannte Schutzfunktion eines solchen Waldes an oberster Stelle, während die anderen Ansprüche in den Hintergrund treten. Wälder, die bedrohten Arten letzte Rückzugsorte bieten, werden als Naturschutzgebiete oder Naturwaldparzellen von anderen Ansprüchen, die mit diesem besonderen Anspruch in Konkurrenz stehen, befreit.

Von den 11,4 Millionen Hektar Wald in Deutschland befinden sich 51 Prozent in öffentlichen Händen und 49 Prozent im Besitz von Privatpersonen. 1,8 Millionen Menschen nennen Wald ihr Eigentum. Rund die Hälfte des Privatwaldes ist auf sehr viele Klein- und Kleinstwaldbesitzer, unter 20 Hektar pro Besitzer, aufgeteilt. Das ist historisch bedingt, etwa durch die Erbteilung von bäuerlichem Besitz. Die Besitzart bestimmt den Bewirtschaftungsfokus: Wälder, die sich im Besitz von Bund, Ländern oder Gemeinden befinden, unterliegen stärker der Verpflichtung zur Förderung des Allgemeinwohls, also auch der Erholungsfunktion, als Wälder in den Händen von Privatwaldbesitzern.

In Deutschland gibt es ein freies Betretungsrecht, das jedem von uns den Waldbesuch zum Zwecke der Erholung gestattet. Das ist in anderen Ländern keine Selbstverständlichkeit. Flächen, die für die Erholung besonders wichtig sind, können unter Auflagen für die Bewirtschaftung zum Erholungswald erklärt werden.

Lange wurde versucht, durch Einrichtungen wie Trimm-dich-Pfade oder Sitzgruppen die Erholungswirkung im Wald zu fördern. Unsere Umfragen zeigen aber, dass die abwechslungsreichen Sinneserfahrungen die größte Anziehungskraft auszuüben. Andere Befragungen ergaben, dass Waldbesucher heute vor allem zwei Idealvorstellungen vom Wald haben: Etwa die Hälfte der Besucher schätzt den Wald als gepflegten Garten, während die andere Hälfte den Wald gern als Wildnis erleben möchte.

Der Wald entfaltet viele Wirkungen für die Natur und uns Menschen. In Deutschland ist eine naturnahe nachhaltige Forstwirtschaft darauf ausgelegt, alle diese Wirkungen jetzt und in Zukunft bestmöglich entfalten zu können. Besonders wichtig sind Rücksichtnahme und Verständnis unter den verschiedenen Interessengruppen im Wald.

Beispiel Ballungsräume: Gerade hier suchen viele in ihrer Freizeit die Auszeit im nahe gelegenen Wald, wollen Sinneserfahrungen erleben und die Zivilisation hinter sich lassen. Förster und Waldarbeiter nehmen darauf zum Beispiel Rücksicht, indem sie Waldarbeiten ankündigen oder darauf achten, Bereiche, in denen gearbeitet wird, zum Schutz vor Unfällen kenntlich zu machen. Durch eine zeitliche Entzerrung von Waldarbeit und Waldspaziergang kommt es selten zu direkten Begegnungen, Spuren aber bleiben.

Häufig geht es darum zu erkennen, dass die jeweiligen Ansprüche nicht immer in einem harmonischen Verhältnis stehen und dem Sprechen miteinander eine zunehmende Bedeutung zukommt. <<

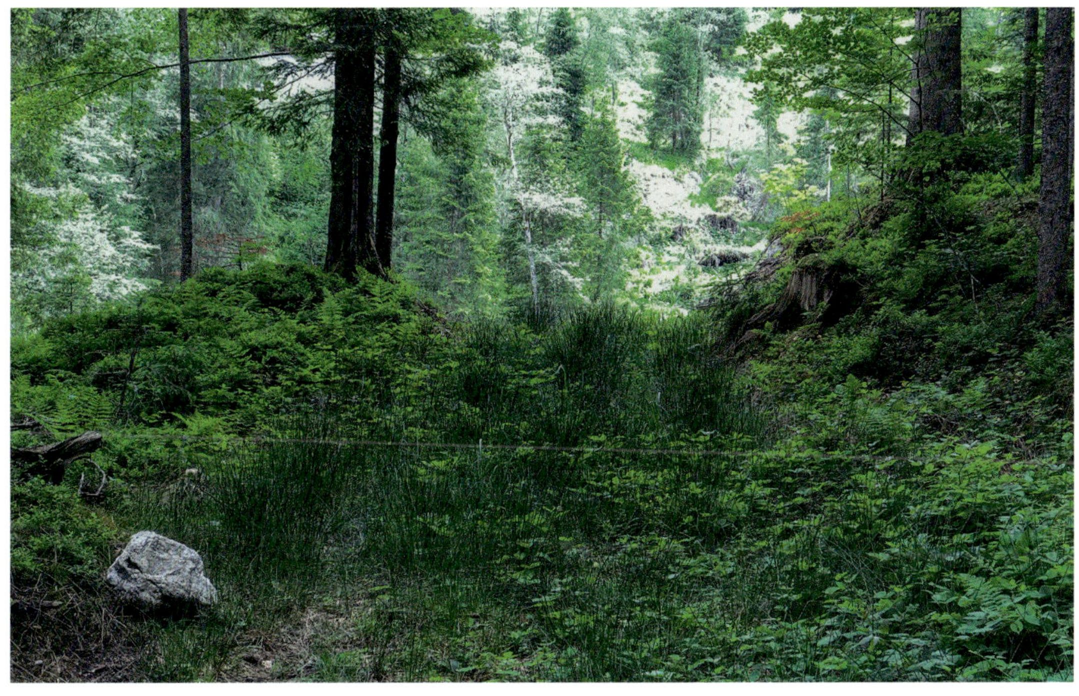

BESONDERE ATMOSPHÄRE UND WOHLTAT FÜR ALLE SINNE

Die Forscher um Prof. Li haben ihre Feldstudien zu den gesundheitsfördernden Wirkungen von Waldaufenthalten in Form des *Shinrin Yoku* in japanischen Wäldern durchgeführt, die der japanischen Definition von Wald entsprechen. Nach dieser ist Wald als eine Landfläche mit einer Mindestausdehnung von 0,3 Hektar und einer Mindestbreite von 20 Metern anzusehen, die mindestens zu 30 Prozent von Baumkronen überschirmt sein muss. Die Bäume sollten eine Höhe von mindestens fünf Metern erreichen können. Typischerweise findet man in japanischen Wäldern Hinoki-Scheinzypressen, japanische Zedern, japanische Rotbuchen, Weißbuchen und Eichen vor.[11]

Die Wissenschaftler ermittelten, welche Baumarten an den Studienorten jeweils prägend sind, und bestimmten die jeweiligen Phytonzidarten und -konzentrationen (siehe S. 49 f.). Darüber hinaus beschäftigten sie sich eingehend mit der waldtypischen Atmosphäre. Differenzierte Messungen sollten helfen,[12] mögliche Gesundheitswirkungen zu identifizieren.

Die Forscher stellten fest, dass ein wesentlicher Gesichtspunkt der Heilkraft des Waldes darin besteht, dass alle fünf Sinne des Menschen während eines Waldaufenthalts angesprochen werden: Unsere Augen empfangen unterschiedliche Lichtverhältnisse, die sich deutlich von den städtischen unterscheiden und wesentlich angenehmer sind.[13] Über die Nase nehmen wir bewusst neue Eindrücke wahr, wie etwa den Geruch von Rinde, Holz, Nadeln und Erde. Unsere Ohren hören ungewohnte Geräusche wie etwa das Rascheln von Blättern, Vogelstimmen oder das Rauschen von Wasser. Unser Geschmackssinn wird angesprochen, wenn wir Beeren oder Kräuter probieren. Mit unseren Händen erspüren wir neue Materialien.

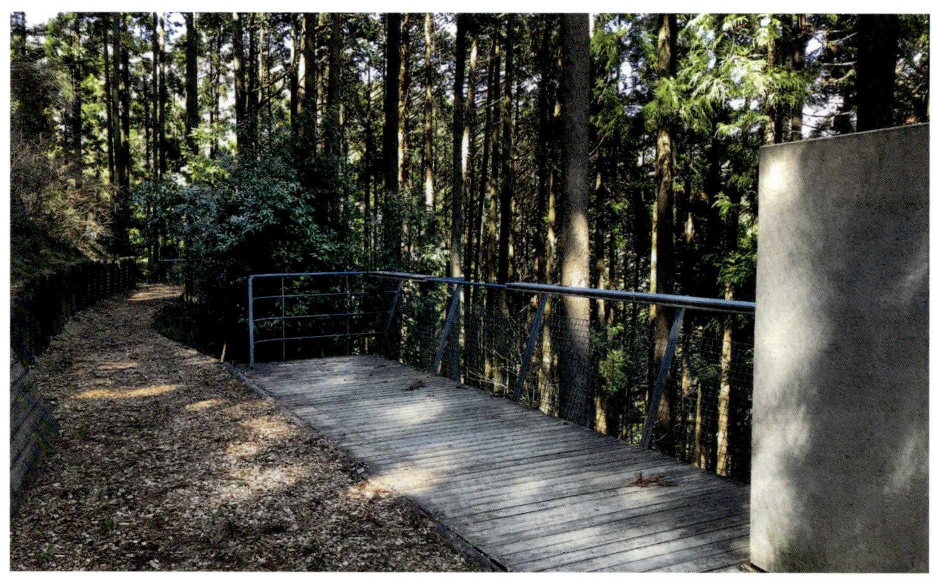

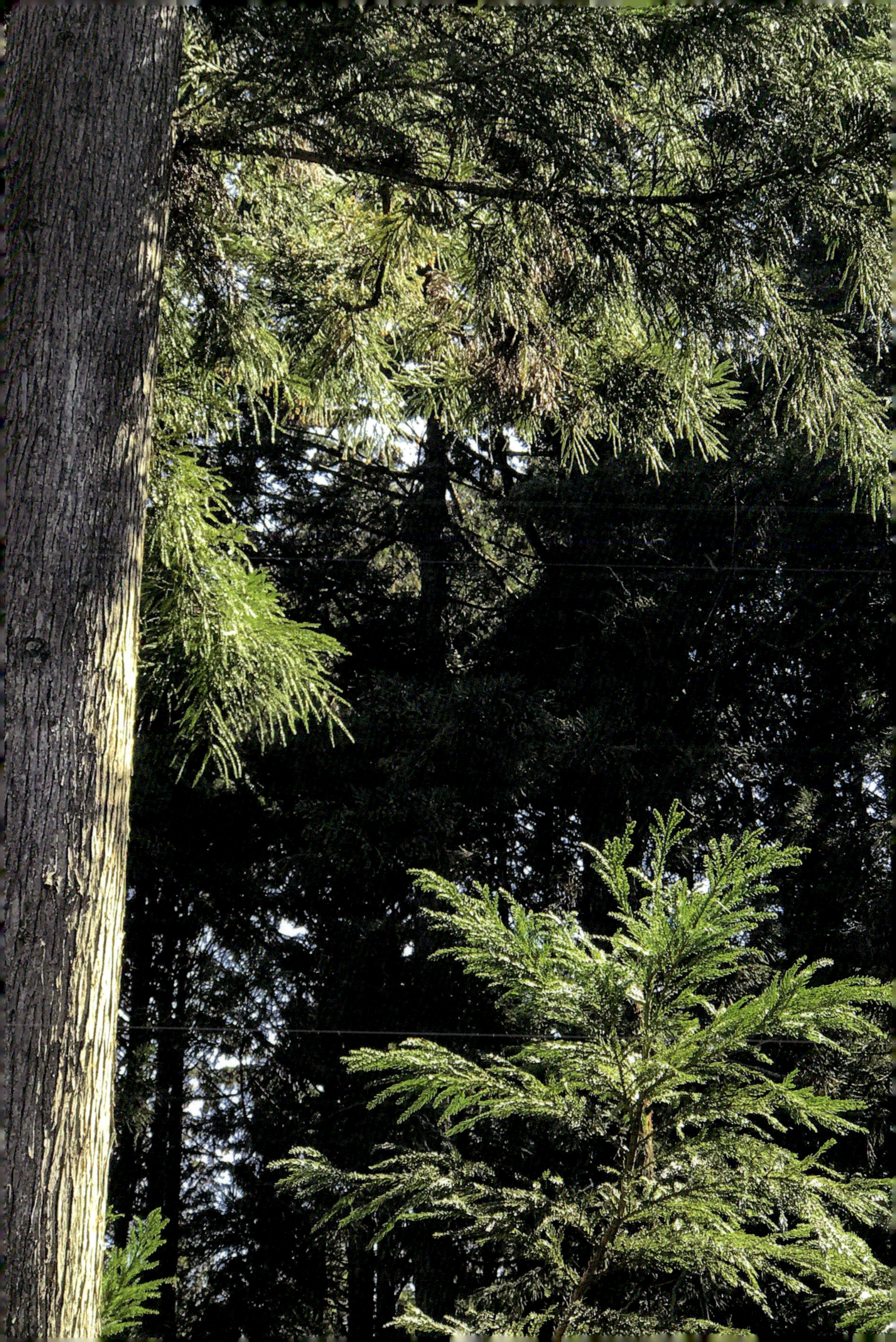

EINZIGARTIGES KLIMA MIT WOHLFÜHLFAKTOR

Im Zuge meiner Recherchen überließ mir Prof. Dr. Dr. Angela Schuh vom Lehrstuhl für Public Health und Versorgungsforschung an der Ludwig-Maximilians-Universität München ihr Fachbuch zu den Grundlagen und der Praxis der Klima- und Thalassotherapie, das die biometeorologischen Grundlagen der Waldatmosphäre auf den Punkt bringt.[14]

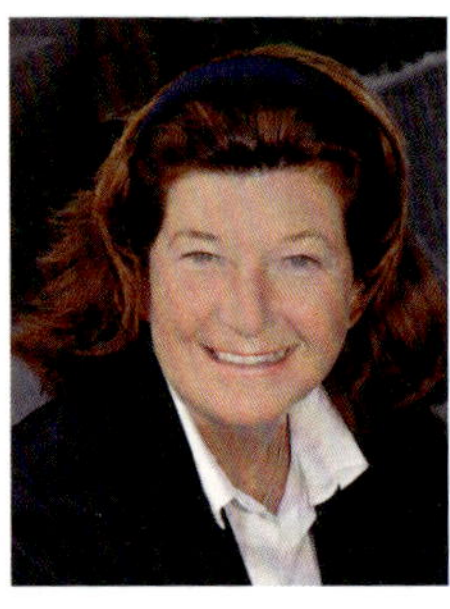
Prof. Dr. Dr. Angela Schuh

» Jedes Waldgebiet hat je nach Baumarten, Belaubung, Höhe der Bäume und Dichte des Baumbestands jeweils andere klimatische Gegebenheiten. Das Kronendach eines Waldes ist eine sehr aktive Oberfläche, mit der sich der Wald gegenüber der Atmosphäre abgrenzt; es reguliert den Energie- und Sauerstoffaustausch und führt zur Ausbildung eines eigenen Innenklimas.

Im Sommer schützt der Wald vor hohen Strahlungen, vor allem im sichtbaren Bereich (Helligkeit) und im ultravioletten Bereich. An einem heißen Sommertag besteht ein starker Kontrast zum Freiland. Während es außerhalb des Waldes heiß, mitunter windig und gleißend hell ist, ist es im Wald kühl und es herrscht Dämmerlicht. Nur wenig Strahlung erreicht den Stammraum. In einem dichten Laubwald etwa werden 15 bis 20 Prozent der Globalstrahlung reflektiert, 70 bis 80 Prozent werden absorbiert und nur 5 bis 10 Prozent dringen bis zum Boden durch. Von der UV-Strahlung erreichen nur 5 Prozent den Aufenthaltsbereich des Menschen.

Im Winter gibt der Wald die am Tag sowie im Sommer gespeicherte Infrarotstrahlung nur langsam ab. Deshalb ist es zumindest in Nadelwäldern auch an kalten Wintertagen wärmer als in der freien Umgebung. Im Laubwald herrschen dagegen nach dem Blattverlust fast Freilandverhältnisse, und Regen und Schnee erreichen den Boden. Im Nadelwald gelangen im Vergleich dazu ganzjährig, je nach Stärke der Niederschläge, lediglich 40 bis 70 Prozent des Regens bis zum Boden. Somit sind grundsätzlich Nadel- und Mischwälder insoweit günstiger als reine Laubwälder, deren schützende und ausgleichende Wirkung nach dem Blattverlust im Winter fehlt.

Aufgrund der großen Vegetationsfläche verdunstet der Wald deutlich mehr als landwirtschaftliche Flächen, rund 25 Prozent. Bei der Verdunstung wird viel Strahlungsenergie verbraucht, was zu einer Abkühlung führt. Das erklärt, warum das Waldklima im Sommer bis zu 6 Grad kühler und feuchter ist als das Klima im Umland.

Ob sich ein Mensch körperlich wohlfühlt, hängt auch von seinem thermischen Empfinden ab, das heißt, ob es ihm (zu) warm, (zu) kalt oder sein Gefühl indifferent ist. Das thermische Empfinden wird nicht nur von der aktuellen Lufttemperatur beeinflusst, sondern von zahlreichen weiteren Einflussgrößen wie Sonnenstrahlung, Wind und Luftfeuchtigkeit.

Da die Luftfeuchtigkeit im Wald minimale Werte in den frühen Morgenstunden, einen Anstieg im Laufe des Vormittags und die höchsten Werte in den späteren Nachmittagsstunden hat, kann es an sehr heißen Tagen nachmittags im Wald schwül werden. Das ist mehr in Laub- und Mischwäldern als in reinen Nadelwäldern der Fall. Dennoch haben Wälder besonders in Hitzeperioden – unter Beachtung der Tageszeit – eine noch größere Bedeutung als Temperaturregulator.

Vor allem in der heutigen Zeit stellen Wälder ein großes Reinluftreservoir dar. Wälder verbrauchen Kohlenstoff und produzieren Sauerstoff. Die Blätter und Nadeln der Bäume filtern oder „kämmen" anthropogene, also vom Menschen verursachte und freigesetzte Schadstoffe wie gasförmige Beimengungen, Ruß und Staubteilchen aus der Luft heraus. So ist die Luft im Wald beispielsweise frei von Ozon und in großem Maße frei von Feinstaub.

Die Filterwirkung ist insbesondere von der Blattgröße abhängig – ein gesunder hundertjähriger Laubbaum kann pro Jahr etwa eine Tonne Luftverunreinigungen filtern. Da Wälder aufgrund ihrer großen Kronenoberfläche mehr Schadstoffe aus der Umwelt aufnehmen als andere Vegetationsflächen, sind sie andererseits auch von Luftschadstoffen besonders betroffen.

Küstennahe Wälder und Küstenwälder, wie etwa der Heilwald auf Usedom, bieten als zusätzliche Besonderheit die Beeinflussung durch das Meeresklima. Zwar steht nach wie vor der schonende Waldcharakter im Vordergrund, jedoch erreichen Wind und hohe Luftfeuchtigkeit, kühle Luft und Aerosole bei Seewind zumindest die Randbezirke des Waldes. Gleichzeitig bietet das Waldinnere beispielsweise bei starkem Wind, Sonne und Kälte Schutz vor zu massiven Klimareizen. Somit ermöglichen die Küstenwälder eine Dosierung von reizintensiven Parametern beziehungsweise Entlastung von belastenden klimatischen Bedingungen. Vergleichbares gilt auch für Waldgebiete rund um Seenlandschaften. (Anm.: Näheres auf S. 240 und 232.)

Die günstige Wirkung von küstennahen Wäldern und Küstenwäldern auf die Gesundheit wird zusätzlich durch eine Untersuchung unterstrichen, in der festgestellt wurde, dass Wald, der in der Nähe von Wasser (Seen, Meer) liegt, die von den meisten Menschen bevorzugte Landschaftsart ist. Solche Wälder rufen die am stärksten ausgeprägten positiven Reaktionen in Geist und Körper hervor. <<

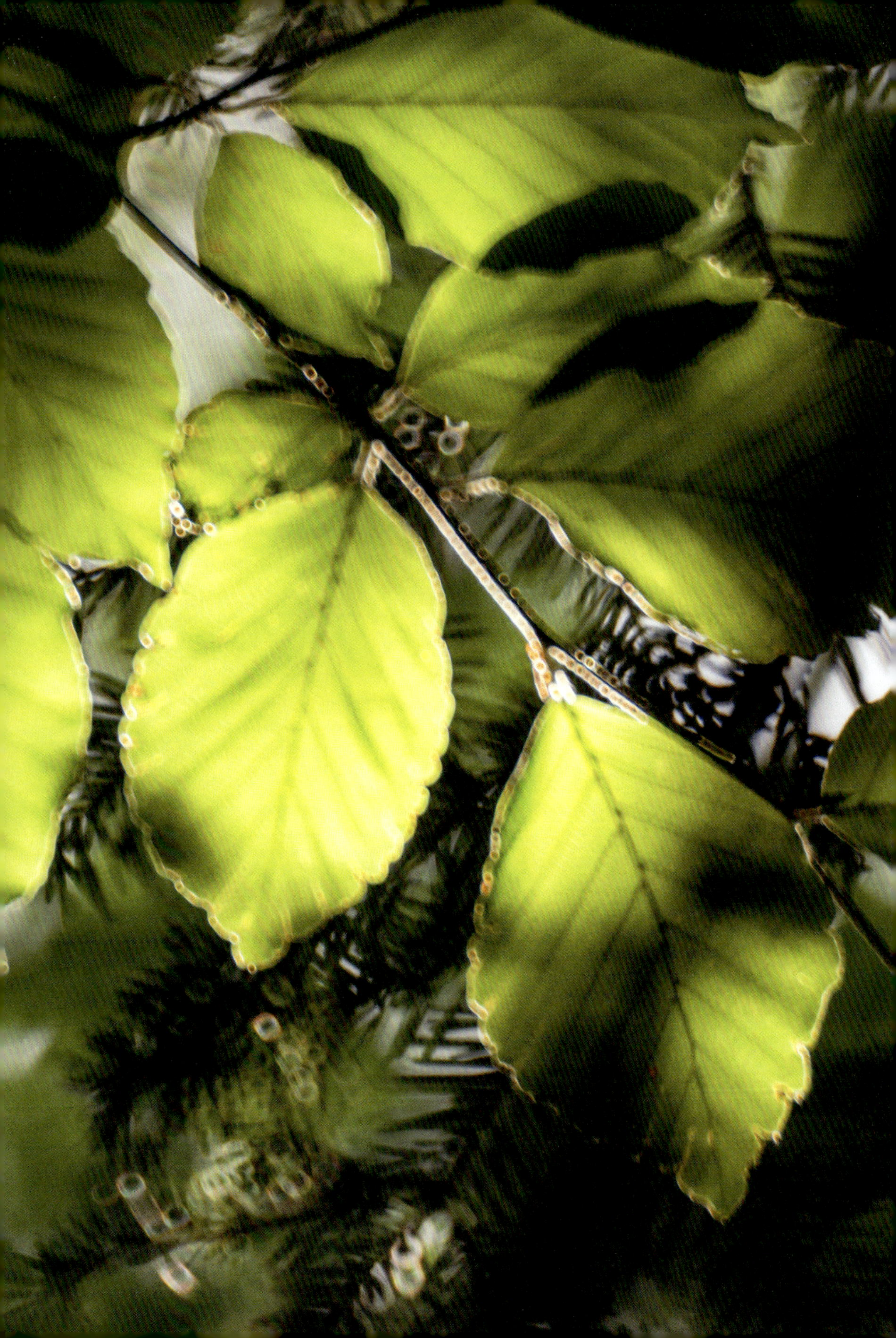

Geheimnisvolle Terpene

Mein Großvater ließ mich oft an Tannennadeln, Zapfen, Rinden und an klebrigen Baumharzen riechen. Daran erinnere ich mich vor allem an Weihnachten, wenn die Dekoration aus Tannenzapfen und verschiedenen Zweigen ihren Duft verströmt. Als Kind fand ich das zähflüssige Harz zwischen den Fingern eklig und den Geruch zu intensiv. Mein *Deda* erklärte mir, dass es sehr wertvoll und wichtig für die Bäume sei, weil sie damit ihre Wunden heilen, und dass der Geruch vom im Harz enthaltenen Terpentinöl (Terpenen) herrührt. Dass Terpene sogar gesundheitsfördernde Wirkungen auf den Menschen haben können, wusste er vermutlich genauso wenig wie ich.

Mehr als 38.000 Terpene und Terpenderivate sind bekannt. Sie kommen unter anderem als Vitamine (Vitamin A, Betacarotin, K-Vitamine, Vitamin E), Pheromone, Hormonabkömmlinge, Farbstoffsynthesen und eben als sekundäre Pflanzenstoffe vor, mit breit gefächertem Einsatzbereich: Man findet sie unter anderem in Kosmetika und Parfums, in Putzmitteln oder als wesentliche Inhaltsstoffe von Insektiziden und Pestiziden. In der Pharmakologie werden Terpene als Arzneistoffe eingesetzt. Bei alternativen Heilmethoden kommen sie vor allem im Rahmen der Aromatherapie zum Einsatz. Was hat es also mit den Terpenen auf sich? Und was sind eigentlich Phytonzide, von denen in den japanischen Studien immer die Rede ist?

RÄTSELHAFTE PHYTONZIDE

Der Begriff „Phytonzid" ist bei uns nicht so gebräuchlich und geht auf den russischen Biologen Boris P. Tokin zurück, der Phytonzide seit etwa 1928 erforscht und systematisiert hat. *Phyton* ist das griechische Wort für „Pflanze" und *zid* ist abgeleitet vom lateinischen *caedere* für „töten".

Boris Tokin beobachtete, dass bestimmte Einzeller abstarben, wenn er zum Beispiel gehackte Kiefernnadeln oder geriebenen Knoblauch in ihre Nähe brachte. Kiefern enthalten alpha-Pinen, 3-Caren, Myrcen und andere Terpene. Knoblauch enthält Allicin und Diallyldisulfid. Die Einzeller wurden also durch die flüchtigen, aus den Pflanzenmaterialien freigesetzten Substanzen vernichtet. Daher rührt der Begriff, den Boris Tokin auch auf von Pilzen und anderen Mikroben freigesetzte riechende und geruchlose, flüchtige und flüssige Substanzen oder Feststoffe ausdehnte, bei denen er ähnliche Effekte beobachtete.

Heute fasst man den Begriff „Phytonzid" sehr weit im Sinne einer flüchtigen oder festen bioaktiven Substanz mit verschiedenartigen Wirkungen, wie Abwehr von Schädlingen, Anlocken von Nützlingen jeder Art sowie Wachstumskontrolle von anderen Pflanzen. Mehr als 5.000 flüchtige Substanzen sind bekannt. In der russischen, chinesischen und japanischen Medizin sind Phytonzide weit verbreitet, Stichwort: ganzheitliche Medizin und Aromatherapie (siehe S. 45 f.).

BÖSE TERPENE? EIN EXKURS FÜR HOBBYHANDWERKER

Wir Deutschen sind nicht nur ausgewiesene Waldliebhaber, wir sind auch begeisterte Heimwerker. So auch ich. Schon als Kind habe ich mit größter Freude Tische, Stühle und Co. aufgemöbelt. Manchmal ist mir dabei von den Dämpfen, selbst bei Bioprodukten, etwas übel geworden. Und deshalb hatte ich Terpene ausschließlich als potenziell schädliche chemische Verbindungen auf dem Schirm. „Bio" kann manchmal ganz schön irreführend sein.

Alles bio, alles gut? Bei mit „Bio" gekennzeichneten Farben, Lacken oder Klebern bedeutet die Deklaration nämlich lediglich, dass die verwendeten Terpene natürlicher Herkunft sind. Sie sagt jedoch rein gar nichts darüber aus, ob diese Produkte frei von Schadstoffen sind. Bioprodukte können daher ziemlich unangenehme Beschwerden wie brennende Augen, Kratzen im Hals, Schwindel oder Kopfschmerzen bis hin zu Übelkeit und Erbrechen hervorrufen oder gar allergische Reaktionen. Zusätzliche Gütesiegel wie „Blauer Engel" oder „LGA-schadstoffgeprüft" können da helfen, weil solche Produkte zumindest Richtwerte einhalten, die unterhalb gesetzlich zulässiger Grenzwerte liegen.

Viel Holz in der Hütte. Aus dem Blickwinkel der Baubiologie verstärkten sich meine eher negativen Erfahrungen mit Terpenen. Als ich mich vor ein paar Jahren an die Sanierung meines sehr holzlastigen Häuschens in Fužine wagte, erinnerte ich mich an einen Bericht, in dem es darum ging, dass ein in ökologischer Holzbauweise errichteter Kindergarten geschlossen werden musste, weil die Richtwerte für verschiedene Terpenarten in der Raumluft überschritten waren. Nun wollte ich es genauer wissen, denn beim Aufarbeiten der gut erhaltenen, handbehauenen Balken hat das Holz wieder einen sehr intensiven Geruch bekommen. Und es sollte noch mehr Holz verbaut werden.

Außerdem machte ich mir Gedanken über die weitere Behandlung. Lackieren, lasieren, wachsen oder ölen? Und mit welchem Mittel? Jedes hat seine Vor- und Nachteile. Auf jeden Fall sollte es einem möglichst gesunden Raumklima dienlich und weitgehend ökologisch sein. Ich suchte Rat bei einem Zimmerer der alten Schule und erfuhr sehr viel über Terpene als natürliche Holzbestandteile. Der knorrige Mann tätschelte begeistert meine Holzbalken und erklärte mir, alles sei völlig in Ordnung, eben richtig gute gesunde Qualität, die heute kaum mehr zu finden sei. Früher hätte man noch genau darauf geachtet, welches Holz zu welchem Zeitpunkt geschlagen und wie es weiterverarbeitet wurde.

Der Winter sei die beste Zeit, da dann die Säfte abgestiegen sind und das Holz nach dem Schlagen weniger arbeitet. Je nach Einsatzzweck hätte man Bäume sogar nur an bestimmten Tagen gefällt. Meine nahezu schwundfreien Holzbalken könnten an einem 21. Dezember, einem der besten Schlagtage überhaupt, gefällt worden sein.

Der Mann erzählte mir von alten Traditionen, richtigen Zeitpunkten und sogar Mondphasen. Damals hätte man auf weit mehr geachtet als nur auf die Form des Baums – wer eine besonders harzreiche Kiefer schlägt, ist selbst schuld und braucht sich über höhere Terpenkonzentrationen nicht zu wundern.

Er sei zwar beileibe kein Gesundheitsexperte, aber allein schon die Jahrhunderte währende Nutzung von Nadelhölzern als Baumaterial würde doch zeigen, dass Holz als solches kein ernsthaftes Gesundheitsrisiko bergen könne. Nachdem wir Menschen ja von jeher eng mit Holz verbunden und überall davon umgeben sind, habe uns die Evolution sicher ausreichend Gelegenheit gegeben, uns an seine besonderen Inhaltsstoffe zu gewöhnen. Was wäre sonst beispielsweise mit den vielen Menschen, die Zirbenholzstuben lieben?[15] Sein eindeutiger Rat für meine Balken lautete übrigens: unbedingt ölen. Das tat ich dann auch und zwar mit kalt gepresstem rohem Leinöl, obwohl mich der Mann im Farbenhandel zu Leinölfirnis überreden wollte, da Leinöl lange trocknen und nicht sehr tief ins Holz eindringen würde. Denn die lange Liste der Inhaltsstoffe wie trocknungsbeschleunigende Sikkative und Lösungsmittel auf dem Leinölfirnis fand ich nicht so gut.

Und als ich mich schlau machte, landete ich schon wieder in der Schadstoffecke. Hier werden Terpene den flüchtigen organischen Verbindungen (VOCs, *volatile organic compounds*) zugeordnet. Baubiologen warnen schon lange vor erhöhten Schadstoffbelastungen durch VOCs. Weil die Gebäudehüllen immer dichter werden und die Menschen nicht ausreichend lüften, reichern sich vermehrt Schadstoffe beispielsweise aus Baustoffen, Möbeln und Reinigungsmitteln in Innenräumen an.

Manche Menschen reagieren darauf mit einem sogenannten Sick-Building-Syndrom. Einige VOCs stehen sogar im Verdacht, krebserregend oder erbgutverändernd zu sein. 3-Caren, das ebenfalls in den Harzen von Kiefern- und Fichtenholz und deren Produkten (Terpentinöl) vorkommt, entfaltet bei Überschreitung bestimmter Konzentrationen in der Raumluft gar narkotische und neurotoxische Wirkungen. Als Terpentinöl haben Terpene bei Mensch und Tier ein hohes sensibilisierendes Potenzial und können Hautallergien auslösen. Als Lösungsmittel entfetten sie die Haut. Atmet man sie ein, reizen sie die Schleimhäute und führen zu Kopfschmerzen. Bei Terpenen aus Nadelhölzern, die im Laufe der Zeit aus dem verbauten Holz entweichen, sind die Meinungen gespalten. Gerade in der Holzindustrie wird heftig geforscht und auch gestritten.

Mir hat das Leinöl nicht geschadet. Nimmt man alle vier Seiten habe ich knapp 1.300 Meter Holzbalken in drei Durchgängen behandelt. Ich hatte riesigen Spaß, auf meinem mobilen Gerüst durch die Stockwerke zu segeln, zu sehen wie das Holz durch das Öl angefeuert wurde und genoss den wunderbaren Ausblick auf den See und die endlos scheinenden Wälder.

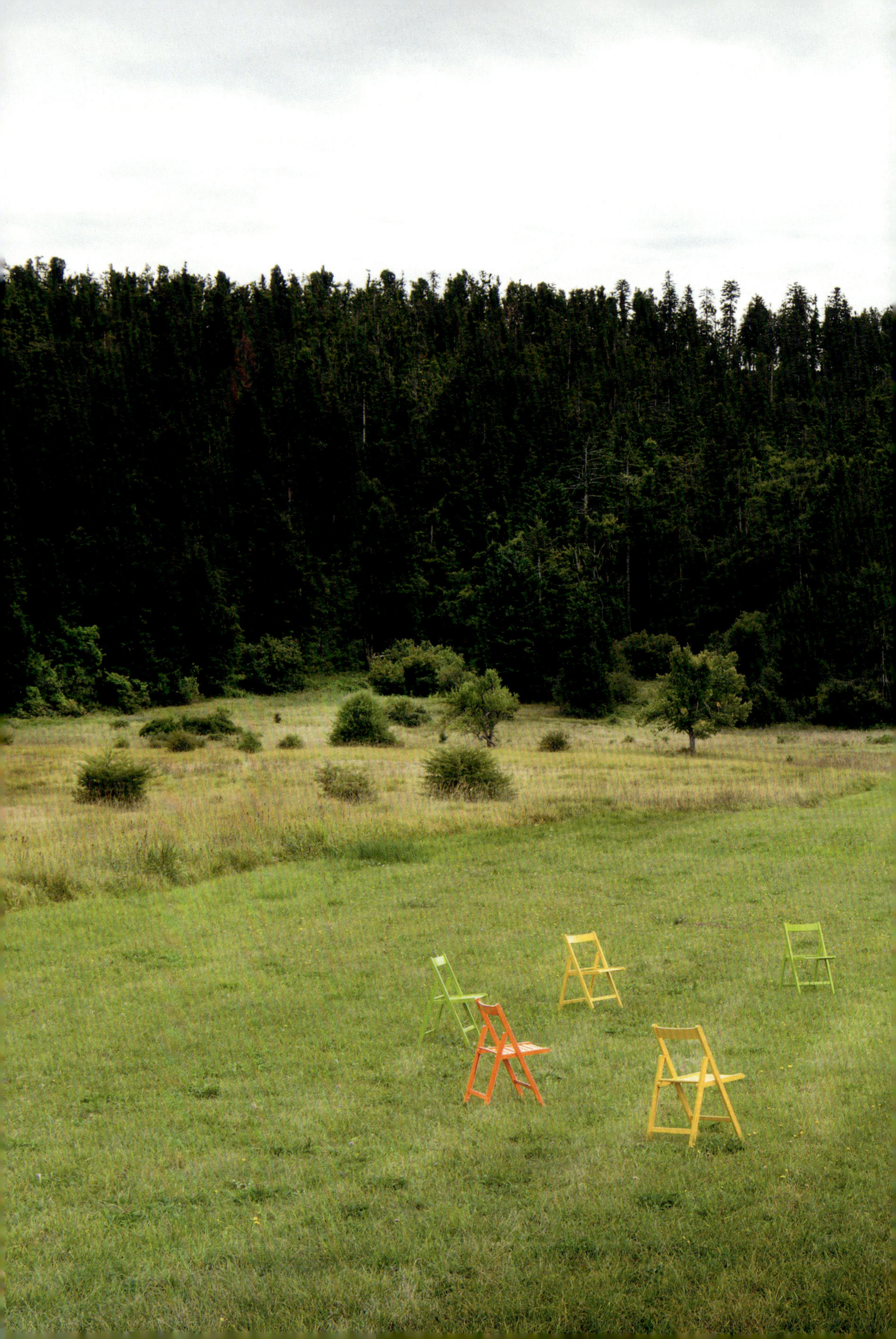

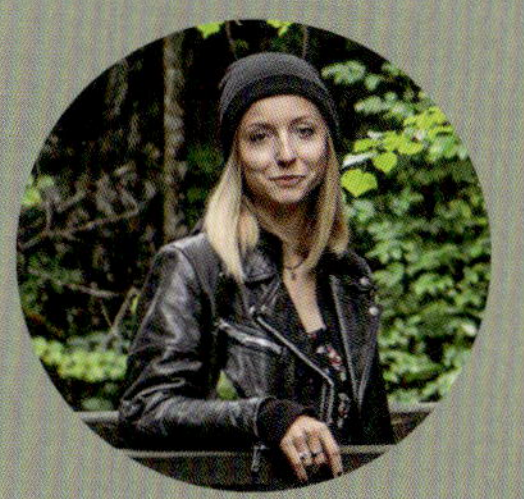

ALEXANDRA

Was verbinde ich mit Wald?

Mit Wald verknüpfe ich Bäume, Natur, Spaß, Erholung. Bei einem Spaziergang oder beim Wandern frei zu atmen, ist genauso schön wie das Grün, die Herbstfarben und den Duft der Jahreszeiten zu genießen. Das Gefühl von Ruhe und Freiheit bereitet mir Freude.

Meine Waldnutzung?

Als Jugendliche war ich einmal jährlich im Sommerlager unserer Pfarrei, das war meistens auf einer Lichtung im Wald. Inzwischen wandere und reise ich viel und bin dabei immer wieder und gerne im Wald unterwegs. Das genieße ich in vollen Zügen.

Warum habe ich mitgemacht?

Mich hat die Erfahrung gereizt, für mehrere Tage hintereinander im Wald zu sein, ohne dabei zu wandern. Ich war auch neugierig auf das Konzept des Waldbadens in einer neu zusammengesetzten, inhomogenen Gruppe.

Wie hat es mir gefallen?

Es war gut. Die Landschaft war nicht spektakulär, aber schön. Am schönsten fand ich unseren zweiten Waldtag, da hat der Mix aus Naturerlebnis, Kreativität, Entspannung und Spaß für mich am besten gepasst. Am ersten Tag gefiel mir vor allem die Gong-Meditation. Unsere spontane Stuhlinstallation am dritten Tag war klasse.

Konnte ich mir die Effekte auf mein Immunsystem vorstellen?

Ich konnte mir ziemlich gut vorstellen, dass Waldumgebungen positive Gesundheitseffekte haben und das Immunsystem stärken. Ich war aber gespannt, ob sich das in so kurzer Zeit erreichen lässt und ob es tatsächlich messbar ist.

Meine Ergebnisse?

Eine große Veränderung. Die Aktivität meiner Killerzellen ist um 25 Prozent angestiegen, obwohl ich schon einen guten Ausgangswert hatte. Stimmungsmäßig war ich bereits vorher gut drauf.

Werde ich Waldbaden in meinen Alltag integrieren?

Da ich bei unserem Experiment die Gong-Meditation als schöne Walderfahrung erlebt habe, werde ich vermutlich auch einmal wieder solche Entspannungsangebote wahrnehmen. Ansonsten wird mein Waldbaden weiterhin eher in meinen längeren Backpacking-Urlauben integriert sein.

GUTE TERPENE? INTERESSANTES FÜR FORSCHUNGSBEGEISTERTE

Die nächste Annäherung an Terpene stand unter völlig anderen Vorzeichen und faszinierte mich gewaltig. Eine Freundin mailte mir den Link zu einer an der Ruhr-Universität Bochum zum Leberzellkrebs durchgeführten Studie, die unter der Überschrift „Zitrusduft hemmt Leberkrebs" stand.[16]

Leberzellkrebs ist weltweit einer der häufigsten bösartigen Tumoren der Leber, er soll sogar die dritthäufigste tumorbedingte Todesursache sein. In Deutschland erkranken daran jährlich etwa 8.900 Menschen neu. Die Bochumer Wissenschaftler um den Mediziner, Chemiker und Biologen Prof. Dr. Dr. Dr. Hanns Hatt haben an Leberkrebszellen untersucht, wie genau Terpene als Hauptbestandteil ätherischer Öle das Wachstum verschiedener Krebszellen hemmen können. Es gelang ihnen, den Signalweg zu entschlüsseln und einen entsprechenden Duftrezeptor in Leberkrebszellen nachzuweisen, der, so die Forscher, künftig für Diagnostik und Therapie des Leberzellkrebses dienen könnte.

Dass Terpene bei der Krebsentstehung und seinem Wachstum eine wichtige Rolle spielen, sei schon länger bekannt. Welche Funktion sie genau ausüben, sei jedoch noch ungeklärt. Um dem auf die Spur zu kommen, nutzten die Wissenschaftler eben das Zellmodell des Leberzellkrebses. Sie setzten die Zellen unterschiedlich hohen Konzentrationen mehrerer Terpene aus. Zwei der elf getesteten Terpene führten zu einem deutlichen Anstieg der Kalziumkonzentration in den Zellen und damit zu einer Reduktion des Zellwachstums: (-)-Citronellal und Citronellol, die in unterschiedlichen Pflanzen vorkommen.

In ihren weiteren Untersuchungen konzentrierten sich die Bochumer auf (-)-Citronellal und suchten nach dem Rezeptor, auf den dieses Terpen passen würde wie ein Schlüssel in ein Schloss. Sie konnten zeigen, dass der entscheidende Geruchsrezeptor namens OR1A2 in den Leberzellen vorkommt und für die Zellreaktion verantwortlich ist, bei der die Krebszellen Kalzium aus dem Blut nun nicht mehr für ihr Zellwachstum verwerteten, sondern in ihrem Inneren ansammelten. Dadurch verlangsamte sich ihr Wachstum.

Man könnte also sagen, dass nicht nur die Nase, sondern auch die Leber in der Lage ist, das Terpen zu riechen. Denn als man Zellen die Möglichkeit zur Herstellung dieses Rezeptors nahm, reagierten sie nicht auf das Terpen. Die Forscher hatten den entscheidenden Signalweg nachvollzogen, auf dem das Terpen dazu führt, dass sich die Kalziumkonzentration im Zellinneren erhöht und damit das Zellwachstum reduziert wird. Dazu Prof. Hanns Hatt: „Diese Ergebnisse stellen ein weiteres Beispiel für die Bedeutung der Duftrezeptoren außerhalb der Nase dar und geben Hoffnung, für die Krebstherapie neue Medikamente mit geringeren Nebenwirkungen entwickeln zu können."[17]

Als waldbegeisterter Laie fing ich natürlich gleich zu spekulieren an: Könnte es vielleicht sogar sein, dass die Krebszellen die natürlichen Waldterpene riechen können und deren Wachstum auch durch das Im-Wald-Sein verlangsamt wird? Was für ein faszinierender Gedanke.

TERPENE IN DER AROMATHERAPIE

Über den Umweg dieser faszinierenden Studie stieß ich auf die Bedeutung von Terpenen in der Aromatherapie mit ätherischen Ölen. Dort werden aus Pflanzenteilen durch Wasserdampfdestillation, Extraktion oder Kaltpressung gewonnene Öle eingesetzt, um ein inneres Ungleichgewicht, das sich in einer körperlichen Krankheit äußert, wieder ins Lot zu bringen.

Wie alle Naturheilverfahren gründet die Aromatherapie auf einer ganzheitlichen Sicht des Menschen als Einheit aus Körper, Geist und Seele. Ganzheitliche Ansätze fristen in der Schulmedizin ein vergleichsweise kümmerliches Dasein, da Krankheiten dort in erster Linie symptomatisch, also dem äußeren Erscheinungsbild folgend, behandelt werden. Das ist teilweise sicher gerechtfertigt, vor allem in akuten Fällen. Hier würde gar keine Zeit bleiben, zuerst alle möglichen Einflüsse zu hinterfragen.

Handelt es sich aber um chronische oder immer wieder auftretende Beschwerden, erscheint es mehr als naheliegend, der Sache ganzheitlich auf den Grund zu gehen und Ansätze zu verfolgen, die zu einer langfristigen Besserung des Gesundheitszustands führen können. Daher gibt es auch in der Schulmedizin vermehrt Strömungen, die die Wichtigkeit des ganzheitlichen Ansatzes (wieder-) erkennen und eine stärkere Einbeziehung in die medizinische Ausbildung und Praxis fordern. Prof. Dr. Andreas Michalsens Buch *Heilen mit der Kraft der Natur* ist eine wunderbare Quelle für jeden, der sich für moderne naturheilkundliche Erfahrungen aus Praxis und Forschung interessiert.

Vom ersten bis zum letzten Atemzug nehmen wir alle möglichen ätherischen Öle auf. „Äther" stammt aus dem Altgriechischen und steht für „Himmelsluft". In der Neuzeit galt Äther lange Zeit als feinster Stoff, der alles durchdringt. Im englischen Sprachraum werden ätherische Öle *essential oils* genannt. Mit dem Wort *essential* kommt noch besser das in den Ölen enthaltene „Essenzielle", die Lebenskraft und vielleicht die Seele der Pflanzen zum Ausdruck.[18]

Die winzigen Öltröpfchen sind organische Stoffwechselprodukte, die in den Öldrüsen von Pflanzen durch Photo- und Biosynthese gebildet werden. Man findet sie in oder auf dem Pflanzengewebe aller Pflanzen und Pflanzenteile – in Blättern, Blüten, Fruchtschalen, Harzen, Rinden, Samen, Wurzeln oder im Holz. Die ätherischen Öle schützen Pflanzen vor großer Kälte und Hitze, vor dem Austrocknen und vor Krankheiten. Ihr Duft wirkt als Lock- oder Schutzstoff und dient der Kommunikation.

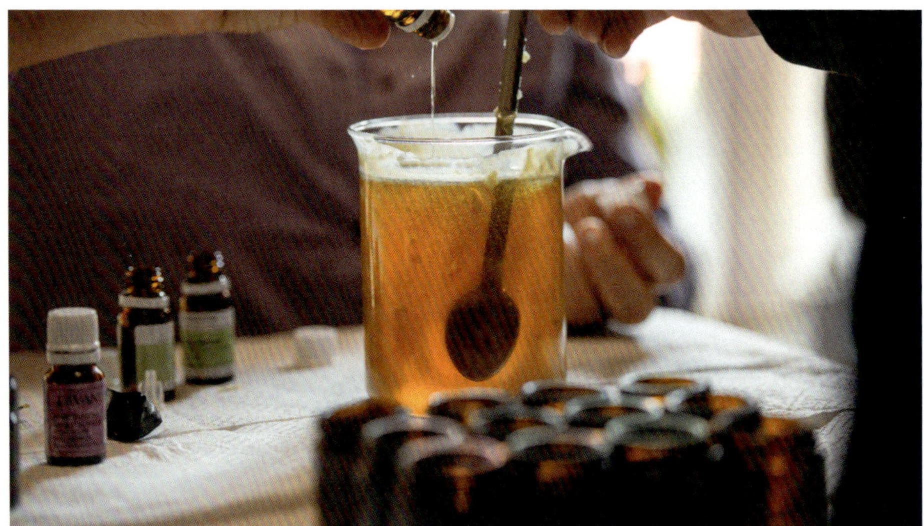

Jedes ätherische Öl setzt sich aus vielen verschiedenen organischen Verbindungen zusammen und die einzigartige Zusammensetzung der verschiedenen Inhaltsstoffe in einem ätherischen Öl macht seine Wirkung aus. Aber auch jeder einzelne Inhaltsstoff hat seine eigenen Wirkungen, von denen man heute viele chemisch nachweisen kann. Ein ätherisches Öl ist also ein Vielstoffgemisch, das sich aus bis zu 500 organischen Verbindungen zusammensetzt, die starke synergetische Effekte haben.

Die einzelnen Verbindungen dieses Vielstoffgemischs lassen sich zu Gruppen zusammenfassen, da viele davon biochemisch ähnlich aufgebaut sind und ähnliche Wirkungen haben. Die größte Hauptgruppe mit 90 Prozent sind die Terpene und ihre Abkömmlinge (Derivate).

Das Wissen darüber ist die Grundlage und Kunst der Aromatherapie. Dosis und Zusammensetzung entscheiden darüber, welche Wirkrichtung die Öle haben und ob ein Stoff wie ein Gift oder wie ein Heilmittel wirkt. Irgendwelche als ätherisch bezeichneten Öle irgendwo zu kaufen und dann irgendwie zusammenzumischen, kann gefährlich sein. Ohne tieferes Wissen sollte man, so denke ich, auf jeden Fall die Finger davon lassen (siehe auch S. 123).

AUSFLUG IN DIE CHEMIE

Ehrlich gesagt habe ich kaum Ahnung von Chemie und habe mich zum Leidwesen der Chemiker in unserer Familie nie wirklich dafür erwärmen können. Die Sprache der Chemie war mir immer noch fremder als das Notenlesen in der Musik. Falls es Ihnen ähnlich geht, können Ihnen die folgenden Ausführungen immerhin aufzeigen, dass Terpene etwas sehr Komplexes sind und wir überall und ständig von ihnen umgeben sind.

Terpene sind aus zwei oder mehreren Isopreneinheiten aufgebaut. Isoprene sind natürlich vorkommende zweifach ungesättigte Kohlenwasserstoffe. Ein Isopren besteht aus fünf Kohlenstoffatomen (C-Atomen) und acht Wasserstoffatomen (H-Atomen). Isopren ist die am häufigsten vorkommende biogene flüchtige organische Verbindung. Sie wird überwiegend von Laubbäumen ausgestoßen. Isopren ist aber beispielsweise auch im menschlichen Atem, sogar als zweitgrößter Bestandteil nachweisbar, im Vergleich zu den von Pflanzen ausgestoßenen Mengen jedoch relativ unbedeutend.

Koppeln sich zwei Isopreneinheiten, entsteht ein Monoterpen aus zwei mal fünf C-Atomen. Diese Monoterpene befinden sich in den meisten ätherischen Ölen und Pheromonen, Botenstoffen, die der biochemischen Kommunikation zwischen Lebewesen einer Spezies dienen. Über 900 Monoterpene sind bekannt. Sie wurden in den Bestandteilen von über 2.000 Pflanzen aus 60 Familien nachgewiesen.[19]

Bei einer Verbindung von drei Isopreneinheiten, entsteht ein Sesquiterpen aus drei mal fünf C-Atomen. Diese Sesquiterpene kommen in ätherischen Ölen, Bitterstoffen und Balsamen vor. Mit über 3.000 sind sie die größte Untergruppe der Terpene. Man findet sie in Pflanzen und Insekten als Schutz- oder Lockstoffe.

Vier Isopreneinheiten verbinden sich zu Diterpenen aus vier mal fünf C-Atomen. Diterpene kommen in ätherischen Ölen, Balsamen, Harzen, Phytol, Vitamin A, Wachstumshormonen von Pflanzen und Pheromonen vor. Triterpene (sechs mal fünf C-Atome) befinden sich in Harzen, Sterolen, Steroiden und Pflanzenhormonen. Tetraterpene (acht mal fünf C-Atome) kommen in Pflanzenfarbstoffen vor und Polyterpene (mehr als acht mal fünf C-Atome) in Pflanzenmilchsäften wie Kautschuk.

Was mir wichtig erscheint: Je mehr C-Atome zusammentreffen, desto größer wird die Molekülgröße. Je kleiner die Moleküle, desto leichter kann die Verbindung über die Atemorgane und die Haut in den Organismus eindringen und dort ihre Wirkungen entfalten. Und viele der Waldterpene sind Monoterpene beziehungsweise Isoprene (siehe S. 48 f.).

Sogenannte Terpenderivate, also Abkömmlinge von Terpenen, entstehen im Verlauf der isoprenoiden Biosynthese, wenn andere Elemente wie Sauerstoff an unterschiedlichen Stellen des Kohlenstoffgerüsts von Terpenen angelagert oder eingebaut werden und damit Oxidationsprodukte (sauerstoffhaltige Verbindungen) entstehen. Je nach chemischer Natur entstehen zum Beispiel Terpen-Alkohole, Terpen-Aldehyde, Terpen-Ester oder Terpen-Phenole.

Typischerweise liefern jugendliche Pflanzen eher die Terpene, ältere Pflanzen zunehmend Terpenderivate. Im allgemeinen Sprachgebrauch spricht man bei den Terpenderivaten aber durchweg von der jeweiligen Gruppe, also etwa von Monoterpenen.

Eine weitere Charakterisierung wird danach getroffen, in welcher Konstellation Terpene vorliegen, ob sie also kettenförmig (azyklisch) oder ringförmig angeordnet sind. Besteht die Verbindung aus einem Ring, nennt man sie monozyklisch, bei zwei Ringen spricht man von bizyklisch und bei drei von trizyklisch.

Wichtige azyklische Monoterpene sind in Zitrusölen enthalten, zum Beispiel in Form von (+)-Limonen, die man in Orangen, Zitronen, Limetten und Mandarinen oder in Grapefruits findet und am orangenartigen Geruch erkennt. Wichtige bizyklische Monoterpene sind die Terpentinöle, die man in verschiedenen Pflanzen wie Kiefern, Tannen oder Zypressen findet und die Komponenten wie alpha- und beta-Pinen, 3-Caren oder Verbenol enthalten.

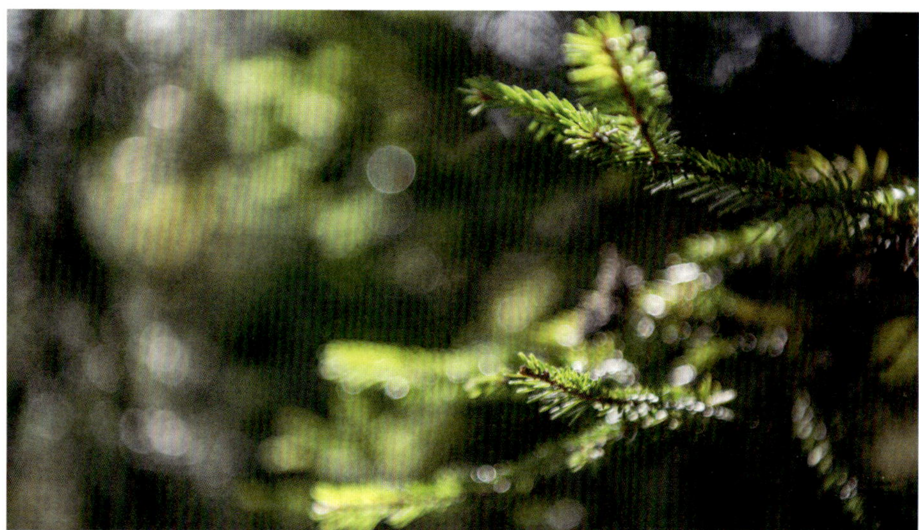

TERPENE IM WALD

Die weltweit allein von Nadelwäldern ausgestoßenen Terpenmengen schätzt man auf über eine Milliarde Tonnen jährlich.[20] Aus einem einzigen Quadratmeter mit Nadelstreu bedeckten Waldboden lässt sich bis zu ein Liter Monoterpene gewinnen. Waldluftmessungen über dem Kronendach zeigten Konzentrationen an bizyklischen Terpenen von über 0,05 bis 1,6 Mikrogramm pro Kubikmeter (µg/m^3), wobei alpha- und beta-Pinen die Hauptkomponenten waren. Im Reinluftgebiet Hochschwarzwald fanden sich im Sommer 0,3 bis 4,7 µg/m^3 alpha-Pinen, 0,1 bis 3,2 µg/m^3 beta-Pinen, 0,02 bis 1,9 µg/m^3 3-Caren und 0,1 bis 0,9 µg/m^3 Camphen.[21]

Allerdings liegt für Europa und auch für Deutschland nur dürftiges Datenmaterial vor. In Fachkreisen greift man zur Bestimmung der Mengen und Arten von ausgestoßenen Stoffen überwiegend auf amerikanische Messungen zurück. Doch man entdeckte, dass es eine entscheidende Rolle zu spielen scheint, wo eine Baumart wächst.[22]

Nähere Untersuchungen ergaben, dass es signifikante Unterschiede zwischen südeuropäischen und amerikanischen Eichenarten gibt, weil 90 Prozent der mediterranen Eichen im Gegensatz zu amerikanischen überhaupt kein Isopren ausstoßen. Das trifft wohl auch für andere Baumarten zu, wie Messungen an Waldkiefer, Seestrandkiefer, Douglasie und an Eukalyptusbäumen in Europa zeigen.

Ein weiterer Unsicherheitsfaktor sei, dass die nicht dominanten Baumarten, die etwa 15 Prozent der gesamten Biomasse der Laubwälder, 3 Prozent der Fichtenwälder und 5 Prozent der anderen Nadelwälder einnehmen, hoch emittierende Arten sein könnten und man über deren Verteilung auf den jeweils betrachteten Flächen kaum etwas weiß.

Mit der Fichte *(Picea abies)*, dem in Europa am häufigsten vorkommenden Nadelbaum, und ihrem Terpenmuster haben sich schon einige Studien beschäftigt und unterschiedliche Zusammensetzungen ermittelt. Im Allgemeinen geht man von einem Verhältnis von 42 bis 57 Prozent alpha-Pinen und 25 Prozent beta-Pinen aus. Bemerkenswert ist, dass in Schweden völlig andere Zusammensetzungen gemessen wurden: Bei derselben Baumart überwiegen in Südschweden deutlich die alpha-Pinene mit 70 Prozent, in Nordschweden dagegen wurden lediglich 6 Prozent alpha-Pinene ermittelt.

TERPENE IN DER *SHINRIN-YOKU*-FORSCHUNG

Im Rahmen ihrer Forschungen zu den positiven Gesundheitswirkungen des Waldes haben die japanischen Wissenschaftler die Phytonzide in der Waldluft genau gemessen. Ihre Art, Zusammensetzung, Menge und Konzentration variierte je nach der im Wald vorgefundenen Vegetation, die wiederum von der geografischen Lage und der Höhe abhängt. Zusätzlich unterliegen die Werte saisonalen und sogar tageszeitlichen Schwankungen.[23]

Grundsätzlich kann man wohl sagen, dass der Ausstoß im Sommer höher als im Winter ist. Verschiedene Messungen haben ergeben, dass die Mengen im April und Mai stark ansteigen und zwischen Juni und August, wenn es besonders warm ist, den höchsten Stand erreichen. Ebenso wird die Konzentration dieser flüchtigen Substanzen in einem Wald stark von Umweltfaktoren wie Temperatur, Luftfeuchtigkeit, Windgeschwindigkeit und UV-Licht beeinflusst.

Es macht auch einen entscheidenden Unterschied, ob man sich am Waldrand oder inmitten des Waldes befindet, denn am Waldrand ist die Baumdichte geringer als mitten im Wald (horizontale Messung). Weil die Terpene hauptsächlich von den Baumblättern freigesetzt werden, sind die Mengen und windbedingt auch die Konzentration umso höher, je dichter die Bäume stehen und die Baumkronen sind.

Zudem kommt es darauf an, in welcher Höhe innerhalb des Waldes man misst (vertikale Messung). So beobachteten die Forscher in dem von ihnen tagsüber untersuchten Wald die größten Mengen ungefähr einen halben Meter über dem

Waldboden. Mit steigender Höhe nahm die Menge ab. Die Wissenschaftler vermuten, das läge einerseits am UV-Licht, das die Terpene abbaut, und am Wind, der sie verweht. Andererseits würden die Terpene, da sie schwerer als Luft sind, dazu neigen, sich in Bodennähe anzusammeln. Darüber hinaus dürfe man diejenigen Stoffe, die vom Unterholz, von abgefallenen Blättern und von Moosen, also vom Waldboden freigesetzt werden, nicht vergessen.

Beim Vergleich von überwiegend Nadel- und überwiegend Laubwäldern zeigte sich, dass sehr unterschiedliche Isoprenmengen, Terpenarten und -konzentrationen ausgestoßen werden, und auch hier gab es Unterschiede je nach dominierender Baumart.

In Nadelwäldern, in denen Hinoki-Scheinzypressen dominieren, war die Menge der alpha-Pinene besonders ausgeprägt, gefolgt von Terpinolen, Trizyklen und Limonen. In den Wäldern, in denen die Japanische Rotkiefer den Ton angibt, war alpha-Terpinen die Hauptkomponente, gefolgt von alpha-Pinen und beta-Pinen. In den vorwiegend aus Japanischer Zeder bestehenden Wäldern bildete alpha-Pinen die Hauptkomponente gefolgt von Camphen.[24]

In Laubwäldern dominieren generell die Isoprene gegenüber den Monoterpenen. Warum Pflanzen Isopren produzieren, ist ungeklärt und es gibt verschiedene Theorien. Einige sagen, dass die Isoprene das Öffnen und Schließen von Blüten oder den Stickstoffkreislauf steuern, andere, dass sie die Pflanzenblätter vor Hitzestress schützen und wieder andere, dass Isopren die Pflanzen vor Oxidation durch bodennahes Ozon schützt.

Außerdem soll Isopren eine Pufferwirkung haben, die den Zuwachs an Treibhausgasen und anderen Luftschadstoffen abschwächen kann. Der Ausstoß von Isoprenen ist abhängig von verschiedenen Umweltbedingungen. Bei hoher Luftfeuchtigkeit oder nach Regen erhöht sich die Isoprenemission besonders stark. Erstaunlich, dass man relativ wenig über all das weiß, obwohl gerade Pflanzen riesige Mengen Isopren an die Umwelt abgeben.

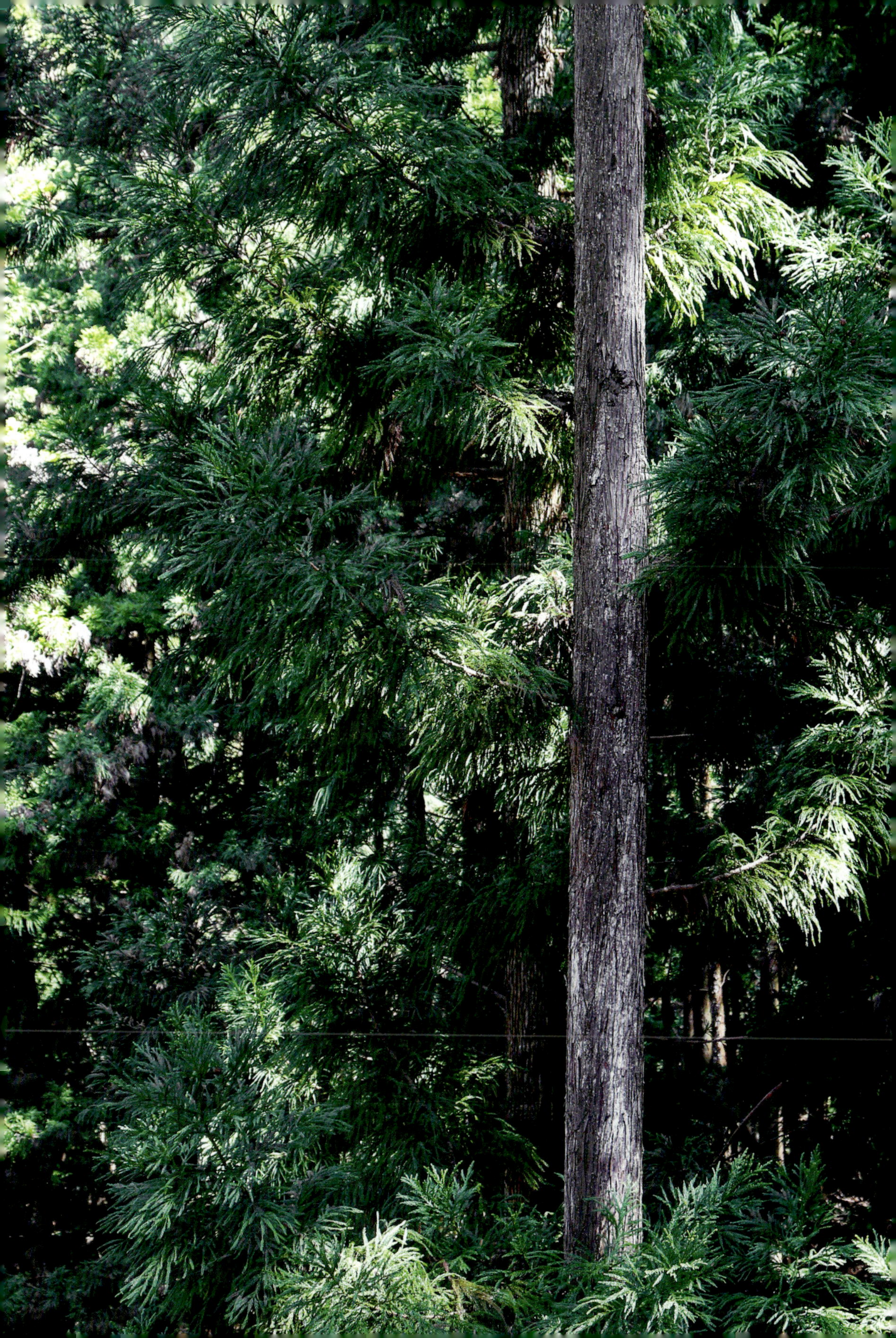

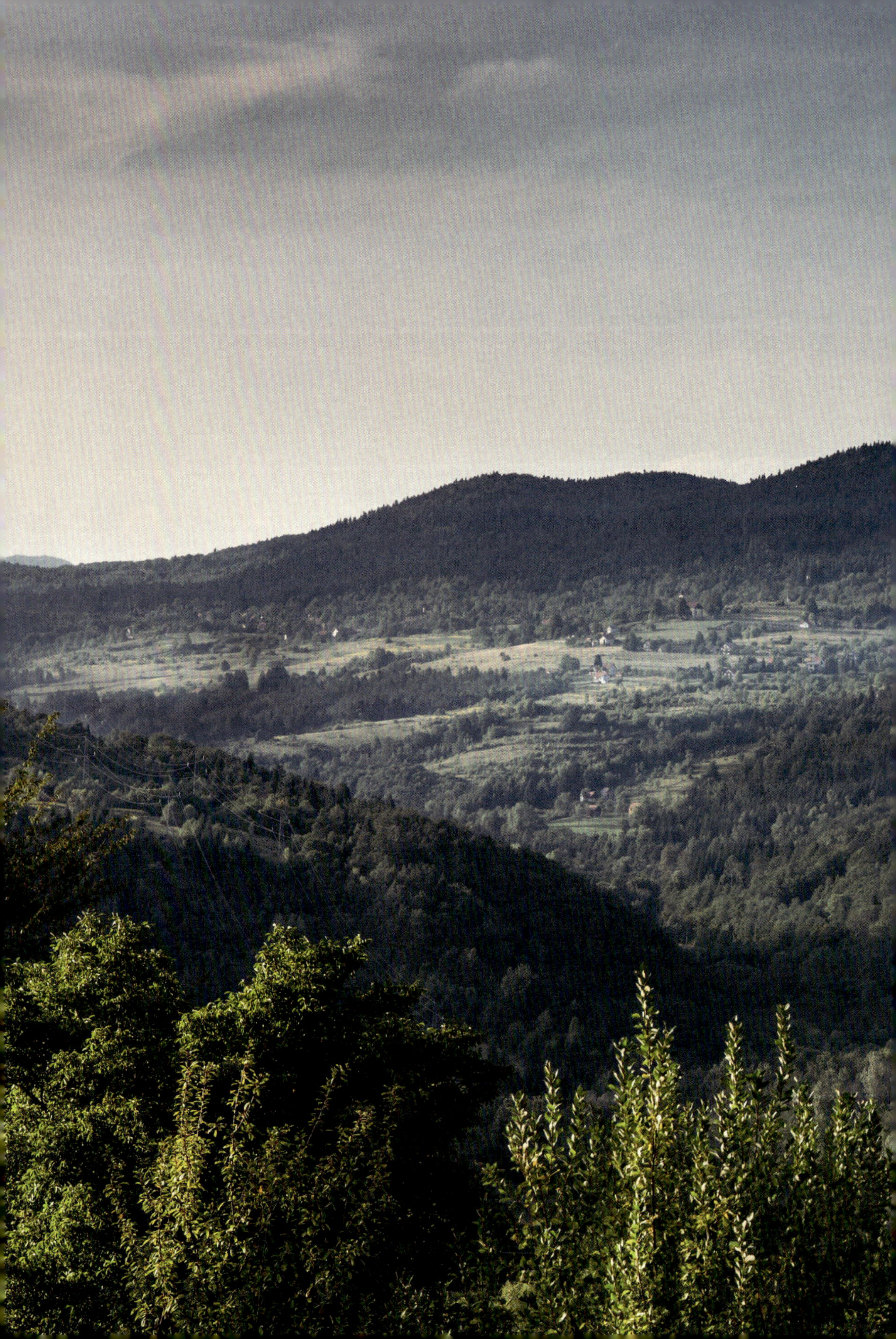

Was sind natürliche Killerzellen? Ein Expertengespräch

Aus Prof. Lis immunologischen Studien (siehe S. 73 ff.) wusste ich, dass NK-Zellen sehr wichtige körpereigene Immunzellen sind, die Tumorzellen oder virusinfizierte Zellen erkennen, wichtige Botenstoffe bilden und schädliche Zellen abtöten können. Die Studien haben neben der Anzahl der NK-Zellen und deren Aktivität auch viele weitere Parameter untersucht und überall fallen Begriffe wie Perforin, Granzyme, Granulysin, Zytokine oder auch natürliche Killer-T-Zellen (NKT-Zellen). Die schlichte Erkenntnis, dass NK-Zellen zu unserer immunologischen Grundausstattung gehören und Krebszellen töten können, reichte da nicht aus. Ich fing an, im Internet nach gezielteren Informationen zu graben. Bald stellte ich fest, dass das nicht viel bringt. Mediziner warnen nicht ohne Grund vor „Dr. Google". Ein Fachmann musste her.

LERNE DEINE NACHBARN KENNEN

Da spielte mir ein bedeutsamer „Zu-fall" in die Hände. Ich war wieder einmal in Kroatien und bei einem Plausch mit meinem Nachbarn Dragutin fiel mein Blick auf ein imposantes Buch. Eine Festschrift und Biografie für und über Prof. Dr. Daniel Rukavina anlässlich seines 80. Geburtstags.

Was liest du denn da? „Ein Buch über das Lebenswerk meines Freundes und unseres Nachbarn, des berühmten Immunologen Daniel Rukavina", verkündete Dragutin stolz. „Ich verstehe zwar nicht viel von den Forschungen, die da beschrieben sind, aber ich finde es sehr spannend und fühle mich geehrt, dass ich das Buch von ihm geschenkt bekommen habe. Daniel ist ein beeindruckender, feiner Mann."

Sofort lieh ich mir das Buch aus, mit dem Hintergedanken, vielleicht den idealen Gesprächspartner für meine vielen Fragen zu den NK-Zellen gefunden zu haben. Glücklicherweise enthält das Buch auch eine englische Übersetzung, da mein Kroatisch nicht für solche Inhalte reicht. Ich las, dass Prof. Rukavina auf dem Gebiet der NK-Zellen geforscht und gemeinsam mit Dr. Eckhard Podack, einem ebenso renommierten Forscher und Entdecker der Proteine Perforin-I und -II, einige sehr wichtige Forschungsarbeiten veröffentlicht hat. Perforin kommt bei der zellulären Abwehr eine bedeutende Rolle zu und der Begriff taucht auch in Prof. Lis Studien überall auf.

Wäre ein solcher Hochkaräter in immunologischer Forschung und Lehre wohl bereit, unser Waldbaden-Experiment näher zu betrachten und sich mit mir in vermeintliche Niederungen immunologischen Grundwissens zu begeben?

Zwei seiner Statements[25] halfen mir, meine Scheu zu überwinden, denn sie zeugen von einer aufgeschlossenen, begeisterungsfähigen Persönlichkeit:

- Die Ausbildung junger Menschen zu kompetenten Forschern und guten Professoren beinhaltet auch das selbstlose Teilen von Wissen. So multipliziert man Wissen, und diejenigen, die ihr Wissen teilen, können nur gewinnen.
- Wissenschaft ist großartig. Sie fordert jedoch die ganze Person – ihre ganze Hingabe und Disziplin. Auf der anderen Seite erlebt man außergewöhnliche Emotionen wie die Freude am kreativen Austausch. Ich bin dankbar für die ständigen Fragen meiner Studenten, die mich im Geiste jung und aktiv gehalten haben.

Ich verabredete mich mit Prof. Rukavina, und wir führten ein intensives, hoch interessantes Gespräch in Fužine bei köstlichem frischem Quellwasser und einem wunderschönen Blick auf die Waldlandschaft des Gorski Kotar. Ein überaus quirliger, hochgebildeter und liebenswürdiger Mann. Er hatte sich sogar auf unser Gespräch vorbereitet und Prof. Lis Studienübersicht und mein erstes Konzept für unser Waldbaden-Experiment gelesen.

Prof. Rukavina fand es erstaunlich, dass ich als Nichtmedizinerin so tief in das Thema einsteigen wollte. Mein Enthusiasmus und meine Ideen schienen ihm gefallen zu haben, denn er bot mir an, uns bei unserem Experiment zu begleiten. Er versorgte uns mit viel Hintergrundwissen und stand uns bei der Interpretation der Ergebnisse zur Verfügung.

AUSFLUG INS IMMUNSYSTEM

Für diejenigen unter Ihnen, die auch nicht (mehr) so fit im „menschlichen Immunsystem“ sind, das Wesen und die Arbeit unserer NK-Zellen aber vielleicht besser begreifen möchten, hier die Zusammenfassung meines in Englisch und Kroatisch geführten Gesprächs mit Prof. Rukavina.

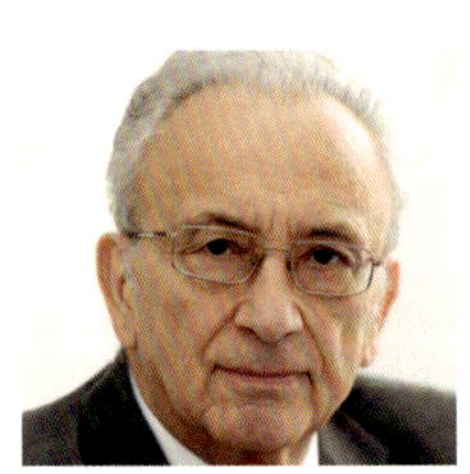
Prof. Dr. Daniel Rukavina

>> Daniel, würden Sie mir einen Crashkurs Immunsystem geben?

Haben sie heute schon geniest? Wenn ja, haben Sie das Immunsystem schon in Aktion erlebt. Ihr angeborener Niesreflex sorgt dafür, dass Staub, Schmutz oder Krankheitserreger nach draußen expediert werden. Ihre Tränenflüssigkeit sorgt dafür, dass Fremdstoffe ausgespült werden, und sie enthält Enzyme, die Bakterien abtöten können.

Oder schauen Sie sich Ihre Haut an. Die ist leicht sauer und verhindert so das Eindringen von Keimen. Mit fast zwei Quadratmetern Oberfläche bildet sie gemeinsam mit den Schleimhäuten beispielsweise in Nase, Mund und Magen-Darm-Trakt eine wichtige Barriere. Oder stellen Sie sich Ihren Darm vor:

Mit stolzen acht Metern Länge und 400 bis 500 Quadratmetern Oberfläche ist der Darm das größte Immunorgan des Körpers.

Diese einfachen Beispiele zeigen schon, dass unser Immunsystem ständig auf Zack ist und ein Großteil von Erregern es also erst gar nicht schafft, ins Innere des Körpers vorzudringen. Die wenigen Eindringlinge werden strategisch ausgeklügelt bekämpft. Unser Immunsystem ist ein sehr komplexes Netzwerk aus verschiedenen Organen, Geweben, Zellen und Eiweißmolekülen, das ständig arbeitet, um im ganzen Körper Krankheitserreger, Fremdstoffe und defekte Zellen aufzuspüren und abzuwehren. Dabei kommuniziert es permanent mit der Umwelt.

Entsprechend seiner Komplexität kann man sich dem Immunsystem unter verschiedenen Blickwinkeln nähern und es nach unterschiedlichen Kriterien systematisieren. Grundlegend ist, dass das Immunsystem zwischen „selbst" und „fremd" oder besser: „gut" und „böse" unterscheiden können muss und eine entsprechende Immunantwort auslöst. Ist dieser Prozess gestört, kommt es zu „Autoimmunreaktionen", aus denen Krankheiten wie Schuppenflechte oder rheumatoide Arthritis entstehen können oder aber Allergien, bei denen harmlose Antigene nicht toleriert, sondern bekämpft werden.

Letzteres Beispiel zeigt deutlich, dass die Klassifizierung „fremd" allein nicht reicht – nicht alles, was fremd ist, ist auch gefährlich, nicht alles, was „selbst" ist, ist auch gut. Die Pollen im Frühling sind zwar körperfremde Substanzen, sie sind aber keine Gefahr für unseren Körper. Körpereigene zu Krebszellen transformierte, sich unkontrolliert vermehrende Zellen dagegen sind eine große Gefahr. Zu unterscheiden, was gefährlich und was ungefährlich ist, ist eine schwierige Aufgabe für das Immunsystem und eine große Leistung, die wir derzeit noch nicht bis ins Detail verstehen.

Fakt ist, dass unser Immunsystem schon im Mutterleib lernt, Freund von Feind zu trennen und im Laufe des Lebens immer spezialisierter agieren kann. Funktionell unterscheidet man das unspezifische, von Geburt an wirkende und das spezifische, adaptive Immunsystem. Beide sind jedoch eng miteinander verknüpft.

Weil es verschiedene Arten von Erregern gibt, gibt es verschiedene Abwehrstrategien, die allerdings verzahnt sind: Die Strategie bei Bakterien ist humorale Abwehr. Denn Bakterien vermehren sich überwiegend in den Körperflüssigkeiten. Humoral hat nichts mit Humor zu tun, sondern mit dem lateinischen Wort für Körperflüssigkeit. Die humorale Immunantwort kennzeichnet den Teil der Immunabwehr, der in erster Linie durch kugelförmige Eiweißmoleküle, die sogenannten Antikörper, erfolgt. Viren dagegen bevorzugen das Innere von Körperzellen. Die Strategie bei Viren ist eine zelluläre Abwehr durch diejenigen Immunzellen, die für die Beseitigung kranker, gealterter oder anderweitig geschädigter Zellen und infizierter Gewebe zuständig sind.

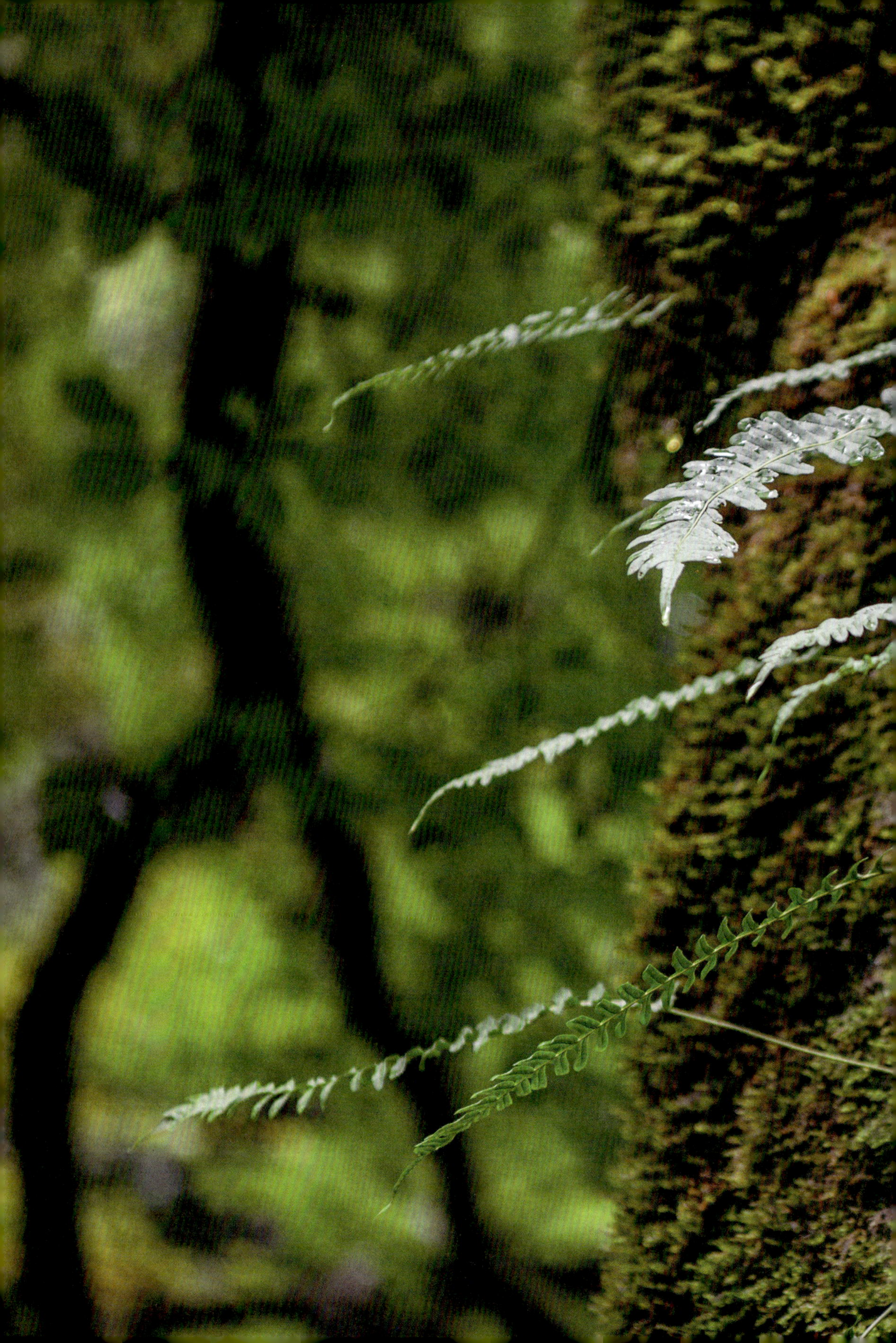

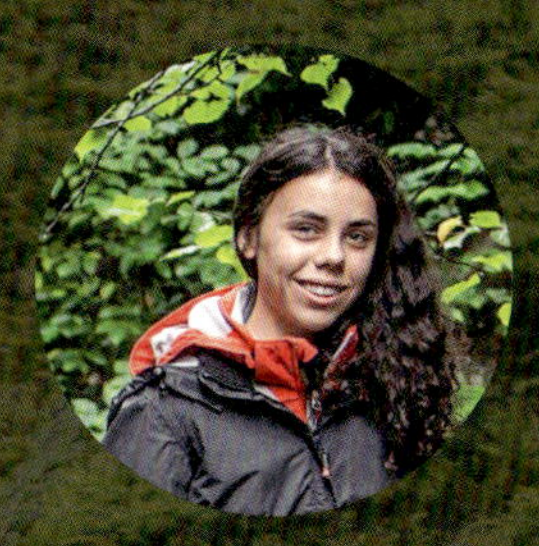

ANASTASIA

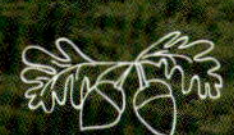

Was verbinde ich mit Wald?

Mit dem Wald verbinde ich den besonderen Geruch des Waldbodens, vor allem wenn er noch leicht feucht ist. Genauso wie die Ruhe und den Klang der Bäume und Blätter, die im Wind wehen. Für mich gehören aber auch die Tiere und meine Familie mit unserem Pflegehund dazu, mit denen ich mich meistens im Wald aufhalte.

Meine Waldnutzung?

Ich bin vielleicht einmal monatlich für drei Stunden im Wald. Das richtet sich aber auch nach dem Wetter und ob wir unseren Pflegehund dabeihaben. Leider liegt der Wald etwas weiter von uns entfernt, weil wir in der Stadtmitte wohnen. Hätte ich den Wald vor meiner Haustür, würde ich öfter dort sein. Schließlich gibt es immer etwas zu erleben und Neues zu entdecken.

Warum habe ich mitgemacht?

Wald entspannt mich und macht mich glücklich. Der Gedanke, den Wald mit meiner Familie, drei Hunden und einer Gruppe sehr netter Leute zu erfahren und auch noch gesünder zu leben, hat mich überzeugt. Wieso also nicht?

Wie hat es mir gefallen?

Super gut! Ich fand es schön, mit einer Gruppe unterwegs zu sein, die ich gar nicht kannte und über die Zeit hinweg immer besser kennenlernte. Die Walderlebnisse haben mir Spaß gemacht, egal bei welchem Wetter, denn bei Regen die anderen in gelben Regenponchos zu sehen, macht auch Spaß. Ich habe mich jeden Tag sehr wohlgefühlt. Wiederholung definitiv nicht ausgeschlossen.

Werde ich Waldbaden in meinen Alltag integrieren?

Auf jeden Fall werde ich den Wald jetzt mit anderen Augen sehen und mich darauf konzentrieren, für mich und meine Gesundheit dort zu sein. Vielleicht ist es schwierig, mehrmals im Monat in den Wald zu gehen, allerdings könnte ich mir ein Wochenende im Wald mit Übernachtung und vielleicht auch einem Workshop gut vorstellen.

Oje, der Mensch ist ja ein wandelndes Immunsystem. Das erscheint mir alles hochkomplex und kompliziert.
Das ist es auch. Vielleicht hilft es Ihnen beim grundlegenden Verständnis, wenn wir uns den möglichen Verlauf einer Virusgrippe anschauen. Entscheidend ist, dass es sich tatsächlich um einen viralen Infekt handelt, denn bei Bakterien oder Parasiten wählt das Immunsystem, wie gesagt, andere Strategien. Gehen wir also von Rhinoviren aus, die hauptverantwortlich für Schnupfen und Erkältungen sind (natürlich gibt es wieder verschiedene Gruppen und über 100 Serotypen).

Da wir uns ständig unbewusst mit den Händen die Augen reiben oder an die Nase fassen, bereiten wir den Viren ihren Weg zu den Schleimhäuten und ein Teil von ihnen kann in das Körperinnere vordringen. Oberstes Ziel der eingedrungenen Viren ist es, sich zu vermehren. Weil sie das aber nur mithilfe von menschlichen Zellen schaffen, docken sie als erstes an eine Wirtszelle an und durchdringen ihre Zellmembran.

Dort schleusen sie ihr Erbgut in das der Wirtszelle ein und programmieren die Zelle für ihre Zwecke um, sodass diese nun beginnt, Viruseinzelteile im Zellinneren herzustellen. Diese Einzelteile können sich selbst zu neuen Viren zusammenzubauen. Auf diese Weise füllt sich die Zelle mit immer mehr neu hergestellten Viren, bis sie diese freigibt und dabei selbst oft zugrunde geht. Die freigelassenen neuen Viren können nun weitere Zellen befallen und sich erneut vermehren (siehe Schaubild, S. 63).

Sobald das Immunsystem den Eindringling bemerkt, bedient es sich mehrerer Strategien, um die Viren zu bekämpfen: Antikörper, die auch als Immunglobuline bezeichnet werden, besetzen Viren, die noch nicht in Zellen eingedrungen sind, und verhindern so, dass diese an der Wirtszelle andocken können. Die besetzten Viren können dann unschädlich gemacht werden.

Wirtszellen, die bereits von Viren befallen sind, beginnen den Botenstoff Interferon herzustellen und geben ihn an die Nachbarzellen ab. Interferon ist ein Zytokin, das unter anderem antivirale und immunstimulierende Wirkungen hat. Gamma-Interferon ist neben Interleukin-2 das maßgebliche aktivierende Zytokin für zytotoxische Zellen. Werden die umliegenden Gewebezellen nun ebenfalls von Viren befallen, hemmt und verlangsamt das Interferon deren Vermehrung. Die freigesetzten Interferone locken außerdem Immunzellen an, die die virusbefallenen Zellen zerstören und so verhindern, dass weitere Viren in ihnen hergestellt werden. Je nachdem wie effektiv das passiert, bemerkt man gar nichts von diesen Vorgängen oder man erkrankt.

Infiziert werden besonders oft Menschen, deren Abwehrkräfte geschwächt oder – wie bei Babys und Kleinkindern – noch nicht gegen die über 100 verschiedenen Rhinoviren ausgebildet sind. („Sind die Interferone bei uns Menschen vergleichbar mit den Terpenen bei den Bäumen?“, sinnierte ich, traute mich aber nicht, die Frage zu stellen.)

Wir verfügen also über sehr unterschiedliche Arten von Immunzellen.
Ganz genau. Wichtig zu wissen ist vielleicht Folgendes: Alle Zellen des Immunsystems entwickeln sich aus sogenannten Blutstammzellen im Knochenmark. Blutstammzellen tragen viele Entwicklungsmöglichkeiten in sich. Aus ihnen entstehen auch die roten Blutkörperchen (zuständig für den Sauerstofftransport im Blut), die Blutplättchen (zuständig für die Blutgerinnung) und die weißen Blutkörperchen (Leukozyten).

Leukozyten sind Teil der Immunabwehr und bestehen aus verschiedenen Zelltypen mit unterschiedlichen Aufgaben, die in bestimmten Organen und Geweben heranreifen wie in den Lymphknoten und -bahnen, der Milz und auch dem Thymus,[26] in dem sich die verschiedenen Thymus-Zellen (T-Zellen) entwickeln. Im Knochenmark *(bone marrow)* entstehen und reifen die B-Zellen. Über das Blut und die Lymphbahnen gelangen die Immunzellen in alle Organe und Gewebe des Körpers. Sehr viele Zellen des Immunsystems sammeln sich im lymphatischen Gewebe in den Schleimhäuten und absolvieren dort zum Teil letzte Reifungsschritte. Sehr viele sitzen im Darm und arbeiten dort mit den Bakterien unseres Mikrobioms zusammen. (Ah, vom Mikrobiom habe ich schon im Zusammenhang mit der Biodiversitätshypothese gelesen, fiel mir ein, siehe S. 304 f.)

„Leukozyten" ist also ein Oberbegriff für verschiedenste Zelltypen, die an der Immunantwort beteiligt sind.
So ist es, und jeder Typ hat eigene Aufgaben. Da gibt es die dendritischen Zellen, die Granulozyten, die Mastzellen, die Monozyten, die B-Lymphozyten oder B-Zellen, T-Lymphozyten oder T-Zellen und eben die NK-Zellen. Wir wollen jetzt aber nicht alle einzeln durchgehen, da einige dieser Zelltypen noch weiter unterteilt werden können und das wirklich zu weit führen würde. Es reicht, wenn wir die T- Zellen und die NK-Zellen betrachten, da diese bei virenbefallenen oder geschädigten Körperzellen auf den Plan treten.

Die T-Zellen kann man in zytotoxische T-Zellen (T-Killerzellen), in T-Helferzellen, in regulatorische T-Zellen und T-Gedächtniszellen unterteilen. Jede Art hat eigene Aufgaben: Zytotoxische T-Zellen erkennen und vernichten infizierte oder geschädigte Körperzellen. T-Helferzellen bilden Botenstoffe, die andere Immunzellen aktivieren. Regulatorische T-Zellen sorgen dafür, dass das Immunsystem nicht auf den eigenen Körper losgeht. Und die T-Gedächtniszellen bilden, wie der Name schon andeutet, ein immunologisches Gedächtnis.

Übrigens: In Prof. Lis Studien wurden neben den NK-Zellen auch NKT-Zellen untersucht. Natürliche Killer-T-Zellen sind echte T-Zellen mit besonderen Eigenschaften und nicht mit den NK-Zellen zu verwechseln.

Wichtig ist Folgendes: Die Lymphozyten müssen erst lernen, mit Erregern umzugehen. Daher spricht man vom erworbenen Immunsystem. Jeder Lymphozyt ist ein absoluter Spezialist, der nur ein bestimmtes Antigen erkennen kann. Kein Wunder, dass das Immunsystem eine extreme Vielfalt von Lymphozyten herstellt, um möglichst alle Antigene bekämpfen zu können.

Die Lernfähigkeit von Lymphozyten macht man sich zum Beispiel bei Impfungen zunutze. Bei den sogenannten Aktivimpfungen wird dem Organismus ein abgeschwächter Mix aus lebenden oder toten Antigenen präsentiert und so die Produktion von Antikörpern angeregt. Das Immunsystem soll lernen, wie es im Ernstfall mit einer echten Infektion umzugehen hat und passende Antikörper bereitzuhalten, die bei Bedarf schnell nachproduziert werden können.

Dumme Frage, was ist ein Antigen und wie wird es erkannt?

Die Frage ist gar nicht dumm, sie ist sogar ziemlich essenziell. Einfach ausgedrückt ist es prinzipiell so: Antigene (Zusammensetzung aus antibody und generating, also „Antikörper erzeugend“) sind fremde Stoffe wie Proteine, Kohlenhydrate oder Lipide, die sich auf den Oberflächen eingedrungener Fremdkörper oder Zellen in einer dreidimensionalen Struktur zeigen, wie etwa ein bestimmter Schlüssel. T-Killerzellen bilden ein Schloss (einen Rezeptor) aus, mit dem sie sich an das jeweilige Antigen binden. So wie sich eine Tür nur mit dem passenden Schlüssel öffnen lässt, verbinden sich bei einer Immunreaktion die Enden der passenden Antikörper mit dem entsprechenden Antigen. Durch die Verknüpfung vieler Antikörper, die jeweils zwei Bindungsstellen haben, kommt es schließlich zur Verklumpung der Erreger, sodass diese unschädlich gemacht werden. Übrigens können auch NK-Zellen durch antikörpervermittelte Mechanismen aktiviert werden. Hier arbeiten Zellen des erworbenen Immunsystems mit denen des angeborenen zusammen, und zwar so, dass die antikörperbeladene Zielzelle durch NK-Zellen zerstört wird. Diesen Vorgang nennt man ADCC (*antibody-dependent cell-mediated cytotoxicity*, „antikörperabhängige zellvermittelte Zytotoxizität“).

Warum sind NK-Zellen so besonders? Was sind NK-Zellen überhaupt?

Da NK-Zellen keine Rezeptoren im Sinne eines passenden Schlosses benötigen, haben sie ein breites Erkennungspotenzial gegenüber Antigenen, sie gewährleisten eine schnelle Antwort auf Gefahren. Aber selbstverständlich haben auch sie bestimmte Rezeptoren, die im Gleichgewicht sein müssen, damit die NK-Zellen richtig funktionieren. Doch der Reihe nach:

NK-Zellen sind, wie gesagt, eine Zellart innerhalb der Lymphozyten. Sie können Tumorzellen oder virusinfizierte Körperzellen erkennen, wichtige Botenstoffe bilden und entartete und infizierte Zellen abtöten. Sie sind eine der ersten Verteidigungslinien im Kampf gegen Infektionen und Krebs und begleiten uns von Geburt an (angeborene Immunität). NK-Zellen sind Generalisten, die keine Prägung oder Anpassung, also kein spezielles Schloss benötigen, um aktiv werden zu können, der Kontakt zu einem Erreger reicht. Sie sind die einzigen Zellen, die ohne vorher ein Antigen erkannt zu haben, gleichsam natürlich zuschlagen können. Sie handeln, wenn keine Spezialisten zur Verfügung stehen oder diese ausgetrickst werden. Zum Beispiel entwickeln Tumorzellen durch die fortschreitende Zerstörung des Erbguts ausgeklügelte Strategien, um den Spezialisten entkommen zu können.

Wichtig ist: NK-Zellen verfügen über zwei Rezeptorarten, sogenannte inhibitorische, also hemmende, und aktivierende Rezeptoren, die sich in einem dynamischen Gleichgewicht befinden. Nur wenn die aktivierenden Rezeptorsignale überwiegen, greift die NK-Zelle an. Das ist übrigens ein sehr spannendes Forschungsgebiet, auf dem sich gerade sehr viel tut. (Was denn?, fragte ich und erfuhr Interessantes über Forschungen zu Lipid Rafts, die die Grundlagen für das An- und Ausschalten von NK-Zellen entschlüsseln wollen.[27])

Woher wissen NK-Zellen, welche Zellen sie angreifen müssen und welche nicht?

Über die Rezeptoren (Empfänger), die sie auf ihrer Oberfläche tragen. Im Grundzustand überwiegen die aktivitätshemmenden Signale. Um eine NK-Zelle zu aktivieren, muss es zu einem überwiegenden aktivierenden Signal kommen. Das kann durch verschiedene Mechanismen ausgelöst werden, zum Beispiel, wenn einer potenziellen Zielzelle bestimmte Informationen fehlen.

Auf fast allen gesunden Zellen unseres Körpers befindet sich eine Struktur, die eine körpereigene Zelle als solche ausweist und sie vor unberechtigten Angriffen schützt. Sie wird MHC (*major histocompatibility complex,* Haupthistokompatibilitätskomplex) oder beim Menschen auch HLA (humanes Leukozytenantigen-System) genannt.

Die Rezeptoren auf der Oberfläche der NK-Zellen senden ständig Signale in das Zellinnere und geben damit Handlungsanweisungen für die NK-Zelle. Einige dieser Rezeptoren erkennen die Struktur MHC-Klasse-I. Kann sich eine körpereigene Zelle mit dieser Struktur ausweisen, so sendet der NK-Zell-Rezeptor ein negatives Signal ins Innere der NK-Zelle. Die potenzielle Zielzelle wird nicht angegriffen.

Freund und Feind: Natürliche Killerzellen tasten Körperzellen ab

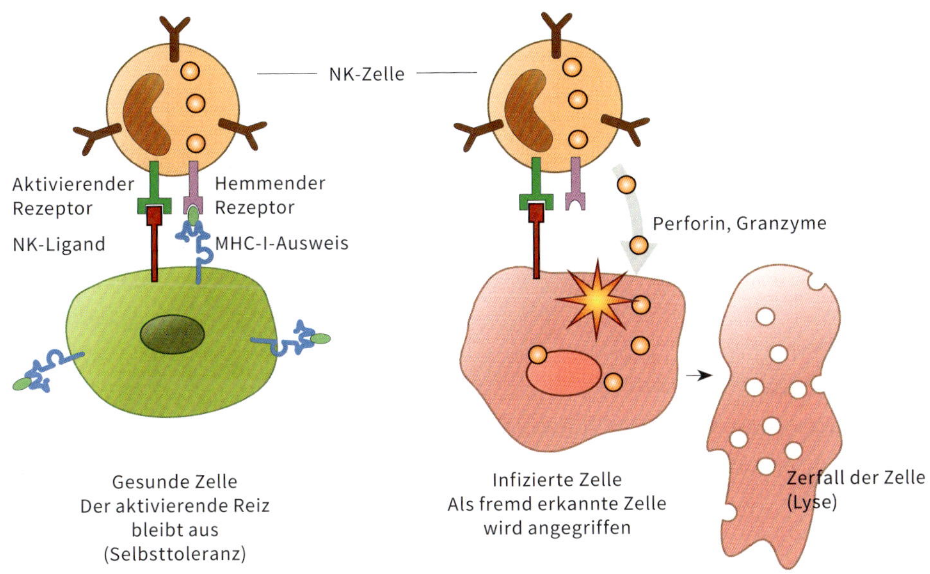

Jede NK-Zelle trägt ein anderes Repertoire an Rezeptoren für MHC-I-Moleküle. Gemeinsam decken die NK-Zellen fast alle mehr als hundert verschiedenen MHC-I-Ausprägungen eines Menschen ab und können somit inaktiv bleiben, falls MHC-I erkannt wird.

In zwei Fällen wird es spannend. Der erste: Virusinfizierte Zellen oder Tumorzellen tragen häufig keine MHC-I-Moleküle auf der Oberfläche, ihnen fehlt gewissermaßen der Personalausweis. In diesem Fall bleibt das negative Signal des NK-Zell-Rezeptors ins Innere der NK-Zelle aus und es wird ein aktivierender Reiz gesetzt. Entscheidet die NK-Zelle, dass der aktivierende Reiz höher ist als der hemmende, wird die NK-Zelle aktiv und versucht, die als „böse" erkannte Zielzelle abzutöten. Im zweiten Fall ist eine Körperzelle mit schlecht gefälschten Papieren unterwegs. Eine Zelle, in der sich ein Virus verstecken will, präsentiert in diesem Fall neben dem aus regulären Fragmenten bestehenden MHC-I-Ausweis auch die vom Virus stammenden, also fremden Peptide. Hier treten die T-Lymphozyten auf den Plan.

Aber NK-Zellen können noch viel mehr. Sie haben eine Reihe von inhibitorischen und aktivierenden Rezeptoren, wie zum Beispiel KIR *(killer cell immunglobulin-like receptors).*

Okay. NK-Zellen können also zwischen guten und bösen körpereigenen Zellen unterscheiden. Können sie sich merken, mit welchen Zielzellen sie zu tun hatten?
Das ist ein hoch aktuelles Forschungsgebiet. Früher sagte man strikt Nein, heute scheinen sich die Hinweise zu verdichten, dass auch NK-Zellen über ein immunologisches Gedächtnis verfügen. (Ich dachte darüber nach, ob sich NK-Zellen vielleicht sogar merken könnten, dass die Terpene ihre Aktivität angekurbelt haben und die positiven Effekte eines Waldspaziergangs damit „chronisch" werden könnten.)

Habe ich das richtig verstanden, dass es unterschiedliche Arten von NK-Zellen gibt?
Sie sind eine heterogene Gruppe mit unterschiedlichen Funktionen, und es gibt verschiedene Reifestadien. Stark vereinfacht kann man zwei Subtypen unterscheiden, die sich zumindest im Ruhezustand durch funktionelle Unterschiede auszeichnen.

Die sogenannten $CD56^{dim}$, die etwa 90 Prozent der NK-Zellen im peripheren Blut ausmachen und die $CD56^{bright}$ mit einem Anteil von etwa 10 Prozent. Man nimmt an, dass die $CD56^{bright}$ NK-Zellen die unreifere Subpopulation vertreten und sich im Laufe der Zeit zu $CD56^{dim}$ NK-Zellen ausdifferenzieren. Letztere werden als potente zytotoxische Effektorzellen gesehen. $CD56^{bright}$ wirken kaum zytotoxisch, sie tragen aber viele Rezeptoren, die sie auch empfindlich für eine Stimulation durch das Zytokin Interleukin-2 machen, und sie produzieren zudem große Mengen immunmodulatorischer Zytokine, Wirkstoffe, die das Immunsystem beeinflussen.

Wie schafft es eine NK-Zelle überhaupt, ihre Zielzellen zu töten?

Nach ihrer Aktivierung durch die entsprechenden Rezeptoren können NK-Zellen direkt zytotoxisch wirken. Sie docken an die Zielzelle an, schädigen sie und leiten ihren Selbstmord (Apoptose) ein. Zur Zellzerstörung werden verschiedene Mechanismen angewendet. Einer davon ist die Degranulation über zytotoxische Granula, körnchenartige Gebilde, in denen hauptsächlich Perforin, verschiedene Granzyme (Kunstwort aus Granula und Enzyme) und Granulysin enthalten sind. Beim Prozess der Degranulation wird die Zellmembran der Zielzelle durchtrennt und der tödliche Cocktail in die Zielzelle ausgeschüttet.

Das Molekül Perforin übrigens wurde von meinem Forscherkollegen und Freund, dem deutschen Krebsforscher Dr. Eckhard Podack entdeckt. Perforin bildet einen Porenkomplex in der Zellmembran der Zielzelle. Durch diese Poren können dann die Granzyme und Granulysin in die Zelle eindringen. Die Granzyme setzen eine Signalkaskade in der Zielzelle in Gang, die im Suizid der Zelle endet. Bei diesem Vorgang wird der Inhalt der Zielzelle verdaut. Gleichzeitig schütten NK-Zellen nach ihrer Aktivierung bestimmte Zytokine, vor allem Gamma-Interferon, aus und modulieren damit die weitergehende Immunantwort.

Natürliche Killerzelle löst programmierten Zelltod einer virusinfizierten Zelle aus

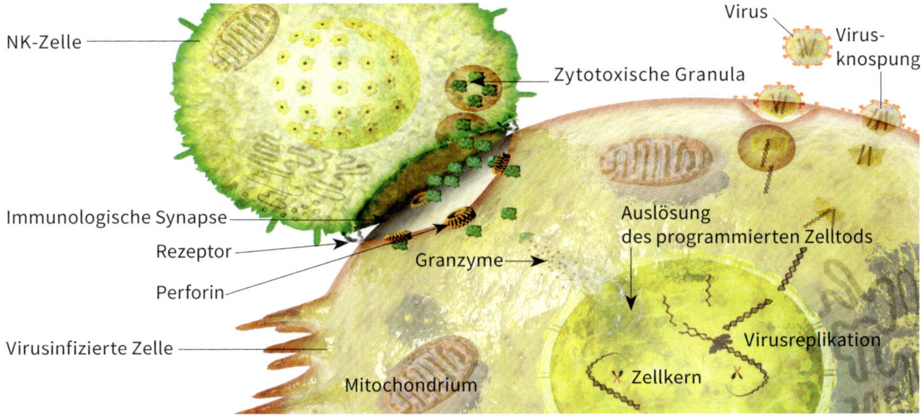

Wie viele NK-Zellen haben wir oder sollten wir haben?

Gesunde Menschen haben 5 bis 15 Prozent NK-Zellen in den rezirkulierenden Lymphozytenpopulationen, in bestimmten Organen wie der Leber kann der NK-Zellanteil sogar bei 50 Prozent liegen. Frauen und Männer unterscheiden sich dabei deutlich, und das Lebensalter spielt auch eine wichtige Rolle. Die Anzahl der NK-Zellen unterliegt einer erheblichen Tagesrhythmik und wird durch zahlreiche Faktoren wie Stresssituationen, körperliche Aktivität, Infektionen oder entzündliche Reaktionen beeinflusst. Nach Virusinfektionen etwa kommt es innerhalb von 24 Stunden zu einem schnellen Anstieg der NK-Zellen im Blut.

Doch die Anzahl allein ist nicht so entscheidend. Es kommt auch auf die Aktivität und Aktivierbarkeit an. Schauen Sie sich ältere Menschen an. Sie verfügen normalerweise über eine höhere Anzahl von NK-Zellen. Dem steht aber eine verminderte zytotoxische Wirkung gegenüber, zum Beispiel weil die Signalübertragung nicht mehr ausreichend ist, etwa weil überwiegend hemmende Signale gesendet werden. Das sind Effekte, die durch den zahlenmäßigen Anstieg nur teilweise ausgeglichen werden.

Was muss ich mir darunter vorstellen? Gibt es faule und fleißige NK-Zellen?
Vielleicht formulieren wir es etwas anders. Zum einen unterliegen NK-Zellen einem Reifungsprozess. Zum anderen wird die NK-Zellaktivität durch viele andere Faktoren beeinflusst. Und das Alter des Patienten spielt, wie gerade gesagt, eine wichtige Rolle. Zudem wissen wir, dass viele virale Infektionen die Aktivität der NK-Zellen hemmen können und ebenso Infektionen mit intrazellulären Bakterien wie etwa eine chronische Borrelieninfektion. Und auch bei vielen Tumorerkrankungen kommt es zu einer Situation, in der die Expression von aktivierenden Rezeptoren auf der Oberfläche der NK-Zellen unterdrückt wird. Das kann zu einer verminderten zytotoxischen NK-Zellaktivität führen. Andere Tumoren bilden erhöhte Konzentrationen von Liganden und inaktivieren so die NK-Zellen. Von Tumor zu Tumor gibt es viele unterschiedliche Mechanismen. Und eine Chemotherapie kann zu einer weiteren Schwächung der Aktivität führen.

Andererseits kann man die zytotoxische Aktivität bei manchen Tumorpatienten unter Umständen durch sogenannte Immunmodulatoren stimulieren. Daran wird seit Jahren intensiv geforscht, beispielsweise im Bezug auf komplementäre Immunmodulatoren wie Mistelpräparate, die, so hofft man, die herkömmliche Krebstherapie unterstützen könnten (siehe S. 178 f.).

In Prof. Lis Studien ist von verschiedenen Zytokinen die Rede und auch Sie haben den Begriff häufiger gebraucht. Was sind Zytokine?
Zytokine sind Stoffe, die unser Körper selbst produziert und die eine wichtige Rolle bei der Steuerung des Immunsystems spielen. Teilweise werden sie in der klinischen Therapie eingesetzt. Es sind Botenstoffe, die Informationen von einer Zelle zu einer anderen übermitteln. Je nach Wirkung spricht man von pro- oder antiinflammatorischen, also entzündungsfördernden oder entzündungshemmenden Zytokinen.

Erstere wie Gamma-Interferon oder die Interleukine-1, -2, -6, -12 regen den Entzündungsprozess an, um Immunzellen zu aktivieren, letztere wie Interleukin-10 sorgen dafür, dass die Entzündung nach einer erfolgreichen Bekämpfung von Erregern wieder abklingt und die aktivierten Immunzellen wieder „abgeschaltet“ werden. Das Gleichgewicht und ein erfolgreiches Wechselspiel der Zytokine sind also entscheidend für unsere Gesundheit. Kommt es hier zu Störungen, können chronische Entzündungen und schwerwiegende Erkrankungen die Folge sein.

Über eine Immunstimulation mit Interleukin-2 habe ich schon gelesen, weil wir bei unserem Waldbaden-Experiment einen NK-Zellfunktionstest machen lassen möchten. Schön, dass Sie das erwähnen. So können wir vielleicht einen guten Abschluss für unseren heutigen, doch sehr breit gefächerten Ausflug in die Welt der Immunologie und der NK-Zellen finden. Bereits 1998 hat mein Team, zu dem auch Dr. Eckhard Podack gehörte, eine interessante Studie durchgeführt, die im Fachblatt *Blood* veröffentlicht wurde.[28]

Wir gingen der Frage nach, wie die Perforinexpression in zytotoxischen T-Lymphozyten und NK-Zellen sich in Lauf des Lebens verändert und im Alter abnimmt. Wir haben das Blut von Kindern, erwachsenen Frauen und Männern sowie von älteren Menschen untersucht und verschiedenen Tests unterzogen. Wir stellten fest, dass die Anzahl der NK-Zellen mit dem Alter zwar nicht notwendigerweise abnahm, die Aktivität aber deutlich verändert war, insbesondere in Bezug auf das Vorhandensein und die Ausschüttung von Perforinen. Wir vermuteten, dass dies ein Grund für die verminderte spontane Lysekapazität, also Effektivität, der Killerzellen von älteren Menschen im Vergleich zu jüngeren Erwachsenen ist.

Nebenbei eine gute Botschaft: Interessanterweise haben wir bei separat untersuchten Hundertjährigen einen gegenteiligen Effekt festgestellt. Bei ihnen verbesserten sich die immunologischen Parameter gegenüber „jüngeren“ älteren Personen wieder.

Nun ist bekannt, dass man die Aktivität der NK-Zellen mit Interleukinen, die die Körperzellen ja selbst herstellen, steigern kann. Interleukin-2 ist das erste Zytokin aus der Familie der Interleukine, das entdeckt wurde, es besteht aus 133 Aminosäuren. Interleukine dienen der Kommunikation der Leukozyten untereinander und regulieren die Immunabwehr.

Und unsere Testergebnisse, als wir das Blut älterer Menschen unterschiedlich lange und erstmals in einem Zwei-Stunden-Test mit Interleukin-2 kultiviert haben, konnten zeigen, dass sich ihr Blut die Fähigkeit bewahrt hat, die Expression von Perforin hochzuregulieren. Die NK-Zellen wurden aktiver. Es schien uns also, dass Perforin als überaus wichtiger Botenstoff im Rahmen der Lysekapazität von NK-Zellen bei älteren Menschen begrenzt werden könnte durch begrenztes Interleukin-2. Umgekehrt also könnte man den Perforinmangel durch Interleukin-2 korrigieren. ‹‹

Zum Abschluss unseres Gesprächs fragte ich Prof. Rukavina, ob uns ein NK-Zellfunktionstest zeigen könnte, wie die Terpene bei uns gewirkt haben (zum Test, S. 173 ff.). Was würden wir daraus ablesen können? Er meinte, die Untersuchung könnte gut den Unterschied von vorher zu nachher verdeutlichen. Wir dürften aber nicht erwarten, die Ergebnisse unmittelbar in Beziehung zu Prof. Lis Studien bringen zu können, da dort andere Methoden angewendet wurden. Aber wir könnten eine Tendenz erkennen, ob die Reise in die gleiche Richtung geht. Wie schön. Begeistert und dankbar verabschiedete ich mich.

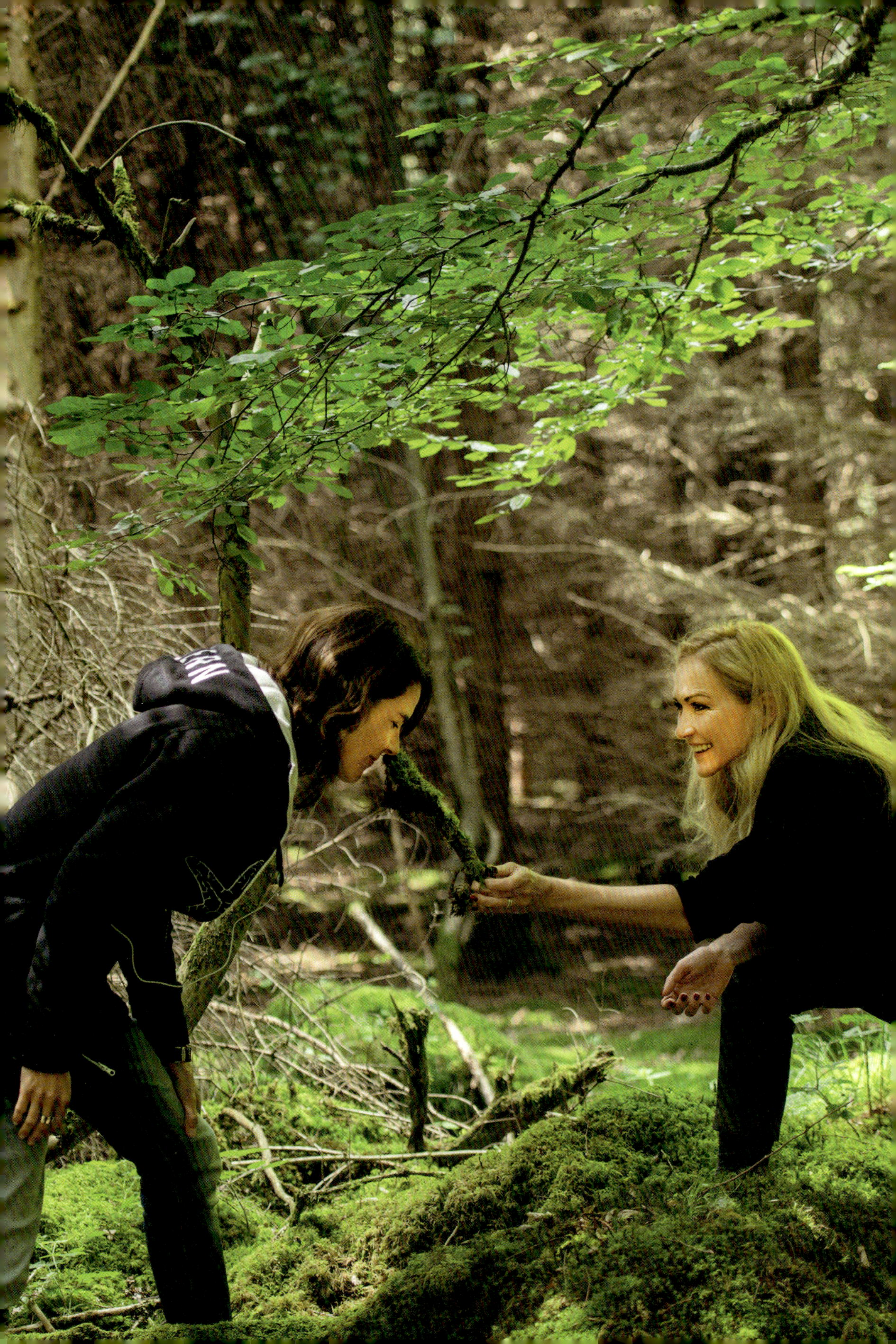

Shinrin Yoku. Ein Spaziergang oder was steckt dahinter?

1982 prägte der damalige japanische Forstminister Tomohide Akiyama den Begriff *Shinrin Yoku* für eine Kampagne, die dem Waldbaden als gesundheitsförderliche Aktivität zu breiter Popularität in der japanischen Bevölkerung verhelfen sollte. Sein Plan ging auf, obgleich es noch keine gesicherten wissenschaftlichen Daten über die positiven Auswirkungen des Waldbadens auf die menschliche Gesundheit gab, denn es standen noch keine adäquaten Möglichkeiten zur Messung physiologischer Effekte auf die menschliche Gesundheit zur Verfügung.

Erst 1990 kam es zu einer Art Pilotstudie, die vom Umweltmediziner Yoshifumi Miyazaki zusammen mit der Japanischen Rundfunkgesellschaft NHK auf der Insel Yakushima durchgeführt wurde und in deren Rahmen ein Zusammenhang zwischen Waldaufenthalten und physiologisch messbarer Entspannung hergestellt werden konnte. Denn man stellte einen verminderten Stresshormonspiegel im Speichel der Teilnehmer fest.

Seitdem hat sich viel getan. Unterschiedlichste physiologische und psychologische Parameter wurden getestet und in unterschiedlichsten Feldforschungen mit entsprechenden Messinstrumenten überprüft und bewertet. Vor diesem Hintergrund hat sich die japanische Forschung vom *Shinrin Yoku* zur *Shinrin Therapy*[29] weiterentwickelt und Pionierarbeit geleistet für ein neues Wissenschaftsfeld, das durch internationale Forschungsarbeit gekennzeichnet ist (siehe S. 227 ff.).

DIE GRUNDIDEE UND DAS ERLEBNIS

Aus dem Blickwinkel des Einzelnen ist *Shinrin Yoku* die Idee, den Wald als Ort der Ruhe und Entspannung auf sich wirken zu lassen, ihn mit all seinen Sinnen zu erfahren und dabei die Waldluft einzuatmen – als eine natürliche Aromatherapie.

Aus dem Blickwinkel des öffentlichen Gesundheitswesens geht es darum, den Wald als wichtige Ressource für Gesundheit und Therapie zu nutzen. Damit ist das *Shinrin Yoku* gar nicht so weit weg von dem, was wir im Kur- und Rehabereich seit jeher praktizieren und was ich aus Kindheitstagen und den bei meinen Großeltern in Fužine verbrachten Ferien vor Augen habe: Unzählige „Lufttouristen“, die in den damals noch bestehenden sozialistischen Erholungsheimen wohnten und wegen Asthma, Erschöpfung und anderen gesundheitlichen Problemen den Gorski Kotar gemächlich auf Waldwegen durchstreiften und sich an der unspektakulär großartigen Natur erfreuten.

Und so verwundert es schon ein bisschen, dass sich Waldbaden erst jetzt zu einem Trend mausert. Haben wir vielleicht nur auf einen guten Marketingbegriff gewartet, der unsere „Luftveränderung“ oder „Klimakur“ mit fernöstlichem Lebensgefühl anreichert?

Prof. Li gilt gemeinhin als Begründer des Waldbadens. Seine zehn Urtipps[30] für ein individuelles *Shinrin-Yoku*-Erlebnis beruhen auf seinen Studienergebnissen (siehe S. 71 ff.) und sind an sich denkbar einfach:

- **Machen Sie einen Plan, der Ihren eigenen körperlichen Fähigkeiten entspricht und vermeiden Sie es, sich zu überfordern.**

- **Haben Sie einen ganzen Tag Zeit, dann bleiben Sie etwa vier Stunden im Wald und legen Sie etwa fünf Kilometer zurück. Wenn Sie nur einen halben Tag Zeit haben, dann bleiben Sie zweieinhalb Stunden dort und gehen etwa zweieinhalb Kilometer.**

- **Legen Sie Pausen ein, wenn Sie sich müde fühlen.**

- **Wenn Sie durstig sind, trinken Sie Wasser oder Tee.**

- **Finden Sie einen Ort, den Sie mögen, und lassen Sie sich eine Weile dort nieder. Lesen Sie etwas oder genießen Sie die Landschaft.**

- **Wenn möglich, baden Sie nach dem Waldausflug in einer heißen Quelle.** (oder im Thermalbad oder in der heimischen Badewanne). Der Tipp beruht auf der japanischen Onsen-Kultur (siehe S. 234 und 254).

- **Wählen Sie einen Waldweg aus, der zu Ihren Bedürfnissen passt.**

- **Wenn Sie Ihr Immunsystem und die Aktivität Ihrer NK-Zellen ankurbeln wollen, ist ein dreitägiger Ausflug mit zwei Übernachtungen empfehlenswert.** Dieser Tipp bezieht sich auf Prof. Lis Forschungsarbeiten, in denen *Shinrin-Yoku*-Experimente mit zwei Übernachtungen durchgeführt wurden, um den Anstieg der Anzahl und der Aktivität der natürlichen Killerzellen und weiterer wichtiger Bestandteile unseres Immunsystems nachzuweisen. Sie werden aber auch Experimente kennenlernen, bei denen nach einem eintägigen Waldaufenthalt positive Wirkungen auf das Immunsystem festgestellt wurden.

- **Falls Sie einfach entspannen und Stress abbauen möchten, ist ein Tagesausflug in einen Wald in Ihrer Umgebung ratsam.**

- **Waldbaden ist eine vorbeugende Maßnahme, um gesund zu bleiben. Wenn Sie sich krank fühlen, suchen Sie einen Arzt auf.**

PRÄVENTIONSKONZEPT UND ÖKOLOGISCHER WIRTSCHAFTSZWEIG

Shinrin Yoku ist in Japan freilich schon viel mehr als ein individueller Waldausflug. Seit 2005 sind dort 63 *Forest Therapy Stations,* also zertifizierte Waldtherapiestützpunkte, entstanden (siehe S. 234 f.). Sie dienen in erster Linie der gesundheitlichen Prävention der Bevölkerung und sollen helfen, die hohen Gesundheitskosten zu reduzieren, indem sie stressgeplagten Städtern Erholungs- und Entspannungsmöglichkeiten bieten. Gleichzeitig sollen sie aber auch wirtschaftliche Vorteile für die lokalen Gebietskörperschaften generieren und Umweltschutzgesichtspunkten dienen.[31]

Jeder Waldtherapiestützpunkt verfügt über eine einzigartige Waldumgebung und bietet ein daran ausgerichtetes Angebot an. Professionelle Gesundheitsberatungen und Check-up-Programme gehören immer dazu. Die *Okutama Forest Therapy Station* beispielsweise, die ich Ende März 2018 im Rahmen eines Symposiums und Workshops zur Waldmedizin besucht habe, ist für ihre vielen Baumriesen bekannt. Sie bietet ihren Besuchern neben fünf Wegen durch die Wälder rund um den Okutama-See verschiedene Programme und Aktivitäten in der Waldumgebung an, wie etwa Baden in heißen Quellen, Sternen- und Wasserfallbeobachtungen, Yoga und verschiedene Workshops.[32] Einen Praxisbericht dazu lesen Sie ab Seite 253.

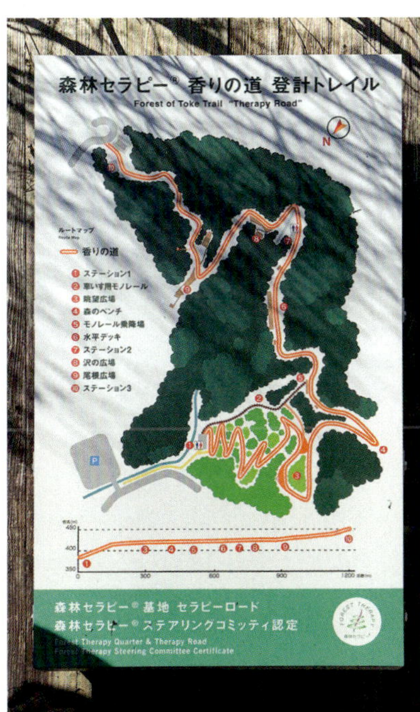

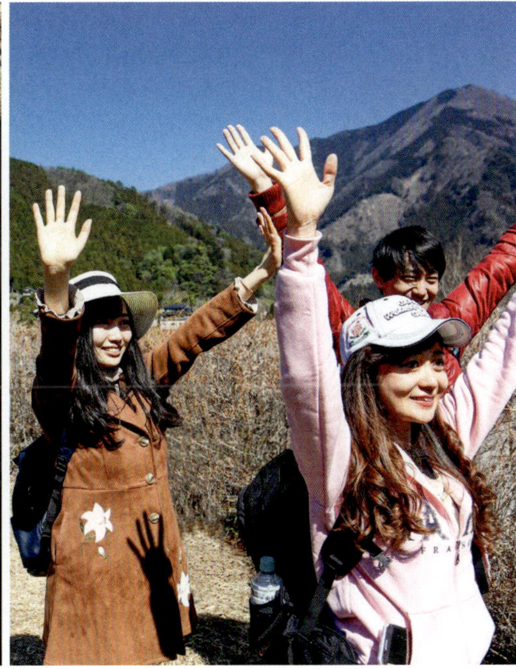

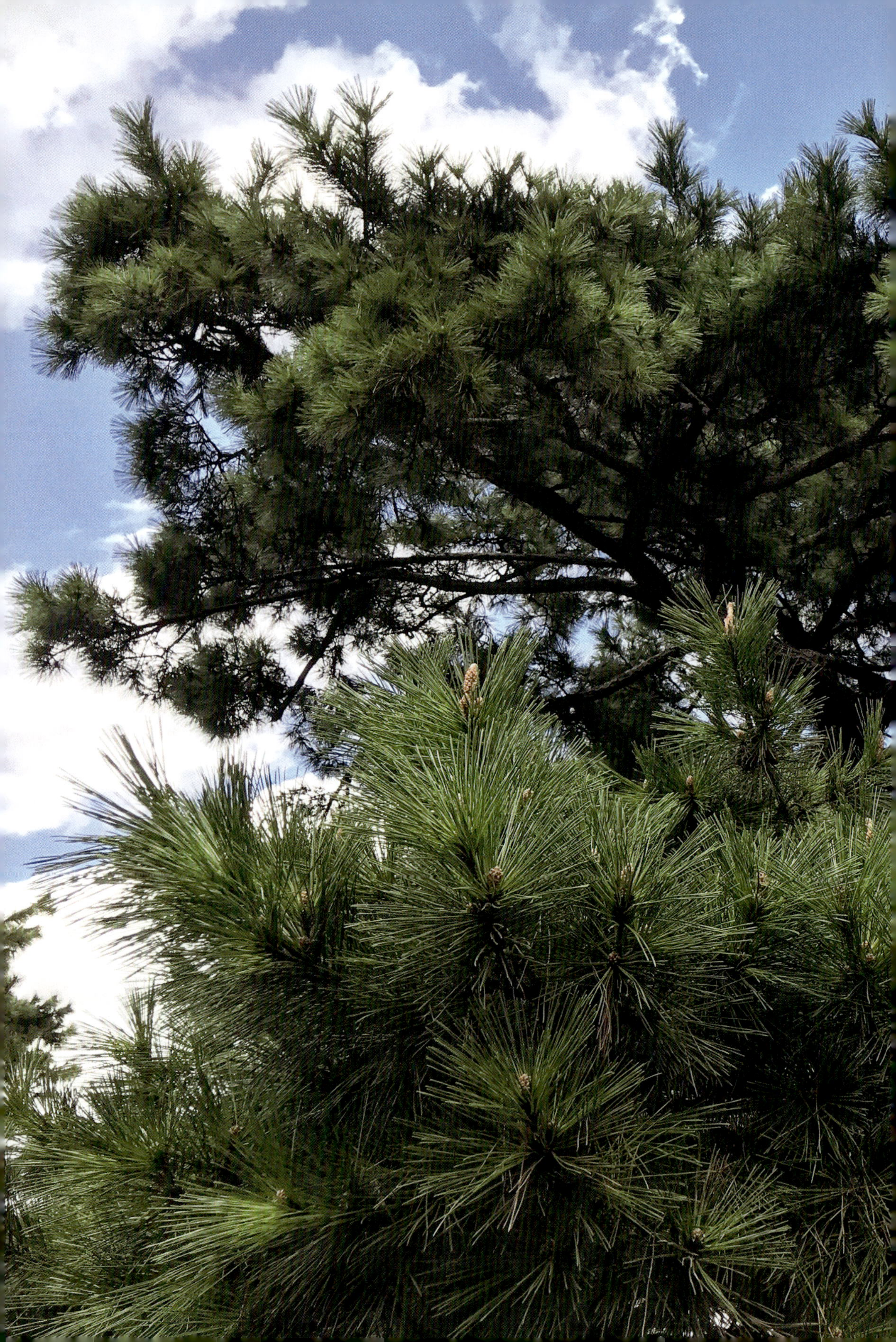

Auf der Suche nach den 40 Prozent: die Studienlage

Wie bereits gesagt, sorgten einige Zeitschriftenartikel für mein vertieftes Interesse am Thema Waldbaden. Dass schon ein Tag im Wald die Zahl unserer natürlichen Killerzellen um fast 40 Prozent steigern würde und das für sieben Tage, war faszinierend und gleichzeitig kaum zu glauben.

Als ich dem auf den Grund ging, stellte ich zwar fest, dass es diese 40-Prozent-Marke so nicht gibt, dafür aber viele verschiedene Experimente, die zusammengenommen eindeutig belegen, dass *Shinrin Yoku* tatsächlich wirkt. Hier geht es jetzt um Prof. Lis Feldstudien in Wäldern, Parks und Stadtumgebungen, um seine Laborstudien, Experimente mit Schlafenden und epidemiologische Untersuchungen, die für zwölf Menschen aus München ausschlaggebend waren, im September 2017 ein Waldbaden-Experiment zu unternehmen.[33] Die positiven Wirkungen des Waldbadens wurden darüber hinaus in vielen internationalen Studien untersucht. Darauf komme ich im vierten und fünften Kapitel noch zurück.

GESUNDER ENTSPANNUNGSEFFEKT? MIT 30 FRAGEN ZUM BEWEIS

Wie Waldaufenthalte die Stimmungslage verbessern, wurde in erster Linie über Befragungen der Teilnehmer festgestellt. Mithilfe eines sogenannten POMS-Tests wurde das Stimmungsprofil der Teilnehmer vor und nach den Waldaufenthalten abgefragt und mit den Ergebnissen von Teilnehmern an Stadtspaziergängen verglichen. Jeweils 14 Feldversuche in Wald- und Stadtgebieten wurden unternommen, bei denen die 168 Probanden unter anderem POMS-Fragebogen vor und nach den Spaziergängen ausfüllten.[34] Auch Umweltbedingungen wie Temperatur, relative Luftfeuchtigkeit und Windgeschwindigkeit wurden untersucht. Man fand heraus, dass die Stimmungslage der „Wald-Probanden" signifikant von der Stimmungslage der „Stadt-Probanden" abwich.

POMS steht für *Profile of Mood States* und bedeutet Befindlichkeits- oder Stimmungsprofil. Der POMS ist ein sogenannter psychometrischer Test, mit dem man Änderungen der Stimmungslage über die Zeit erfassen kann. Psychometrische Tests, wie zum Beispiel der IQ-Test, sind ein gängiges Befragungsverfahren der empirischen Psychologie, die ihre Erkenntnisse mit Verfahren gewinnt, die auf überprüfter Erfahrung beruhen.

Anders als beim IQ-Test werden beim POMS-Test aber subjektive Aussagen über innere Zustände abgefragt (siehe S. 180 f.). Ob subjektive Tests wirklich übergreifende messbare Ergebnisse liefern können, ist nicht unumstritten. Kritiker sprechen von pseudonumerischen Bezugssystemen, weil Selbstbeurteilungen von Individuum zu Individuum verschieden und zum direkten Vergleich mit der Befindlichkeit anderer Menschen nur schwer geeignet seien.

Dennoch gilt der POMS als hoch zuverlässig und ist ein gerade im englischsprachigen Raum häufig eingesetztes Befragungsverfahren, das sechs verschiedene Dimensionen von Stimmungsschwankungen über einen bestimmten Zeitraum misst, nämlich Vitalität, Angst, Depression, Wut, Verwirrung und Müdigkeit. Der Befragte kennzeichnet auf einer Fünf-Punkte-Skala von „überhaupt nicht" bis „extrem", wie gut der jeweilige Begriff auf ihn zutrifft. In seiner Originalfassung besteht der Test aus 65, in der Kurzfassung aus 30 Begriffen, die in 5 bis 15 Minuten bearbeitet werden können. In der japanischen Version werden die sechs Dimensionen aus 30 Begriffen gebildet.

EINE SERIE SIGNIFIKANTER ERGEBNISSE

Die verschiedenen Studien, in denen der POMS eingesetzt wurde, kamen durchweg zum Ergebnis, dass *Shinrin Yoku* die Befindlichkeit entscheidend verbessert.[35] Drei Experimente möchte ich gern herausgreifen:

Ein dreitägiger Waldausflug mit zwei Übernachtungen zeigte, dass bei den Männern der Skalenwert für Vitalität signifikant anstieg. Angst, Depression und Wut nahmen ab und auch bei Verwirrung und Müdigkeit gab es signifikante Veränderungen. Die Frauen fühlten sich ebenfalls deutlich vitaler, alle anderen Gefühle nahmen signifikant ab.[36]

Ein Tagesausflug, bei dem einige Männer vormittags und nachmittags jeweils zwei Stunden in der Stadt und andere Männer in einem Waldpark spazieren gingen, zeigte zwar, dass Spaziergänge generell positiv auf die Befindlichkeit bei den Männern wirken, jedoch führte nur der Spaziergang im Waldpark zu einer signifikanten Steigerung der Vitalität und einer signifikanten Abnahme der Müdigkeit.[37]

Beim dritten Experiment wollte man sehen, ob auch Halbtagesausflüge einen Effekt haben. Frauen und Männer gingen zwei Stunden in einem Park oder in einem Wald spazieren. In beiden Fällen kam es bei allen Probanden zu einer Steigerung der Vitalität und einer Abnahme von Angst, Depression und Wut, Müdigkeit und Verwirrung. Allerdings haben die Frauen vom Waldspaziergang in puncto Vitalität mehr profitiert als die Männer. Beim Parkspaziergang war das nicht der Fall, dafür zeigten sich stärkere Effekte bei abnehmender Müdigkeit.[38]

Insgesamt ziehen die Forscher das Fazit, dass Waldspaziergänge eindeutig die Vitalität steigern und dass die Abnahme der übrigen POMS-Dimensionen den Erholungseffekt von Waldspaziergängen gut belegt. Bereits ein zweistündiger Spaziergang zeigt gute Wirkungen.

ERKENNTNIS EINS: GESTÄRKTES IMMUNSYSTEM DURCH ENTSPANNUNGSEFFEKT

Schon dieser durch Waldaufenthalte bewirkte Entspannungseffekt, der in der Folgezeit durch verschiedene physiologische Messungen von Vitalfunktionen wie Pulsfrequenz, Blutdruck oder Herzfrequenzvariabilität und auch durch

Speichelcortisolmessungen erhärtet wurde, könne dazu führen, dass das Immunsystem angekurbelt wird. Denn bekannterweise hemmt (chronischer) Stress die Immunfunktion (siehe S. 231).

Gibt es aber neben diesem über den Entspannungseffekt vermittelten, also indirekten, Einfluss der Waldumgebung auch einen direkten Einfluss der im Wald herumschwirrenden Phytonzide auf das Immunsystem? Dieser Frage wollten die Forscher mit ihren zellimmunologischen Messungen experimentell näher nachgehen.

NÄCHSTE ETAPPE: GESTÄRKTES IMMUNSYSTEM DURCH PHYTONZIDE?

2005 begann eine Serie verschiedener, in sich schlüssiger Studien, um zu beantworten, ob unser Immunsystem durch Phytonzide gestärkt wird. Die Wissenschaftler sammelten viele Beweise für die Auswirkungen von Waldaufenthalten auf die Anzahl und Aktivität von NK-Zellen und damit in Zusammenhang stehende zellimmunologische Wirkbestandteile bei gesunden Probanden.[39] Da die NK-Zellaktivität von vielen Faktoren beeinflusst wird, galten bei allen Feldstudien einheitliche Regeln: Um die Wirkung des Tagesrhythmus auf die NK-Zellaktivität zu kontrollieren, wurde an allen Tagen um 8 Uhr Blut entnommen. Um die Wirkung der körperlichen Bewegung auf die NK-Zellaktivität zu kontrollieren, waren die Schritte während der Ausflüge auf ein übliches tägliches Schrittpensum beschränkt und wurden mit Schrittzählern überwacht. Um die Wirkung von Alkohol auf die NK-Zellaktivität zu kontrollieren, galt während der gesamten Studiendauer Alkoholverbot. Die Probanden wurden einer Gesundheitsuntersuchung unterzogen, die sicherstellte, dass keiner Anzeichen von Infektionskrankheiten zeigt oder Medikamente einnimmt, die die immunologische Analyse hätten beeinflussen können.

ZWÖLF MÄNNER DREI TAGE IM WALD

In der ersten Studie wurden zwölf gesunde männliche Probanden im Alter von 37 bis 55 Jahren aus drei großen Unternehmen in Tokio ausgewählt, um Anfang September 2005 an einem dreitägigen Ausflug mit zwei Übernachtungen in Waldgebieten in Iiyama, Nagano teilzunehmen.

An Tag eins legten die Teilnehmer am Nachmittag etwa 2,5 Kilometer zu Fuß zurück und durften sich überall und jederzeit ausruhen. Am zweiten Tag haben sie sich morgens und abends jeweils zwei Stunden lang im Wald aufgehalten und dabei jeweils 2,5 Kilometer zurückgelegt. Am dritten Tag wurde den Probanden Blut abgenommen und sie füllten Fragebogen aus und kehrten nach Tokio zurück. Natürlich wurden immer, wenn sich die Probanden im Wald aufhielten, Waldluftproben genommen und man maß die Phytonzidkonzentration, die die von Japanischer Zeder, Buche und Eiche dominierten Wälder abgaben.

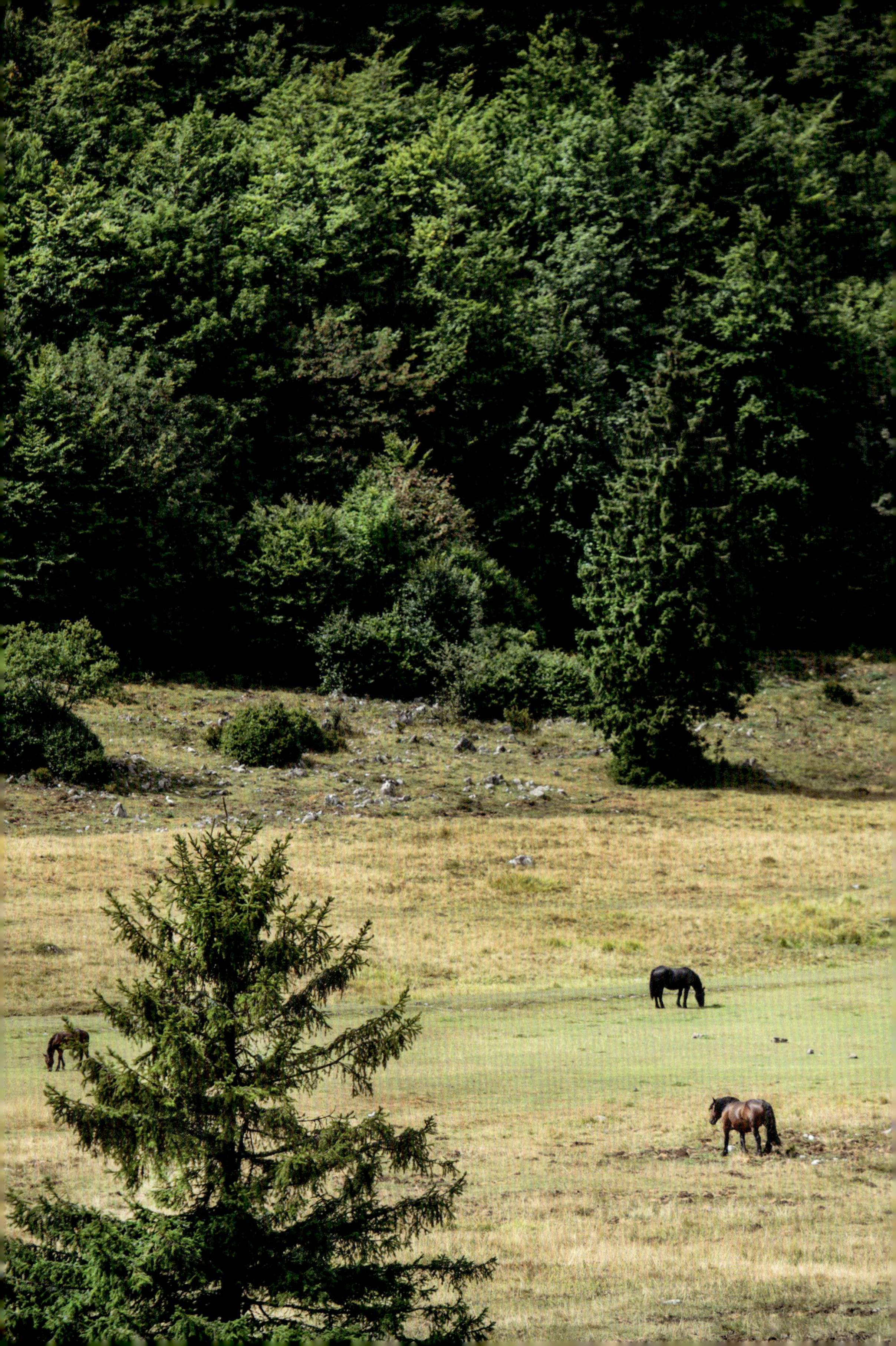

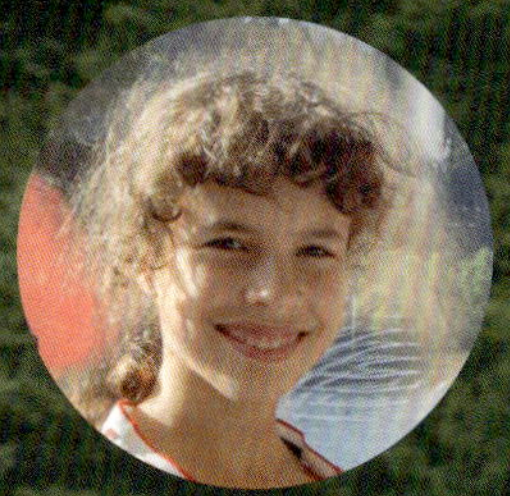

ANNABELLE

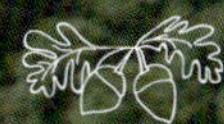

Was verbinde ich mit Wald?
Bäume, Grün, Holz. Und natürlich viele Gerüche, zum Beispiel nach Holz, Blättern oder Blumen und Gräsern.

Meine Waldnutzung?
Ich gehe ein- bis zweimal pro Monat für ungefähr zweieinhalb Stunden in den Wald. Ist aber schwer zu sagen, weil ich dort meistens mit meiner Schwester und Freunden spiele und nicht so sehr auf die Uhr achte.

Warum habe ich mitgemacht?
Ich wollte erleben, wie es ist, einen Waldbaden-Urlaub mit meiner Familie in einer lustigen Gruppe zu machen.

Wie hat es mir gefallen?
Es war schön, lustig und spannend. Ganz besonders toll fand ich die Wildpferde. Den Spaziergang am zweiten Tag mochte ich nicht so gern, der war mir zu lang. Aber mit den Hunden Iggy und Gustl war es dann doch sehr nett.

Werde ich Waldbaden in meinen Alltag integrieren?
Beim Waldbaden geht's ja, wenn ich es richtig verstanden habe, in erster Linie um Achtsamkeit in der Natur und so was. Manche Erwachsene brauchen das bestimmt. Mir kommt es viel mehr darauf an, mit meinen Eltern, meiner Schwester und Freunden etwas Schönes zu erleben und manchmal mit unserem Pflegehund herumzutollen. Das habe ich während des Urlaubs sehr viel gemacht und will es auch in Zukunft tun.

Den Probanden wurde an einem normalen Arbeitstag vor dem Ausflug sowie am zweiten und dritten Tag des Ausflugs jeweils um 8 Uhr Blut entnommen (interessant dazu Prof. Lis Ausführungen auf S. 263). Die Blutproben wurden ins Labor gefahren und differenzierten Analysen unterzogen. Man bestimmte die Anzahl der weißen Blutkörperchen, der NK- und der T-Zellen, maß die Aktivität der NK-Zellen und untersuchte die intrazellulären Bestandteile Granulysin, Perforin sowie Granzyme A und B. Denn diesen Bestandteilen kommt bei der Bekämpfung von tumor- oder virusinfizierten Zellen eine entscheidende Bedeutung zu (siehe S. 63).

Ergebnis: Die Waldspaziergänge bewirkten eine signifikante Zunahme der Anzahl und der Aktivität der NK-Zellen der Probanden. Die Anzahl der NK-Zellen stieg nach dem ersten Waldtag um etwa 30 Prozent und nach dem zweiten Waldtag um etwa 50 Prozent gegenüber der Ausgangsmessung an.[40] Die Aktivität der NK-Zellen dagegen hatte um etwa 27 Prozent beziehungsweise um etwa 53 Prozent zugenommen (genauer S. 172 f.). Die Anzahl von Perforin, Granulysin sowie Granzyme A und B exprimierenden Lymphozyten war signifikant erhöht.

Insgesamt zeigen die Ergebnisse, dass Waldumgebungen die NK-Zellaktivität erhöhen können, und dass dieser Effekt zumindest teilweise durch eine Erhöhung der Anzahl von NK-Zellen und durch die Induktion von intrazellulärem Perforin, Granulysin sowie Granzymen A und B vermittelt ist.

ELF MÄNNER DREI TAGE IN DER STADT

In einer Folgestudie[41] wurde untersucht, ob Stadtspaziergänge ebenso zu einer Erhöhung der NK-Zellaktivität führen würden oder nicht. Mitte Mai 2006 unternahmen elf gesunde männliche Probanden im Alter von 35 bis 56 Jahren eine Reise mit zwei Übernachtungen nach Nagoya. Dem Experiment lagen die gleichen Rahmenbedingungen wie der vorausgehenden Studie zugrunde. Entscheidender Unterschied: In den besuchten Gebieten gab es fast keine Bäume.

Am ersten Tag gingen die Teilnehmer nachmittags zwei Stunden auf einer Touristenroute durch ein historisches Viertel in Nagoya spazieren und legten 2,5 Kilometer zurück. An Tag zwei gingen sie morgens zwei Stunden in der Gegend um das Baseballstadion in Nagoya und nachmittags zwei Stunden beim Flughafen von Nagoya spazieren und legten insgesamt 5 Kilometer zurück. Am dritten Tag reisten sie ab.

Dieses Experiment zeigte, dass die Aktivität der NK-Zellen ungefähr gleich geblieben war. Ihre Anzahl hatte nur unerheblich zugenommen. Auch bei den intrazellulären Wirkbestandteilen hatte sich kaum etwas verändert.[42]

Aus der Erkenntnis, dass Stadtspaziergänge zu keiner relevanten Erhöhung der Anzahl und Aktivität der NK-Zellen und der übrigen Werte führen, zogen die Forscher in Zusammenschau mit den Ergebnissen der im Wald durchgeführten Studien einen bedeutsamen Schluss: Die signifikante Steigerung der

Immunfunktion ist nicht auf die Reise als solche oder das Spazierengehen zurückzuführen, sondern auf die an Phytonziden reiche Waldumgebung.

7 ODER 30 TAGE? DER DREI-TAGE-WALD-EFFEKT

Aus Sicht der Forscher war noch zu klären, wie lange der Effekt der erhöhten NK-Zellaktivität aufgrund eines Waldaufenthalts anhalten würde. Daher wurde eine weitere Studie mit zwölf gesunden männlichen Probanden im Alter von 35 bis 56 Jahren aus vier großen Unternehmen in Tokio durchgeführt, die Anfang September 2006 drei Tage und zwei Nächte in Wäldern bei Agematsu in der Präfektur Nagano unterwegs waren. Wieder galten die gleichen Rahmenbedingungen, mit einem entscheidenden Unterschied:

Man nahm nicht nur drei Tage vor der Reise sowie am zweiten und dritten Morgen des Waldaufenthalts Blut ab, sondern auch am siebten und 30. Tag nach Beginn der Reise. Gemessen wurde die Anzahl der Leukozyten, Anteile von NK- und T-Zellen, der Perforin, Granzyme A und B sowie Granulysin exprimierenden Zellen und die NK-Zellaktivität. Zudem wurden auch Urinproben genommen, um die Adrenalinkonzentration zu bestimmen.

Die Grafiken zu den NK-Zellen zeigen:[43] Gegenüber der Ausgangsmessung hat die Aktivität der NK-Zellen nach dem ersten Tag im Wald um 43 Prozent, nach dem zweiten Tag im Wald um 49 Prozent, am siebten Tag nach Beginn der Reise um 43 Prozent und am 30. Tag um 20 Prozent zugenommen. Die Anzahl der NK-Zellen ist gegenüber der Ausgangsmessung am ersten Tag um 32 Prozent, am zweiten Tag um 46 Prozent, am siebten Tag um 30 Prozent und am 30. Tag um 23 Prozent gestiegen (genauer S. 172 f.). Auch bei den übrigen Parametern wurden signifikante Veränderungen festgestellt.[44]

Die Forscher fanden also ihre erste Studie bestätigt und noch mehr, denn die erhöhte NK-Zellaktivität, die Anzahl der NK-Zellen und die Prozentsätze von Granulysin, Perforin und Granzyme A und B exprimierenden Zellen hielten mehr als sieben Tage an. Bis auf den Granzym A-Wert sogar bis zum 30. Tag nach dem Beginn der Reise.

Damit war belegt, dass dreitägiges Waldbaden positive Effekte auf das zelluläre Immunsystem hat und diese Wirkungen nicht nur kurzfristig sind.

EIN TAG IM WALD. GENAUSO GUT?

Ein weiteres Experiment sollte klären, ob auch ein Tagesausflug in den Wald zu einem Anstieg der Immunfunktion führen würde. Und so unternahmen zwölf gesunde männliche Probanden im Alter von 35 bis 53 Jahren einen Sonntagsausflug in einem Waldpark am Stadtrand von Tokio und gingen morgens und nachmittags je zwei Stunden gemächlich spazieren. Die Waldluftmessungen wiesen vor allem Isoprene, alpha- und beta-Pinene nach.

An einem Wochentag vor dem Ausflug, am ihm folgenden Morgen und sieben Tage nach dem Ausflug wurden Blutproben genommen. Man unterzog sie den gleichen Analysen wie in den Experimenten zuvor. Zusätzlich wurde der Cortisolspiegel im Blut und die Adrenalinkonzentration im Urin bestimmt.

Ergebnis: Auch der Tagesausflug erhöhte signifikant die Anzahl und die Aktivität der NK-Zellen der männlichen Probanden. Die Grafiken zu den NK-Zellen[45] zeigen, dass die Anzahl der NK-Zellen am folgenden Tag gegenüber der Ausgangsmessung um etwa 22 Prozent und auch noch am siebten Tag um etwa 21 Prozent höher war. Die Aktivität der NK-Zellen hatte um etwa 42 Prozent beziehungsweise um etwa 36 Prozent zugenommen (genauer S. 172 f.). Darüber hinaus stellte man fest, dass die Perforin, Granulysin und Granzyme A und B exprimierenden Lymphozyten signifikant erhöht waren, während die Cortisolwerte im Blut und die Adrenalin konzentration im Urin signifikant niedriger waren.

EIN FALL FÜR SICH: WEIBLICHE NK-ZELLEN

Weil man weiß, dass NK-Zellen von Frauen anders „ticken" als die von Männern und zum Beispiel der Menstruationszyklus und das Niveau von Östradiol und Progesteron die NK-Zellaktivität bei Frauen signifikant beeinflussen können, führten die japanischen Wissenschaftler im September 2007 eine Studie mit Frauen durch. Ausgewählt wurden 13 gesunde Krankenschwestern im Alter von 25 bis 43 Jahren.

Um die Auswirkungen des Monatszyklus zu kontrollieren, mussten die Frauen einen Fragebogen ausfüllen. Die Forscher errechneten für alle Messzeitpunkte der gesamten Studie das Verhältnis von Frauen in der Follikelphase zu den übrigen, um sagen zu können, dass der Zyklus jeweils einen ähnlichen Einfluss auf die durchschnittliche NK-Zellaktivität hatte. Darüber hinaus gab es während und nach dem Waldbaden keine signifikanten Unterschiede in der Östradiol- und Progesteronkonzentration im Serum.

Die Probandinnen unternahmen eine dreitägige Reise in die Waldgebiete um die Kleinstadt Shinano in der Präfektur Nagano. Die Rahmenbedingungen des Experiments entsprachen wieder der eingangs genannten Studie mit Männern (siehe S. 73). Zusätzlich zu den üblichen Parametern wurde die Konzentration von Östradiol und Progesteron im Serum sowie die Konzentration von Adrenalin und Noradrenalin im Urin gemessen.

Die Forscher fanden die Ergebnisse, die bei den männlichen Probanden erzielt wurden, grundsätzlich bestätigt. Die Grafiken zeigen, dass die Anzahl und die Aktivität der NK-Zellen der Frauen durch die Waldspaziergänge signifikant erhöht waren.[46] Gegenüber der Ausgangsmessung hatte die Aktivität der NK-Zellen nach dem ersten Tag im Wald um 35 Prozent, nach dem zweiten Tag um 38 Prozent, am siebten Tag nach Beginn der Reise um 33 Prozent und am 30. Tag um 11 Prozent zugenommen. Die Anzahl der NK-Zellen war gegenüber der Ausgangsmessung nach dem ersten Tag im Wald um 30 Prozent, nach dem zweiten Tag im Wald um 36 Prozent, am siebten Tag nach Beginn der Reise um 21 Prozent und am 30. Tag um 15 Prozent gestiegen (genauer S. 172 f.).

WEITERE MESSUNGEN UND TESTS: IMMUNOLOGISCHE SIGNALWIRKUNG

Die Forscher um Prof. Li haben darüber hinaus noch andere zellimmunologische Messungen vorgenommen, um die Auswirkungen des Waldbadens noch differenzierter nachzuweisen. Doch nicht nur das: Da das Immunsystem in seiner Funktionsweise eng mit dem Hormonsystem und dem zentralen Nervensystem verbunden ist, untersuchten die Forscher gezielt auch die Einflüsse des Waldbadens auf dieses Zusammenspiel. Dazu eine kurze Übersicht:

AUSWIRKUNG VON PHYTONZIDEN AUF NKT-ZELLEN

Im Gegensatz zu einem dreitägigen Stadtaufenthalt hat ein dreitägiger Waldaufenthalt positive Effekte auf die NKT-Zellen männlicher Probanden.[47] NKT-Zellen sind keine NK-Zellen, sie sind echte T-Lymphozyten und gehören zum adaptiven, also zum erworbenen Immunsystem (siehe S. 59). Auch sie sind sehr wichtig für eine gute Immunfunktion. Sie können gezielt virusinfizierte Zellen oder Tumorzellen vernichten oder beseitigen, und auch sie schütten Perforin und Granzyme aus. NKT-Zellen produzieren zudem große Mengen von Zytokinen und haben eine immunstimulierende Wirkung. NKT-Zellen sind also vielfältig an der Immunantwort und an der Immunmodulation beteiligt.

Die Grafiken zu den NKT-Zellen[48] zeigen, dass sich nur bei den Waldbaden-Probanden signifikante Steigerungen ergaben: Gegenüber der Ausgangsmessung hat der Prozentsatz von CD56/CD3-positiven NKT-Zellen signifikant am Tag nach dem ersten Waldaufenthalt und am siebten Tag nach Beginn der Reise zugenommen.

AUSWIRKUNGEN AUF AUSGEWÄHLTE ZYTOKINE

Auf intrazellulärer Ebene untersuchten die Forscher verschiedene Zytokine, die bei der Immunfunktion und -modulation eine wichtige Rolle spielen (siehe S. 64). Sie stellten fest, dass der Waldaufenthalt am zweiten Tag zu einer signifikanten Erhöhung des Interleukin-10-Spiegels im Blut und einer Verringerung des Tumornekrosefaktor-alpha-Spiegels führte, die Interleukin-6-, -15- und -18-Spiegel jedoch nicht beeinflusste.[49]

AUSWIRKUNGEN AUF STRESSHORMONE

Heute weiß man, dass das Immunsystem auf vielfältige Weise mit anderen Steuerungssystemen wie dem autonomen Nervensystem und dem Hormonsystem verbunden ist und von diesen beeinflusst wird. Stresshormone spielen dabei eine wichtige Rolle. Adrenalin hemmt ebenso wie Cortisol die Immunfunktion. Deshalb haben die Wissenschaftler um Prof. Li ihre Forschung zum *Shinrin Yoku* um diese Zusammenhänge erweitert.[50]

In einer Studie wurde die Konzentration von Adrenalin und Noradrenalin im Urin gemessen, um die Auswirkungen von Waldaufenthalten auf die Verringerung von arbeitsbedingtem Stress bei weiblichen Pflegekräften und männlichen Lastwagenfahrern zu ermitteln: Die von den Männern bei Waldaufenthalten erlebte Stressreduktion ließ die Adrenalinkonzentration signifikant abnehmen, während die Stadtspaziergänge keinen Effekt zeigten. Bei den Frauen führte der Waldaufenthalt zu einer signifikanten Abnahme sowohl der Adrenalin- wie auch der Noradrenalinkonzentration. Eine andere Studie belegte, dass bereits ein Tagesausflug in einen Waldpark zu einer signifikant verringerten Speichelcortisolkonzentration führte.

Die Ergebnisse erhärten die zwei wesentlichen Wirkungswege, über die das Waldbaden positive Effekte auf unser Immunsystem bewirkt: Einmal, indem die Phytonzide der Bäume direkt unsere NK-Zellen aktivieren und einmal, indem die Waldatmosphäre stressreduzierend wirkt und andere Körperfunktionen so beeinflusst, dass das Immunsystem wirksamer arbeiten kann.

TERPENE UND NK-ZELLEN: IM REAGENZGLAS VEREINT

Prof. Li und seine Kollegen hatten durch den Vergleich von Wald- und Stadtgruppen bereits erkannt, dass es die Phytonzide sein müssen, die die Steigerung der NK-Zellaktivität bewirken. Um den aromatherapeutischen Wirkungen noch besser auf die Spur zu kommen, führten sie verschiedene Laborexperimente durch, bei denen aus verschiedenen Bäumen extrahierte Phytonzide unter kontrollierten Bedingungen mit humanen NK-Zellen zusammengebracht wurden.[51]

Die Wissenschaftler inkubierten die NK-Zelllinien NK-92CI und NK-92MI mit alpha-Pinenen, 1,8-Cineol, d-Limonenen und anderen ätherischen Baumölen und bestimmten die NK-Zellaktivität und die Werte der intrazellulären Bestandteile Perforin, Granzym A und Granulysin über Zeiträume von 48 bis 144 Stunden.

Als sie die NK-Zellaktivität und Perforin-, Granulysin- und Granzym A-Spiegel maßen, zeigte sich, dass die Phytonzide in dosisabhängiger Weise signifikant die zytolytische Aktivität der NK-92CI- und NK-92MI-Zellen erhöhten und auch die Spiegel von Perforin, Granulysin und Granzym A in den NK-92MI-Zellen.

Ein Teil der NK-92MI-Zellen wurde zudem mit Dichlorvos, einem Insektizid, vorbehandelt, das die NK-Zellaktivität hemmt und die Perforin-, Granulysin- und Granzym A-Spiegel senkt. Hier zeigte sich, dass die Phytonzide einige Werte signifikant erhöhten beziehungsweise wiederherstellten. Zudem verhinderte die Vorbehandlung mit Phytonziden teilweise die durch Dichlorvos bewirkte Hemmung der NK-Zellaktivität.

Man kann also folgern, dass es die Phytonzide sind, die die positiven Auswirkungen auf das menschliche Immunsystem hervorrufen und dass sie immunmodulatorisch wirken.

TERPENE UND MENSCH: RENDEZVOUS IM HOTELZIMMER

Die positiven Wirkungen der ätherischen Baumöle wollten die Forscher nun in vivo, also unter realen Bedingungen weiter überprüfen. Zwölf gesunde männliche Probanden im Alter zwischen 37 und 60 Jahren schliefen drei Nächte in einem städtischen Hotel. Während der Nacht wurde die Luft in den Zimmern der Probanden ohne deren Wissen mithilfe eines Luftbefeuchters mit ätherischem Öl angereichert, das durch Verdampfung des Stammöls der Hinoki-Scheinzypresse hergestellt wurde.

Den Teilnehmern wurde einige Tage vor dem Experiment und am letzten Tag im Hotel Blut entnommen. Während des Aufenthalts gaben sie täglich eine Urinprobe ab. Die Phytonzidkonzentration in der Hotelzimmerluft wurde ebenfalls gemessen. Dabei achteten die Forscher darauf, dass die Konzentration im Hotelzimmer gesundheitlich unbedenklich war (sie orientierten sich an den in Schweden und Finnland vorgeschriebenen Grenzwerten).

Ergebnis: Signifikant erhöhte Anzahl und Aktivität der NK-Zellen sowie von Perforin, Granulysin sowie Granzyme A und B exprimierenden Zellen. Gleichzeitig war die Konzentration von Adrenalin und Noradrenalin im Urin deutlich verringert. Gegenüber der Ausgangsmessung stieg die Anzahl der NK-Zellen nach dem dreitägigen Aufenthalt um etwa 13 Prozent und ihre Aktivität um etwa 30 Prozent.[52] Terpene wirken also auch im Schlaf.

WALDAUFKOMMEN UND GESUNDHEIT: DEMOGRAFISCHE HINWEISE

In einer japanischen Bevölkerungsstudie[53] fanden Prof. Li und seine Kollegen heraus, dass Menschen, die in Gebieten mit geringem Waldaufkommen leben, statistisch signifikant höhere Mortalitätsraten (zum Begriff S. 292) bei Krebserkrankungen haben im Vergleich zu Menschen in Gebieten mit höherem Waldanteil. Dies deute darauf hin, dass Waldumgebungen zumindest teilweise zu verringerten Mortalitätsraten für einige Krebsarten beitragen könnten.

VERBLÜFFENDE ERKENNTNISSE

Mich hat dieser Bericht, der nur einen Ausschnitt der reichhaltigen Forschungen zum *Shinrin Yoku* präsentiert, mehr als verblüfft. Er hat mir eindrücklich gezeigt, dass Waldaufenthalte nicht nur gefühlt etwas Gutes sind, sondern deren positive Wirkung wissenschaftlich belegt ist.

Wie in Forschung und Lehre allgemein üblich, kann man sich nun trefflich darüber streiten, ob Probandengrößen ausreichend sind oder vielleicht Verzerrungseffekte bestehen könnten, ob die Belege im evidenzbasierten Sinn ausreichen oder nicht. Die Forschungsergebnisse wirken aber mehr als logisch und sehr dicht. Bedenkt man außerdem, dass Wald ein wichtiger Teil unserer Atmosphäre, Entstehungsgeschichte und Lebensumwelt ist, so finde ich es fast schon absurd, das Thema ins Reich der romantischen oder esoterischen Spinnereien verbannen zu wollen, für die es keine wissenschaftlich gesicherten Beweise gibt.

Ich glaube eher, da sind ganz andere Empfindungen und Befindlichkeiten im Spiel. Auf der einen Seite hat sich unsere Zivilisation in vielen Bereichen schon so weit von dem Erleben einer natürlichen Umwelt wegbewegt, dass wir, vor allem als Erwachsene, auf uns allein gestellt mit natürlichen Reizen immer weniger anfangen können, obwohl wir insgeheim eine Sehnsucht danach spüren. Und auf der anderen Seite fehlt dem simplen Waldspaziergang – und so wird *Shinrin Yoku* im Moment bei uns präsentiert – auf den ersten Blick wohl eindeutig das monetäre Potenzial, egal, aus welchem Blickwinkel man das Thema betrachtet.

Zumindest eines sollte klar geworden sein: Wir sprechen über ein Gesundheitsverhalten, das in vielerlei Hinsicht eine echte präventive, vielleicht sogar heilende Wirkung auf die menschliche Gesundheit haben kann und dabei kaum Nebenwirkungen birgt, wenn man es mit gesundem Menschenverstand angeht.

Dabei fällt mir unmittelbar mein Opa ein: Der hätte die Forschungen vermutlich höchst interessant gefunden und dennoch sehr geschmunzelt. Bei einem launigen Waldausflug mit Stiefeln an den Füßen (damit uns keine Zecken stechen) hätte er mir seine eigene Erklärung über die Gesundheitswirkungen der Phytonzide gegeben.

Ich sehe es vor mir, wie er mich gefragt hätte: Melanie, was meinst du, wie lange gibt es Menschen auf der Welt? Wo sind sie hergekommen, wo und wie haben sie gelebt? Wie konnten sie sich entwickeln? Und wann, meinst du, haben sie angefangen so zu leben wie sie es heute tun, in Städten und in Wolkenkratzern?

Alle Antworten hätten in der Erkenntnis gemündet, dass wir als Menschen Teil der Evolution und ins Netzwerk der Natur eingebunden sind und dass wir alles bekommen, was wir zu einem guten Leben brauchen, wenn wir es nur erkennen, achten und zulassen wollen.

Mit dieser einfachen Formel und vielen Waldausflügen ist mein *Deda* ohne großartigen medizinischen Eingriff glücklich und bis zum letzten Tag agil gute 90 Jahre alt geworden, bevor er friedlich am 7. Oktober 1997, dem Geburtstag seiner Frau, mit den Worten „Helene, jetzt komm ich zu dir“ für immer eingeschlafen ist.

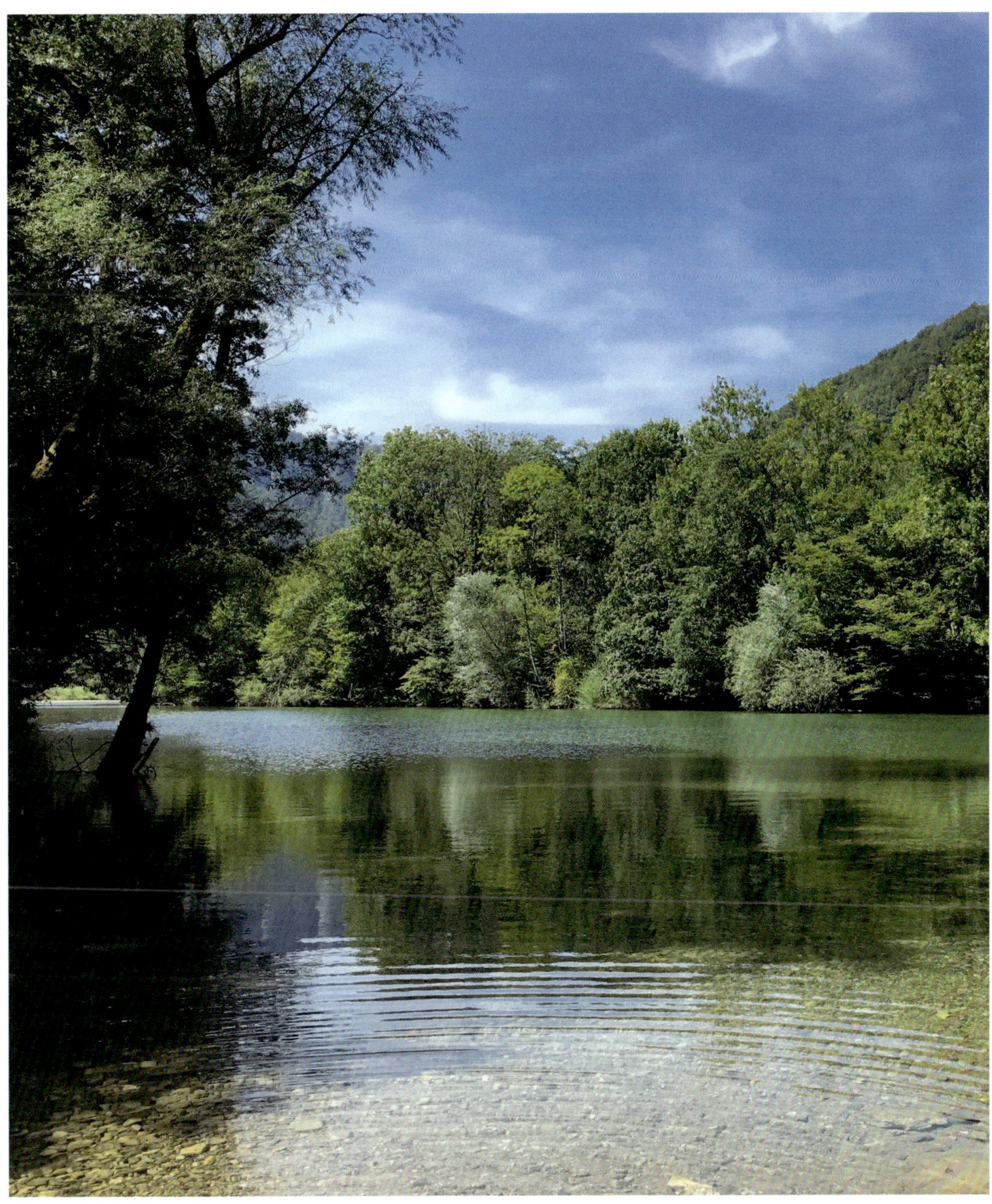

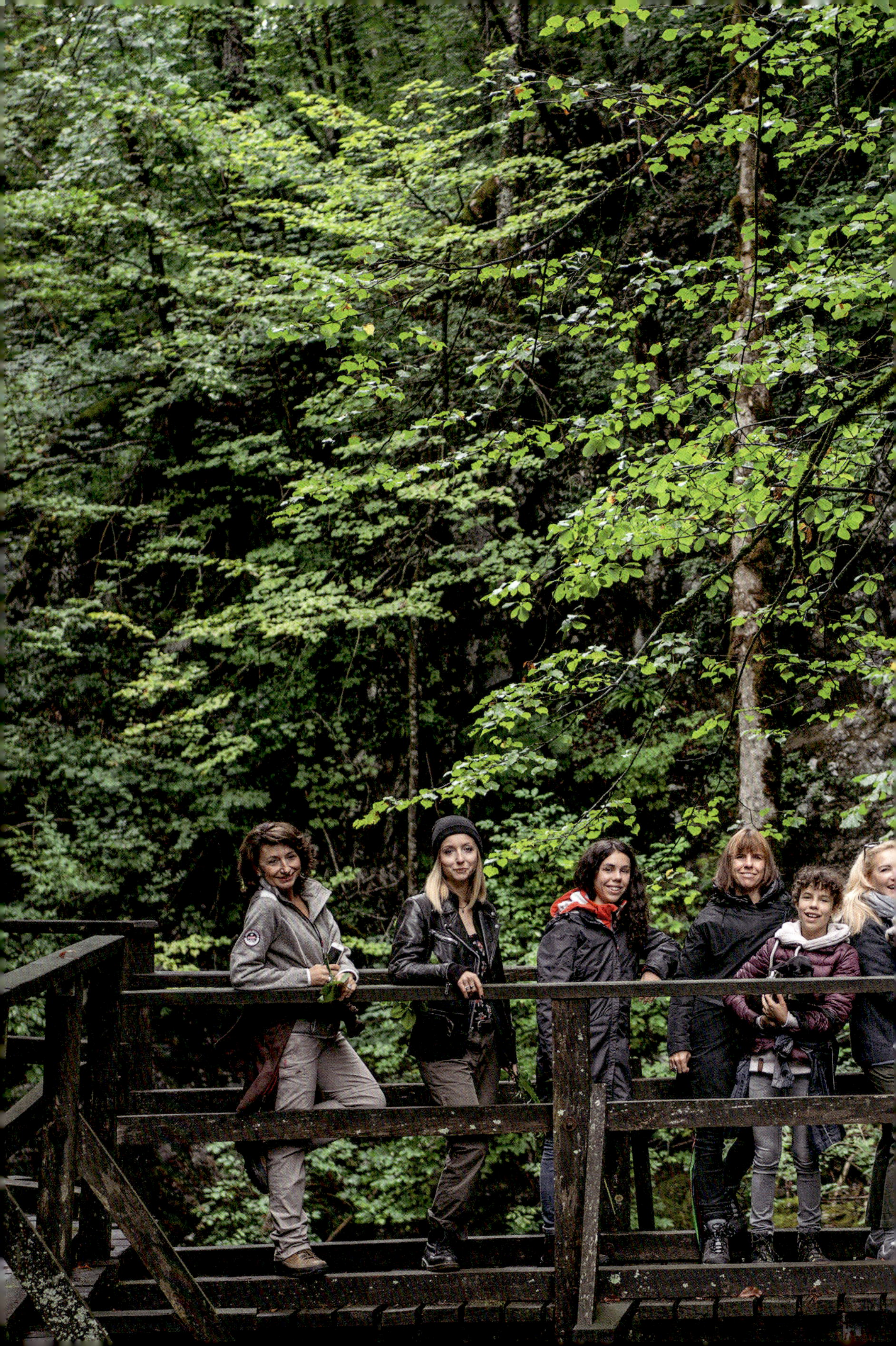

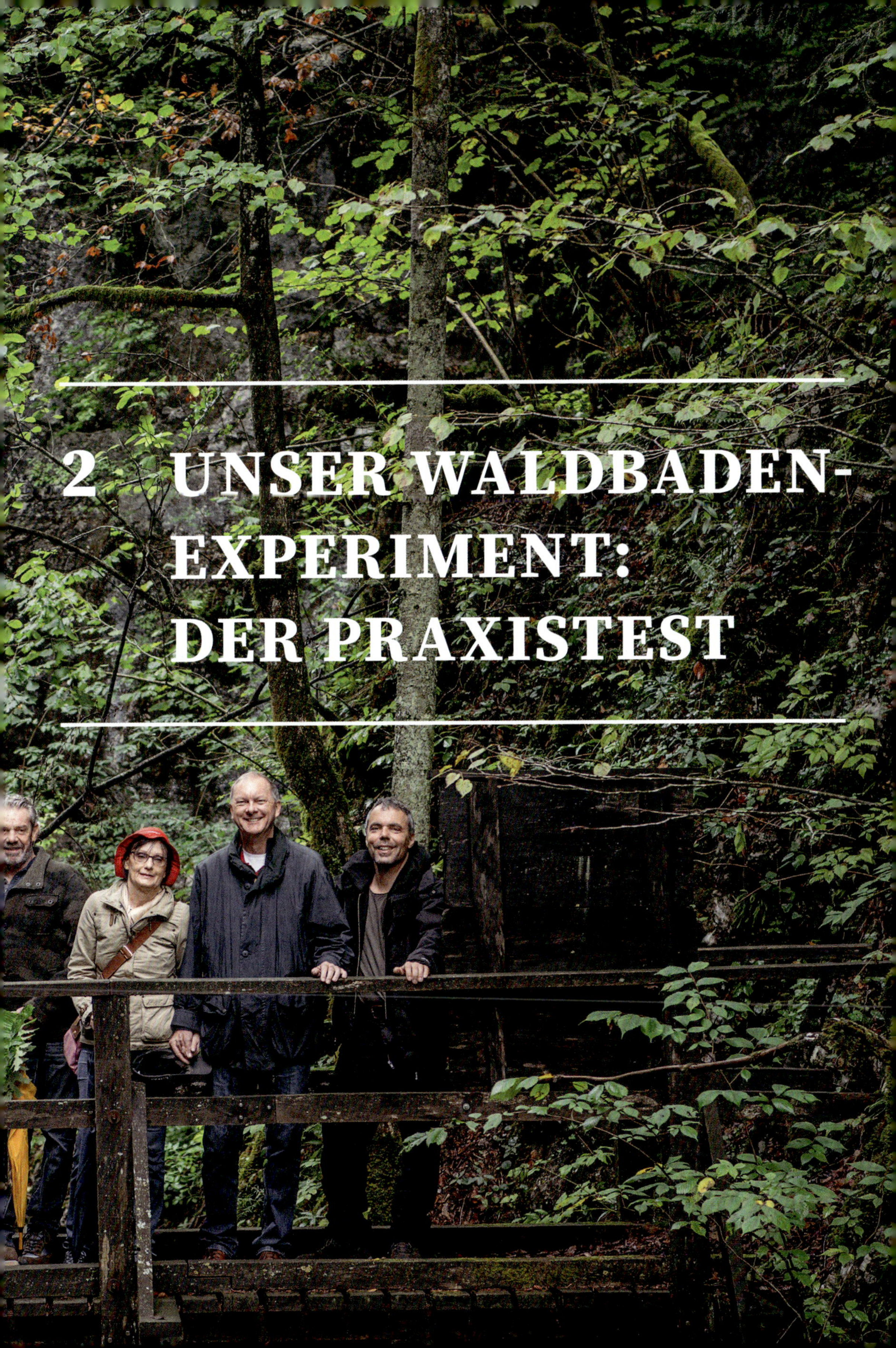

2 UNSER WALDBADEN-EXPERIMENT: DER PRAXISTEST

Für den schnellen Leser

Die Idee des *Shinrin Yoku* und die gut belegte Steigerung der Anzahl und Aktivität der NK-Zellen faszinierten nicht nur mich, sondern meinen gesamten Bekanntenkreis. Gleichzeitig waren alle auch etwas ungläubig, ob das eher wissenschaftliche Spielereien sind oder selbst erlebbare Effekte. So entstand im März 2017 die spontane Idee zu unserem Waldbaden-Experiment.

Nach intensiver Vorbereitung und mithilfe vielfältiger kompetenter Unterstützung führten wir im September 2017 einen an Prof. Lis Experimente angelehnten Praxistest in drei Wäldern im Nordwesten Kroatiens durch. Vor unserer Abreise und nach unserer Rückkehr ließen wir in einem Münchner Labor die Aktivität unserer NK-Zellen untersuchen. Zudem füllten wir über einen definierten Zeitraum verschiedene Fragebogen aus, um mögliche Veränderungen unserer Stimmungslage, unseres körperlichen Wohlbefindens und unserer Einstellung zu verschiedenen Aspekten des Waldbadens messbar nachvollziehen zu können.

Bei unserem selbst zusammengestellten Wir-sind-im-Wald-Programm mit abwechslungsreichen Inhalten standen der Wald und unsere Gesundheit im Mittelpunkt. Wir waren keine Terpen-Versuchskaninchen, die längst geklärte Fragen in einem nachgestellten Versuch beantworten sollten, wir sahen uns als Pioniere. Zwölf höchst unterschiedliche Individuen erlebten ihre persönliche Interpretation von *Shinrin Yoku* und eine wundervolle Reise in den Wald und zu sich selbst. Die grundlegende Frage, die wir uns selbst mit unserer Waldauszeit beantworten wollten, lautete: Führt ein an Prof. Qing Lis Studien angelehnter organisierter Kurzurlaub mit drei Waldtagen bei einer heterogenen Reisegruppe aus zwölf Personen zu einer messbaren Erhöhung der NK-Zellaktivität und einer messbaren Verbesserung der psychischen Befindlichkeit und des körperlichen Wohlbefindens?

Unser Motiv war einfach. Als typische Stadtmenschen mit einem ebenso typischen Lebensstil und den typischen Herausforderungen des modernen (Arbeits-)Lebens finden wir Wald großartig und verbinden viele positive Vorstellungen mit ihm. Wald ist unsere grüne Lunge, er spendet uns Leben. Wenn wir aber nicht gerade ein „Waldhobby" haben oder etwa einen Hund ausführen müssen, hat der Wald nicht selten das Nachsehen, sobald wir vor der Entscheidung stehen, unsere Freizeit bestmöglich einzuteilen. Wollen wir uns etwas Gutes tun, gehen wir vielleicht im Wald um die Ecke zum Walken, Joggen oder Fahrradfahren. Wollen wir dagegen „zielgerichtet" an unserer Gesundheit arbeiten, gehen wir ins Fitnessstudio oder zum Pilateskurs – aktive Gesundheitsvorsorge eben. Sollten wir hier vielleicht ein wenig umdenken?

Der „eilige" Leser, der sich in erster Linie für die gemessenen Effekte des Waldbadens interessiert und mit höchstpersönlichen Abenteuern, Stimmungen und Landschaftsgenüssen nicht so viel anfangen kann, blättert jetzt bis zum nächsten Kapitel weiter. Doch gerade Sie möchte ich herzlich einladen, sich Zeit zu nehmen und dabeizubleiben, um Unterhaltsamens, Unerwartetes und vielleicht Inspirierendes zu entdecken.

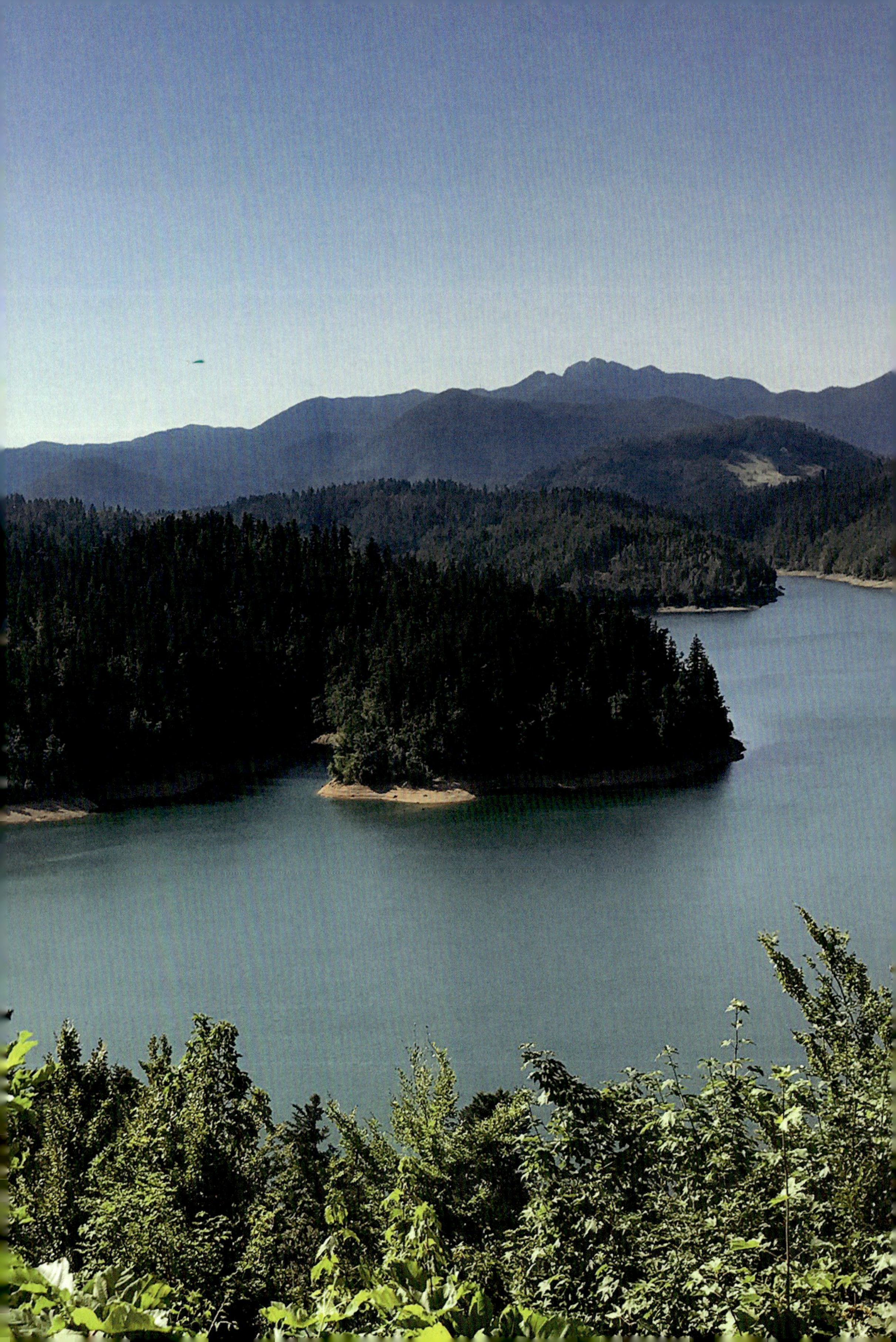

Von der Idee zur Tat

DIE WALDBADEN-PIONIERE

Die Situation ist Ihnen bestimmt bekannt: Je intensiver man sich mit einem Thema beschäftigt, desto mehr gewinnt man den Eindruck, dass jeder darüber Bescheid wissen müsste. So ging es mir mit dem *Shinrin Yoku.* Weil ich so fasziniert davon war und von einer grenzenlosen Neugier getrieben, drückte ich meinen Bekannten und Freunden bei jeder Gelegenheit ein Gespräch über das Waldbaden aufs Auge.

„Sag mal, kennst du *Shinrin Yoku*?" oder „Was sagst du denn dazu, dass man mit Waldbaden die Aktivität seiner natürlichen Killerzellen vielleicht so ähnlich steigern kann wie mit einer komplementären Immuntherapie?" waren klassische Fragen, die für ratlose Gesichter, aber auch leuchtende Augen sorgten.

Mit dem Begriff „Waldbaden" oder gar *Shinrin Yoku* konnten die wenigsten etwas anfangen. Fasziniert von den geschilderten Erkenntnissen und der einfachen Durchführbarkeit waren jedoch alle, selbst die – und das war die Mehrheit –, die nicht so recht an die „Terpentheorie" oder an die präsentierten Effekte glauben konnten. Viele zweifelten auch daran, dass man, ohne sich verausgaben zu müssen, mit nur ein bis drei Waldaufenthalten derart positive Veränderungen des Immunsystems bewirken könne. Andererseits waren sich alle einig, dass man die Heilkräfte der Natur keinesfalls unterschätzen sollte.

Diese Mischung aus Faszination, Ungläubigkeit und Urvertrauen führte letztlich dazu, dass sich die Idee eines kontrollierten „Selbstversuchs" oder besser „Praxistests" verdichtete. Und plötzlich war sie da, die Gruppe der zwölf Waldbaden-Pioniere. Das Projekt mit dem Arbeitstitel „Waldbaden-Experiment" war geboren.

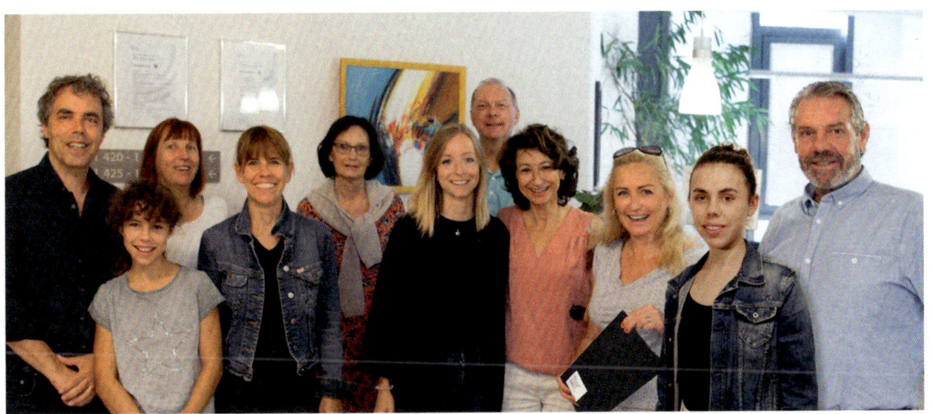

Die Waldbaden-Pioniere von links nach rechts:
Gabriel, Annabelle, Cornelia, Simone, Hildegard, Alexandra, Dieter, Didona, Melanie, Anastasia und Richard, (hinter der Kamera: Bernhard)

FU … WAS, FU … WO?

An welchem Ort unser Experiment stattfinden würde, war sehr schnell klar: Fužine! Hört man diesen Namen das erste Mal, könnte man den Ort bei halbwegs korrekter Aussprache durchaus in Japan verorten. Fužine [Fuʒine] liegt jedoch im Nordwesten Kroatiens und ist eine Minigemeinde im Gorski Kotar, was man mit „Bergland“ übersetzen kann.

Die westlich an das kroatische Küstengebiet grenzende Landschaft des Gorski Kotar, an deren westlichem Rand Fužine liegt, verbindet das kroatische Binnenland mit der mediterranen Küstenregion und ist eine Hochebene mit der Durchschnittshöhe von 700 bis 900 Metern über der Adria, aus der sich Berggipfel bis auf über 1.500 Meter erheben. Der höchste Berg, der Risnjak, ist gleichzeitig ein wunderschönes Naturschutzgebiet. Aufgrund der geografischen Lage sind die Winter streng und die Sommer angenehm.

Die dortige Geländeform führt zu einer ständigen Luftströmung mit einer Mischung aus kontinentalen und maritimen Luftmassen. Außerdem kommt es oft zu Steigungsniederschlägen und es herrscht eine relativ hohe Luftfeuchtigkeit. Das verursacht nicht nur häufige Nebel, es fördert auch ein üppiges Waldwachstum. Insgesamt ist die Gegend sehr grün und reich bewaldet. Erhebungen der kroatischen Forstbehörde zufolge betragen die Waldflächen des Gorski Kotar rund 96.800 Hektar.

Es ist eine landschaftlich äußerst reizvolle, sehr ursprüngliche Region, in der sich jahrhundertealter Wald und kahle Felsen, die die Natur zu Bergschluchten und -klüften, Grotten und abwechslungsreichen Felsspitzen gestaltet hat, mit den Flüssen Kupa und Dobra, imposanten Stromschnellen und Seen sowie unzähligen Gebirgsbächen und Bächlein treffen.

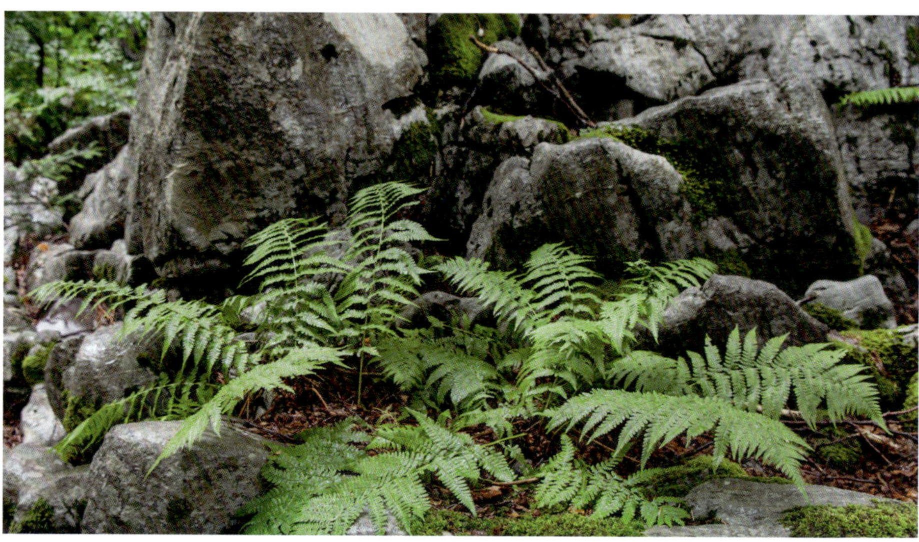

Warum fast alle unserer Gruppe dahin wollten, lag vor allem an meinem Renovierungsprojekt, dem Geburtshaus meiner Mama, einem uralten einfachen und doch sehr speziellen Bruchstein-Holz-Häuschen, das ich seit Anfang 2014 saniere und umbaue. Sie wollten mein Do-it-yourself-Projekt endlich mal vor Ort begutachten.

Schon aus sehr pragmatischen Gründen gefiel mir die Idee: In einigen der Wälder dort kenne ich mich gut aus und bin vertraut mit den Gepflogenheiten. Mein Cousin Dejan ist Diplom-Forstwirt und Direktor der Forstverwaltung Rijeka. Er könnte bestimmt einige Zahlen und Fakten zu den Wäldern beisteuern, die unter Umständen wichtig wären.

Zwar sind die kroatischen Waldgesetze noch um einiges strenger als unsere – man darf beispielsweise offiziell nicht mal Pilze sammeln –, doch immerhin wusste ich, mit wem ich über eventuell notwendige Genehmigungen und Ähnliches sprechen könnte. Zudem erschien es mir leichter, eine passende Unterkunft für unsere Gruppe zu finden, als wenn wir in eine mir völlig fremde Region gefahren wären. Und die Landschaft als solche war sehr geeignet für unser Waldbaden-Experiment.

Insgesamt also günstige Vorzeichen. Aber ich wollte sichergehen, dass wir tatsächlich eine geeignete Location für unser Waldbaden-Experiment ausgewählt hatten. Sofort machte ich mich daran, Genaueres über die Beschaffenheit der Wälder herauszufinden. In Dejan hatte ich schnell einen interessierten und fleißigen Unterstützer gefunden, der mir auch bei der späteren Durchführung unseres Waldbaden-Experiments sehr geholfen hat, wenngleich er häufig amüsiert den Kopf geschüttelt hat. Dass die akkuraten Deutschen so „g'schpinnert" sein können, hatte er nicht vermutet.

TERPENE? UND WENN JA, WIE VIELE?

Dejans Aufstellungen über Baum- und Waldarten ließen mich zu der Überzeugung kommen, dass die Nadel- und Laubwälder des Gorski Kotar potenziell genügend Terpene für die Aktivierung unserer NK-Zellen bereithalten sollten. Müsste man das aber genauer prüfen? Die japanischen Forscher haben sich schließlich sehr differenziert mit den Phytonziden und Terpenen beschäftigt (siehe S. 49 f.).

Sollten wir versuchen, entsprechende Fachleute aufzutreiben, die die Terpene messen können? Natürlich nicht. Zum einen sind wir keine Wissenschaftler, die einen allgemeinen Beweis liefern wollen, zum anderen: Was wäre damit denn erreicht?

Dass Phytonzide in der Waldluft vorhanden sind, ist erwiesen. Unbestritten ist auch, dass man es hier mit einer Menge von Variablen zu tun hat. *Den* Wald mit *der* Terpenkonzentration kann es also nicht geben. Es sind vielmehr immer konkrete Einzelfälle und Momentaufnahmen, die man betrachtet. Würde man es genauer wissen wollen, müsste man diese aufwendig ermitteln und mit vielen anderen Daten in Beziehung setzen.

Schnell stand fest: Wir werden uns mit festem Urvertrauen in die Natur darauf verlassen, dass uns der nach grundlegenden Erkenntnissen bestmöglich ausgesuchte Wald die notwendigen Terpene zur Verfügung stellen wird. Wir würden darauf achten, uns in dichten Wäldern aufzuhalten, und versuchen, drei charakteristische, von unterschiedlichen Baumarten dominierte Gebiete zu besuchen.

HÖHENLUFT?

Was, wenn es die Höhenluft ist, die unsere NK-Zellen beflügelt und nicht die Terpene? Fužine liegt etwa 721 Meter über dem Meeresspiegel und damit um 200 Meter höher als München mit 524 Meter über Normalnull (ü. NN). Unsere Ausflugsorte könnten zum Teil noch höher liegen. Welche Auswirkungen könnte das haben?

Hinsichtlich der Bedeutung der Höhenlage, aber auch vieler anderer Details streiten sich ja die Gelehrten. Nicht umsonst ist die Waldtherapie eine intensiv beforschte Materie. Ich würde das natürlich nicht lösen können, aber ich könnte doch prüfen, ob unser Experiment unter ähnlichen Vorzeichen steht, wie die japanische Zwölf-Männer-im-Wald-Studie, die der Auslöser für unser Experiment war (siehe S. 73).

Auf welcher Höhe also liegen die Studienorte Tokio und Iiyama? Sind wir da im grünen Bereich? Tokio ist ein riesiger Ballungsraum und die Höhenangaben schwanken doch sehr stark, auch wo die Probanden leben, weiß ich nicht. Wir müssen uns also an den jeweiligen Messstationen orientieren. Mithilfe von meteoblue ermittelte ich bei Tokio 44 Meter ü. NN und bei Iiyama, Präfektur Nagano, 311 Meter ü. NN, also einen Unterschied von 267 Höhenmetern.

Natürlich nicht hundertprozentig, gleichwohl gut begründbar schien mir, dass wir uns beim Vergleich von München/Fužine und Tokio/Iiyama vielleicht zwischen Jonagold und Boskop bewegen, aber jedenfalls nicht zu Birnen abdriften würden.

RECHERCHEN UND WIDERSTÄNDE

Die Studien hatte ich bereits durchgeackert, und Prof. Lis *Forest Medicine* war bunt durchmarkiert. Fragestellungen, Durchführung, Erhebungsmethoden und andere Details der Forschungsarbeiten waren mir also gut bekannt. Auf meinem Schreibtisch stapelten sich Bücher unterschiedlicher Genres, die einen Bezug zu Wald und Gesundheit, Waldbaden und *Shinrin Yoku* haben. Aber auch Prof. Dr. Andreas Michalsens *Heilen mit der Kraft der Natur* und Prof. Dr. Dr. Christian Schuberts *Was uns krank macht – was uns heilt* habe ich begeistert gelesen, nicht zuletzt in der Erwartung, dass ich in ihnen im weiteren Sinn auch etwas zum Waldbaden finde.

Die Experimente schienen mir nicht allzu kompliziert. Ich hoffte, fachkundige Unterstützung zu finden, am liebsten von einem Mediziner, der unser Konzept begutachtet, idealerweise auch begleitet, ein Labor für die Bluttests und einen Statistiker für die Auswertung.

Mit vielen Fragezeichen im Kopf ging ich zu meinem Hausarzt, den ich schon seit vielen Jahren kenne und immer als sehr kompetenten und zugewandten Mediziner und Menschen erlebt habe. Begeistert berichtete ich ihm von der Studienlage und dem Projekt, das uns dazu vorschwebte – und bekam einen satten Dämpfer. Kurz und bündig hielt er mir entgegen, dass die praktische (klinische) Bedeutung dieser Studienergebnisse recht fraglich sei. Er jedenfalls halte nicht so viel davon.

Natürlich müsse ich wegen der Einzelheiten mit einem Immunologen sprechen, aber ganz grundsätzlich könne man sagen, dass die Anzahl der NK-Zellen allein noch gar nichts darüber aussagt, ob ein Patient an Krebs erkrankt oder nicht. Auch in puncto Aktivität der NK-Zellen müsse man vieles beachten. Da helfe auch ein statistisch signifikantes Studienergebnis wenig.

Oje, ein kurzes Gespräch und noch mehr Fragezeichen als zuvor. Ich wagte noch ein paar andere Anläufe bei Ärzten im Bekanntenkreis, doch tendenziell kam immer wieder Vergleichbares heraus. Auch mit meinem Enthusiasmus konnte ich sie nicht begeistern, geschweige denn als Berater gewinnen. Wie ich später erfuhr, hatte das nicht so sehr mit mir zu tun, sondern schlichtweg damit, dass viele Ärzte noch nicht bereit sind für das Thema (das beklagen auch die Forscher, siehe S. 233 und 314).

Aufgeben war natürlich keine Option, im Gegenteil, Ignoranz und Widerstand waren eher Ansporn, den Hörer in die Hand zu nehmen und direkt ein medizinisches Labor zu kontaktieren. Dort reagierte man weit offener.

Aus Sicht aller Teilnehmer war für unser Experiment essenziell, am Ende eindeutig zu wissen, ob sich die Anzahl und Aktivität *unserer* NK-Zellen durch die Terpene der Waldluft erhöht haben oder nicht. Da keiner wusste, was machbar und mit welchen Kosten das verbunden war, schickte ich dem Labor die wesentlichen Eckpunkte der japanischen Studien verbunden mit unseren Vorstellungen und Fragen.

Rasch bekamen wir umfassende Antworten. Diese zu verstehen und richtig einzuordnen, wäre mir allerdings ohne den beschriebenen Glücksfall in Person des renommierten NK-Zellforschers Prof. Rukavina schwer gelungen. Erfreulicherweise ließ er sich für unser Projekt begeistern und scheute sich zudem nicht, mir geduldig selbst die grundlegendste Frage zum menschlichen Immunsystem zu beantworten (siehe S. 54 ff.). Nun wussten wir, dass für uns ein sogenannter NK-Zellfunktionstest (siehe S. 173 ff.) ausreichen würde, mit dem allein die Aktivität der NK-Zellen gemessen wird.

Die in den Studien vorgenommene Bestimmung der Anzahl von NK-Zellen und von Anti-Krebs-Proteinen wollten wir nicht machen lassen. Das war jedem von uns zu teuer, zumal die Anzahl der NK-Zellen allein noch nichts über deren Aktivität aussagen würde. In der Praxis, so wurde uns erklärt, würde man bei Zweifeln an der Immunfunktion zuerst einen NK-Zellfunktionstest machen und erst wenn der Wert auffällig wäre, weitere Tests unternehmen, in denen auch die Anzahl der NK-Zellen gemessen würde.

SEPTEMBER IN IIYAMA UND FUŽINE

Eine Frage zu den Terpenen beschäftigte mich dann doch noch, als wir unseren Reisetermin festlegten. In der ersten NK-Studie waren die japanischen Probanden Anfang September 2005 im Wald und wir wollten ebenfalls Anfang September unterwegs sein. Kann man vielleicht einen Klimavergleich zwischen Iiyama und Fužine ziehen? Dürften wir rein jahreszeitlich mit einer potenziell ähnlichen „Terpenlage" an den Schauplätzen rechnen?

Ebenso wie bei uns gibt es in Japan vier klar ausgeprägte und sich deutlich unterscheidende Jahreszeiten. Der September markiert genauso wie bei uns die Grenze zwischen Sommer und Herbst. Vergleicht man die Klimatabellen von Iiyama und Fužine kann man zwischen

· Klima Iiyama, Präfektur Nagano, Japan, 36.85°N 138.37°O, 311 Meter ü. NN und
· Klima Fužine, Primorje/Gorski Kotar, Kroatien, 45.31°N 14.72°O, 721 Meter ü. NN

trotz höchst unterschiedlicher Verteilung der Niederschlagsmengen und ungleicher Temperaturspitzen vielleicht ähnliche klimatische Grundverhältnisse ausmachen, die auf ähnliche Vegetationsphasen hindeuten könnten.

Sie sehen schon – viele Konjunktive, gesichert war das alles nicht. Doch in einer parallelen Laienwertung traute ich mich mangels eines Sachverständigen, der drängenden Zeit und den Terminzwängen in der Gruppe, den Schluss zu ziehen, dass die erste Septemberwoche als Reisezeitpunkt durchaus okay oder zumindest vertretbar wäre.

FRAGESTELLUNGEN UND KONZEPT

Hurra, die wesentlichen Eckpunkte standen fest. Startschuss für die eigentliche Konzeptionsphase. Unser Projektplan konnte endlich in Form gegossen werden. Die einfache Frage, die wir beantworten wollten, lautete:

Führt ein an Prof. Lis Studien angelehnter organisierter Kurzurlaub mit drei Waldtagen bei einer heterogenen Reisegruppe aus zwölf Personen zu einer messbaren Erhöhung der NK-Zellaktivität und einer messbaren Verbesserung der psychischen Befindlichkeit und des körperlichen Wohlbefindens?

Darüber hinaus hatte ich noch eine Reihe anderer Fragen, die mich in meiner Faszination für das große Thema, ob und wie man Menschen für den Wald und seine Nutzung als Raum für gesundheitliche Prävention begeistern kann, beschäftigten. Diesen persönlichen Fragen ging ich mithilfe einiger selbst konzipierter Fragebogen nach (siehe S. 203 ff.).

Im Kern jedenfalls sollte unser Selbstversuch eine einzelfallbezogene praktische Fortführung der wissenschaftlichen japanischen Studien zur Frage der positiven Gesundheitswirkungen von Waldaufenthalten sein, an dessen Ende jeder Teilnehmer schwarz auf weiß hätte, ob er mit diesem Waldbaden-Kurzurlaub die Aktivität seiner NK-Zellen gesteigert und potenziell etwas Gutes für seine Gesundheit getan hat.

Freilich sollten auch bei unserem Experiment alle Teilnehmer gesund sein, aber wir nahmen bewusst in Kauf, dass wir eben nicht nach bestimmten Merkmalen wie Alter, Geschlecht, Familienstand, Genussverhalten, Lebensgewohnheiten, sozialer und beruflicher Hintergrund in eine homogene Gruppe einzuordnen waren. Wir sahen uns gewissermaßen als Querschnitt der Gesellschaft. Einer der Teilnehmer verzichtet vollständig auf Alkohol und Zigaretten. Die übrigen Erwachsenen konsumieren in üblichem Maße Alkohol, zwei davon rauchen.

Dröselt man die Gruppe auf, so nahmen eine Familie mit zwei Kindern, zwei kinderlose Paare, eine Mutter mit erwachsener Tochter sowie ein Mann und eine Frau als Alleinreisende teil. Wir waren sechs Frauen, vier Männer und zwei Mädchen. Der Altersdurchschnitt betrug 48 Jahre bei den Frauen, 57 Jahre bei den Männern und 13 Jahre bei den Kindern. Wir hatten zwei Schülerinnen, eine Studentin, eine Hausfrau und Rentnerin, zwei Angestellte und sechs selbstständig oder unternehmerisch Tätige dabei, vier davon mit Uni-Abschluss.

Im Unterschied zu Prof. Lis Probanden änderten wir unser Genussverhalten nicht. Insgeheim vertraute ich natürlich darauf, dass wir robuste NK-Zellen haben würden und sich die Gruppe irgendwie selbst kontrollieren würde. Und tatsächlich stellten wir im Nachhinein fest, dass alle Teilnehmer nach eigenen Angaben

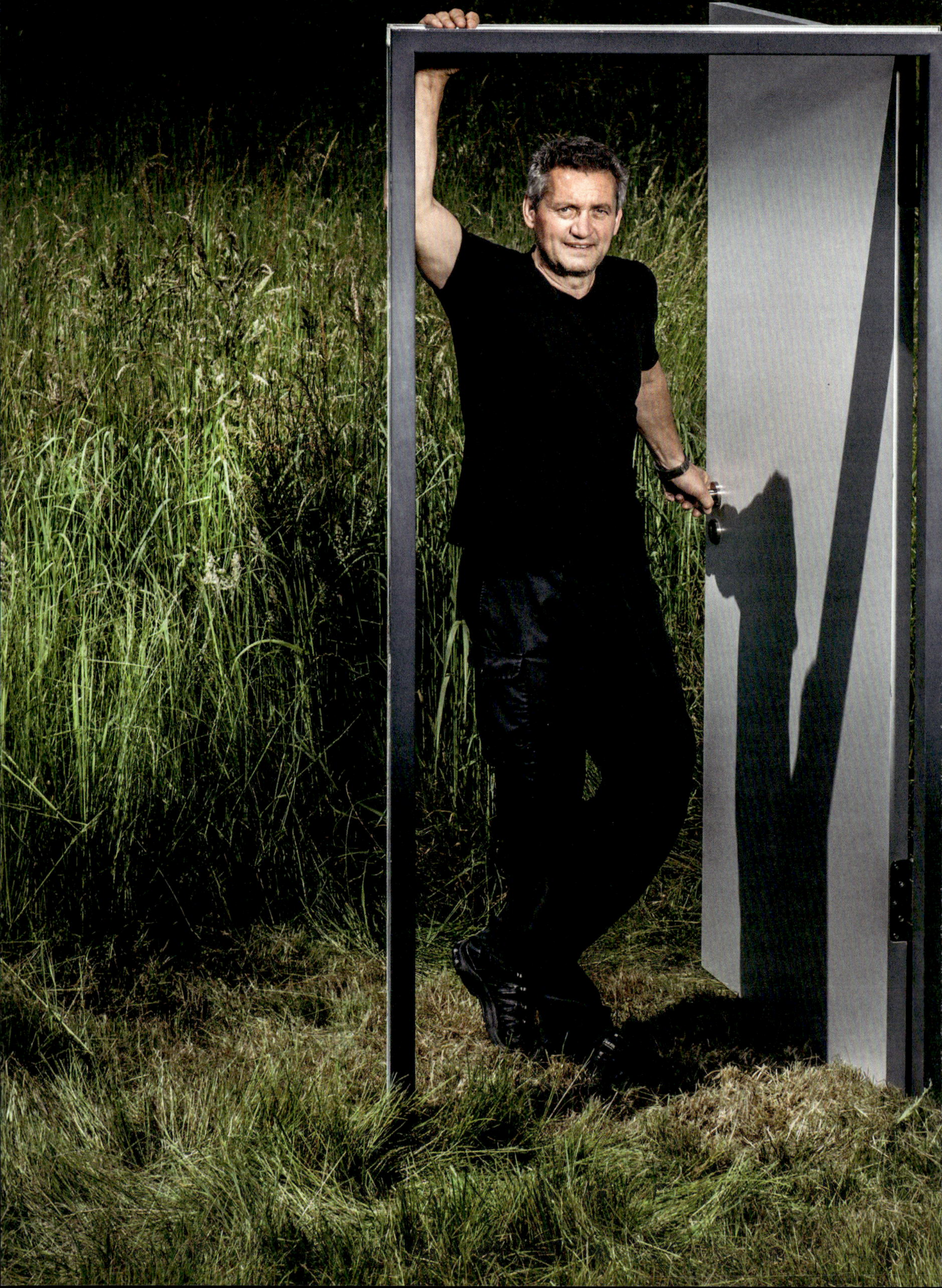

Ich habe nicht an den Fragebogenaktionen teilgenommen, da ich zum „Arbeiten“ im Wald war. Eine schöne Reise in einer Gegend, die ich großartig finde. Man kann sich völlig frei bewegen und das weniger an Zivilisation war in diesem Fall eindeutig mehr. Die mir bis dahin unbekannten Wälder zeigten unerwartete Aussichten und starke Motive mit unterschiedlichstem Licht. Die Einsamkeit war ein Genuss.

Licht? Was hat Licht mit Waldbaden zu tun? Sehr viel, für mich vielleicht fast alles. Die gute, gesunde Wirkung des Waldes wird durch das Licht gesteigert. Als einziger Naturraum bietet Wald die Möglichkeit, Licht in regnerischer, nebliger, dämmriger, klarer, sonniger Art zu sehen und zu spüren.

Im Gegenlicht oder Abendlicht sind Rinde, Blätter, Moose, Flechten, Sträucher, Felsen, Wasser höchst unterschiedlich in Farbe und Struktur. Eine Waldlichtung bei Sonne, diesigem Wetter, Mondlicht – der Wald zeigt Lichtstimmungen, die wir nutzen können oder einfach unbewusst erleben.

In Eis-, Stein- und Sandwüsten oder in nur mit Sträuchern bewachsenen Ebenen kann das Licht, also die Sonne, auch toll sein und Wirkung entfalten. Aber es ist eindimensional. Das Licht kann sich nur begrenzt zeigen. Licht und Schatten – also Licht! Der Wald bietet alle Arten von Farben, bis hin zum Schwarz der Bäume bei Gegenlicht. Nur der Wald mit seinen vielfältigen Möglichkeiten der Lichtbrechung und seinen verschiedenen Lichtarten kann praktisch jeden Tag neue Eindrücke bieten. Deswegen ist Wald nicht nur bei voller Sonne ein Erlebnis.

Wenn nach dem Regen die Sonne rauskommt, im Gegenlicht die Tropfen zeigt und das Verdampfen einsetzt – eine von vielen Möglichkeiten, die so nur der Wald als Erlebnis bietet. Eindrücke im flachen Abendlicht, bei bedecktem Himmel, bei Nebel oder bei Sonne – sie sind im Wald immer wieder stimmungsvoll.

Das Streiflicht der Sonne auf Baumstämmen, Moosen, Flechten – der Wald macht jede Art von Wetter und damit jede Art von Licht in einzigartiger Weise erlebbar. Im Wald ist das Licht fast greifbar – sogar bei Regen: Blätter, Laub, Äste, umgefallene Bäume. Diese ganz andere (Licht-)Stimmung hat ebenfalls großen Reiz. Wald-Licht-Baden, einfach großartig!

Bernhard Lehn

weniger Alkohol getrunken und weniger Zigaretten geraucht haben als sonst. Die Mahlzeiten nahmen wir gemeinsam ein, wobei nicht alle das Gleiche aßen, denn wir hatten auch Vegetarier und Veganer dabei.

Wie von der Gruppe gewünscht, passte ich unsere Spaziergänge im Wald denen der Studie an und schaute, dass sie annähernd übereinstimmten. Um das messen zu können, hatte ich zuverlässige Schrittzähler organisiert und Vorlagen für ein Tagesprotokoll erstellt. Den POMS-Fragebogen hatte ich in der deutschen Kurzfassung besorgt (siehe S. 180 ff.). Mit dem Labor war alles geklärt. Die Termine für die NK-Zellfunktionstests standen fest.

TERPENE MIT PROGRAMM

Wie Prof. Lis Versuchsteilnehmer durch den Wald geleitet wurden, ob sie irgendwelche Erklärungen oder Anreize bekamen, den Wald mit ihren fünf Sinnen zu erkunden, oder ob bestimmte Achtsamkeits- oder Entspannungstechniken angewendet wurden, wusste ich nicht. Prof. Li stellt immer wieder heraus, dass Waldbaden im Unterschied zu einem einfachen Waldspaziergang nicht davon geleitet ist, von A nach B zu gehen, sondern davon, im Wald zu sein und ihn als stresslösende Umgebung zu spüren und zu erleben. Wie das in der japanischen Praxis umgesetzt wird, durfte ich dann gut ein halbes Jahr später erfahren (siehe S. 253 ff.).

Bei der Entwicklung unseres Waldbaden-Programms fischte ich etwas im Trüben. Da blieb nur, kreativ zu werden und etwas Eigenes zu entwickeln. Welche Inhalte könnten einer multisensorischen Erfahrung der Waldatmosphäre dienen?

Auf einer Metaebene sind wir Deutschen ein echtes „Waldvolk", wie mir scheint (siehe S. 25 f.). Viele Umfragen belegen, dass wir unseren Wald aus tiefem Herzen lieben, uns sehr verbunden mit ihm fühlen und ihn in vielerlei Hinsicht schützen wollen. Romantische Gefühle von Freiheit, Ursprünglichkeit und Genuss beflügeln unsere Fantasie. Umherstreifen, am liebsten querfeldein, die Seele baumeln lassen, auf neue Gedanken kommen, Natur und frische Luft genießen, Kraft, Freude und auch Hoffnung schöpfen, all das und noch viel mehr blitzt auf. Der Wald, ein Wohlfühlort für Mensch und Tier.[54] Doch nutzen wir ihn wirklich so?

Nach einem anstrengenden Arbeitstag einfach mal in den Wald zu gehen, um sich selbst etwas Gutes zu tun, ist im Freizeitverhalten der meisten nicht wirklich verankert. Manch einer nimmt vorlieb mit dem vermeintlich effektiveren Fitnesscenter oder mit der gemütlichen Couch, geht ins Kino, Theater... Sich ohne Kinderwagen oder Hund nur für sich selbst aufzuraffen, fällt eben schwerer als sich bei einem kurzweiligen Buch über die Geheimnisse des Waldes heilsame Gedanken zu machen – obwohl auch das im Lichte einiger wissenschaftlicher Untersuchungen vielleicht nützen mag, zumindest wenn es sich um einen Bildband handelt (siehe S. 321).

Ist es nicht gerade das Hobby, das einen für Stunden in den Wald verschlägt, um zu jagen, zu fischen, Vögel zu beobachten oder zu joggen und zu walken, steht man vor der schweren Entscheidung, sein Wochenende bestmöglich einzuteilen. Der Wald hat dabei nicht selten das Nachsehen, zumal die interessanten Angebote, die es im Wald gibt, einer breiten Öffentlichkeit nicht wirklich bekannt sind.

In vielen Gesprächen habe ich herausgehört, dass unsere Begeisterung *für* den Wald weitaus größer ist, als unsere Begeisterung, *in* den Wald zu gehen und dort längere Zeit zu verweilen. Über die Gründe, warum eine solche Diskrepanz zwischen Vorstellung und erlebter Realität besteht, will ich hier gar nicht erst spekulieren. Ich ziehe aber für mich den Schluss, dass die Faszination für das „Ich *bin* im Wald" bei vielen erst geweckt und über Stunden gehalten werden muss. Und das ist gar nicht so leicht, selbst wenn abwechslungsreich gestaltete Wege zur Verfügung stehen (siehe S. 239).

Natürlich tauschten wir uns in der Gruppe aus, was wir während unseres Waldbaden-Experiments gern erleben würden. Neben Pilze sammeln, wobei sich offenbar kaum einer Gedanken gemacht hat, ob die Jahreszeit da vielleicht auch eine Rolle spielen könnte, stand bei den Erwachsenen viel Bewegung an erster Stelle, am liebsten Wandern über lange Strecken.

Gesteigerte, vielleicht sogar an die Grenzen gehende körperliche Aktivität ist für viele von uns anscheinend untrennbar mit der Vorstellung von gesundheitsbewusstem Verhalten verbunden. Gleichzeitig führt meines Erachtens das Motto *No pain no gain* im täglichen Leben unterschwellig permanent zu einem schlechten Gewissen, weil es für viele noch weniger umsetzbar ist als beispielsweise gesundheitsbewusste Ernährung und ausreichend Schlaf.

Ich wollte keinesfalls riskieren, dass wir den ganzen Aufwand betreiben, um dann als frustrierte Terpen-Versuchskaninchen mitten in einem fremden Wald herumzustehen und alles doof zu finden. Ich wollte, dass wir eine möglichst rundum schöne, entspannte Zeit im Wald verbringen, die uns so sehr begeistern würde, dass wir Waldaufenthalte über das Experiment hinaus als sinn- und genussvolle Aktivität in unser Freizeitverhalten zu Hause überführen. Eine Aktivität, bei der es eben nicht darum geht, seine körperlichen Grenzen auszuloten, sondern sich einfach der besonderen Stimmung, Atmosphäre und Ästhetik des Waldes hinzugeben, gewissermaßen in ihn einzutauchen.

AUF KURS MIT PROFESSIONELLEM RAT

Zwischenzeitlich hatte ich Kontakt zum Lehrstuhl für Public Health und Versorgungsforschung am Institut für Medizinische Informationsverarbeitung, Biometrie und Epidemiologie der Ludwig-Maximilians-Universität München aufgenommen. Aufgrund meiner Recherchen wusste ich, dass man sich dort mit der Waldtherapie beschäftigt, und hoffte darauf, dass unser Praxistest auf wissenschaftliches Interesse stoßen würde. Ich traf auf offene Ohren und bekam wertvolle Unterstützung.

Nach einigen vorbereitenden Telefonaten kam es zu einem persönlichen Gespräch mit Prof. Angela Schuh und ihrer wissenschaftlichen Mitarbeiterin Gisela Immich, die das Thema Waldtherapie intensiv bearbeiten. Ich hatte den Eindruck, dass die beiden von unserem Vorhaben angetan waren und es irgendwie erfrischend fanden.

Prof. Schuh war mir bislang als Expertin aus verschiedenen Pressebeiträgen über den Zusammenhang zwischen Wetter und Gesundheit bekannt. Natürlich war ich neugierig auf ihre Verbindung zum Wald.

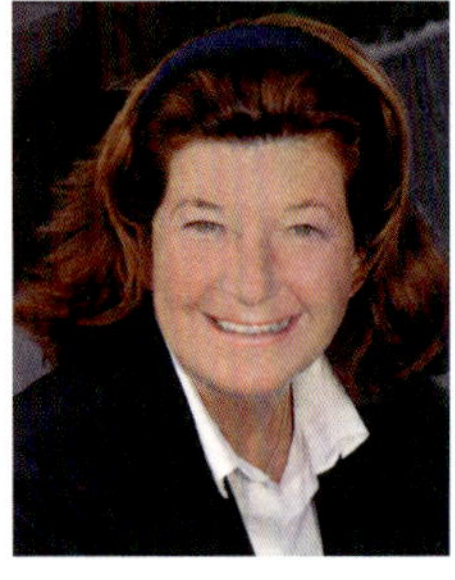

Prof. Dr. Dr. Angela Schuh

Frau Professorin Schuh, wie kommt man von der Meteorologie zum Thema Wald?

» Nun, das liegt nahe: Nach meinem Studium der Meteorologie promovierte ich als Humanbiologin, beschäftigte mich unter anderem mit Klimatherapie und Wetterfühligkeit und war mehr und mehr in der Kurortmedizin forschend tätig. Später habilitierte ich als Professorin für Medizinische Klimatologie an der Medizinischen Fakultät. Mich beschäftigen die Effekte unterschiedlicher Klimazonen respektive Schon- und Reizfaktoren auf die menschliche Gesundheit. Und hier schließt sich der Kreis zum Thema Wald, da beispielsweise das Mittelgebirgsklima oder auch das Hinterland der deutschen Ostseeküste geprägt ist durch seinen Waldreichtum. Mein persönlicher Schwerpunkt war und ist die medizinische Klimatologie, die zu den Naturheilverfahren gezählt wird. Deshalb zählt für mich die Waldtherapie oder das Waldbaden als Teil der medizinischen Klimatherapie zu den Naturheilverfahren. «

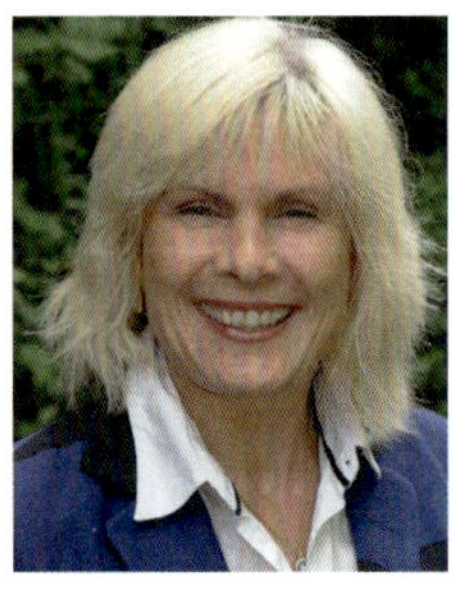

Gisela Immich

Und Sie, Frau Immich, wie kommen Sie zum Thema Wald und Gesundheit?

» Auch bei mir ist das Interesse an Natur, Naturheilverfahren und Gesundheit sehr groß und schon lange vorhanden. Ich absolvierte ein Studium der Komplementärmedizin, bin bestallte Vollheilpraktikerin und beendete erfolgreich ein Masterstudium mit Schwerpunkt Prävention in der Lebensspanne an der TU München. Neben der Waldmedizin beschäftige ich mich auch mit der Chronobiologie, Schlafförderung sowie unterschiedlichen Naturheilverfahren im Kontext der Kurortmedizin. «

>> Was war der Auslöser für das Interesse des Lehrstuhls am Waldbaden?
Durch den wissenschaftlichen Austausch mit japanischen Wissenschaftlern haben wir vom Waldbaden schon vor Jahren gehört, aber es nie wirklich ernst genommen, sondern als asiatische Lebensart verstanden. So richtig aufmerksam wurden wir erst, als wir im Auftrag vom Bäderverband Mecklenburg-Vorpommern einen Literaturreview erstellt und alle vorhandene Literatur zu den unterschiedlichen Effekten auf Psyche und Wohlbefinden zusammengetragen haben.

Auf welchen Forschungsgebieten ist der Lehrstuhl generell tätig?
Der Lehrstuhl für Public Health und Versorgungsforschung der LMU München gliedert sich momentan in zwei Hauptbereiche: die Forschungseinheit für Biopsychosoziale Gesundheit und unseren Fachbereich „Medizinische Klimatologie und Versorgungsforschung Kurortmedizin". Wir beschäftigen uns in der Kurortmedizin schwerpunktmäßig mit der Entwicklung und Testung von ambulanten Präventionsprogrammen in Kurorten, die zwischen ein und drei Wochen dauern.

Und seit wann beschäftigt sich Ihr Fachbereich mit dem Thema Waldbaden?
Konkret beschäftigen wir uns seit 2013 im Rahmen der Entwicklung des Kur- und Heilwaldes für Mecklenburg-Vorpommern mit den gesundheitlichen Effekten des Waldaufenthalts auf den Menschen, da wir maßgeblich an der Konzeptionierung des Kur- und Heilwaldes beteiligt waren. Dieses Projekt zeigt nun Früchte, indem der erste Kur- und Heilwald in Deutschland in Heringsdorf offiziell im September 2017 eröffnet wird, folgen sollen weitere Kur- und Heilwälder an der Ostsee. (Anm.: Näheres hierzu auf S. 240). <<

Der Projektplan wurde unter die Lupe genommen, Ungereimtheiten aufgedeckt und korrigiert. Eine solche Ungereimtheit zum Beispiel waren die Messzeitpunkte für den POMS-Test, den wir zur Messung unserer Befindlichkeit verwendet haben (siehe S. 180 f.). Bei der Recherche fiel mir auf, dass der POMS uneinheitlich eingesetzt wird, vor allem mit unterschiedlichen Skalenwerten und auch in unterschiedlichen Zeitintervallen. Je nach Forschungsgegenstand wird er unmittelbar vor einer bestimmten Maßnahme und unmittelbar danach ausgefüllt, zum Beispiel in der Sportwissenschaft. Dann setzt man die Ergebnisse in Beziehung und versucht herauszufinden, ob sich unmittelbar aufgrund der Maßnahme etwas verändert hat. Sollten wir also auch so vorgehen?

Prof. Schuh nahm sich den Fragebogen mitsamt Validierung, also Anweisung zur Anwendung, Auswertung und Aussagekraft des Tests, zur Hand und wies darauf hin, dass der Test auf ein Zeitfenster der letzten 24 Stunden ausgerichtet und auch nur für dieses Zeitfenster validiert sei. Klar war also, dass der Test jeweils abends ausgefüllt werden sollte, um die Chance auf verlässliche Ergebnisse zu haben.

Schnell waren wir uns einig, dass unser Experiment natürlich kein echter wissenschaftlicher Versuch im Sinne der Forschung ist. Offensichtlich fehle es dafür schon an einer „Kontrollgruppe“. In unserem Fall hätte das bedeutet, dass wir weitere, vergleichbare Personen gebraucht hätten, die mitfahren, um die gleichen Maßnahmen in einer Stadtumgebung, wo möglichst keine Bäume sind, aber ansonsten gleiche Bedingungen herrschen, zu genießen. Danach hätten wir auswerten können, ob das „Im-Wald-Paket“ andere Effekte erzeugt hat als das „Stadtpaket“.

So weit ging unser Forschergeist nun wirklich nicht, uns genügte die schlichte Erkenntnis, dass unsere NK-Zellen aktiviert werden und wir uns nach unserem Waldbaden-Experiment besser fühlen als vorher oder eben nicht. Mein wichtigster Gedanke war aber folgender: Die Grundlagenforschung durch ausgewiesene Experten hat in einer Serie von differenzierten Experimenten unter anderem herausgefunden, dass „Waldbaden“ andere Effekte als „Stadtbaden“ erzeugt. Diese Studien haben nachvollziehbar dargelegt, dass die positiven Gesundheitseffekte mit sehr hoher Wahrscheinlichkeit auf die Waldumgebung zurückzuführen sind, weil sie in Stadtumgebungen nicht auftreten. Das sollte für uns mit unserem Praxistest jedenfalls wirklich reichen.

Prof. Schuh merkte an, dass wir natürlich keinesfalls einen direkten Vergleich zu Prof. Lis Studien ziehen könnten. Wir hätten ja ein ganzes Maßnahmenpaket, von dem schon einzelne Komponenten bestimmte Einzelwirkungen entfalten könnten. Als gesamtheitlichen Präventionsansatz fände sie unser Projekt dennoch durchaus spannend. Vielleicht könnten die Ergebnisse auch Impulse für eine weitere Erforschung durch Experten geben.

Apropos „Maßnahmenpaket“. Wir sprachen selbstverständlich auch über die einzelnen Programmpunkte und ob sie potenziell den Grundgedanken eines Waldbaden-Erlebnisses entsprechen könnten. Gibt es eine allgemeingültige Definition von Waldbaden oder ein allgemeingültiges wissenschaftliches Programm, das es einzuhalten gilt? Müssen wir erst ein asiatisches Lebensgefühl entwickeln oder esoterisch angehaucht sein beziehungsweise Bäume umarmen, um Waldbaden erleben zu können?

>> *Shinrin Yoku* ist ja ein aus dem Japanischen stammender Begriff, der eng mit Prof. Li verbunden ist. Was kann man darunter verstehen und gibt es eine allgemeinverbindliche Definition?

Japan verfügt über die längste Tradition im Waldbaden, dem sogenannten *Shinrin Yoku*. Man versteht darunter den ruhigen Aufenthalt im Wald kombiniert mit unterschiedlichen Elementen und Übungen wie Körper- und Atemübungen, Meditation, Lesen oder Wandern. Eine wirklich allgemeingültige oder wissenschaftliche Definition ist uns nicht bekannt.

Professor Li ist ein Vorreiter in Asien, der sich intensiv mit der Wirkung des Waldes beschäftigt, viele Studien publizierte und bereits 2007 ein Buch über *Forest Medicine* veröffentlichte. Seit 2012 gibt es an der Nippon Medical School, Tokio unter seiner Leitung verstärkt Forschungsinitiativen, um die Waldtherapie weiter zu erforschen und zu etablieren. Auch die Südkoreaner sind sehr aktiv in diesem Bereich. Beide Nationen zeichnet das starke öffentliche Interesse an Waldbaden aus, da es zu einer anerkannten Maßnahme der Gesundheitsförderung erhoben wurde.

Kritische Stimmen weisen aber mit Recht darauf hin, dass man die Waldtherapie aus Asien nicht 1:1 in Deutschland umsetzen kann, unter anderem wegen der anderen Art der Wälder und auch des unterschiedlichen kulturellen Hintergrunds von Europäern und Asiaten.

Deshalb ist es uns sehr wichtig, das Waldbaden und die Waldtherapie in Europa auf fundierte wissenschaftliche Beine zu stellen. Denn in der Waldtherapie ist viel Potenzial: auf eine kostengünstige, einfache Art und Weise den Menschen zu mehr Wohlbefinden zu verhelfen – kurz gesagt, ein idealer Public-Health-Ansatz!

Aber es braucht gute Studien, die evidente und plausible Ergebnisse liefern. Und da die vorhandenen Studien zum Beispiel nur geringe Probandenzahlen aufwiesen, kann man daraus unseres Erachtens keine evidente Wirksamkeit ableiten.

Derzeit gibt es demnach wohl kein verbindliches Waldbaden-Programm oder eine verbindliche Aufenthaltsdauer?

So dürfte es sein. Wir sind gerade dabei, ein Programm zu entwickeln. Unsere Erkenntnisse basieren auf den Ergebnissen einer weltweiten Expertenbefragung über die Inhalte einer Waldtherapie-Ausbildung – daraus lässt sich auch ein Programm ableiten. Liest man die internationale Literatur, besonders aus Asien, so sind immer Achtsamkeitsverfahren, langsame Körperübungen, Naturwahrnehmung und unterschiedliche Entspannungsverfahren in einem Waldbaden-Programm enthalten. Wichtig ist, wieder in die Natur zu gehen, und sei es nur kurz. Eine englische Studie belegt eine starke Wirksamkeit von kurzen Waldaufenthalten. Damit könnte man auch mit geringem Zeitaufwand Positives aus einem Waldspaziergang ziehen.

Welchen Einfluss hat die Tätigkeit beim Waldbaden? Gibt es einen Unterschied, ob ich in der Hängematte liege, Bäume umarme oder wandere?
Das wissen wir noch nicht. Es gibt leider noch keine Studie, die konkret vergleicht, was wie und eventuell besser wirkt. Jedoch ist bestens belegt, dass körperliche Aktivität zum Beispiel Stress abbaut, das bewirken aber auch Achtsamkeits- und Entspannungsverfahren. Somit besteht auch hier noch Forschungsbedarf.

Ist es entscheidend, ob man allein in den Wald geht oder in einer Gruppe? Lieber schweigen im Wald oder angeregt plaudern?
Bei der Waldtherapie oder dem Waldbaden geht es darum, sich selbst und die Natur wieder intensiver wahrzunehmen und eine gewisse Naturverbundenheit zu erreichen. Das gelingt nur, wenn man sich auf die Umgebung einlässt. Deshalb ist das Alleinsein im Wald für eine bestimmte Zeit gesundheitsfördernd für Körper, Geist und Seele. Allerdings fühlen sich Frauen allein im Wald oft nicht wohl, hier ist eine Gruppe Gleichgesinnter hilfreich. Und die soziale Komponente darf man auch nicht außer Acht lassen, denn ein nettes Miteinander ist auch gut für die Psyche. Laute und intensive, von der Natur ablenkende Gespräche sollten jedoch nicht geführt werden.

Sollte man lieber öfter mal nach der Arbeit im Wald spazieren gehen oder eine Urlaubsreise machen?
Beides ist gut und hilfreich. Wenn man jedoch den regelmäßigen Waldspaziergang in seinen Alltag einbauen kann, wäre das mit Sicherheit nachhaltiger. Wichtig ist dabei, dass der Wald im Alltag schnell erreichbar sein sollte. Im Urlaub kann man dagegen den Wald intensiver kennenlernen und nutzen und das Waldbaden oder die Waldtherapie idealerweise als Anstoß verstehen, regelmäßige Waldaufenthalte auch zu Hause in das Leben einzubauen.

... oder gar in die Nähe eines Waldes ziehen?
Das wäre natürlich vorteilhaft, und zwar aus vielen Gesichtspunkten heraus, wie der frischeren und sauberen Luft in Waldnähe. Aus Untersuchungen weiß man aber, dass sich auch andere Grünflächen wie innerstädtische Parks positiv auf die Gesundheit und Psyche auswirken, jedoch nicht so stark wie ein Wald.

Was meinen Sie, greift unser Konzept die Idee des Waldbadens auf?
Das könnte schon gelingen. Wir müssen hier zwischen zwei Aspekten unterscheiden: zum einen die Wirkung des Waldklimas und zum anderen die Effekte des Waldbadens, die sich beide überschneiden und auch verstärken. Wie wir wissen, zeichnet sich das Waldklima besonders durch seine Reizarmut aus, dies ist sehr erholsam. Außerdem säubert der Wald aufgrund der Filterwirkung der Blätter die Luft von Schadstoffen, sodass die Atemwege weniger belastet werden. Zudem wirkt das Waldklima entlastend,

denn im Sommer sind die Temperaturen kühler, im Winter wärmer. Auch sind gedämpftes Licht beziehungsweise Lichtspiele und -reflexionen positive Stimuli.

Das Waldbaden wird durch einen Führer angeleitet, der zum Beispiel durch geeignete Meditationen, Selbstwahrnehmungsübungen, Übungen zur Naturverbundenheit zur Entspannung verhelfen kann. Dabei sind Entschleunigung, achtsames Beobachten und Wahrnehmen der Schlüssel zum Ziel.

Es gibt in den vorliegenden Studien viele Hinweise darauf, dass Waldbaden die Psyche aufhellt, die Sinne anregt, immunologisch förderlich ist und die Persönlichkeitsentwicklung stärken kann. Aber es braucht noch viele gute Studien, um eindeutig zu belegen, wie häufig und wie lange man sich im Wald aufhalten muss, um relevante gesundheitsförderliche Effekte zu erzielen, die bestenfalls auch nachhaltig sein sollen. <<

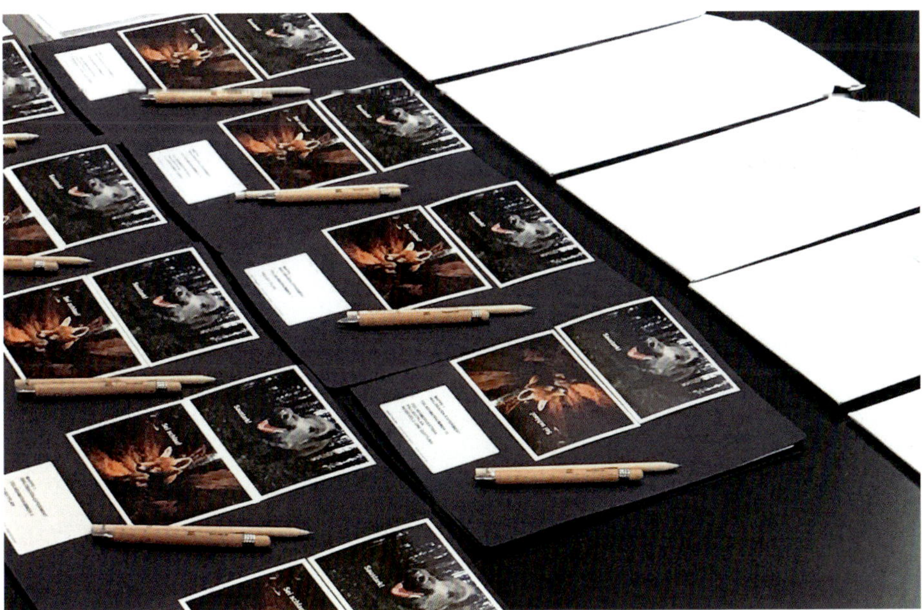

Welch ein guter Termin! Viele neue Erkenntnisse und die Gewissheit, dass das Programm nicht abwegig und für uns attraktiv sein würde, denn es böte viele Möglichkeiten, sich selbst in entspannter Art und Weise im Wald zu erfahren und den Wald als wichtigen Ort für Gesundheit und Wohlbefinden kennenzulernen.

Meine Freude war groß – vor allem über die Zusage, uns bei der Durchführung weiter beraten und unterstützen zu wollen. Gisela Immich stellte uns bald darauf viele wichtige Unterlagen zur Verfügung und hatte die hervorragende Idee, zusätzlich zum POMS, den ich doch etwas abstrakt fand, einen anderen Fragebogen, den „Fragebogen zum allgemeinen körperlichen Wohlbefinden (FAW)", einzusetzen, der etwas zugänglicher, vor allem positiver formuliert ist und eine andere Zielrichtung hat (siehe S. 186 ff.).

29. August 2017, München, 48.14°N 11.58°O: im Labor

Startschuss für unser Waldbaden-Experiment. Wir trafen uns gegen 8.30 Uhr in einem Café in der Nähe unseres medizinischen Labors in der Münchner Innenstadt. Alle waren pünktlich, erfreuten sich bester Gesundheit, waren guter Dinge und natürlich gespannt wie die Flitzebogen. Ich kam mir ein wenig wie die gestrenge Dame mit der Klingel bei einem Speeddating-Event vor. Ohne große Vorreden bekam jeder ein Bändchen mit seiner persönlichen Teilnehmernummer und eine Mappe mit diversen Informationen, Fragebogen, Stiften, Erinnerungs- und Motivationskärtchen ausgehändigt.

AUS NAMEN WERDEN NUMMERN

Das Bändchen war außerordentlich wichtig und sollte sicherstellen, dass jeder seine Teilnehmernummer jederzeit korrekt nennen konnte. Stellen Sie sich vor, ein Teilnehmer würde bei der Blutentnahme die Nummer eines anderen nennen. Katastrophe! Die Proben könnten nicht richtig zugeordnet werden und damit wäre das Experiment schon im Ansatz gescheitert. Außerdem war die Teilnehmernummer natürlich auch für die spätere Auswertung der anonymisierten Fragebogen bedeutsam.

Nach einer entsprechenden Einführung und dem Lesen der Erläuterungen zu den Tests, hatten alle verstanden, worum es geht, und wir füllten die Fragebogen aus. Wer beim „wir" jetzt kritisch aufhorcht, hat recht. Ja, auch ich habe an dem Experiment teilgenommen. Wissenschaftlichen Kriterien genügt das selbstverständlich nicht. Da wir aber eben keine Studie im eigentlichen Sinn durchgeführt haben und ich keine sonstigen Konflikte sah, wollte ich mir die Freude nicht nehmen lassen. Im Gegenteil, ich hätte es als Bestrafung empfunden, mir das Experiment auszudenken, aber nicht teilnehmen zu dürfen.

Nachdem die Fragebogen ausgefüllt und archiviert waren, erläuterte ich meinen Projektplan und alle hatten Gelegenheit, wichtige Fragen loszuwerden und die anderen zu beschnuppern. Das war sehr lustig und stand unter dem Motto „Hallo, ich bin Teilnehmer 5 und wer bist du?"

HARDLINER UND ZARTE PFLÄNZCHEN

Im Labor erwartete uns bereits eine freundliche Dame, führte uns in ein Wartezimmer und erklärte uns den genauen Ablauf. Gut, dass ich den schon aus den vorausgegangenen Gesprächen kannte, denn Blutabnehmen finde ich mehr als schrecklich.

Bernhard, der uns während der Reise professionell als Fotograf begleitet hat, sah mir sofort an, wo der Schuh drückte und beobachtete mich mit einer Mischung aus ungläubig erstaunt und köstlich amüsiert, was es mir auch nicht gerade leichter machte. Zum Glück verzog sich Bernhard recht schnell und ging mit seiner Kamera bewaffnet woanders hin.

Ja, es mag lachhaft sein und unsinnig und im Grunde weiß ich das auch, weil ich nach jeder Blutentnahme aufs Neue feststelle, weder verstümmelt noch gestorben zu sein, aber dieses Horrorgefühl ist halt da. Aufrichtig bewundere ich jeden Menschen, der freiwillig zum Blutspenden geht und hoffe inständig, nie auf eine solche Spende angewiesen zu sein, zu der ich selbst nur im äußersten Notfall bereit wäre.

Nach und nach wurden wir jeweils von einer Laborärztin abgeholt. Und auch für mich hieß es Augen zu und durch. Schicksalergeben folgte ich der Ärztin und stand in einem sehr freundlichen Raum mit einem bequem wirkenden Megastuhl, den ich mit meiner eher kleinen Statur erst mal erklimmen musste. Gerade wollte ich beginnen, der hübschen und sehr kompetent wirkenden Ärztin von meinem Blutabnahmekindheitstrauma zu berichten und sie um einen besonders liebevollen Einstich zu bitten, als der breit grinsende Bernhard erschien und seinen Fotoapparat auf mich richtete.

Oje auch das noch, in tiefster Qual beobachtet und für immer festgehalten. Immerhin lenkte er mich mit seinen Anweisungen, wie und wohin ich schauen sollte, und ein paar spöttischen Bemerkungen so gut ab, dass die Ärztin unbehelligt ihrer kurzen und wieder einmal völlig schmerzlosen Arbeit nachgehen konnte. Erleichtert schlenderte ich zurück zum Wartezimmer.

Eine andere Probandin, der das Blutabnehmen in ähnlicher Weise zu schaffen macht, erwartete mich bereits mit großen Augen. Sofort erfasste sie meine heldenhafte Körpersprache und begab sich mit dem letzten Quäntchen Mut auch in die Höhle des Löwen. Die anderen Probanden waren echte Hardliner. Nach einer halben Stunde war es für alle vorbei, und schon verabschiedete sich Teilnehmer 2 von 5, 4 von 8 und so weiter, schließlich mussten alle noch ihrem Tagesgeschäft nachgehen.

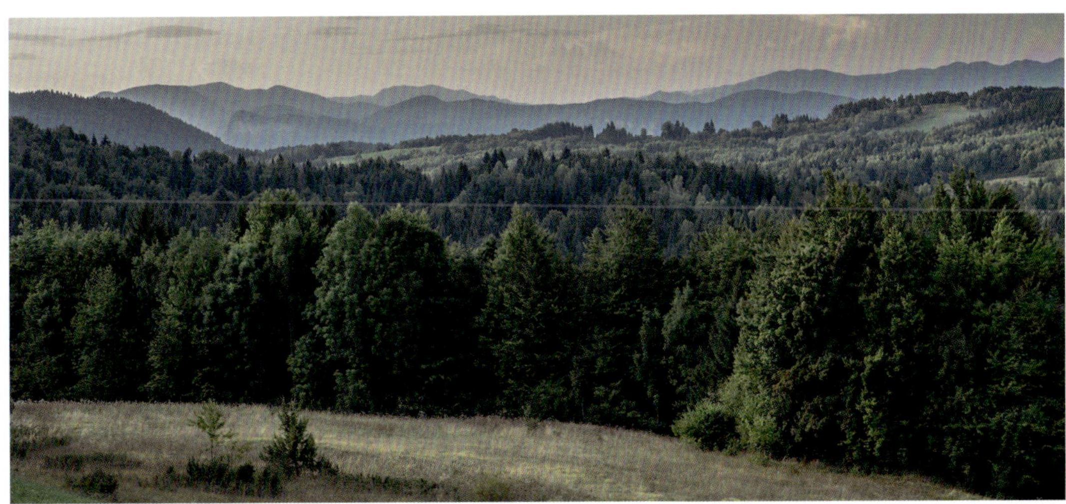

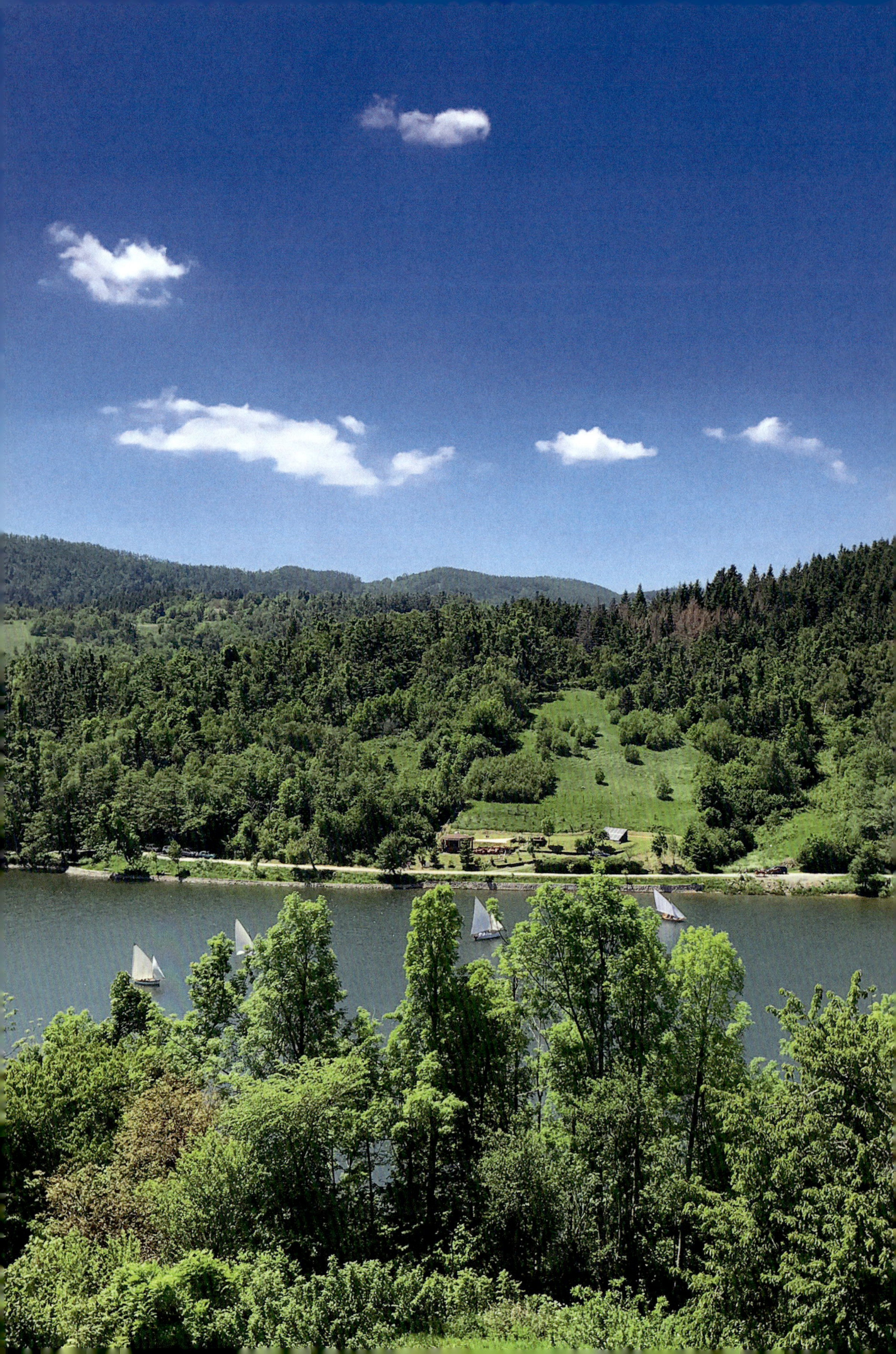

1. September 2017, Fužine, 45.31°N 14.72°O: Anreisetag

Die Anreise erfolgte individuell und in Eigenregie. Als Ankunftszeit hatten wir etwa 15 Uhr vereinbart. Richard und ich waren freilich schon früher dort, um noch einige Vorbereitungen zu treffen. Ich hatte ein Apartmenthaus in Fužine organisiert, damit wir als Gruppe unter uns sein und uns frei bewegen konnten. Lieber hätte ich direkt im Wald gewohnt, weil das mehr meiner Idee von einem Waldbaden-Abenteuer entsprach, und eigentlich hatte ich auch die perfekte Location gefunden ...

RAUS AUS DER KOMFORTZONE? LIEBER NICHT

Unser Freund Milivoj, der Bauingenieur ist, hat nämlich in Vrbovsko, einer Stadt in der Nähe von Fužine, ein wundervolles Waldrefugium in seinem Privatwald geschaffen mit zwei hervorragend ausgestatteten Waldchalets, einigen Nebengebäuden und einem entzückenden Baumhaus. Ich wäre so gern dort auf Terpen-Exkursion gegangen, aber leider habe ich in den Vorgesprächen festgestellt, dass nicht alle Teilnehmer unserer Gruppe so weit aus der Komfortzone raus wollten, vier Nächte im Wald zu verbringen.

So schön die Vorstellung eines reinen Naturaufenthalts auch gewesen sein mochte, so beängstigend war für einige die Aussicht, Bären oder Wölfe vor den Fenstern und Spinnen oder Käfer im Zimmer zu haben. Die Angst war zwar vollends unbegründet, entscheidend war jedoch: Alle sollten sich wohlfühlen und gut schlafen können. Daher musste ich meine schöne Idee leider begraben und eine Unterkunft mit einem Mehr an Zivilisation suchen.

Und so fiel meine Wahl auf ein in der Nähe meines Hauses gelegenes neu gebautes Apartmenthaus, das uns eine schöne Aussicht und einen guten Komfort bieten sollte. Mit den Vermietern vereinbarte ich, dass wir jeden Morgen ein Frühstück bekamen. Für die restliche Verpflegung organisierte ich ein Catering.

BEFINDLICHKEITEN. VON REHEN, WÖLFEN, BÄREN

Übrigens würde ich auch in Fužine nicht meine Hand dafür ins Feuer legen, dass kein Bär um die Ecke kommt, aber das verriet ich den Teilnehmern vorsorglich erst mal nicht. Ich berichtete lieber von den Rehen, die regelmäßig in die Gärten kommen, um sich genüsslich an den Gemüse- und Blumenbeeten zu bedienen und zeigte ein paar Fotos aus meinem Garten. „O, wie schön, echte Bambis! Dass es so was gibt, im eigenen Garten. Sind die süß.“

Stimmt! Ich freue mich immer wieder am Frühstückstisch durch die großen Glastüren in den Hanggarten und die idyllische Landschaft zu schauen und bei einem Kaffee Spatzen, Meisen, Schwalben, manchmal auch Möwen und eben die Rehe, meist sind es drei oder vier, zu beobachten.

Die Rehe haben ein ganz bestimmtes Ritual und schnuppern sich immer auf den gleichen Pfaden durch den ganzen Garten, um dann rund um den uralten knorrigen Kirschbaum alles abzugrasen und zum Schluss das Fallobst des Apfelbaums anzuknabbern. Wenn ich da so sitze, habe ich manchmal das Gefühl, dass mir eines der Rehe direkt in die Augen schaut und spüre eine liebevolle Verbundenheit. Jedenfalls haben die Rehe einen guten Effekt auf einige der Teilnehmer gehabt, Fužine war gleich noch viel spannender und Bären und Wölfe so gut wie vergessen.

Apropos: Bären wie auch Wölfe sind ganz und gar kein abstraktes Thema in der Region und auch im Ort selbst zunehmend wahrnehmbar. 2015 habe ich auf meinem allabendlichen Fußweg zu meiner Freundin Seka erstmals deutlich Wolfsgeheul gehört. Sie glauben gar nicht, wie schnell ich auf einmal wurde! Bei Seka angekommen rief ich meinen Forstwirt- und Jägercousin Dejan an, und tatsächlich, der Wolf ist zurück.

Dejan meinte, seit etwa 2010 ließen sich nach jahrzehntelanger Abwesenheit wieder verstärkt Wölfe beobachten, die zunächst im Hinterland des als Badeort bekannten Novi Vinodolski gesichtet wurden. Sie fielen auf, weil sie verwilderte Pferde jagten. Und dann hätten sie 35 Schafe einer Schafsherde gerissen. Über die Wälder oberhalb des Vinodolski-Tals verbreiten sie sich nun in der ganzen Region, auch in Fužine. Dejan tippte zwar eher auf Schakale, die ebenfalls seit einiger Zeit gehäuft zu beobachten sind, aber es könnte schon sein, dass ich Wolfsgeheul gehört habe.

Jedenfalls solle ich mir keine Sorgen machen, schließlich würde ich ja mit dem Liegenlassen des Fallobstes im Garten zu gut genährten Rehbäuchen beitragen und deren Populationsanstieg fördern und damit indirekt auch für gut gefüllte Wolfsmägen sorgen. Da ein satter Wolf ein fauler Wolf sei, solle ich lieber mit Seka ein Schnäpschen trinken und festen Schrittes ohne rotes Kopftuch nach Hause gehen, damit mich der Wolf nicht für das Rotkäppchen hält. Haha, Scherzbold! Doch wenn ich es mir recht überlege, habe ich noch nie gehört, dass ein Mensch von einem Wolf angefallen wurde. Von gelegentlichen, sehr seltenen Bärenattacken hingegen schon.

Für ihre Bären ist die Gegend besonders bekannt. Und von klein auf trainierte mein Opa mit mir immer mal wieder das richtige Verhalten, wenn man etwa beim Himbeerensammeln einen Bären hört oder sieht. Allein hätte ich das nicht erleben wollen, aber in Anwesenheit meines Opas habe ich mir das heimlich sogar immer gewünscht. Passiert ist es jedoch nie. Opa und Bär wussten das gut zu verhindern. Die vielen Male, bei denen der Bär in unserer Nähe war, hat *Deda* es immer erst zu Hause tuschelnd meiner Oma offenbart.

Nach dem Tod meines Großvaters habe ich mich nicht mehr groß mit Bären beschäftigt und hatte freilich auch keine Lust mehr auf eine persönliche Begegnung. Die gab es erst im Spätsommer 2014 und 2016. Ganz schön was los in Fužine!

Das erste Erlebnis war im Haus von Sekas Bruder, wo Richard und ich während der Sanierung meines Häuschens liebenswürdigerweise eine temporäre Unterkunft fanden. Wir setzten uns abends auf den Balkon, gönnten unseren zementstaubgeplagten Lungenbläschen frische Luft und wollten einfach den gigantischen Sternenhimmel umrahmt von fast schon kontemplativen Zirpgeräuschen genießen. Völlig unvermittelt wälzten sich zwei stattliche schwarze Kugeln durch den Garten und gaben seltsame Laute von sich. Gebannt beobachteten wir die Szene. Die eine Kugel war etwas größer und still, die kleinere Kugel heulte ab und zu. Plötzlich sprangen beide Kugeln mit einem kraftvollen Satz auf, bekamen einen Kopf und vier Beine und liefen weg. Für mich waren es „Mit-Sicherheit-", für Richard „Vielleicht-Bären". Am nächsten Morgen sahen wir die Abdrücke in der Wiese, und Einheimische bestätigten meine Einschätzung. Nicht mal 30 Meter vom Haus entfernt hatten sie gelegen. Echte „Bären-Bambis".

Auch die zweite Geschichte sparte ich mir für den Abreisetag auf. Da zeigte ich ein paar Teilnehmern den verwüsteten Wildapfelbaum auf der Nachbarswiese und erzählte von dem eher kleinen rabiaten Braunbär, den ich 2016 von meiner Terrasse in den frühen Morgenstunden beim Rütteln, Schütteln, Klauben und Naschen beobachten durfte. Diese Mischung aus Kraft, Filigranarbeit und Zielstrebigkeit war mehr als faszinierend. Wie der Bär dann neben seinem Apfelhaufen saß, futterte und sich die gerade aufgehende Sonne auf den Rücken scheinen ließ, war einfach nur genial. Die Stelle war höchstens 50 Meter von der Straße, auf der wir jetzt standen, entfernt.

DAS WETTER UND ANDERE IMPONDERABILIEN

Doch zurück zum aktuellen Geschehen. Die Teilnehmer sollten sich von Anfang an wohlfühlen und einen guten Eindruck von der Umgebung bekommen, die sie in den nächsten Tagen näher kennenlernen würden. Daher hatte ich mir vorgestellt, dass wir nach der Ankunft einen kleinen Spaziergang durch den zugegeben eher unspektakulären Ort zu einem hübschen Freiluftcafé auf der anderen Seite des Sees machen.

Vorher war noch so einiges zu tun. Zimmer vorbereiten, Catering bestätigen, das Programm der nächsten Tage final festzurren und tausend andere Kleinigkeiten. Bei wolkenverhangenem Himmel und leichtem Wind fuhren wir zur Quelle am See und füllten für die Teilnehmer das von mir heiß und innig geliebte Quellwasser ab, das ich als eines der ersten Wohlfühl-Highlights nach einer sieben- bis achtstündigen Autofahrt reichen wollte.

Bei fiesem Nieselregen machten wir uns daran, die Zimmer mit Getränken, Informationsmaterial, Mücken- und Zeckenspray zu bestücken und mein Apartment so einzurichten, dass ich in den folgenden Tagen stets alles sofort parat haben würde, was wir so brauchen könnten, vom Erste-Hilfe-Kasten über Regenponchos, Schrittzähler, Unterlagen bis hin zu diversem anderen wie Klappstühlen, Hängematten, Schlafsäcken und Decken.

Zwischendrin telefonierte ich ziemlich viel, um sicherzustellen, dass die lieben Menschen, die uns bei unserem Experiment unterstützen sollten, tatsächlich auf der Matte stehen und genau wissen, was sie wann zu tun haben. Regelmäßige Blicke aus dem Fenster verhießen nichts Gutes. Der Wind frischte weiter auf und der Himmel wurde immer schwärzer.

Wettermäßig war die Lage überhaupt äußerst prekär. Den ganzen August war es schön warm und durchgehend sonnig gewesen, es hatte so gut wie gar nicht geregnet. So sehr ich die Leute vor Ort, unter denen viele Selbstversorger sind, verstand, die sich endlich Regen herbeiwünschten, so begeistert war ich von den ursprünglichen Prognosen, nach denen erst ab der zweiten Septemberhälfte Niederschläge zu erwarten waren. Die Vorstellung, dass die ganze Vorbereitung umsonst gewesen sein und unser Experiment buchstäblich ins Wasser fallen könnte, wollte ich mir gar nicht erst ausmalen. Welchen Einfluss das Wetter auf die Stimmung und das Wohlgefühl hat, weiß man ja nicht nur aus Studien.

Als sich die Prognosen pünktlich zum Startschuss unseres Experiments schlagartig änderten und eine total verregnete, stürmische Woche vorausgesagt wurde, befand ich mich in einem Gefühlschaos, aus dem ich mir mit einer Mischung aus angedeuteten Alternativszenarien und mantrenartig wiederholten Glaubenssätzen und Lebensweisheiten herauszuhelfen versuchte. Heute war „et kütt wie et kütt" in Verbindung mit „et hätt noch emmer joot jejange" dran. Füge dich ins

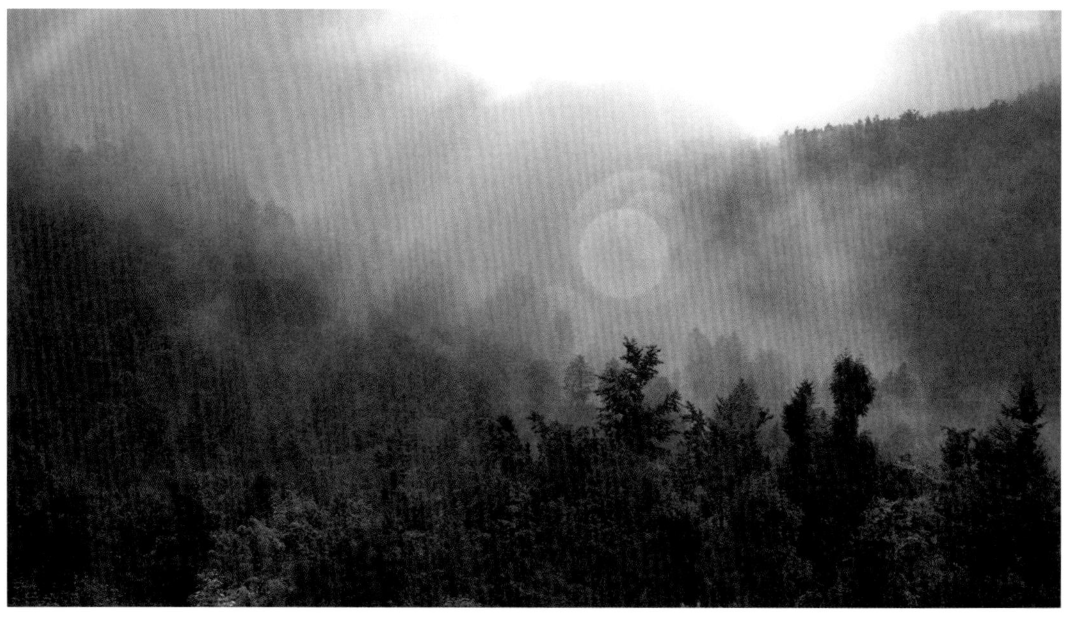

Unabwendbare, du kannst ohnehin nichts am Lauf der Dinge ändern und bisher ist noch immer alles gut gegangen, war die Devise. Und: keine Möwe über dem See zu sehen.

Möwen in den Bergen? Ein Phänomen, das mir 2014 erstmals aufgefallen ist. Ich konnte es kaum fassen. Als Kind hatte ich nie welche gesehen. Hätte es welche gegeben, hätte mir mein Opa bestimmt davon erzählt. Ich fragte meine Cousine Marija, wie das denn sein kann, dass Möwen bei uns picknicken. Marija konnte mir das auch nicht erklären, aber Fužine ist ja nur 30 Kilometer vom Meer entfernt. Fest steht, dass man seit etwa 20 Jahren immer mal wieder Möwen über dem See kreisen sehen kann. Bitte fragen Sie nicht warum, aber „Möwe von links" ist ein starker Indikator für schlechtes Wetter und Regen.

Nicht nur wegen der ausgebliebenen Möwen war ich fest überzeugt davon, dass der Himmel um 15 Uhr aufreißen und alles glattgehen würde. Gordana, die Inhaberin des Freiluftcafés war da allerdings ganz anderer Meinung und rief mich gegen 11 Uhr an, um mir mitzuteilen, dass sie das Sonnensegel abgebaut und den Laden für heute dicht gemacht hätten. Wir sollten doch im Ort in einem der Cafés einkehren.

Nein, also wirklich, das kam partout nicht infrage, denn dort gab es weder die charakteristische Luft noch diese charakteristische Aussicht auf die malerische Landschaft. Alle meine Versuche, Gordana den positiven Verlauf des Wetters näherzubringen, scheiterten kläglich. Unwiderlegbares Argument war, dass sie ja schließlich die Einheimische ist und das Wetter viel besser einschätzen könnte als ich.

ET ES WIE ET ES!

„Et es wie et es." Kein Mantra, vielmehr Handlungsauftrag. Eine Alternative musste her und so beschlossen Richard und ich, das Get-together an den Esstisch in meinem Häuschen mit den großen Glastüren zu verlegen, von dem aus man die perfekte Sicht hat. Das besprach ich mit Suzi, einer patenten Frau und prima Köchin, die im Nachbarort Vrata eine Pension betreibt und die ich für das Catering engagiert hatte. Schnell machte sie sich daran, zwei später hochgelobte Strudel herzustellen, Kirsche und Apfel. Gleichzeitig gingen wir noch einmal das heutige Abendessen und den Speiseplan der anderen Tage durch.

Das mit dem Essen ist so eine Sache in Fužine und Umgebung. Es gibt eine ganz hervorragende regionale Küche, bei der durchgängig auf Qualität geachtet wird. Es ist jedoch eine sehr bodenständige und traditionelle Küche. Suppe, Hauptgericht mit Gemüse- oder Salatbeilage und Nachspeise. Panierte Froschschenkel, Bärengulasch mit Gnocchi, alle möglichen Wild- oder Flussfischgerichte sind hier saisonale Delikatessen, die kein großes Aufsehen erregen und auch keine Umweltschützer auf den Plan rufen.

Klar weiß man, dass es Vegetarier oder gar Veganer gibt, doch die dürfen gern in die hochtrabenden Restaurants in Rijeka oder Zagreb gehen oder hier eben Beilagen essen. Es hat auch was mit Gastfreundschaft zu tun, dass man seinen Gästen ein edles Stück Spanferkel- oder Kalbsbraten anbieten will und nicht einfach Penne all'Arrabiata (die man selbstverständlich kennt und kann, weil man ja nur einen Steinwurf von Italien entfernt ist).

Nun, wir hatten Vegetarier, Veganer und Fleischliebhaber in unserer Gruppe. Damit jeder auf seine Kosten kommen konnte, vereinbarten wir für den ersten Abend ein unkompliziertes warmes Büfett mit gebratenen Kalbshaxen, *Mlinci*, viel Gemüse und knackigen Salaten. Auch für die kommenden Tage hatte ich versucht, bestmöglich allen Erwartungen gerecht zu werden und bat Dieter präventiv ein paar vegane Würstchen sowie zwei Laibe Sauerteigbrot aus München fürs Frühstück mitzubringen.

ET HÄTT NOCH EMMER JOOT JEJANGE

Von meiner Seite aus war nun alles bereit. Die Waldbaden-Abenteurer konnten kommen. Was soll ich sagen: 15 Uhr, der Himmel riss auf, strahlender Sonnenschein! „Et kütt wie et kütt" in Verbindung mit „et hätt noch emmer joot jejange" eben oder einfach „Schwein gehabt". Als Erste durften wir Didona und Alex begrüßen, eine halbe Stunde später Simone, Gabriel, Anastasia und Annabelle.

„Zum Entspannen etwas zu kalt,
aber zum Spazieren im Wald perfektes Wetter."

Alle waren gut gelaunt, verschafften sich erst mal einen Überblick, bosselten ein wenig rum und da es bei Hildegard und Dieter noch länger dauern würde, gingen wir schon mal vor zum Kaffeekränzchen in meinem Haus. Sehr verwundert fragte mich Didona, warum wir nicht nach draußen gehen und die schönen Sonnenstrahlen genießen. Dass es vor gar nicht allzu langer Zeit geregnet hatte und richtig scheußlich war, konnte sich keiner vorstellen.

„So ein schöner Spaziergang am See.
Bin gespannt auf den Wald."

Ein Teil der Gruppe wollte unbedingt noch mit unseren drei Hunden Iggy, Bubi und Gustl runter zum See Gassi gehen, ein anderer lieber zur Unterkunft. Jedenfalls trafen wir uns gegen 19.30 Uhr zum gemeinsamen Abendessen mit „Einführung in das Experiment".

ANKOMMEN UND WOHLFÜHLEN! ZIEL ERREICHT

Das Abendessen verbuchte ich als Erfolg. Der Rot- und Weißwein, den Milivoj bei einem Weinbauern in Istrien besorgt hatte, fand Zuspruch. Und vor allem Bernhard goutierte die *Mlinci,* eine nudelteigartige Beilage, die in der Region um Zagreb zusammen mit Putenbraten als Festtagsgericht gegessen wird. Der aus Mehl, Salz und Wasser zubereitete Teig wird dünn ausgerollt und von beiden Seiten auf der Herdplatte oder im Ofen gebacken. Die harten Platten bricht man in Stücke, kocht sie ganz kurz in siedendem Wasser und lässt sie in der Bratensauce ziehen, sodass sie die Sauce aufsaugen und ganz weich werden.

„Sehr idyllisch und unspektakulär."

Wir haben lange überlegt, ob wir uns den Genuss von Alkohol während unseres Experiments erlauben wollen oder nicht. Eindeutig dagegen sprach, dass eine Vergleichbarkeit mit der Studie, an die wir uns angelehnt haben, dadurch vermutlich von vornherein ausgeschlossen sein würde und die Ergebnisse des Bluttests vielleicht nicht so positiv ausfallen könnten wie beim Verzicht auf Alkohol.

„Frische Luft, kühles Bier und Entspannung
in toller Umgebung bei tollem Klima."

Dafür sprach, dass wir keine „therapeutische" Maßnahme durchführen wollten und schon gar nicht einen Grundlagenversuch. Das wäre nicht nur anmaßend gewesen, sondern auch ziemlich dumm. Wir wollten herausbekommen, ob Waldbaden in unserem normalen Leben funktioniert. Nicht mehr und nicht weniger. Und dazu gehörte eben, dass jeder in seiner Individualität respektiert wird, also sein Genussverhalten beibehalten darf.

Nach dem feinen Abendessen kam mein zweiter Einsatz als „Studienleiterin". Ich durfte einen vertiefenden Vortrag über den Sinn und Zweck unseres Experiments und die Ereignisse der nächsten Tage halten, Fragen beantworten, den Überraschungsgast des Abends ankündigen und wieder mal „prozessleitende Maßnahmen" durchführen: Kalibrierung der Schrittzähler.

Die Schrittzähler haben wir eingesetzt, um einen verlässlichen Indikator zu haben, ob wir uns im grünen Bereich üblicher Aktivitäten bewegen. Die Kalibrierung übernahm Alex zusammen mit Gabriel, und ich begrüßte unseren Überraschungsgast Dražen Starčević. Er ist der stellvertretende Bürgermeister von Fužine und wurde, vielleicht weil er Forsttechniker ist, von der Gemeinde beauftragt, die Gruppe Waldbaden-Experiment willkommen zu heißen. Eine nette Geste, die mich wirklich gefreut hat.

Da Dražen eigentlich nicht so recht wusste, was er bei uns soll, setzten wir uns kurz auf die Terrasse und besprachen uns. Ein unterhaltsames Vorgespräch über Terpene, NK-Zellen, die Heilkraft der Natur und allerlei Persönliches führte zu einem ebenso unterhaltsamen Vortrag für die Teilnehmer. So lernten wir die Gegend des Gorski Kotar und die Gemeinde Fužine besser kennen, erfuhren etwas über die Menschen hier, das besondere touristische Angebot und natürlich einiges über die Wälder.

Zur Wirkung der Terpene steuerte Dražen übrigens einen selbst gebrannten Kräuterschnaps bei. Neben anderen Heilkräutern enthält dieser auch eine gute Portion Feldthymian, ein intensiv riechendes Kraut, auf das man hier bei allen möglichen Malaisen schwört. Meine Oma zwang mich immer, löffelweise Thymiantee zu trinken, wenn eine Grippe im Anflug war. Bitter und scheußlich schmeckte er, und wahrscheinlich bin ich schon allein deswegen gesund geworden, um vor weiteren Schlürfkuren verschont zu bleiben.

„Hier gibt's doch bestimmt Pilze. Pilze sammeln wäre cool."

Weil Dražen so nett war, keimte in der Gruppe spontan die Idee auf, unbedingt gemeinsam Pilze sammeln zu wollen. Mir passte das gar nicht. Nicht, weil ich Pilze sammeln nicht mag, ganz im Gegenteil, eine Steinpilz-Challenge wäre ein sehr attraktives Gruppenprogramm gewesen, bei dem man sicher auch in den Genuss besonders vieler Terpene gekommen wäre, da die doch gerade einen halben Meter über dem Waldboden in besonders hohen Konzentrationen vorkommen sollen.

Es war aber mindestens eine Woche zu früh für Steinpilze und zu trocken. Deshalb und auch wegen lauernder rechtlicher Mienenfelder hatte ich Pilzesammeln von vornherein nicht ins Programm aufgenommen, das einer ausgeklügelten Dramaturgie unterlag. Für solche spontanen Aktionen war da aus Organisatorensicht kein Raum. Pilzesammeln war raus, obwohl auch ich das schade fand.

Mein Opa und ich gingen gern Pilze sammeln und wurden reich verwöhnt mit Steinpilzen, Pfifferlingen, Morcheln, Parasolen und Buchenpilzen. Wenn ich als Kind mit dem von meinem *Deda* eigens für mich angefertigten Kindertaschenmesser andere Pilze abschneiden wollte, fragte er jedes Mal: „Kennst du diesen Pilz? Weißt du, ob er giftig ist? Willst du ihn essen?" Da die Antwort immer „Nein" lautete, folgte zwangsläufig ein lieb betontes: „Dann lass ihn stehen, vielleicht mögen ihn die Tiere im Wald, und der Baum freut sich auch." Mein *Deda* wusste eben um das Netzwerk der Natur, und es war selbstverständlich, nur so viel mitzunehmen, wie man für eine schöne Mahlzeit braucht. Deshalb ärgern mich die während der Saison vermehrt einfallenden semiprofessionellen Pilzsucher aus aller Herren Länder, die körbeweise alles mitnehmen, was ihnen ins Auge und in die Finger fällt.

Zum Abschluss eines gelungenen Abends füllte jeder für sich die für diesen Tag bestimmten Fragebogen aus. Und ich war einfach nur froh und erleichtert, dass alles so gut und relativ reibungslos funktioniert hat und die Gruppenchemie stimmte.

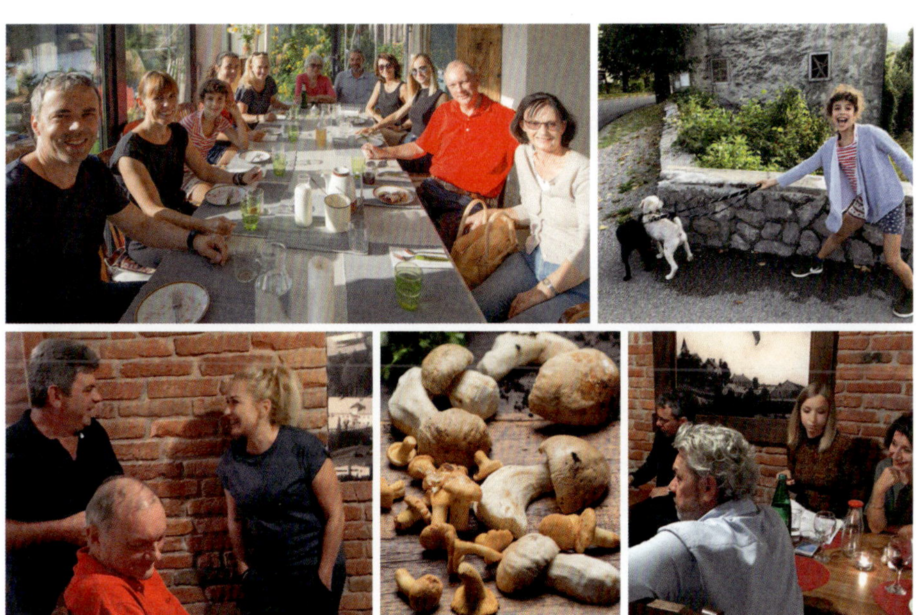

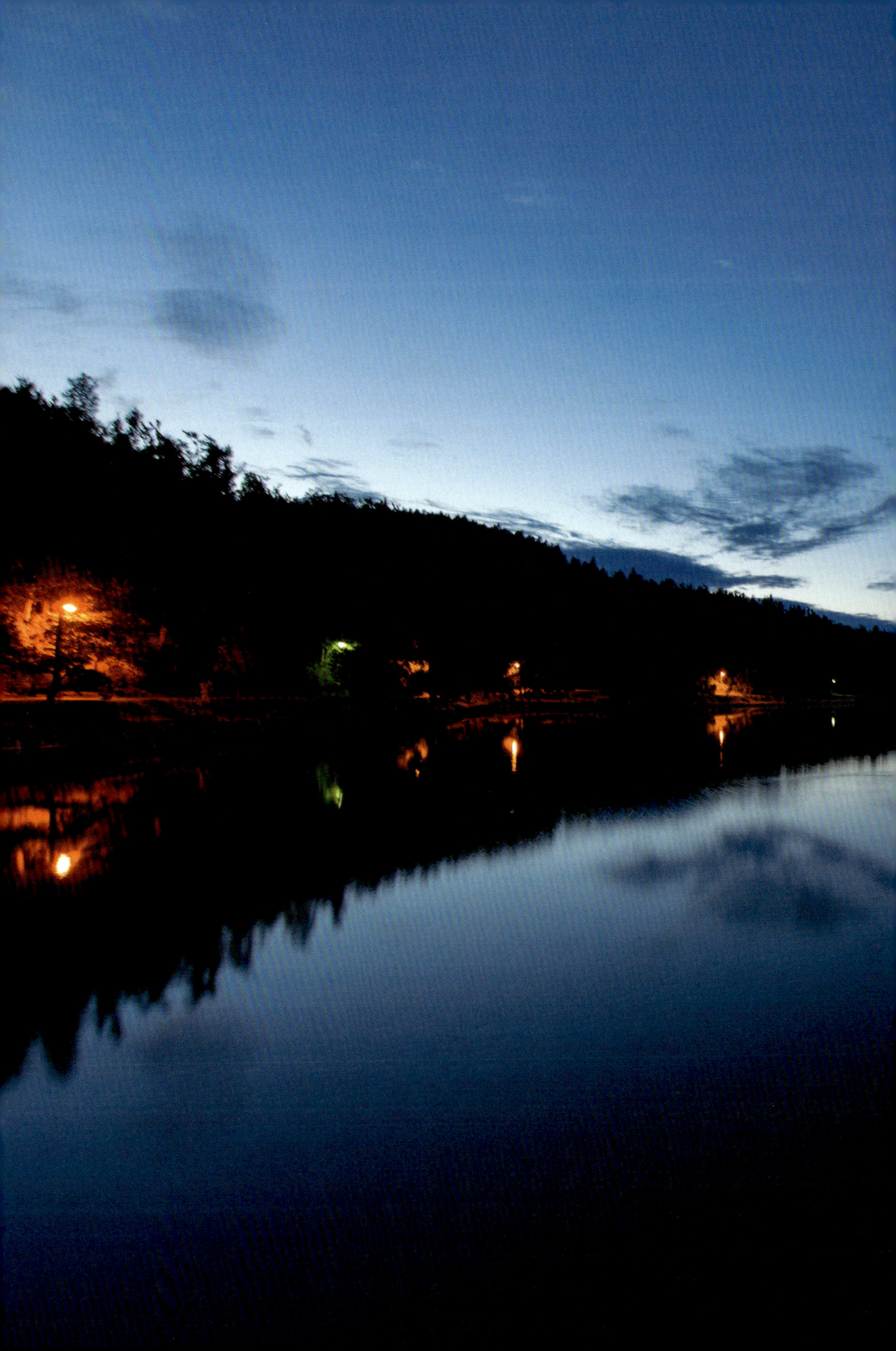

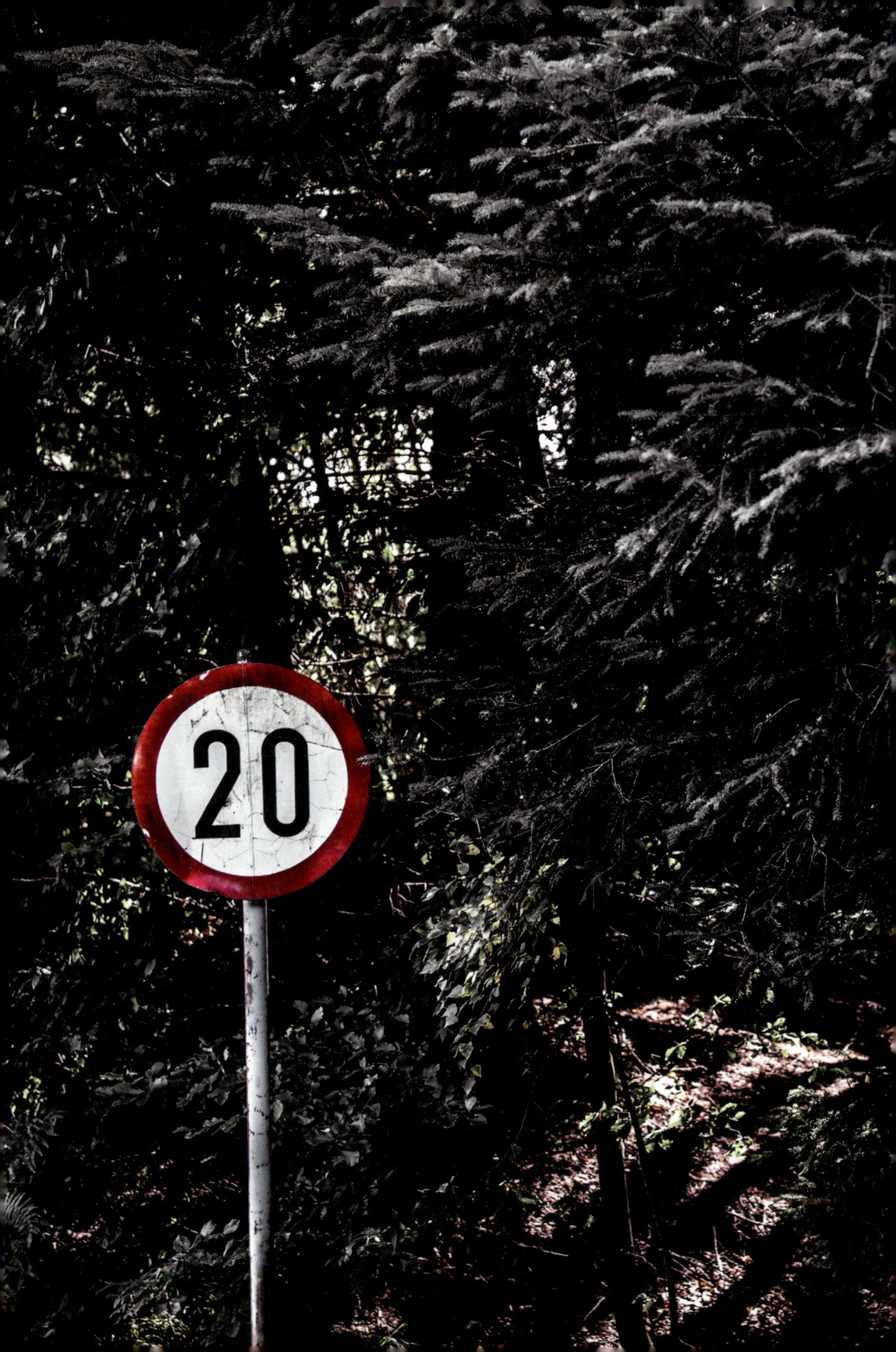
20

2. September 2017, Platak, 45.42°N 14.56°O: Wald, die Erste

Pünktlich um 8 Uhr trafen wir uns zum Frühstück. Um 10.45 Uhr wollten wir an unserem Ziel für den heutigen Tag sein, im Wald am Berg Platak. Das bedeutete erst mal: Beladen unseres Busses mit Tiegelchen, Ponchos, Schlafsäcken, Decken und sonstigen Utensilien.

Für unsere Zeit in Kroatien hatten wir einen großzügigen Minibus angemietet. So konnte ich stets die Gruppe im Auge behalten und irgendwie auch mein ökologisches Gewissen beruhigen, mit nur einem großen Fahrzeug die reine Luft der Wälder zu verpesten statt mit fünf kleinen. Bernhard nahm freilich auch hier eine Sonderstellung ein und fuhr wegen seines umfangreichen Fotoequipments standesgemäß mit seinem luxuriösen Amphibien-Land-Rover durch die Pampa. Ein glücklicher Umstand, der uns später noch oft zugutekam. Alex und Didona fanden das Auto auch toll und wurden von der ersten Stunde an zu Bernhards begeisterten Beifahrerinnen.

NICHT JEDE WOLKE ERZEUGT EIN GEWITTER?!

Schon wieder machte ich ein Wechselbad der Gefühle durch. Das verflixte Wetter! Um 7 Uhr hatte es traurige 7 Grad, fette schwarze Wolken waren im Anflug, Regen lag in der Luft. Die Tagesprognose für den Platak war vernichtend schlecht, es ballte sich eine Kalt- und Schlechtwetterfront zusammen. Tatjana, unsere heutige „Waldfee“ rief mich an und fragte, ob wir denn allen Ernstes kommen wollten. Sie jedenfalls würde davon abraten, bei Regen und Sturm könnte es mehr als ungemütlich werden. Da ich keinesfalls noch eine Absage riskieren wollte, insistierte ich diesmal auf der abgesprochenen Durchführung: Keiner ist aus Zucker, ohne voreilige Absage hätte es ja gestern auch geklappt, Terpene werden auch bei Regen freigesetzt, vielleicht sogar erst recht, und überhaupt ist das hier eine wichtige Sache, die mit gebotener Ernsthaftigkeit verfolgt werden muss. Wo kämen wir hin, wenn wir schon bei der kleinsten Widrigkeit aufgeben würden? Tatjana war ganz bei mir und versprach um 10.40 Uhr am vereinbarten Ort auf uns zu warten.

Gleichzeitig lief in meinem Kopf ein ganz anderer Film ... verzweifelt suchte ich nach einem Mantra. „Alles wird gut“ blitzte auf und verfolgte mich den ganzen Tag. Das Frühstück verlief harmonisch. Jeder war informiert, dass es ungewöhnlich kalt und nass werden könnte. Dementsprechend zogen sich alle an und packten weitere Kleidungsstücke ein. Als der Kofferraum des Busses überquoll, düsten wir los.

Bereits die halbstündige Fahrt zu unserem Ziel war landschaftlich überaus reizvoll und weckte Lust auf mehr. Die Strecke führte uns über die Karolina, eine nach dem Habsburger König Karl VI. benannte Landstraße, die seit 1728 die Pannonische Tiefebene mit der adriatischen Küstenregion verbindet. Kurz vor der

Abzweigung auf die nicht wirklich ausgeschilderte und somit kaum frequentierte Forststraße zum Nationalpark Risnjak, auf der man auch zum Platak gelangt, erhaschten wir einen Blick auf das dunkelgraublaue Meer.

Erstes Highlight: Die schmale, gewundene, wie in die Bäume gehackt wirkende Forststraße, die angesichts der überlappenden Äste und Zweige des dichten Buchenwalds streckenweise wie ein Tunnel wirkte und hinter so mancher Kurve imposante Blicke auf Weiden, Felsformationen und so einige andere Überraschungen freigab. Kein Mensch weit und breit, pure Natur und bestimmt ganz viele Bambis, die uns beobachteten.

In Gedanken ging ich den Ablauf des heutigen Tages durch. Wichtig: Teilnehmer zum Anlegen der Schrittzähler auffordern und prüfen, ob alles passt. Entspannungstrainerin und Aromatherapeutin Tatjana vorstellen. Teilnehmer motivieren, die Schuhe auszuziehen. Beginn des etwa einstündigen, leichten, den Energiefluss im Körper anregenden Bewegungstrainings auf dem „Lebenskreis", einem kreisförmigen Barfußweg, illustriert mit einzelnen Lebens- und Energiestationen. Leichter eineinhalbstündiger Querfeldein-Spaziergang im Wald rund um die Ausflugszone in Kleingrüppchen, zwangloses Aufsaugen der Waldatmosphäre. Mittagessen auf der Terrasse der Bergpension. Etwas zu den Wildpferden dort sagen. Aromatherapie-Workshop unter Tannen mit Tatjana dolmetschen. Waldtypische ätherische Öle kennenlernen, Salbe herstellen. Freizeit. Einstündige Gong-Meditation mit Gong-Praktikerin Daliborka als Abschluss-Highlight. Rückfahrt zur Unterkunft.

EIN STURM LÄUTERT DIE LUFT UND DRINNEN IST ES WARM

Passt! Alles wird gut, schließlich habe ich das Programm akribisch vorbereitet und im Frühjahr schon selbst ausprobiert, sogar das Essen. Und selbst wenn nicht alles perfekt wird, so wird das leicht tänzelnde Blätterdach dieses lichten und fröhlichen Buchenmischwalds umspielt von freundlichen Sonnenstrahlen für gute Laune sorgen und unsere NK-Zellen ganz bestimmt mit überall umherschwirrenden Terpenen zur Höchstform auflaufen lassen.

Eine strahlende Tatjana erwartete uns. Nach kurzem Small Talk gingen wir zum Lebenskreis. War das Wetter beim Aussteigen mit 16 Grad bei ziemlicher Windstille zwar nicht zum Barfußlaufen geeignet, aber noch einigermaßen akzeptabel, fing es gleich nach der ersten Übung an zu regnen. Die Einwegponchos waren schnell verteilt, und wir machten tapfer weiter. Das Mantra in meinem Kopf mutierte zu einem verzweifelten Stakkato unterbrochen von „bitte, bitte, lieber Gott". Doch es half alles nichts. Dem Wettergott gefielen meine Gesänge offensichtlich nicht.

„Schade, dass uns das Wetter einen Strich durch die Rechnung gemacht hat, aber wir haben das Beste daraus gemacht, wir sind ja nicht aus Zucker."

In Windeseile steigerte sich der mäßige zu einem heftigen Starkregen, und wer konnte, tauschte den Poncho durch eine richtige Regenjacke oder einen Regenmantel ein. Nach einer guten halben Stunde wandelten sich die Regentropfen in horizontal in den Körper stechende Nadeln und die Temperatur stürzte ziemlich ab. Für uns „Normalos" wurde es zu ungemütlich, schweren Herzens mussten wir die Übungen abbrechen.

„Mit unseren bunten Schirmen sahen wir aus wie exotische Pilze im Wald."

Den Spaziergang ließen sich die meisten jedoch nicht nehmen. Der Wind schwächte ab, und so stapften wir eine gute Stunde in kleinen Grüppchen mit bunten Schirmen bewaffnet querfeldein um nasse Steinformationen, über glitschiges Laub, rutschige Wurzeln und federndes Moos. Mit Atmosphäre aufsaugen und Landschaftsgenuss lief da nicht viel, schließlich musste man auf den Boden achten, um nicht auszurutschen und hinzufallen.

Ziemlich durchgefroren, mit kalten Füßen, teilweise bis auf die Knochen durchnässt, war nun die Zeit für Tee, heiße Schokolade und Kaffee und eine kleine Stärkung gekommen. Wir beschlossen, den Aromatherapie-Workshop nach innen zu verlegen und uns weiter aufzuwärmen.

„Ein Spaziergang bei Regen kann auch richtig Spaß machen. Was für eine gute Luft."

Statt live an verschiedenen Zapfen, Nadeln und Blättern zu riechen, rochen wir an mit Waldkiefer-, Tannen- und Eukalyptusaromen getränkten Taschentüchern und an einem stattlichen Klumpen echtem, völlig naturbelassenem Bienenwachses. Tatjana erklärte uns Herkunft, Anwendungsbereiche und Vorzüge der einzelnen Ingredienzien und dass die Aromen mächtige Schwerter sind, die mit Bedacht und Wissen eingesetzt werden sollten, während wir unseren Platak-Balsam köchelten. Auch wenn wir notgedrungen drinnen waren und nur das halbe Erlebnis hatten, so haben wir doch alle in unterhaltsamer Weise etwas über Phytonzide, Terpene und essenzielle Öle aus dem Wald gelernt. Der Balsam ist übrigens super geworden und hat mir schon gute Dienste bei Erkältungen geleistet.

„Das Balsamköcheln war klasse."

Bernhard spähte währenddessen eifrig das Wetter aus, denn wir wollten doch unbedingt unser Gong-Waldbad erleben. Annabelle und Anastasia erfreuten sich derweil an den Wildpferden, die friedlich mit ein paar Schafen grasten und natürlich jedes „reitende Mädchenherz" höher schlagen ließen. Ganz aufgeregt löcherten sie mich mit tausend Fragen, warum hier derartig viele prachtvolle Pferde und so süße Fohlen sind, ganz ohne Koppel und andere sichtbare Zeichen von Zivilisation. Ich konnte nur oberflächliche Antworten geben und auch keine besonders romantischen.

„Wie schön, dass man Wildpferden so nahekommen kann."

Tatsächlich stellt das, was wir so toll finden, für die Bewohner rund um den Platak ein Problem dar. Die Pferde sind hier vor einigen Jahren unvermittelt aufgetaucht, vielleicht weil die ursprünglichen Besitzer sie nicht mehr versorgen konnten oder wollten, und erobern sich seitdem ihren Platz. Nicht selten stehen sie in Gruppen von 40 bis 50 Tieren plötzlich in jemandes Hof oder grasen am Straßenrand. Deshalb gab es bereits dramatische Unfälle. Auch die reichlichen Hinterlassenschaften geben Anlass zu Ärger, ebenso wie angeknabberte Bänke und Zäune. Ich blickte in zwei enttäuschte Augenpaare.

IM BUCHENBALLETT MIT GONG UND GLÖCKCHEN

Gegen 15 Uhr war es dann soweit, der Himmel riss auf und ließ ein paar wärmende Sonnenstrahlen zu uns durchdringen. Schnell machten wir uns auf zum Ort des Geschehens und bereiteten unser Lager für die nächste Stunde vor. Auf einem feuchten Holzpodest inmitten eines schönen Buchengrüppchens legten wir Planen, Decken, Kissen und Schlafsäcke aus und kuschelten uns voller Erwartung ein. Daliborka, die fest im Hier und Jetzt stehende Gong-Praktikerin schritt zur Tat.

„Ich wäre nie auf die Idee gekommen, eine Gong-Meditation mitzumachen. In dieser Umgebung aber immer wieder. Es war sehr entspannend und die Klänge haben sehr gut in den Wald gepasst.“

Was folgte, war ein wirklich faszinierendes Erlebnis, zumal keiner der Teilnehmer jemals zuvor eine Gong-Meditation mitgemacht hat. Nicht nur mich begeisterte, wie sich die Klänge des Gongs mit den über unseren Köpfen tänzelnden Zweigen und leise raschelnden Buchenblättern verbanden und die Bäume scheinbar dem Rhythmus des Gongs folgend (oder war es umgekehrt?) immer wieder ein paar Sonnenstrahlen auf unsere Körper fallen ließen.

„Das Rauschen der Blätter zu hören
und den Duft der Umgebung zu riechen war toll,
den Gong hätte ich nicht unbedingt gebraucht.“

Es entstand eine ganz eigene Komposition, die uns völlig zwanglos und unmittelbar in einen tief entspannten Zustand versetzte. Ich denke, die Bilder sprechen für sich. Total erfrischt kehrten wir allmählich ins reale Geschehen zurück. Wir waren hungrig. Nach einem wirklich leckeren Essen mit der kulinarischen Entdeckung von Brennnesselbratlingen machten die meisten von uns noch einen zweiten 40-minütigen Waldspaziergang über die tolle Forststraße, bevor wir gemeinsam die Rückreise zu unserem Ferienquartier antraten.

„Als hätte ich acht Stunden geschlafen.
Mit der Glöckchendusche geweckt zu werden,
war unglaublich schön.“

WILDWECHSEL MIT HIRSCH UND TERPENE BEI DER ARBEIT

Die Spaziergänger wurden mit einem Hirsch belohnt. Vor ihren Nasen trat er mit imposantem Geweih und flinken Läufen von Kraft und Leichtigkeit gezeichnet aus der Dunkelheit des Waldes hervor und verschwand nach einem beachtlichen Satz über die steil abfallende Straße im Dickicht auf der anderen Seite. Während die einen seine Anwesenheit als solche schon großartig fanden, bewunderten die anderen seine Geschicklichkeit und die „astreine

Vorsicht-Wildwechsel-Schild-Haltung". Insgesamt waren sich alle einig, dass die spontane Begegnung mit so einem Wildtier, das man im normalen Leben überhaupt nicht auf dem Plan hat, sehr ergreifend ist.

„Ich wäre gern noch eine halbe Stunde länger gelaufen.
Die Natur ist so schön. Der Duft, der Hirsch und überhaupt ..."

Hildegard und Dieter sahen den Hirsch nicht, sie waren zu spät dran. Die beiden erfreuten sich einfach an der Stille, der frischen Luft, die nach dem Regen besonders schön duftete, und an der üppigen, natürlichen Waldumgebung. „Ich konnte die Terpene bei der Arbeit sehen", meinte Dieter, als er in den Bus einstieg.

„Ich konnte die Terpene bei der Arbeit sehen."

In der Abenddämmerung gegen 19 Uhr sammelten wir die Spaziergänger ein. Scheinbar waren alle ein bisschen platt und hingen ihren Gedanken nach. Vereinzelt wurden Eindrücke und Stimmungen ausgetauscht. Auch ich sinnierte über den Tag, der aus meiner Sicht als Organisatorin dank des Wettergotts doch ziemlich schiefgelaufen war. Ich kam mir vor wie in einem wunderbaren Song von Chet Baker, und meine innere Stimme trällerte leise vor sich hin: „I make a date for golf, and you can bet your life it rains, I try to give a party, and the guy upstairs complains, I guess I'll go through life, just catching colds and missing trains, everything happens to me."

Gabriel erzählte vom Wald, vom Hirsch, von Gong-Entspannung, Bratlingen und Phytonziden und der Herausforderung, bei Regen elegant über den glitschigen Waldboden zu gleiten. Unvermittelt stellte mir Gabriel die Frage der Fragen, die mich im Nu ins reale Geschehen zurückbrachte und in Hochstimmung versetzte: „Du, was für ein Tag ist heute eigentlich, wie lange sind wir schon hier?"

Gabriel hat bereits an unserem ersten Tag das von Psychologen bei der Stressentspannung und Aufmerksamkeitswiederherstellung als ziemlich wichtig erachtete *Being-away*-Gefühl (siehe S. 202) erreicht.

Zu Hause war dann nicht mehr viel los. Irgendwann trafen wir uns zum gemeinschaftlichen Abendritual des Fragebogen-Ausfüllens verbunden mit einem kleinen Billardturnier. Bei guten Gesprächen verbrachten wir einfach eine nette Zeit am Kaminfeuer und betrachteten die Fotos des Tages. Mit einem Stoßgebet für einen sonnig-warmen nächsten Tag schlief ich ein.

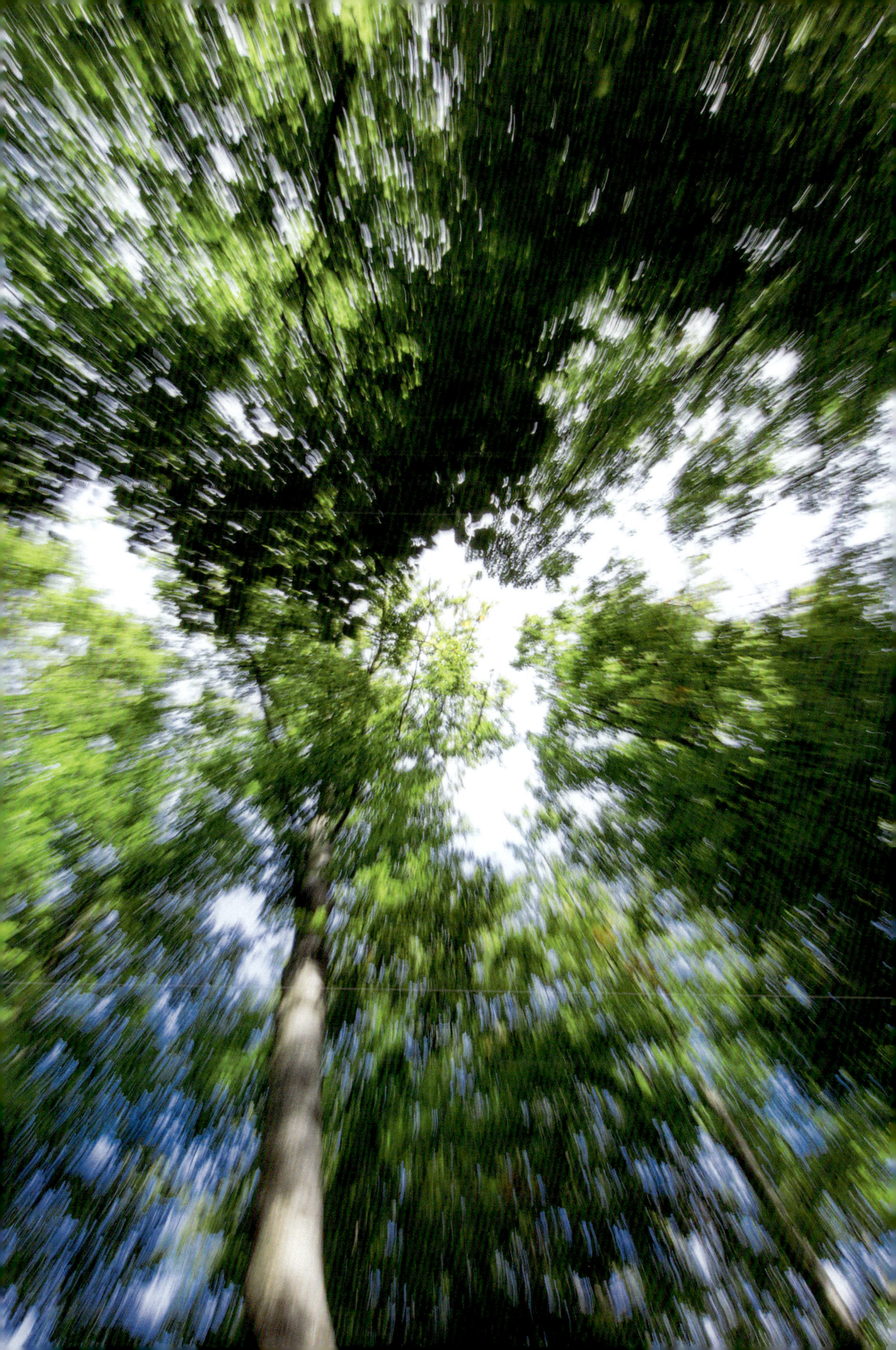

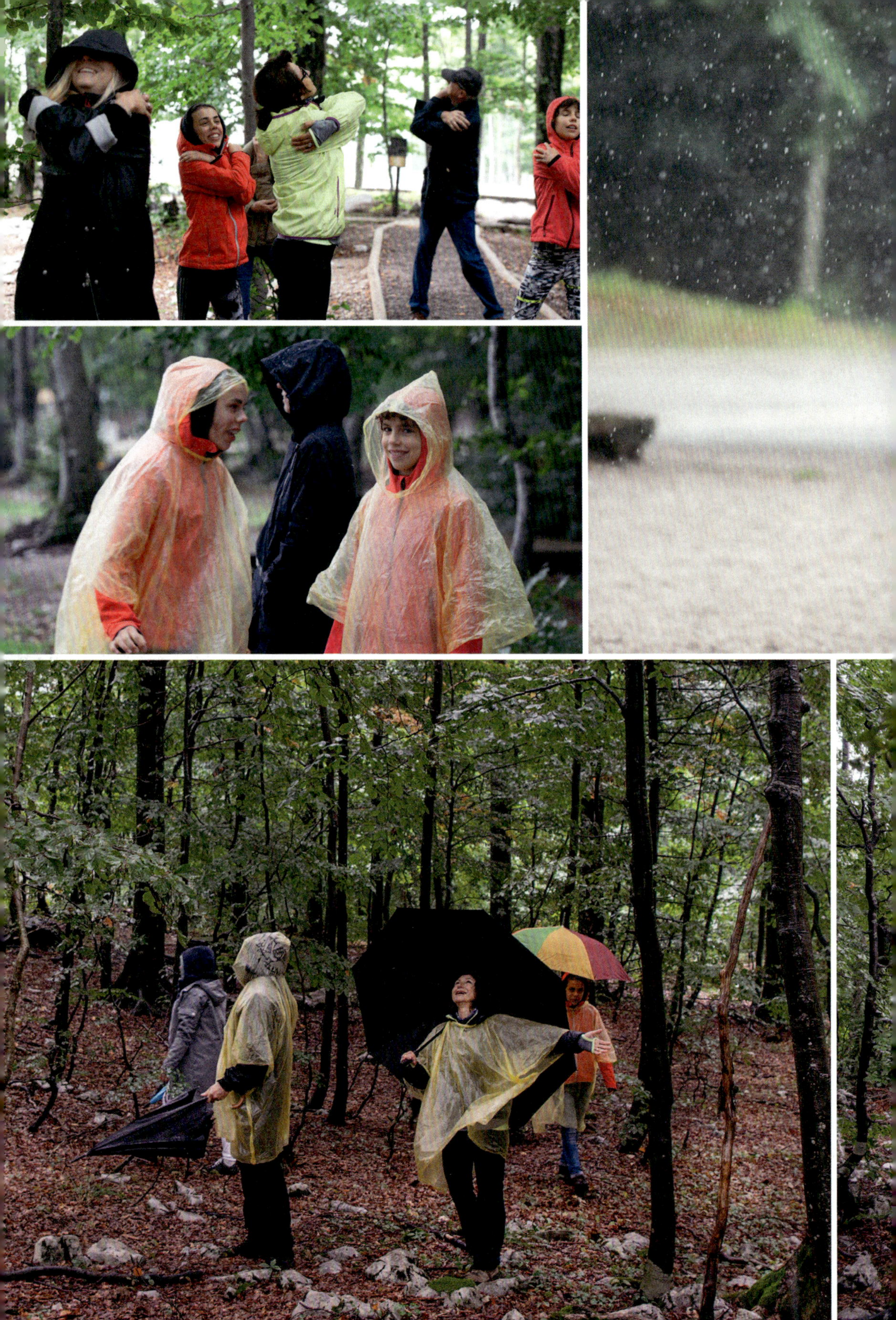

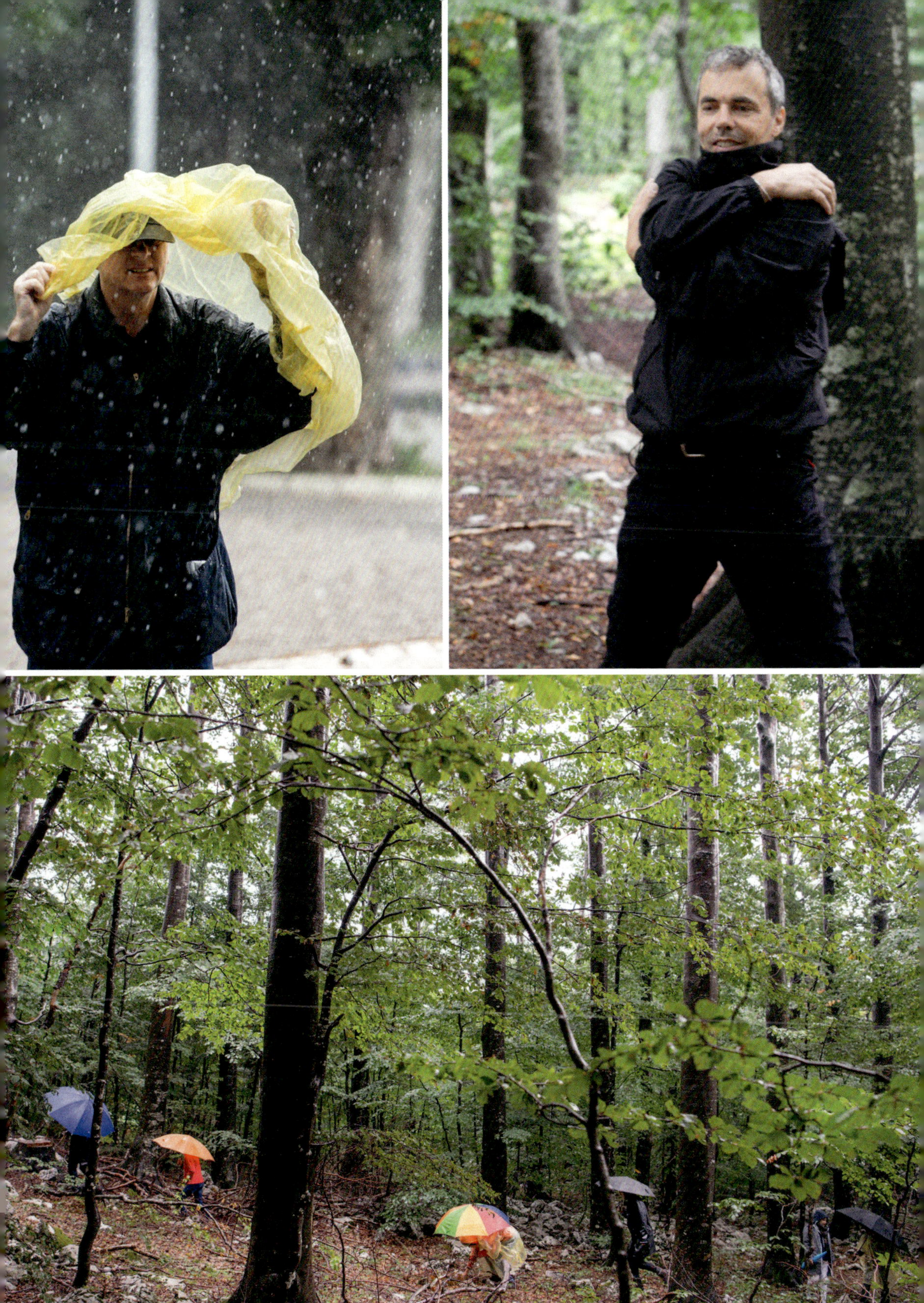

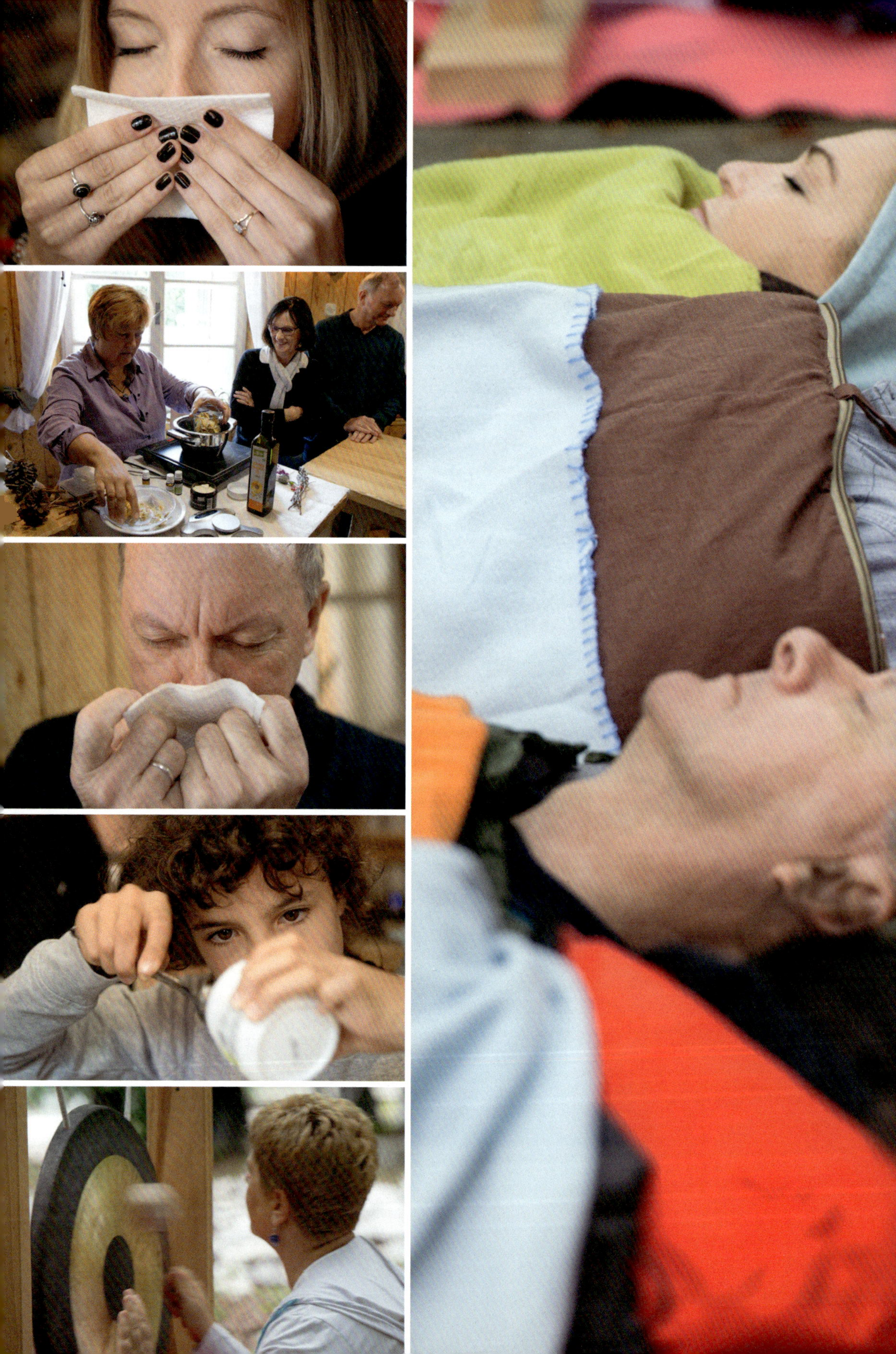

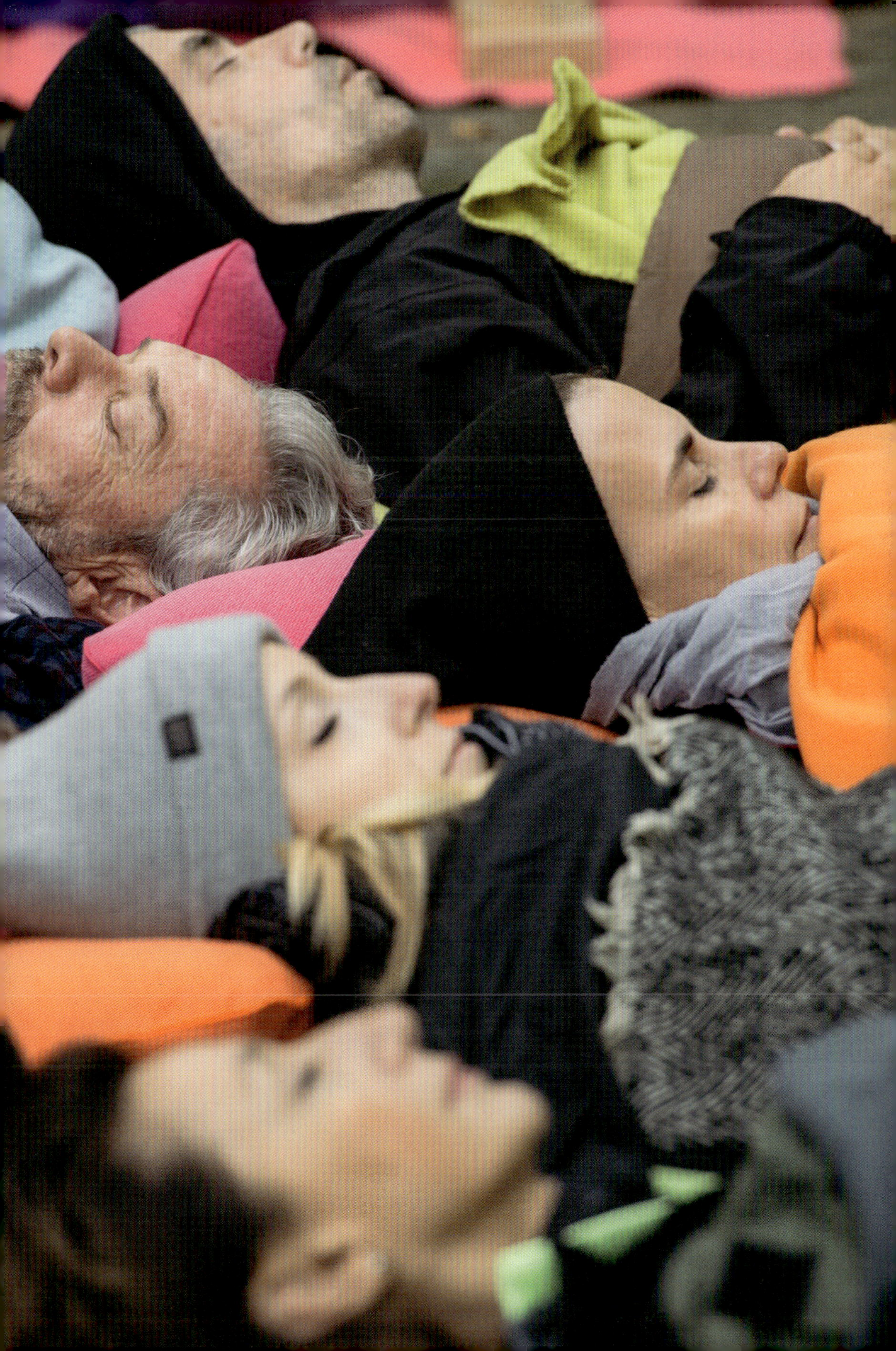

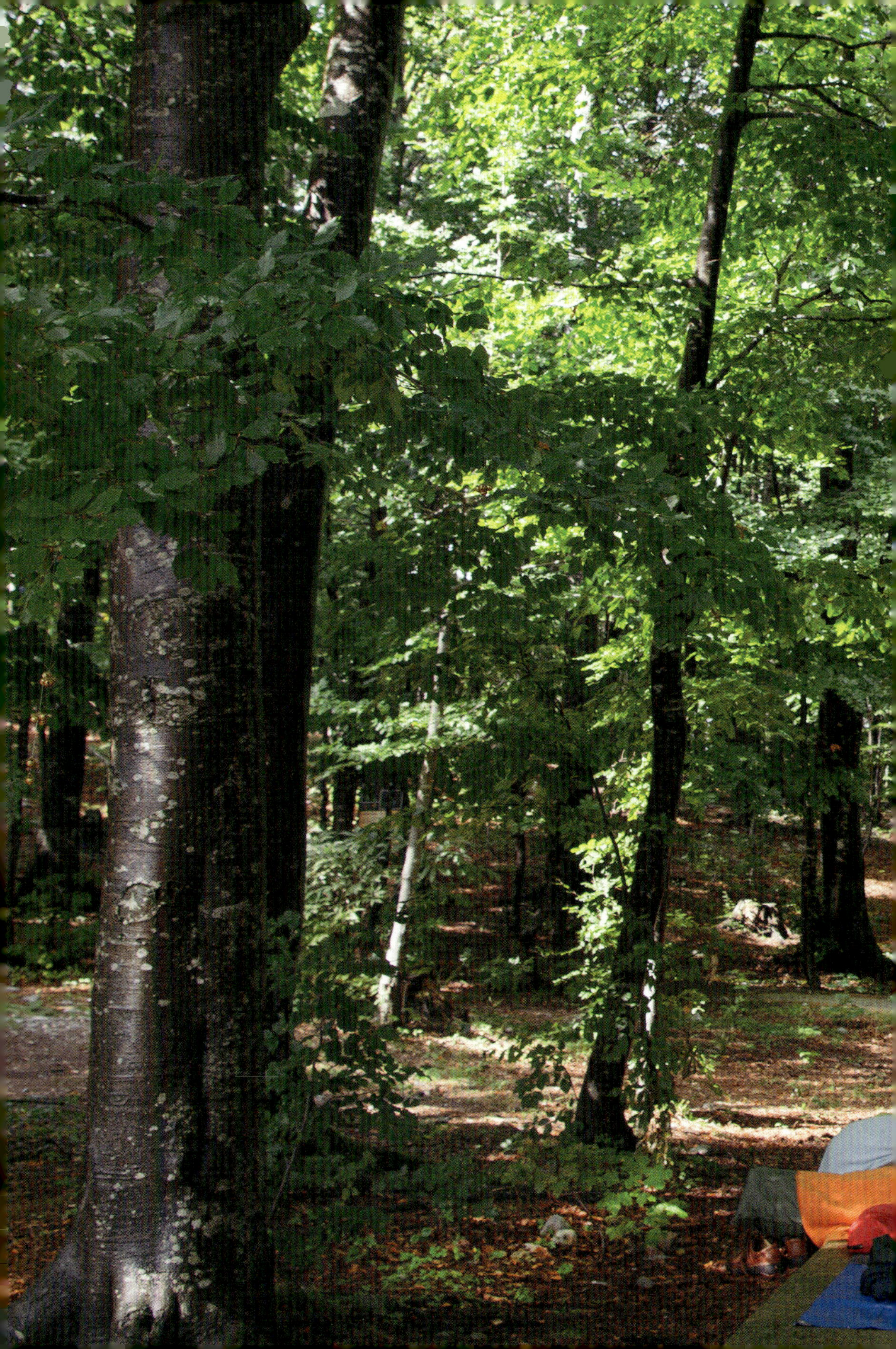

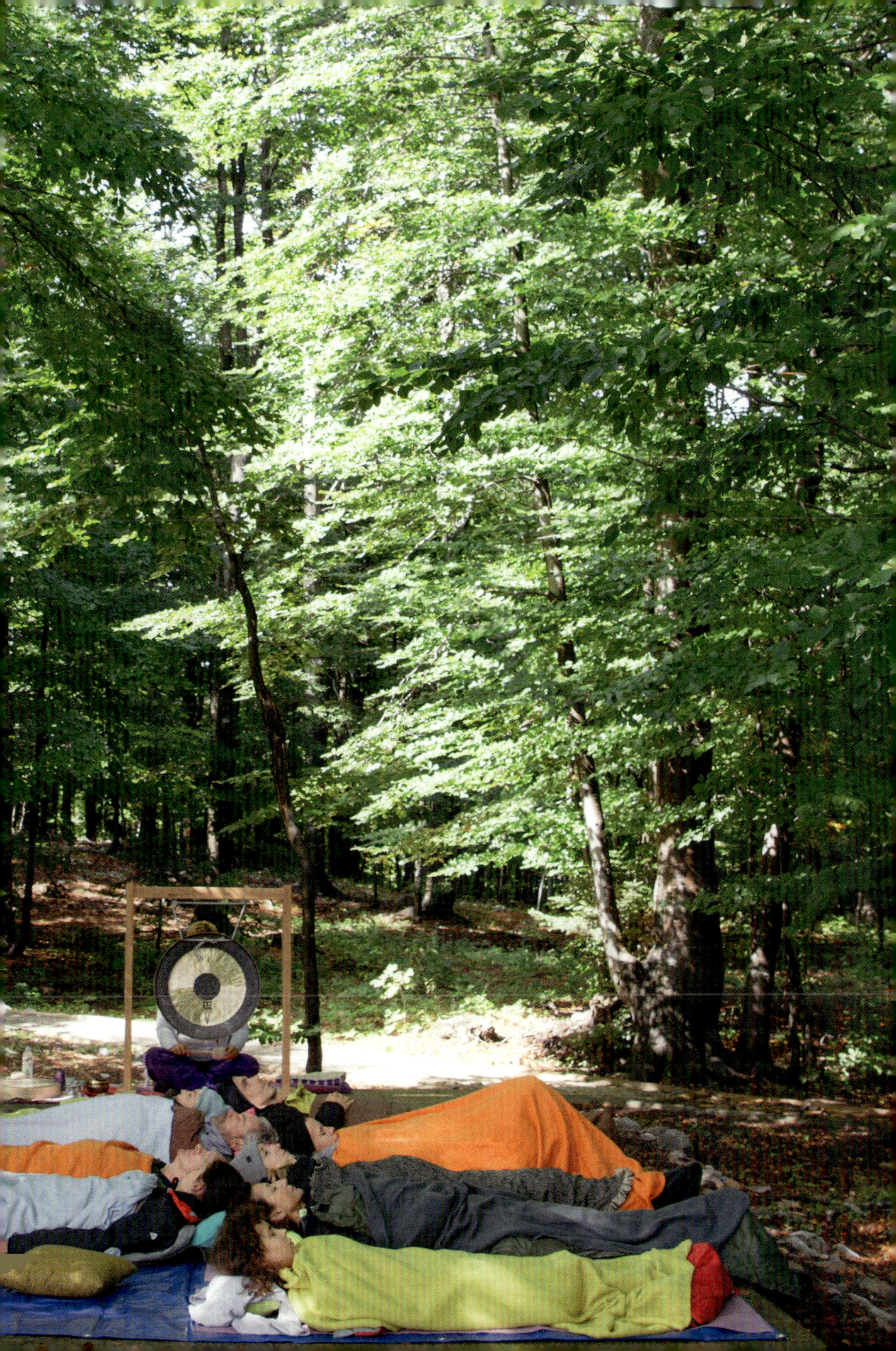

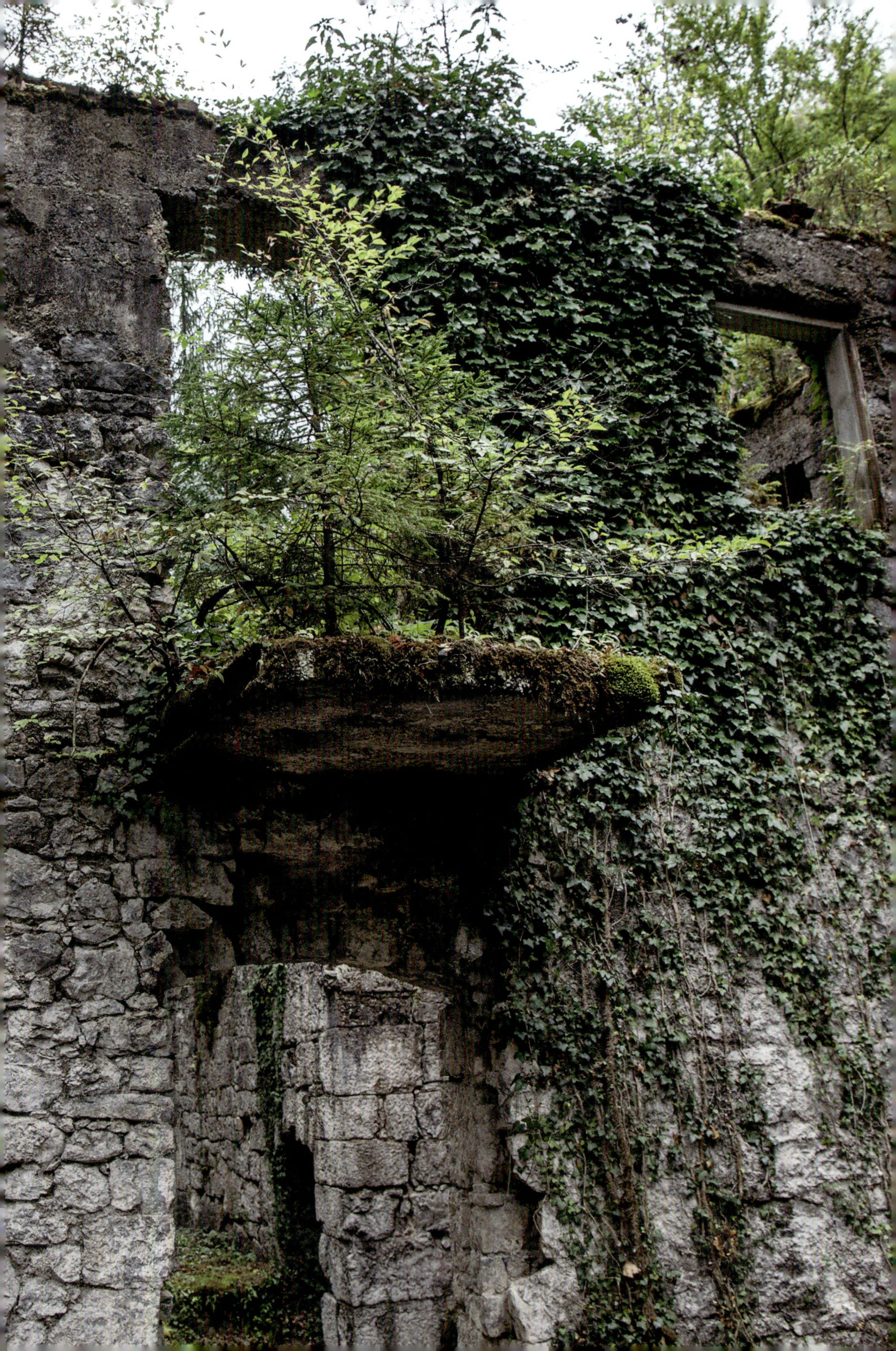

3. September 2017, Vrbovsko, 45.37°N 15.08°O: Wald, die Zweite

Der Bus war wieder voll bepackt, die Checkliste abgehakt: zwei Säcke Zement, Mörtelkasten, Betonquirl, Schüsseln, Arbeitshandschuhe, Hängematten, Decken, Kissen und so weiter. Während wir die Schlafmützen im Frühstücksraum erwarteten, sprachen Richard und ich den Tagesablauf durch.

Heute wollten wir in eine ganz andere Szenerie abtauchen und so stand ein Ausflug nach Vrbovsko auf dem Programm: Abfahrt gegen 10.30 Uhr. Gemächlicher Spaziergang im Ausflugsgebiet Kamačnik. Anschließend Chillen, Grillen, Teamaufgaben und Workshops auf Milivojs Waldgelände. Wir müssen ja noch Cornelias Abholung vom Flughafen Zagreb organisieren. Langsam füllte sich der Raum.

„Guten Morgen, liebe Simone, hast du gut geschlafen?" „Ja, wie ein Stein." „Und du, Anastasia, hast du was Schönes geträumt?" „Weiß nicht, wo ist denn das Brot?" „Und du, Annabelle?" „War okay. Was machen wir heute eigentlich? Drei Hunde sind bestimmt zu viel, aber dürfen der Iggy und der Gustl heute mitkommen?" „Ja, ich denke, die können wir heute mitnehmen." „Uiiii, dann kriegt der Iggy auch einen Schrittzähler." „Hoffentlich wird's heute wärmer, mir war richtig kalt", schnappte ich vom Nebentisch auf, an dem man ungläubig bedauerte, dass das Wetter so mies war, und das in Kroatien.

Ich bedauerte das auch und hoffte, mein Stoßgebet von gestern Abend würde erfolgreicher als das Mantra „Alles wird gut" des Vortags sein. Obwohl – so schlecht war das Mantra auch nicht, immerhin hätte es noch viel schlimmer sein können, nämlich Dauerregen und Sturm bei 9 Grad, statt gewittrigem, teils sonnigem Wetter bei 16 Grad. Eigentlich hatten wir alles hinbekommen und die geplante Verweildauer unter dem Kronendach des Waldes erreicht, wenngleich in unorthodoxer Reihenfolge und unter zum Teil widrigen Umständen. Für den heutigen Tag sollte es kein Mantra geben, ich wollte alles einfach auf mich zukommen lassen.

Um 10.15 Uhr fuhren wir mit Iggy und Gustl im Schlepptau los und kamen nach einer halbstündigen, landschaftlich zum Vortag stark kontrastierenden, doch nicht weniger reizvollen Autobahnfahrt am etwa 40 Kilometer weiter im Landesinneren liegenden Canyon Kamačnik in Vrbovsko an. Obwohl stark bewölkt, sah es nicht nach Regen aus und die Temperatur hatte sich immerhin auf 19 Grad gesteigert.

MIT KLANGEXPERIMENTEN AUF DEM LEHRPFAD

Bevor wir uns auf den Weg machten, bat ich die Teilnehmer, sich etwas näher mit der Vegetation zu beschäftigen, ein herumliegendes Blatt, abgefallene Zapfen, ein bizarres Holzstück oder etwas anderes aus der Natur mitzunehmen für unseren Beton-Workshop am Nachmittag, bei dem wir ein Stück Natur in einen Gebrauchsgegenstand oder ein künstlerisches Erinnerungsobjekt für zu Hause verwandeln wollten.

Die unter Landschaftsschutz stehende wildromantische Kamačnik-Schlucht mit einer Fläche von etwa 74 Hektar und einer Höhe von 370 bis 600 Metern befindet sich in einem geomorphologisch interessanten Karstgebiet. Die in Karbonatfelsen tief eingeschnittene Schlucht zeichnet sich durch eine Reihe von Stromschnellen, Strudellöchern und kleineren Kaskaden aus, die ein verwobenes Geflecht mit schattigen Engstellen bilden. Der Kamačnik-Bach ist ein etwa drei Kilometer langer Nebenarm des Flusses Dobra.

„Toller Waldspaziergang in einem abwechslungsreichen Wald."

Direkt am Parkplatz beginnt ein zum Teil trampfelpfadartiger, ursprünglich gestalteter Weg durch den dichten Buchen-, Tannen- und Fichtenwald, der über zahlreiche Brücken entlang des Bachs führt. Gut sechs Kilometer entfernt entspringt in unbekannter Tiefe in einem unterirdischen Höhlenkanal eine Quelle. Von Freunden hatte ich gehört, dass dieser weitgehend noch nicht erkundete Höhlenkanal für Forscher höchst interessant ist, nicht nur, weil man dort einen endemischen, wohl unterirdisch lebenden Krebs entdeckt hat.

Genauso wie einige andere, wollte ich auch gern bis zur Quelle gehen, doch ich musste leider streng bleiben, da dies mit insgesamt mindestens zwölf Kilometern unser zugelassenes Schrittpensum bei Weitem überschritten hätte. Des einen Leid, des anderen Freud, denn insbesondere die Mädchen fanden den gerade beginnenden Spaziergang trotz Iggy, Gustl und anderer schöner Ablenkungen auch so schon zu lang.

„Viel gesehen, Neues gelernt."

Der Wanderweg ist nicht nur als Lehrpfad angelegt, mit Beschreibungen der typischen Flora, Fauna und Vegetation, er wartet auch mit interessanten Klanginstallationen auf, die einen eher an Japan als an das kroatische Bergland denken lassen. Während wir die Waldluft genossen, googelten Richard und ich nach Begriffen wie *Ruscus hypoglossum* (Hadernblatt, ein Spargelgewächs), *Daphne laureola* (Lorbeer-Seidelbast), *Epimedium alpinum* (Alpen-Sockenblume), *Veronica urticifolia* (nesselblättriger Ehrenpreis), *Trichoptera* (Köcherfliegen), *Salamandra salamandra* (Feuersalamander) oder *Ostrya carpinifolia* (Europäische Hopfenbuche).

Apropos googeln: Smartphones hatte ich ausdrücklich erlaubt und gewünscht. Zwar verstehe ich den Ansatz, im Sinne eines „Digital Detox" beim Waldspaziergang auf Handys zu verzichten, doch fand ich es noch wichtiger, dass wir uns erreichen konnten, soweit das erforderlich wäre. Vielleicht lag es an unserer speziellen Gruppe oder am feinen Gemüt der Teilnehmer, jedenfalls kann ich mit Sicherheit sagen, dass niemand während der Ausflüge telefoniert oder merkbar getextet hat. Fotografiert wurde indessen viel.

Für die meisten unserer Gruppe waren die Klanginstallationen entlang des Weges nicht weiter von Bedeutung. Hier stand das Gefühl, sich selbst inmitten purer Natur zu erleben und die beeindruckende Landschaft aufzusaugen oder sich mit den anderen auszutauschen, viel zu sehr im Vordergrund. Die anderen lebten ihren Spieltrieb mit Gong, Marimbafon und Fantasie-Instrumenten aus. Auch mir gefiel das gut.

Normalerweise bin ich weitaus zurückhaltender mit Musikinstrumenten, da ich nach einigen durchaus ernst gemeinten Versuchen, Gitarre, Saxofon und Trompete zu lernen, leider feststellen musste, nicht mal ansatzweise begabt zu sein und weder mir noch anderen die kläglichen Töne weiterer Versuche zumuten mochte. „Halt dich fern von Instrumenten und fang ja nicht zu singen an!“ ist schon eher mein Credo. Doch hier in dieser gelösten Atmosphäre war es mir piepegal. Mit Abstand zu den anderen probierte ich die einzelnen Instrumente nach Herzenslust aus. Gabriel erwies sich als wahrer Meister am Marimbafon. Schade, dass ihn seine Kinder trotzdem peinlich fanden.

„Der akustische Eindruck der verschiedenen Waldsituationen war richtig schön.“

Der Klangweg ist nach Pan benannt, dem griechischen Gott des Waldes und der Natur, und wartet mit sieben Klanginstallationen auf, die wirkungsvoll in die jeweilige Umgebung integriert sind und mit der natürlichen Klangkulisse zusammentreffen. Sie sollen den Spaziergänger animieren, hinzuhören und die Fülle der natürlichen Geräusche zu entdecken, während sie die Instrumente ausprobieren. Eine Tafel erläutert das Ganze und stellt einige Fragen, die Anregungen bieten, sich mit natürlichen und menschengemachten Geräuschen, Klängen und Tönen zu beschäftigen und zu entdecken, welche in der Kamačnik-Schlucht besonders gut zu hören sind.

Los ging es mit einem riesigen Gong, der den Beginn des Pfads markierte. Wie sich die Klänge eines Gongs mit den Klängen des Walds verbinden können, hatten wir ja tags zuvor schon erfahren, trotzdem mussten die meisten von uns mal selbst „draufhauen“ und schauen, was passiert. Die „Bären-Marimba“, die Gabriel so gut beherrschte, ist über dem Fußweg thronend vor einer kleinen Höhle installiert, die einem Bären perfekten Unterschlupf bieten würde. Außerdem gibt es noch ein Hirschhorn, Siebenschläferklingeln, eine Bachorgel und eine Serie von didaktischen Instrumenten.

EINFACH DA SEIN UND GENIESSEN

Bernhard, der einzige „wahre" Naturbursche unter uns, war ganz und gar von seinem fotografischen Auge geleitet, was ihn direkt in den Bach führte. Während wir, trotz angenehmer Temperaturen, froh um warme Jacken und ebensolche Schuhe, auf sicheren Pfaden wanderten, die auch so schon einige Tücken boten, zog Bernhard fröhlich Schuhe und Strümpfe aus. Festen Schrittes stapfte er ins eiskalte Wasser des Kamačnik, um ein unwiderstehlich gutes Motiv festzuhalten, und ließ seiner guten Laune von bayerischen Kraftausdrücken begleitet freien Lauf.

Didona hüpfte heiter durch die Gegend, atmete tief ein und aus und lobte die einzigartige Natur. Derweil hatte Alex Lust zu balancieren und versetzte mich in Angst und Schrecken. Der über den Bach gestürzte Baumstamm war von Moos überwuchert und sah sehr glitschig aus. Doch Alex hätte jeder Seilkünstlerin – heute sagt man wohl Slackline Artist? – alle Ehre gemacht und bewegte sich unter großer Bewunderung von uns allen grazil von einem Ende zum anderen und zurück. Ein schönes Bild.

Anastasia und Annabelle tranken das glasklare, eiskalte Wasser des Bachs, vergnügten sich mit den Hunden, warfen Stöckchen und Steinchen, sammelten Blätter für den Workshop und entdeckten so manches „Getier" – gut, dass Hildegard das nicht mitbekommen hat. Die Laune der Mädels war jedoch ein wenig instabil. Längst verdrängt geglaubte Jugenderinnerungen kamen hoch und die beiden hatten mein ganzes Mitgefühl. Beim Gedanken an die obligatorischen, für mich leider todlangweiligen, vor allem jedes Wochenende mit Freunden ruinierenden „Gewaltmärsche" durch das an sich wunderschöne oberbayerische Alpenvorland im Kreise meiner ansonsten damals noch kinderlosen Verwandtschaft wurde mir ganz elend.

Nach ein paar Umwegen und vielen interessanten Beobachtungen trafen wir uns zweieinhalb Stunden später wieder am Bus. Vorsichtig wurden die gesammelten Kostbarkeiten der Natur für den Workshop verstaut. „Schau mal, Richard, was ich gefunden habe, meinst, das wird gut?" „Ja, ja, das passt schon." „Was machen wir eigentlich damit?" „Was ganz Schönes, hoff ich. Schau mal, da hast du ein Wasser, magst nix trinken?" Thema gut abgebogen, Spannungsbogen aufrechterhalten, Spazierengehen macht sehr durstig. Annabelles schlechte Laune legte sich schlagartig, als sie die leckeren Wurstsemmeln im Vesperbeutel ihrer Mama erblickte. Ratzfatz landeten die in Annabelles Bauch, während Iggy und Gustl traurig zusahen. Auf zu einem ganz anderen Im-Wald-Sein-Erlebnis!

KREATIVES CHILLEN UND HÄNGEMATTEN IM WALD

Mental gut erholt und mit mehr als befriedigtem Abenteuergeist fuhren wir zu Milivojs Privatwald am anderen Ende der Stadt. Sanja und Milivoj, die morgens noch gebangt hatten, ob unser Experiment vielleicht ins Wasser fallen würde, erwarteten uns freudestrahlend in ihrer „Terpenoase" mit der typisch kroatischen Gastfreundschaft. Ein entspannter und abwechslungsreicher Nachmittag unter meterhohen Tannen nahm seinen Lauf.

„Tolle Atmosphäre!
Ein ganz spezieller Platz."

Milivoj zeigte uns sein Resort, Sanja hatte eine reiche Auswahl kulinarischer Köstlichkeiten vorbereitet, die uns mehr als beeindruckte. Auch oder gerade beim Essen sind die Kroaten trotz verstärkt in den Markt drängender Discounter immer noch sehr qualitätsbewusst und kaufen am liebsten direkt beim Bauern ein. Einer guten Gastgeberin würde es nie einfallen, einen Kuchen aus dem Supermarktregal anzubieten. Wer kann, macht ihn selbst, wer nicht, bittet eine versierte Nachbarin. Sanja konnte es selbst und hatte köstliches Waffelgebäck gezaubert, das nicht nur den sonst auf Low Carb programmierten Bernhard verführte.

Während wir bei regionalem Škripavac (eine Art kroatischer Mozzarella), istrischem *Pršut* (vom italienischen *prosciutto* für Schinken), hausgemachtem Brot und köstlichen Feigen von der Insel Krk beherzt zugriffen, musste das Begrüßungsschnäpschen zu Milivojs Enttäuschung der potenziellen Gefahr für die Aktivität unserer NK-Zellen geschuldet leider ausfallen.

Gelungener Einstieg in einen gechillten Nachmittag, an dem alle „Programmpunkte" optional waren. Gabriel versammelte ein Grüppchen um sich und hielt einen Workshop ab, wie man mit einfachen Mitteln die Höhe und das Alter eines Baums bestimmen kann. Hildegard las amüsiert in einem Buch, ich dolmetschte die angeregte Fachsimpelei zwischen Milivoj und Dieter. Richard machte derweil den am besten für seinen Kreativworkshop geeigneten Platz aus und karrte mithilfe von Milivojs Sohn Planen, Sand, Zement und Sonstiges in den Wald. Gegen 15 Uhr war alles vorbereitet.

Neugierig versammelte sich die Gruppe, das Spiel im überdimensionierten Sandkasten begann. Alle hatten sichtlich Spaß am Hantieren mit Formen, Blättern, Zweigen, Pinseln, Öl, Kellen, Schaufeln und Beton und freuten sich, ihrer Kreativität freien Lauf zu lassen, um ihr persönliches Naturobjekt zu schaffen.

Ich hatte große Freude zu beobachten, wie alle noch einen Tick entspannter und gelöster wurden, und auch ich entspannte mich immer mehr. Besonders Dieter machte eine sichtbare Verwandlung durch – setzte frech die Kappe verkehrt herum auf und lachte keck in die Kamera. Die unterschiedliche Herangehensweise faszinierte mich.

„Neues zu lernen und kreativ zu sein, macht einfach Spaß."

Nachdem sich Richard auf das Anrühren des Betons und ein paar kleine Hinweise beschränkte, konnte jeder machen, was er wollte. Während bei mir eher mit einem einzelnen Objekt klotzen statt klecksen angesagt war, fertigten Alex und Didona in Teamarbeit eine ansprechende Serie an. Hildegard und Dieter gestalteten eine geschmackvoll zurückhaltende, gut in ihren Garten passende Fliese. Simone werkelte zusammen mit den Mädels an einer aufwendigen Schüssel. Gabriel stellte sich einen anspruchsvollen Designauftrag und fertigte eine dicke, mit einem Zweiggerüst bewehrte Schüssel, die das Zusammenwirken aus naturbelassenen und künstlich hergestellten Werkstoffen versinnbildlichen sollte. Typisch Designprofessor.

„Was ich aus dem heutigen Tag mitnehme?
Hoffentlich ein schönes Betonkunstwerk."

So entstanden verschiedene hübsche Schalen, Teelichthalter und Untersetzer. Richard schuf ein Objekt, das ich zusammen mit meinem in München weiter bearbeitet habe. Ich betrachte sie als Beginn einer Serie, die inspiriert von Iggy Pops Song *Neon Forest* „Neonwald" heißen wird. Ich weiß noch nicht genau, wie es weitergeht, aber bei irgendeinem Waldspaziergang kommt mir bestimmt eine zündende Idee.

Nach so viel Kreativität und Einsatz war natürlich chillen und genießen angesagt, und da kamen uns die Hängematten gerade recht – in Decken eingekuschelt dösen, lesen, quatschen, über den Wald sinnieren oder einfach den Ruf der Wildnis hören, in unserem Fall verschiedenen Vogelstimmen lauschen. Die Kinder versuchten sich auf der Slackline.

„Ich habe noch nie in einer Hängematte im Wald gelegen, warum eigentlich?!"

FESTSCHMAUS MIT „GEMJUSE"

In der Dämmerung versammelten wir uns am imposanten Kaminfeuer auf einer der Terrassen. Milivoj grillte, was das Zeug hielt, mit einer Extraportion Gemüse, die ich mir mit Blick auf unsere NK-Zellen ausbedungen hatte und was ihn sichtlich amüsierte. Eine Platte nach der anderen des gesunden „Gemjuse, Gemjuse" wanderte über die Tafel. Leider haben wir davon kein einziges Foto gemacht, nur von einem ordentlichen Fleischberg, der auch auf dem Grill brutzelte. Ob das wohl an Bernhards Low-Carb-Pause lag?

Zum Festschmaus waren noch andere Gäste geladen, wie der Bürgermeister von Vrbovsko und seine Frau, die ebenso interessiert waren an unserem ungewöhnlichen Experiment wie die Internistin und Nierenspezialistin, Prof. Dr. Mirjana Sabljar-Matovinović, die mir sehr interessante Details über das Thema Organtransplantation und -spende näherbrachte:

Statistiken zufolge werden in Kroatien nicht nur die meisten Nieren- und Lebertransplantationen durchgeführt, auch bei der Anzahl der Spender liegt das Land ganz vorn. Das liegt wohl daran, dass in Kroatien die Widerspruchslösung gilt, nach der man automatisch als Organspender eingetragen ist, solange man nicht widerspricht beziehungsweise die Angehörigen, falls sie meinen, der Verstorbene hätte das nicht gewünscht.

Laut Mirjana widersprechen mehr als 80 Prozent der Kroaten jedoch nicht. Aus der großen Anzahl folgt, dass ein „Überangebot" an Organen sinnvoll über Europa verteilt werden muss. Dafür setzt sie sich bei ihrer Tätigkeit für die Stiftung Eurotransplant ein. Sofort erinnerte ich mich daran gelesen zu haben, dass die Spenderbereitschaft in Deutschland vor Kurzem wieder einmal auf den Tiefststand gesunken war und dachte über den großen Transplantationsskandal mit gefälschten Krankenakten, falschen Meldungen an Eurotransplant und die damit verbundenen schwierigen juristischen Fragen nach. Aber auch darüber, warum wir Deutschen überhaupt so ein Problem damit haben. Ein toter Baum bleibt einfach stehen und nährt seine Umgebung weiter und gibt ihr Raum zum Leben. Mit zunehmend schlechtem Gewissen kaute ich an meinen gegrillten Pilzen.

Die anderen bekamen von unserem Gespräch nicht so viel mit, und ehrlich gesagt, war ich etwas erleichtert, gegen 20 Uhr endlich Cornelia in unserer Tannenoase begrüßen zu dürfen. Unsere zwölfte Teilnehmerin konnte leider nur einen Waldtag mit uns verbringen, weil sie ausgerechnet zu unserer Reisezeit einen wichtigen Kongress zu organisieren hatte. Umso mehr freute ich mich über eine fröhliche Cornelia, die mit einer Flug- und Fahrzeit von jeweils 45 Minuten, und direkt in den Wald chauffiert, sicherlich die entspannteste Anreise hatte und sich sofort in eine andere Welt katapultiert fühlte.

Nach lustigen Gesprächen, viel „Gemjuse, Gemjuse“ und ein paar improvisierten bayerisch-kroatischen „Hahre-Hahre“-Gesängen, waren wir gegen 22 Uhr alle sichtlich geschafft und machten uns nach ein paar mehr oder weniger hilfreichen Handgriffen rundum zufrieden und inspiriert auf die Heimreise im voll beladenen Bus. Mit dem allabendlichen Ablesen der Schrittzähler und Ausfüllen der Fragebogen fand ein gelungener zweiter Waldtag sein Ende. Im Baumhaus, das alle sehr romantisch fanden, wollte keiner übernachten. Auch recht!

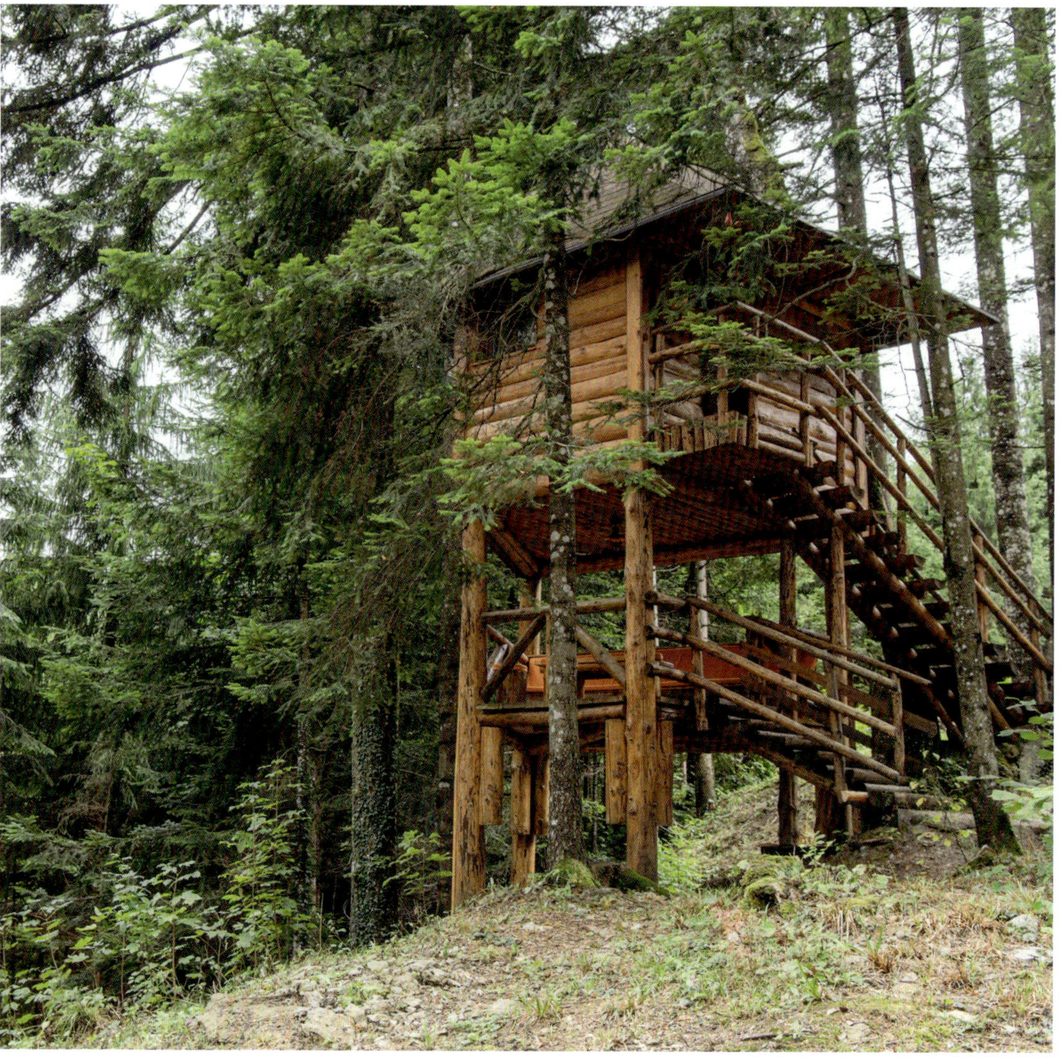

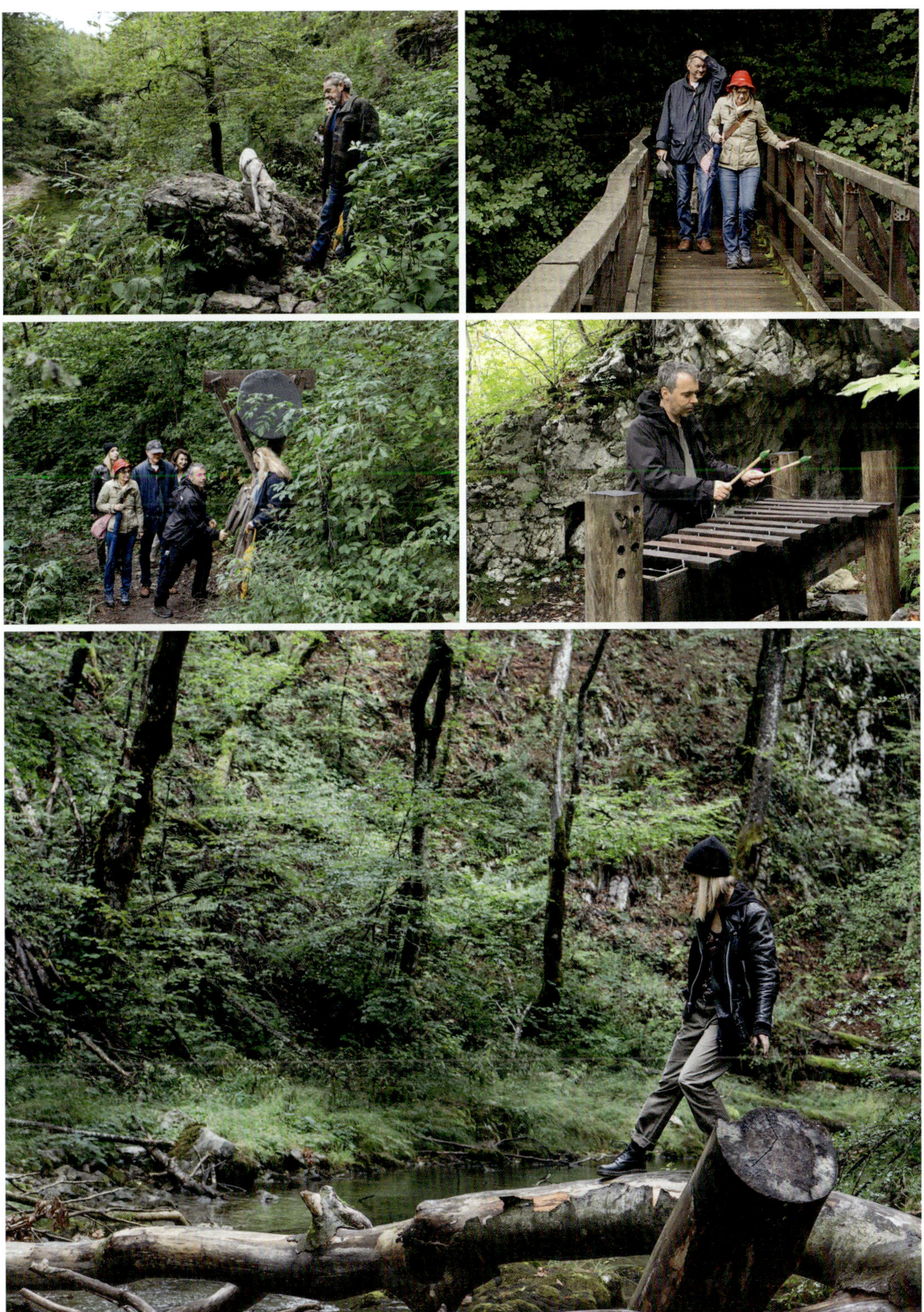

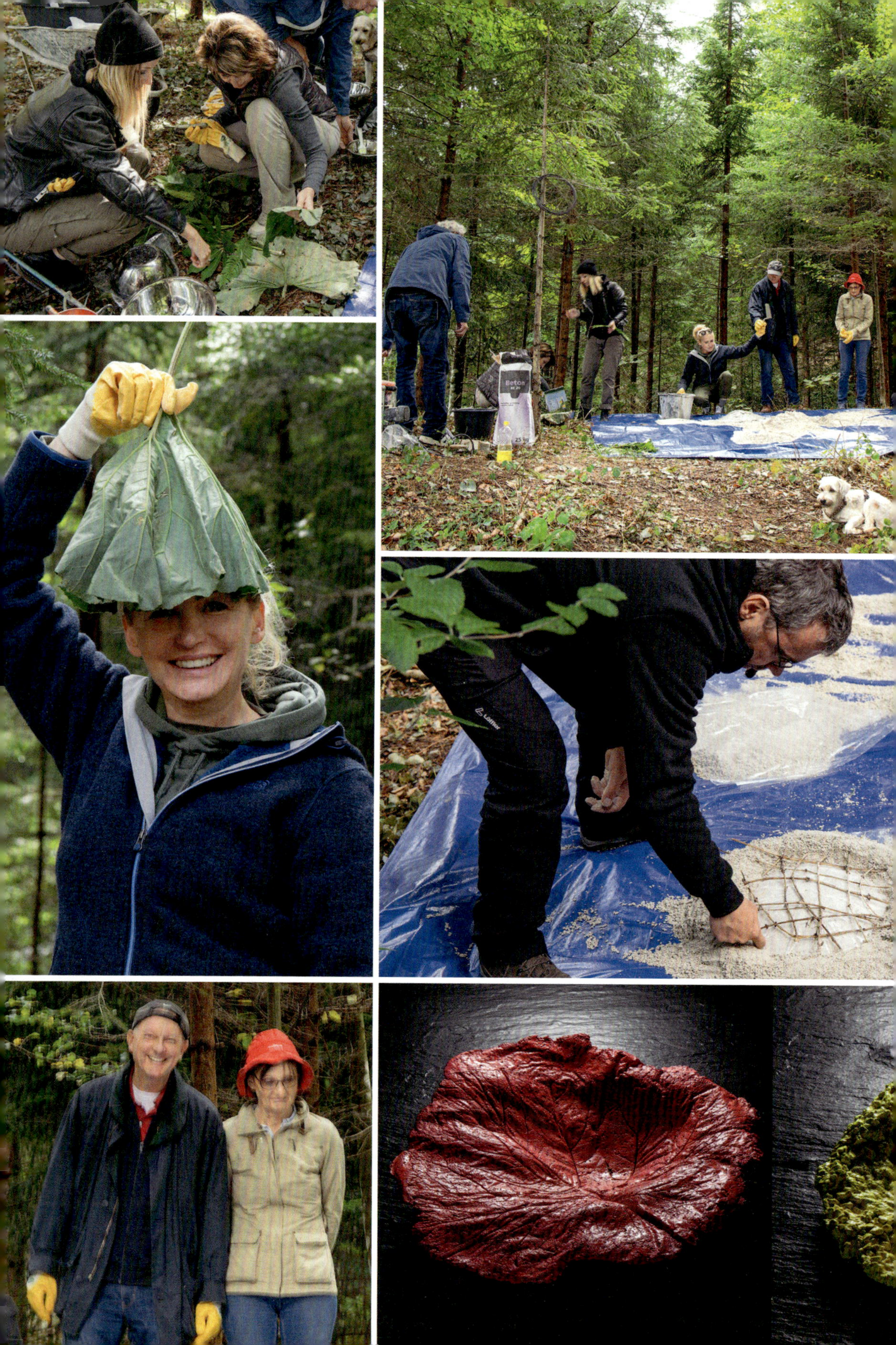
Beton

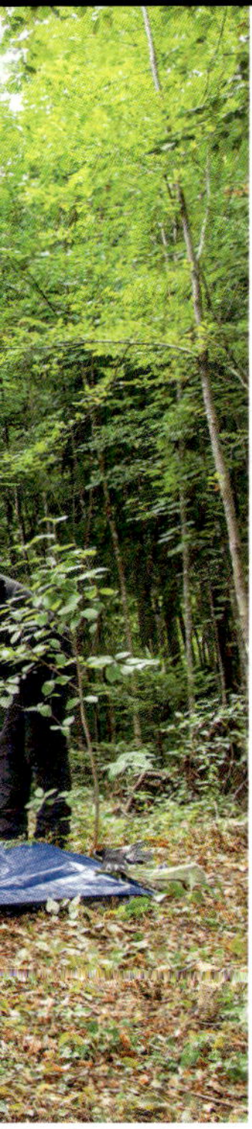

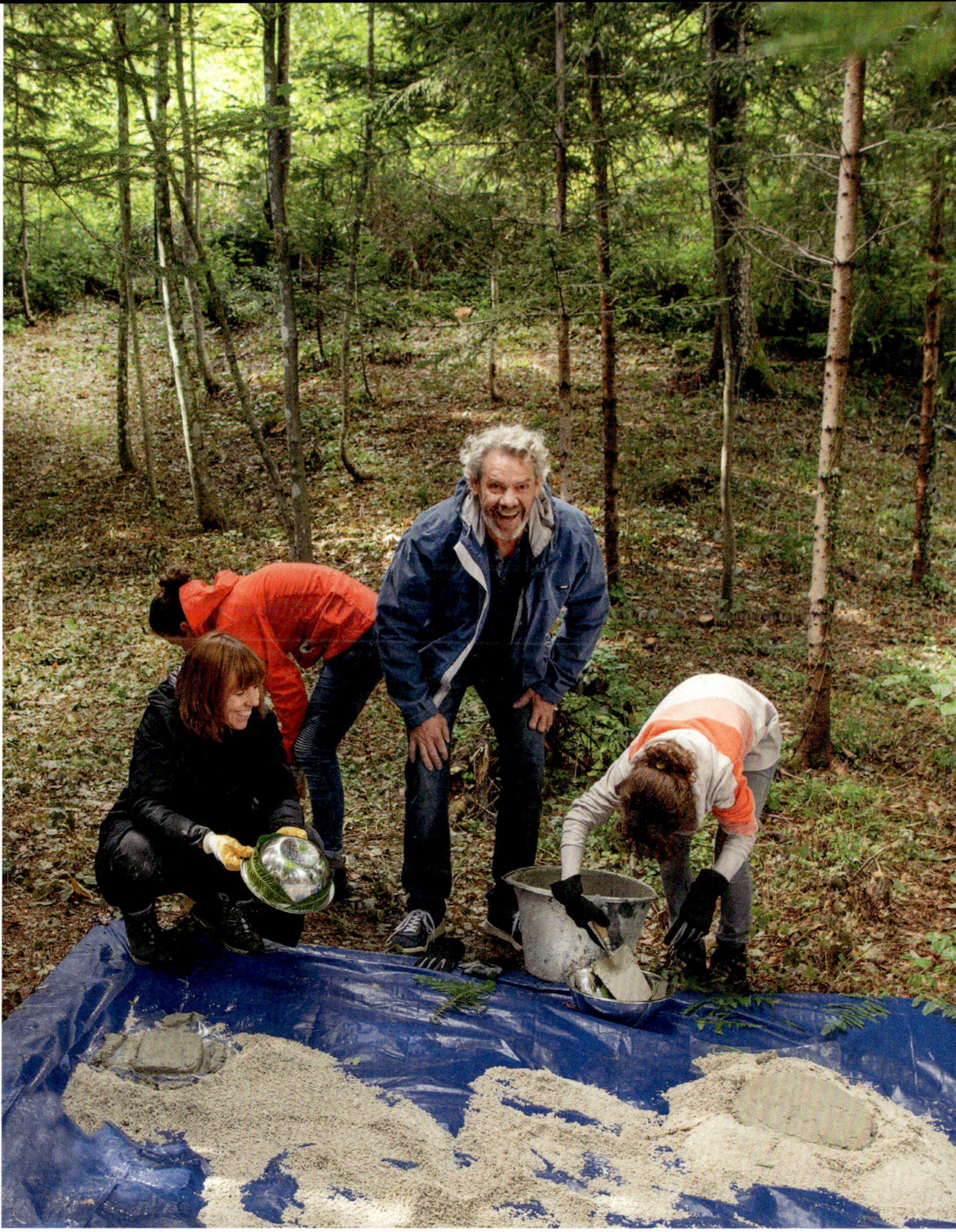

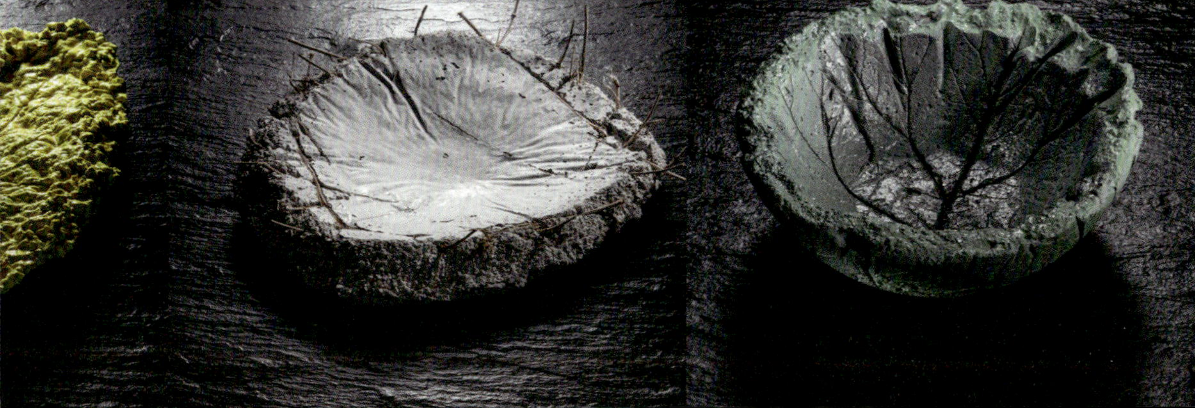

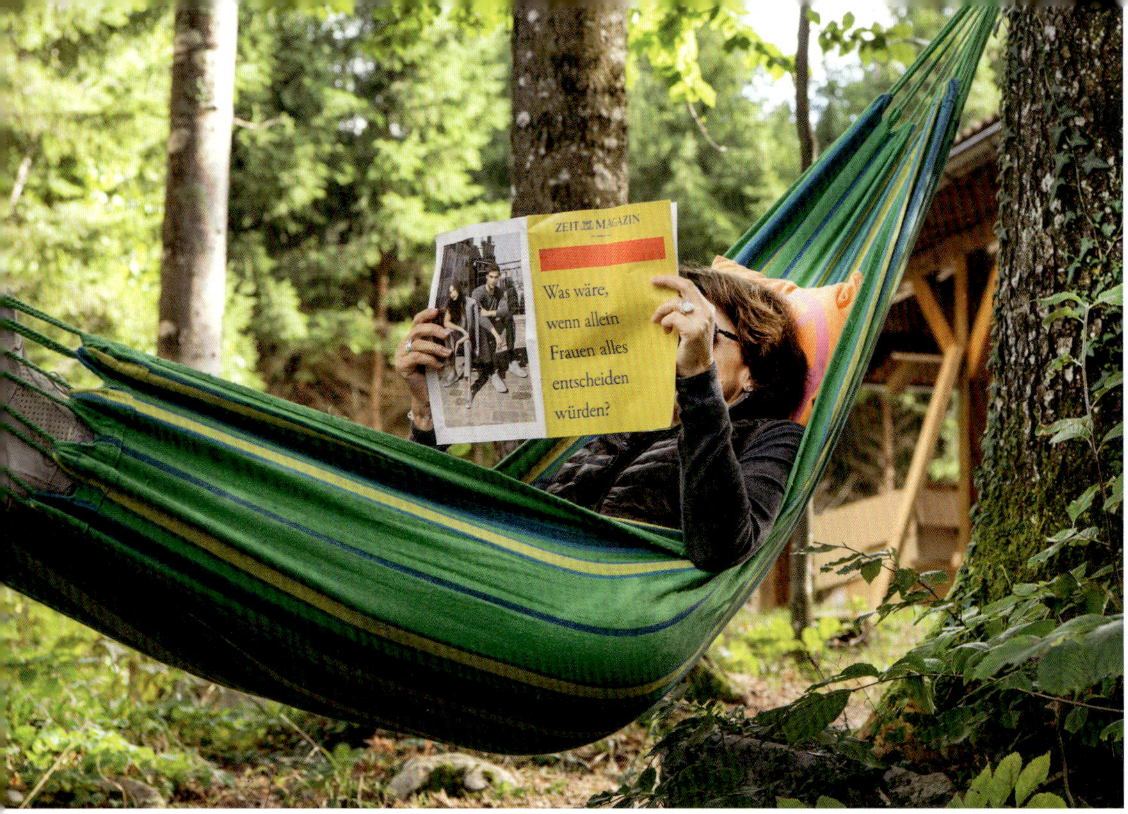

ZEIT MAGAZIN
Was wäre, wenn allein Frauen alles entscheiden würden?

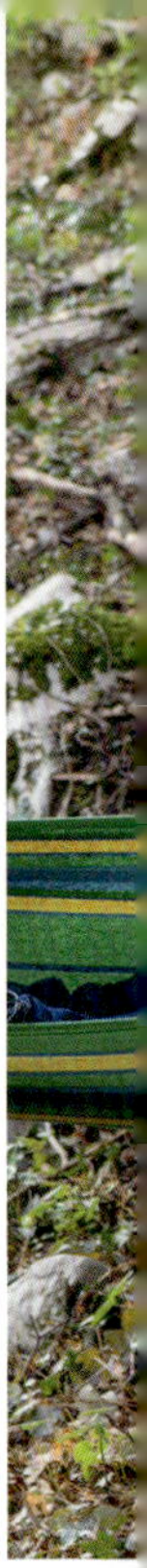

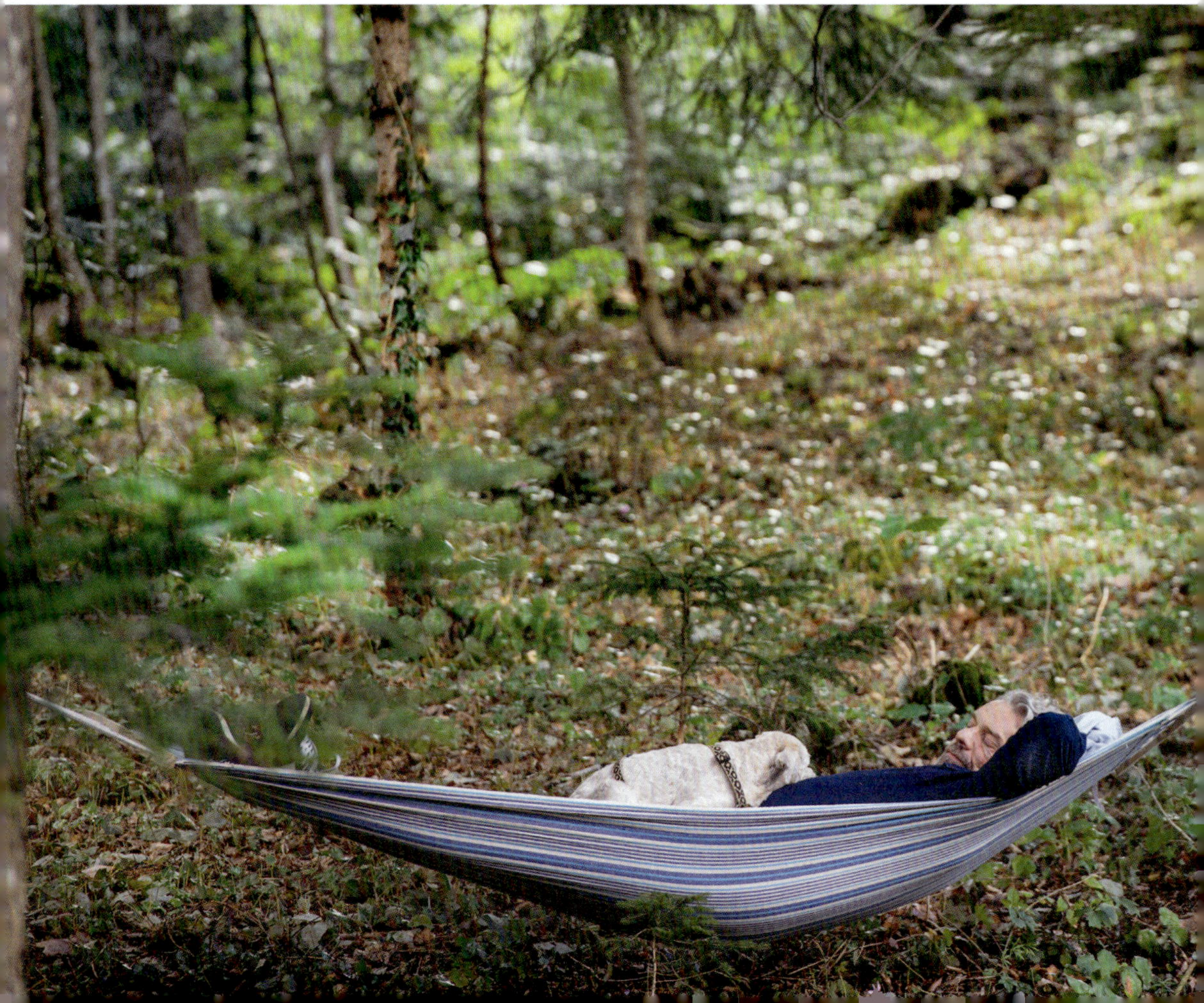

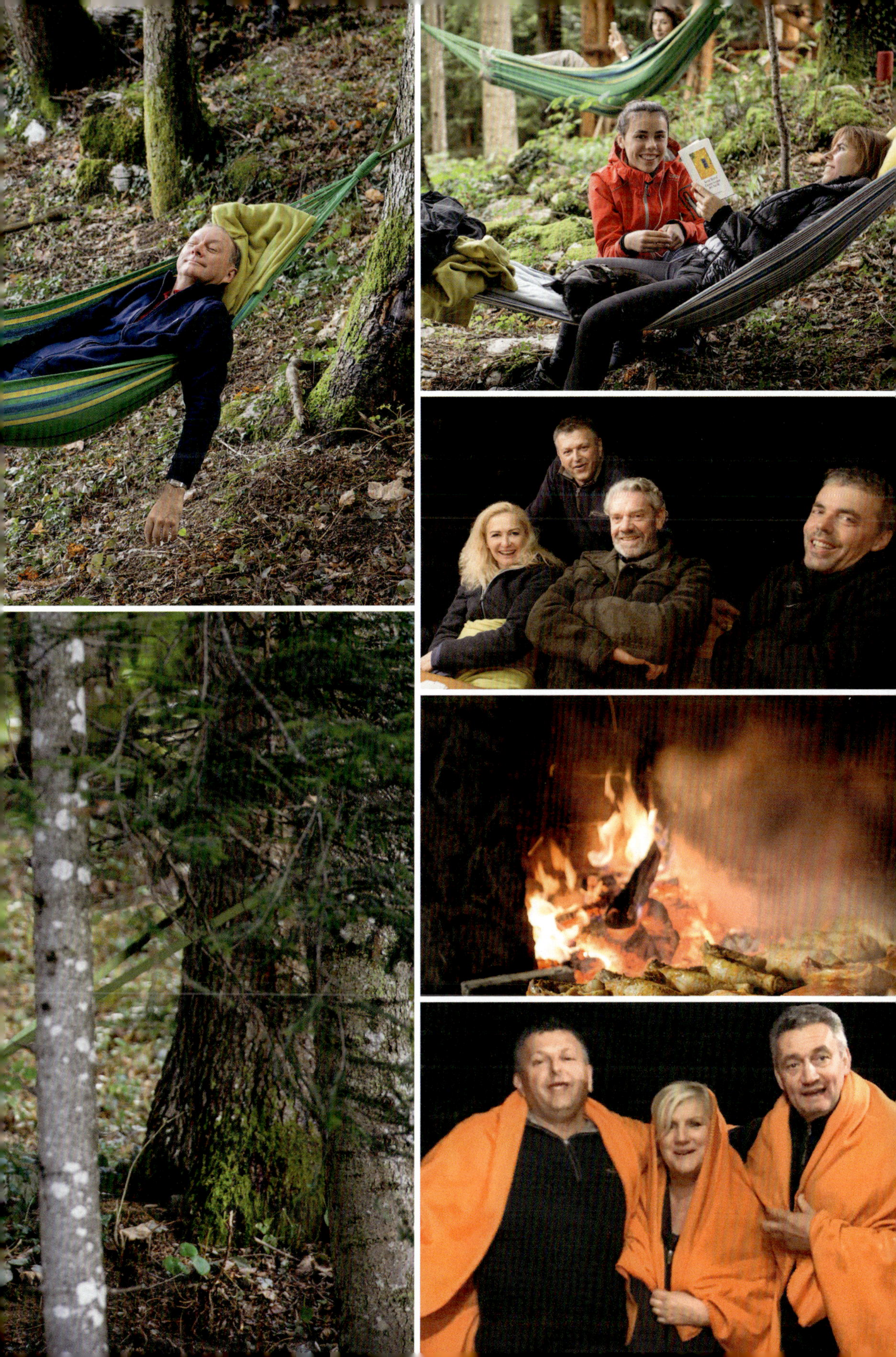

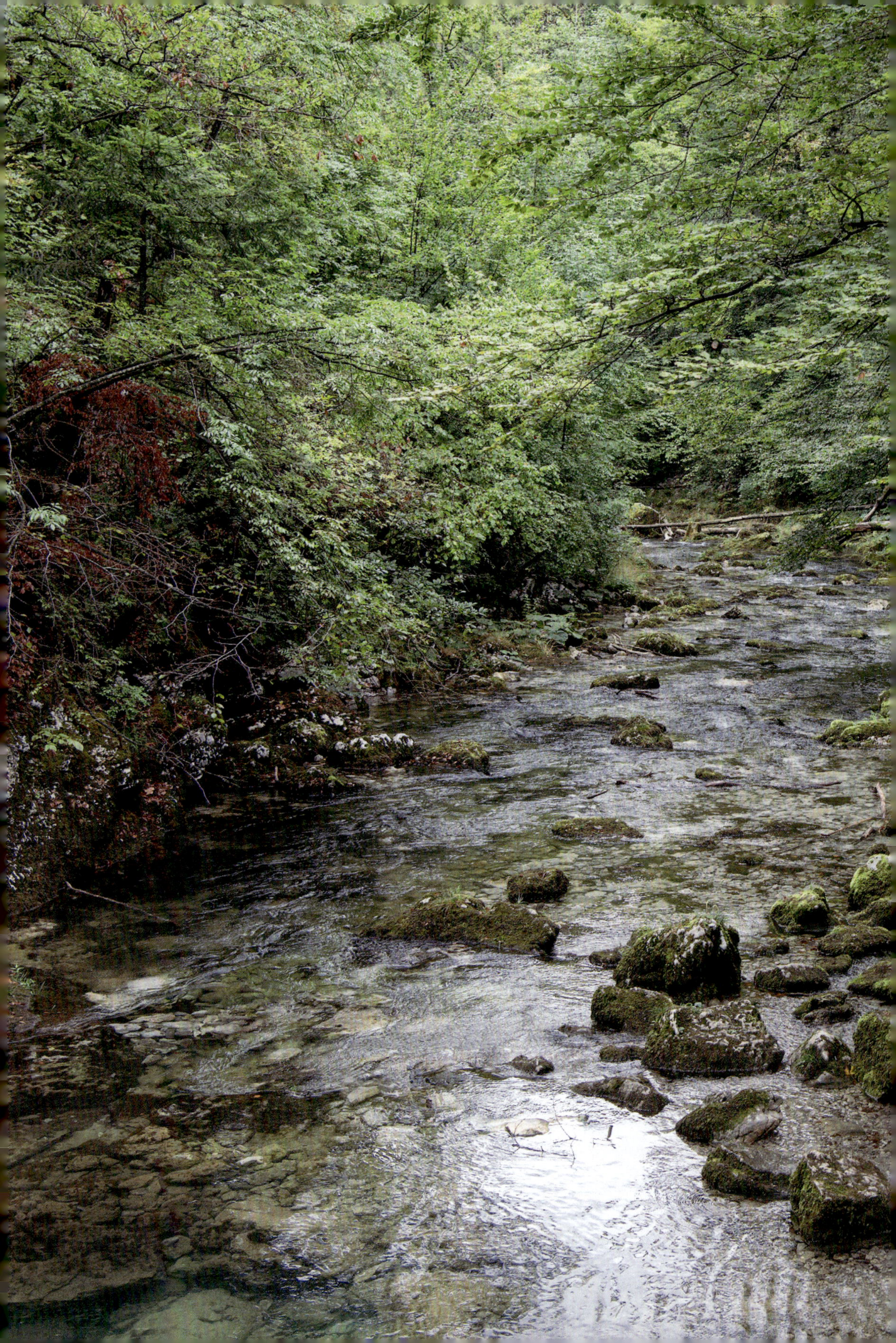

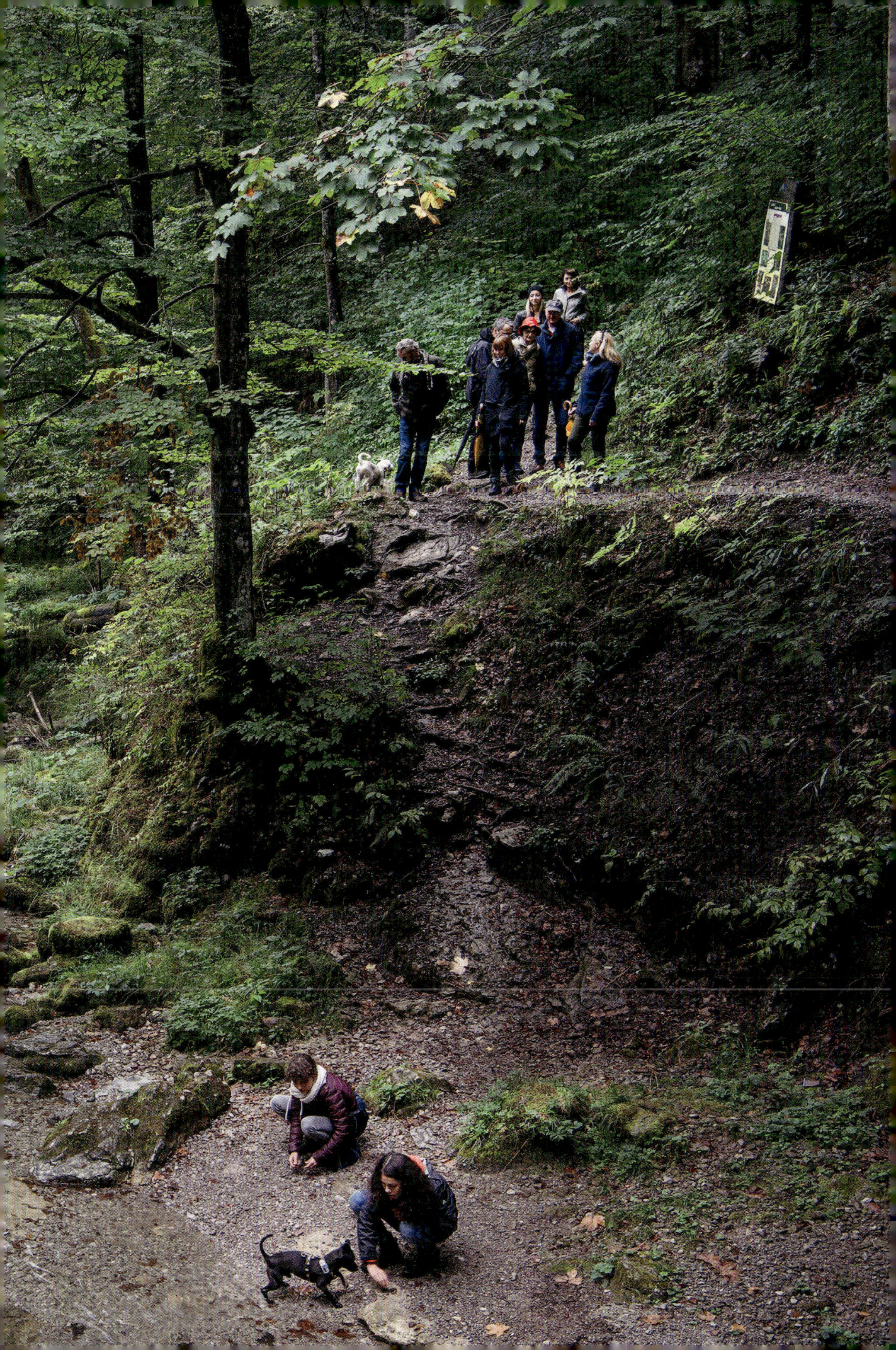

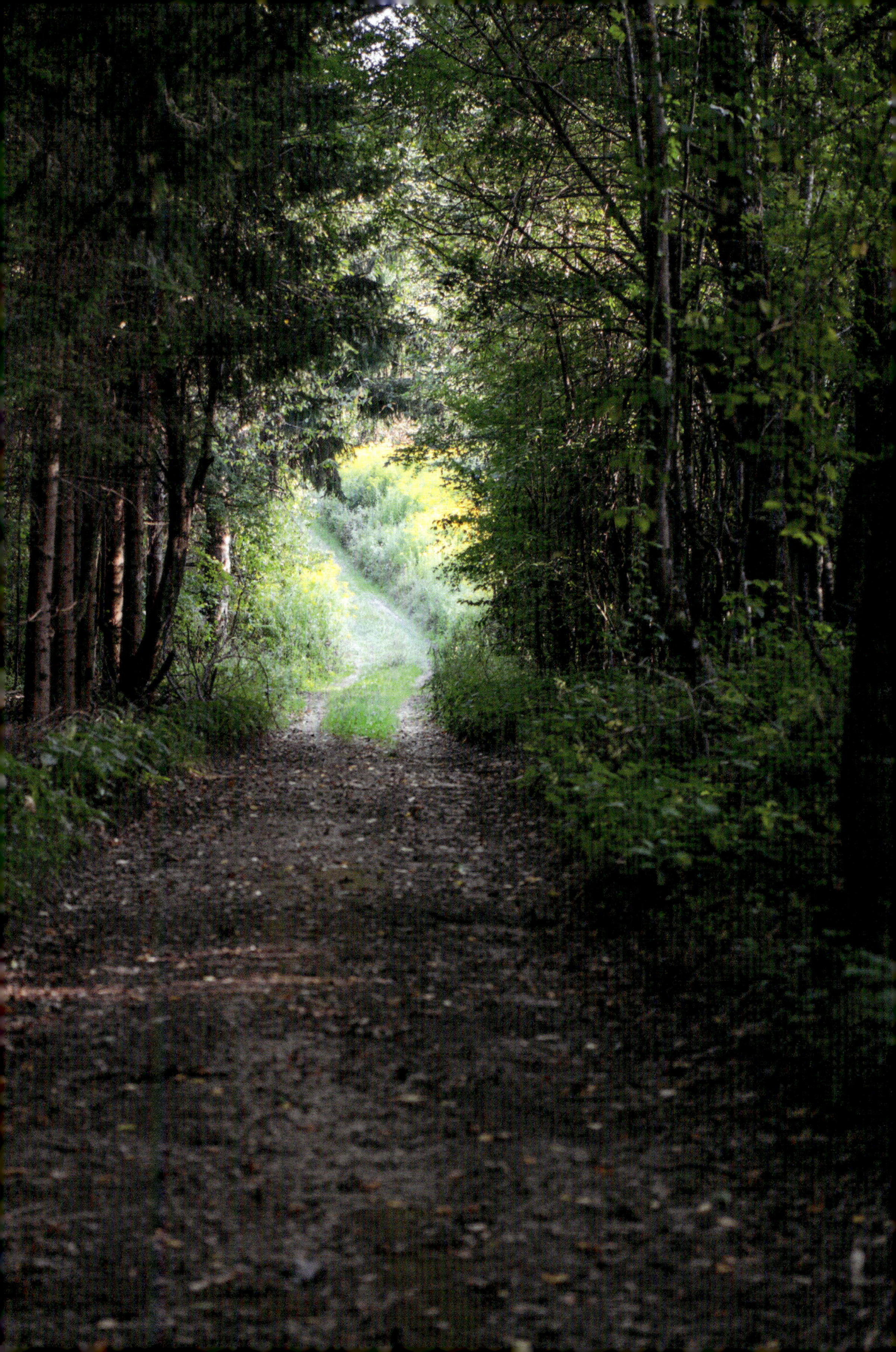

4. September 2017, Fužine, 45.31°N 14.72°O: Wald, die Dritte

Tag drei im Logbuch. Heute fiel mir das Aufstehen nicht so leicht. Noch verschlafen ging ich den Tag durch. 10 Uhr Abfahrt zum Waldgebiet Tović. 10.30 Uhr Waldspaziergang mit Dejan. Lachyogarunde mit Cornelia. Mittags improvisierte Brotzeit in Old Shatterhands Filmhütte. Freizeit, individuelle oder Gruppenaktivitäten. Etwa 16 Uhr Besuch der Tropfsteinhöhle Špilja Vrelo und Aufenthalt in der Ranč Vrelo mit Möglichkeit zum Reiten und Freiluftabendessen. Rückkehr zur Unterkunft etwa 20 Uhr. Ablesen der Schrittzähler, Ausfüllen von Fragebogen, zwangloses Beisammensein. „Lieber, lieber (Wetter-)Gott, ich danke dir für einen regenfreien gestrigen Tag. Bitte lass es heute etwas wärmer sein. Ein paar Sonnenstrahlen wären auch ganz toll! Ist ja unser letzter Waldtag, und wir wollen den ultimativen Terpenkick haben." Ganz wichtig: Auffüllen der Quellwasservorräte, Hinweis auf fehlende Toiletten.

Didona und Alex saßen etwas missmutig beim Frühstück. Was war passiert? Beide hatten schlecht geschlafen und waren gesundheitlich angegriffen. Didonas Diagnose: (viraler) Infekt, Magenverstimmung, leichte Diarrhö. Oje! Dennoch wollten die beiden sich den Ausflug nicht entgehen lassen. Zum ersten Mal lachte die Sonne auf den Frühstückstisch. Es versprach, warm zu werden. Simone und Dieter waren fit und gut gelaunt wie immer und machten sich auf zur Quelle, um unsere Wasserflaschen aufzufüllen. Gegen 10.30 Uhr waren wir am Tović angelangt und trafen meinen Cousin Dejan, der sich extra einen Tag freigenommen hatte, um uns durch den Wald zu führen und unsere Augen für das Betrachten des Waldes zu schärfen.

Als Direktor der Forstverwaltung Rijeka macht er gelegentlich Fachführungen für Forstwirte und Kollegen. Die Gegend kennt er aber auch als Jäger sehr gut, und ich erhoffte mir, dass wir eine nicht allzu fachspezifische, leichtfüßige Führung durch das Gelände bekommen würden, bei der die Teilnehmer ihren Fragen freien Lauf lassen konnten. Ich wurde nicht enttäuscht.

Glücklicherweise erwies sich meine Sorge, dass Streitgespräche über den Sinn und Unsinn der Jagd aufkommen könnten, als unbegründet. Ich bin zwar beileibe kein Freund davon und allein der Gedanke, auf ein lebendes Tier zu schießen, ist mir unerträglich. Aber andererseits weiß ich auch, dass die Jagd viel mehr beinhaltet als dem Wild nachzustellen und für viele, im Übrigen sehr feine Menschen hier kulturgeschichtlich einfach zu ihrem Leben gehört. Die Tierschützer, über die ich wirklich sehr froh bin, weil sie sich für sehr achtenswerte Zwecke einsetzen und sehr viel für uns erreicht haben, mögen mir meinen laschen Standpunkt verzeihen. Über derlei polarisierende Sachverhalte zu urteilen, fällt mir schwer und ich bin sehr glücklich, in einer Zeit zu leben, in der man sein Essen nicht mehr selbst erjagen muss.

IM WALD, MIT DEN AUGEN EINES FÖRSTERS

Wir starteten unseren Waldspaziergang etwas über dem Fuß der Anhöhe auf einem mit Tannen und Birken gesäumten Schotterweg, genossen die Wärme und das dichte satte Grün. Kein Mensch war zu sehen, kein Laut zu hören (in Wahrheit hörten wir ganz viele).

Abenteuerstimmung machte sich breit. Völlig unvermittelt öffnete sich der Blick auf ein beeindruckendes Plateau, über das sich eine riesige Wiese ergoss. Die urige, verlassene Hütte im Hintergrund und der klare, hellblaue Himmel, an dem sich ein paar bilderbuchartige Schäfchenwolken tummelten, taten ein Übriges. Fasziniert hielten wir inne. Dejan begann seine auf Fragen aufgebaute Führung: „Was fällt euch auf, wenn ihr die Landschaft hier betrachtet?"

„Eine unglaublich schöne Situation mit dem ‚Hochtal' und der Hütte. Auch der Weg vom Auto hatte die richtige Dramaturgie, mit dem sich plötzlich öffnenden Blick auf das Plateau."

Ganz unterschiedliche Eindrücke und Beobachtungen kamen ans Tageslicht, die meisten beschrieben eher Gefühle als Fakten. So wurde Dejan präziser, teilte die Landschaft in einzelne Segmente auf und fragte unter anderem: „Warum stehen dort viele aufrechte große Tannen dicht aneinander? Warum sind auf der anderen Seite nur ein paar kleine verkrüppelte Birken zu sehen? Warum gibt es hier eine Schneise? Was hat es mit der saftigen Wiese auf sich?". Die Antworten sprudelten und waren teilweise lustig weit hergeholt.

„Ganz besonders gefallen haben mir die vielen besonderen Pflanzen, die es bei uns gar nicht (mehr) gibt und die vielfältige Vegetation."

Wir stiegen zum Waldrand hinab, an dem andere Fragen lauerten. „Was fällt euch zu dem Weg hier auf? Was kennzeichnet den Boden hier?". Es war lustig zu sehen, wie wir alle eher nach winzigen Ameisen oder Sonstigem Ausschau hielten, als auf die Felsbrocken zu achten und zu bemerken, dass sie aus verschiedenen, vielleicht Jahrmillionen auseinanderliegenden Gesteinsarten bestehen. Nicht, dass es falsch gewesen wäre, aber unsere Art zu beobachten hatte eben „Stadtcharakter".

„Man kann anhand von kleinen Details im Wald viel feststellen.“

Eigenständig sahen wir auch ein paar „Fußabdrücke“ unbekannter Wesen. Den riesigen niedergewalzten Grasbereich fast unmittelbar daneben, der der Beweis für das frische Lager einer Wildschweinrotte war, sahen wir wiederum nicht. Spätestens jetzt waren die meisten von uns froh, einen Jäger an ihrer Seite zu wissen, wenngleich er freilich kein Gewehr bei sich hatte. Nach etwa 30 Minuten verließen wir den Wald und eroberten das Plateau.

„Cool, wie man sein Auge schulen kann.“

Auf unserem Weg durch das mitunter mannshohe, intensiv duftende Gras bemerkten wir viele Pflanzenarten, die uns gänzlich unbekannt waren. Hier war Dejan in den Augen mancher leider nicht so hilfreich – nicht jeder Forstwirt ist gleichzeitig ein begnadeter Botaniker.

Jedenfalls hatten er und die Wildschweinspuren unsere Fantasie so sehr angeregt, dass einige von uns bei der nächsten „Was ist das?“-Frage das verwitterte, mit verbogenen rostigen Rundeisen verzierte Fundament eines rückgebauten Strommasten für eine stillgelegte Bärenfalle hielten. Großes Gelächter.

„Ein interessanter Spaziergang mit dem Förster,
der gern auch länger hätte dauern können.“

Durch das leicht sumpfige Gelände näherten wir uns, von neugierigen Grashüpfern begleitet, einer so gar nicht zu den örtlichen Bauweisen passenden, seltsam in die Landschaft eingepflanzten Hütte. 2015 wurde in Fužine die Neuverfilmung von *Winnetou* gedreht. Wenn ich es recht verstanden habe, sollte die Hütte ursprünglich Wotan Wilke Möhrings alias Old Shatterhands neues Zuhause im wilden Westen sein. Doch offenbar hatte man Angst vor einer Überschwemmung des Gebiets und verlegte das Set an einen anderen Ort. Die Hütte, auf deren Terrasse wir uns mittlerweile breitgemacht hatten, blieb stehen. Tatsächlich musste man nicht viel Fantasie aufbringen, um Winnetous Anwesenheit zu spüren und ihn über die uns umgebende, von sanften Hügeln und geheimnisvollen Wäldern umspielte, wildromantische Savannenlandschaft reiten zu sehen.

Nach einer ausgiebigen Erfrischung machte sich Dejan netterweise an die Vorbereitung des Lagerfeuers für die Brotzeit. Marinko, der ehemalige Bürgermeister der Gemeinde, der sich rührig um die Hütte kümmert, kam vorbei und brachte uns und den Rehen eine Kiste frisch gepflückter leckerer Äpfel aus seinem Garten. Cornelia sammelte uns zur Lachyogarunde ein.

„Das Lachyoga war eine neue, gute Erfahrung, vor allem in dieser Kulisse."

LACHEN IM WALD. ECHO GARANTIERT

Bereits in der Konzeptionsphase stand für mich fest, dass wir Lachyoga unbedingt in unser Waldbaden-Experiment integrieren müssen. Für einen Artikel hatte ich einige Zeit zuvor einen Lachtreff im Münchner Westpark besucht. Bisher kannte ich Lachen nur als einfaches Mittel für den Hausgebrauch. Ich lache gern und oft, aber als es darum ging, zu einem organisierten Lachtreff zu gehen, war ich ziemlich skeptisch. Wie läuft das ab, was mögen da für Leute sein?

Allein wollte ich nicht hin, und deshalb fragte ich Richard, ob er Lust hätte mitzukommen. Ich war erstaunt, dass er als bodenständiger Bayer sofort zusagte. „Des mach ma. Des werd bestimmt a rechte Gaudi!" Am Abend vor dem Termin waren wir auf einer Party. Ich war ein wenig unpässlich. Vor allem hatte ich keine große Lust, mich herzurichten und zog nur schnell ein paar Klamotten an, bevor wir zum Westpark fuhren.

Zehn Minuten vor Beginn waren gerade mal zwei Leute da. Eine elegante Dame mit Kamelhaarmantel und teurer Sonnenbrille fragte mich, ob hier der Lachtreff wäre. Ich wusste es nicht so recht, und wir kamen ins Gespräch. Das umherschleichende Kamerateam bemerkte ich nicht. In kürzester Zeit füllte sich der Platz, und sicher 60 Leute unterschiedlichsten Alters, Aussehens und Verhaltens standen beieinander.

Cornelia trat hervor und begrüßte uns zu einer besonderen Lachyogasession. Wer nicht gefilmt werden wolle, müsse heute leider auf das Lachyoga verzichten, denn wegen des bevorstehenden Weltlachtags sei ein Fernsehteam des Bayerischen Rundfunks da, um einen Beitrag für die *Abendschau* zu drehen. „Na bravo, Melanie, wieder mal direkt ins Schwarze getroffen. Das erste Mal beim Lachyoga, mit zerzausten Haaren und völlig ungeschminkt – her mit der Großaufnahme."

Es dauerte vielleicht fünf Minuten, und ich machte mir keine Gedanken mehr über Unpässlich- und Peinlichkeiten und war Teil einer subtil angeleiteten, rundum positiven Lachgemeinschaft. Aus dem Augenwinkel heraus sah ich einen losgelösten, kichernden, lauthals lachenden Richard. Selbst die Kamera, die mich mit dicken Tränen in den Augen und vom breiten Lachen gnadenlos aufgeworfenen Falten aus vielleicht zwanzig Zentimetern Abstand filmte, war mir völlig egal. Tatsächlich habe ich nach der Ausstrahlung des Beitrags ein paar ungläubige Anrufe von Freunden und Bekannten erhalten. Aber die Sache war es in jedem Fall wert, und auch heute noch bekomme ich schlagartig gute Laune, wenn ich nur daran denke.

Ich war gespannt, ob das auch in kleiner Runde, zumal in dieser Umgebung funktionieren würde und wie die Reaktionen sein würden. Ich freute mich jedenfalls auf ein neues Lachyoga-Erlebnis mit Cornelia. Hildegard hatte keine Lust zum organisierten Lachen und las lieber in ihrem Buch. Dejan zog sich darauf zurück, dass er ja kein Deutsch verstehe. Natürlich ein reines Scheinargument, denn Tatjana, unsere Fee des ersten Waldtags, die auch kein Deutsch spricht, kam eigens dafür angereist und hatte keinerlei Schwierigkeiten zu folgen, vor allem weil beim Lachyoga ohnehin nicht gesprochen wird.

„Wow, was für inspirierende Erfahrungen – einfach den Gedanken freien Lauf lassen und die satte Landschaft genießen."

Es dauerte nicht lange und wir saßen „Ho-ho-ha-ha-ha" intonierend und klatschend auf unseren bunten Klappstühlen, die ebenso fremd in der Landschaft wirkten wie die lachenden Gestalten auf ihnen. Nach ein paar Warm-ups liefen wir wild gestikulierend und lachend umher, fasten uns an die Nase, tätschelten den Rücken des anderen, gaben uns gegenseitige Lachduschen, spielten griesgrämiger versus gut gelaunter Autofahrer und forderten schließlich sitzend, weil außer Atem, auf alle möglichen Arten unsere Lachmuskeln heraus. Ob Hildegard und Dejan das wohl auch so gesehen haben? Bei denen galt ja statt lachen mit Lachyoga eher lachen über Lachyogaausführende. Marinko beobachtete die Szenerie aus der Ferne, an seiner Haltung erkannte ich, dass auch er Spaß hatte.

IM KARL-MAY-LAND. ZEIT IM ÜBERFLUSS

Bald schon fühlte ich mich in Kindheitstage zurückversetzt, als man noch Zeit im Überfluss hatte und sich selbstvergessen seiner Laune hingeben konnte. Ich glaube, den anderen ging es ähnlich. Zumindest war der kreative Spieltrieb geweckt. Ich kann mich gar nicht mehr genau erinnern, wer die Idee hatte und den Ausschlag gab, ich weiß nur noch, dass ich auf einmal herbeigerufen wurde für eine spontane „Installation". Statt wie bei Spencer Tunick, dem Fotoinstallationskünstler, nackt in urbanen Settings zu posieren, fanden wir uns unter Bernhards Anleitung und Gabriels Choreografie, freilich angezogen, inmitten der atemberaubenden, unendlich scheinenden Naturkulisse mit unseren Klappstühlen als ikonografische Symbole für den ins Netzwerk der Natur eingebundenen Menschen zusammen. Das konnten wir alle intensiv fühlen. Einfach großartig!

„Wie schön, wenn viele Leute gemeinsam
lustige und ungewöhnliche Sachen machen.
Die Fotoaktion mit den Stühlen war super!"

Kurz darauf bezog sich der Himmel. Zeit zum Aufbruch und für die Grotte. Es wurde leicht klamm, intensive Düfte nach Wald und Flur kamen auf. Etwas wehmütig machten wir uns auf den Rückweg zu unserer Blechkutsche und versuchten, noch mal möglichst viele Terpene aufzusaugen. Es folgte eine kurze und schöne Führung durch die Tropfsteinhöhle. Die Špilja Vrelo wurde 1950 zufällig bei Bauarbeiten entdeckt. Ihr Alter wird auf dreieinhalb bis vier Millionen Jahre geschätzt. Obwohl nur 300 Meter zugänglich sind, ist diese Höhle sehr reich an bizarren Tropfsteinformationen. Besonders schön: Etwa 50 Meter vom Höhleneingang entfernt befindet sich eine Bergquelle mit einem schönen Tümpel. In besonders regnerischen Perioden überschwemmt ein kalter Gebirgsbach die Höhle. Etwas erstaunt hatten uns das indianische Totem und die Schatzkisten. Die Führerin erklärte, dass das die Überreste der Neuverfilmung der *Winnetou*-Filme sind, die man für die vielen Fans aufbewahrt habe.

Schon wieder Winnetou. Kein Wunder, dass die Neugier auf Roswell City nun doch überhandnahm und einige von uns unbedingt das Filmset besuchen wollten, während die anderen auf der Ranč Vrelo herumlümmelten. Das Set liegt versteckt in der Nähe, und ich hatte den Weg im Sommer 2016 eher zufällig gefunden, als ich mit ein paar Freundinnen spontan mit einfachen Flipflops beschuht ein wenig frische Waldluft schnappen wollte. Von der Neugier gepackt, uferte das Ganze zu einem fast zwölf Kilometer langen Marsch aus, von dem ich mit ramponierten Füßen, aber glücklicherweise ohne Zeckenanhängsel sehr inspiriert und fröhlich zurückgekehrt war.

Dieses Mal war es da weit kommoder. Stilecht in Bernhards Amphibien-Land-Rover eingequetscht überwanden wir das unwegsame Gelände und erreichten nach ein paar Umwegen und traumhaften Ausblicken das verlassene Set. Bernhard erwies sich als wahrer Sohn des grandiosen Schauspielers Georg Lehn und erfreute uns mit einer Wiederauferstehungs-Performance auf dem Friedhof von Roswell City.

Gegen 17 Uhr kamen auch wir bei der Ranč Vrelo an, und die Mädchen und ich erklommen die Pferderücken. Nach 30 Jahren mal wieder auf einem Pferd zu sitzen, gefiel mir erstaunlich gut. Bei einem stilecht einfachen Cowboy-Bohneneintopf ließen wir den schönen Tag auf uns wirken und freuten uns darauf, den Abend beim inzwischen in Fleisch und Blut übergegangenen Ausfüllen der Fragebogen und ein paar netten Anekdoten am wärmenden Kaminfeuer ausklingen zu lassen.

„Alles getan, was fürs Wohlbefinden wichtig ist. Ich könnte heute schon viel früher ins Bett gehen, als für mich eigentlich üblich."

Wir sprachen viel über Einfachheit und Größe, Loslassen und Entspannen, Einssein mit sich und der Natur, über Düfte, Stimmungen und Achtsamkeit. Wie das wohl unsere NK-Zellen sahen?

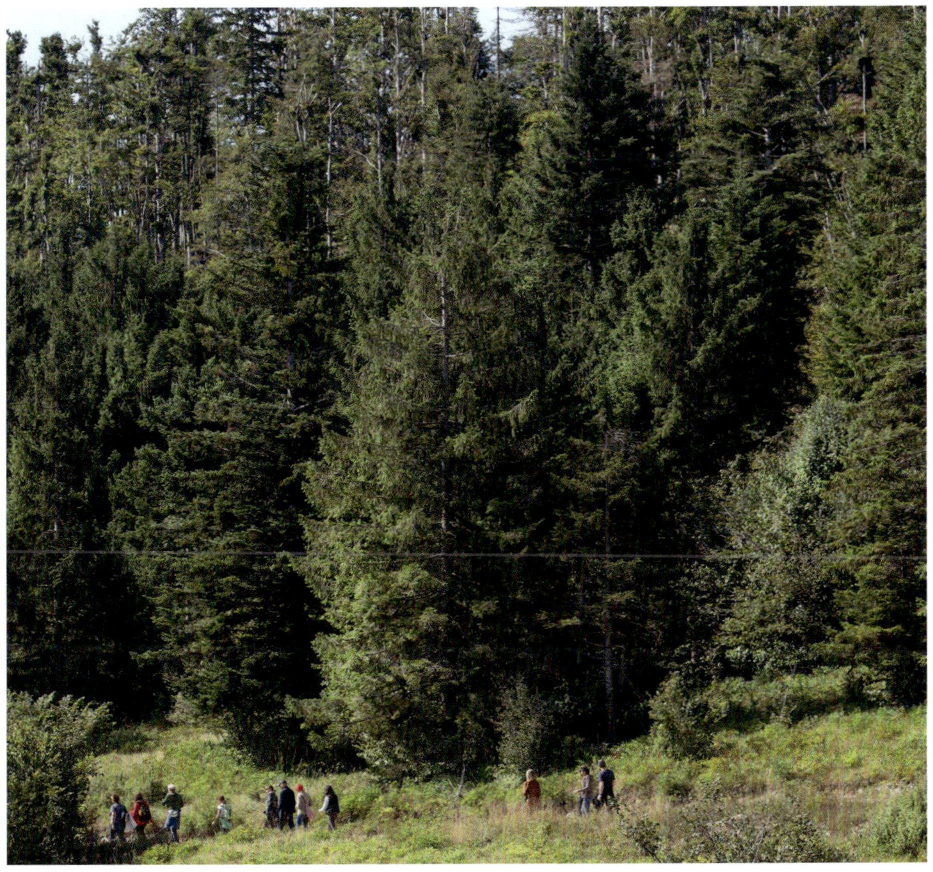

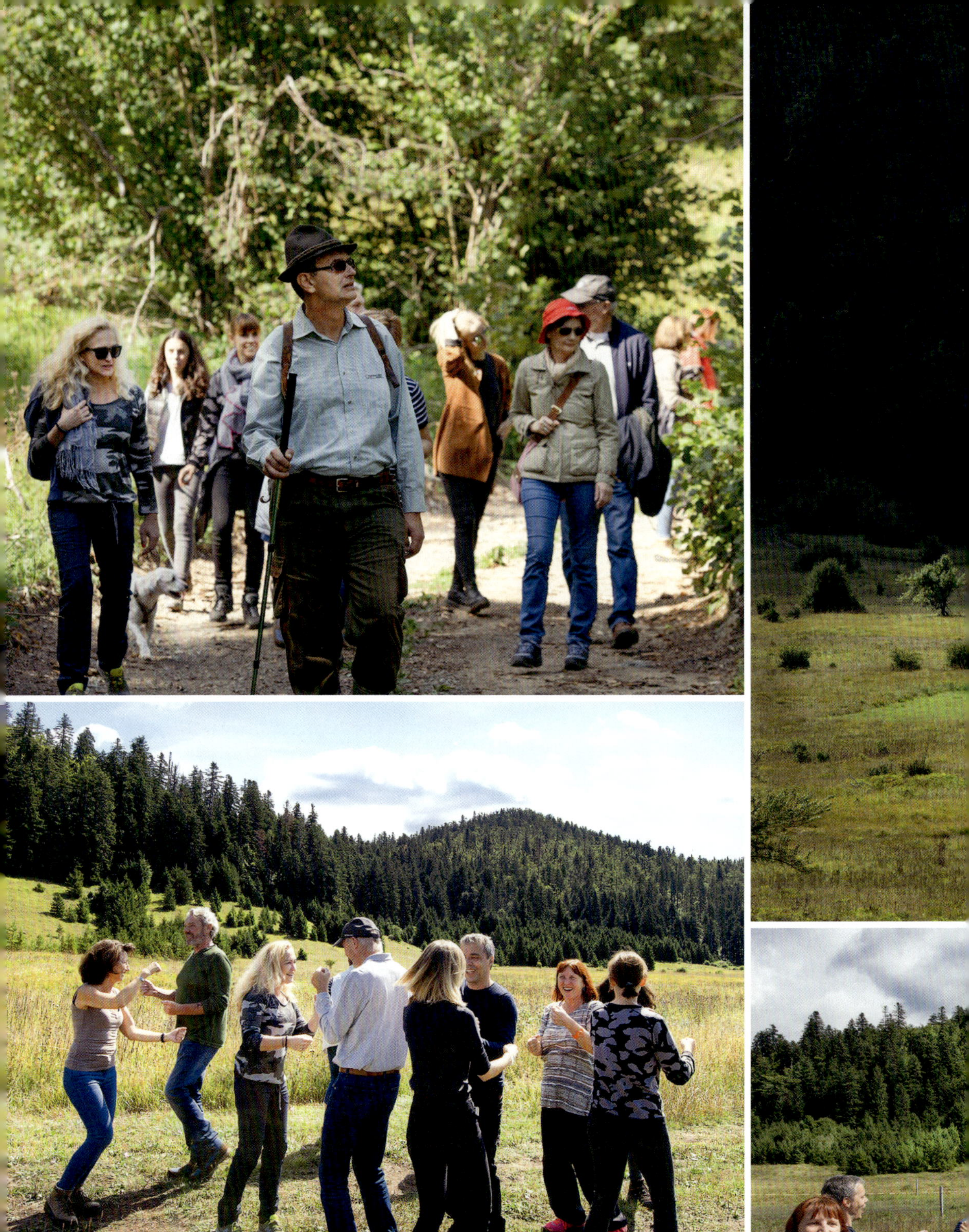

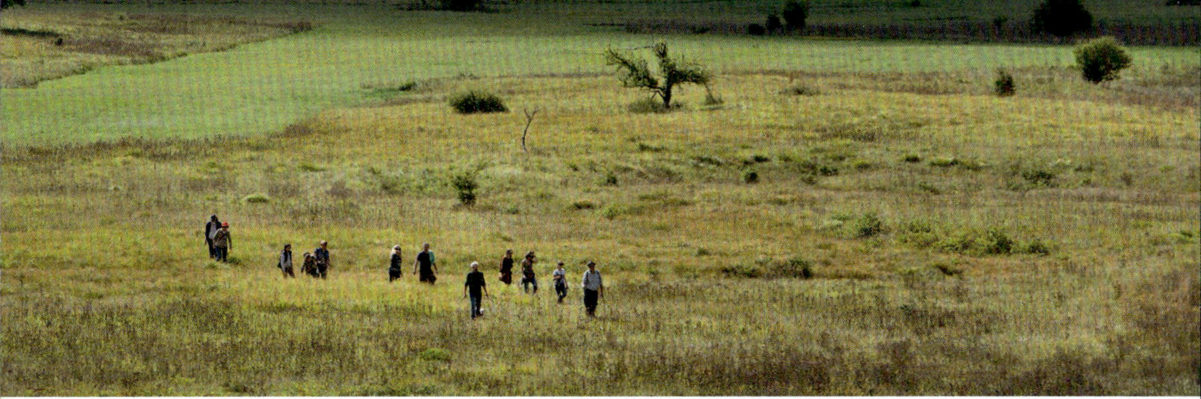

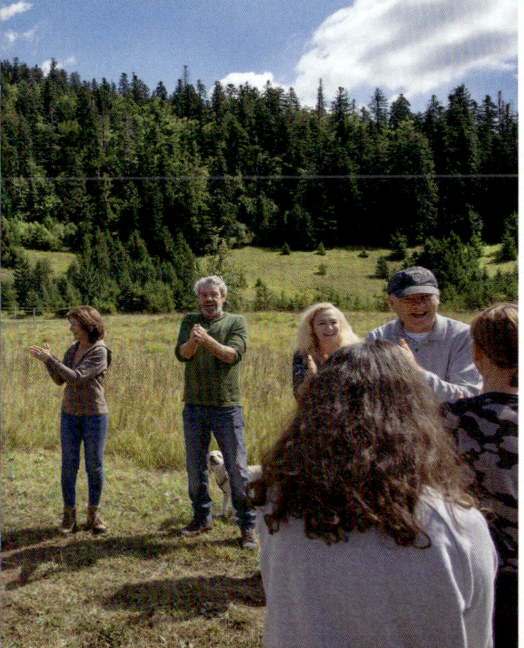

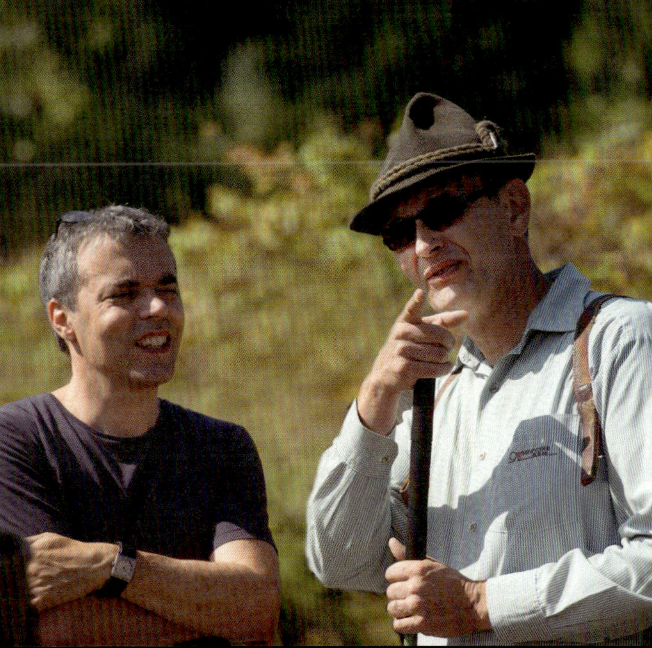

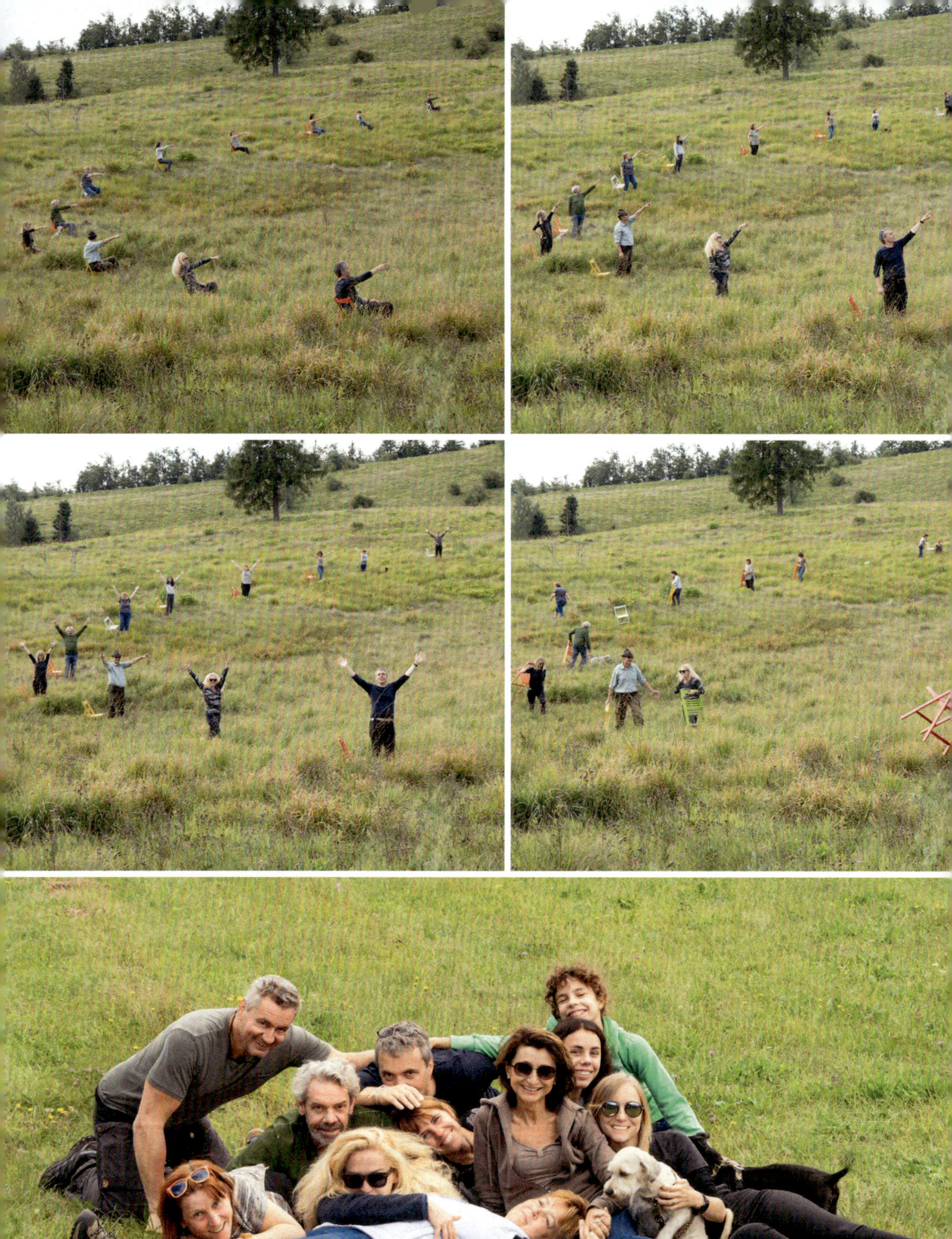

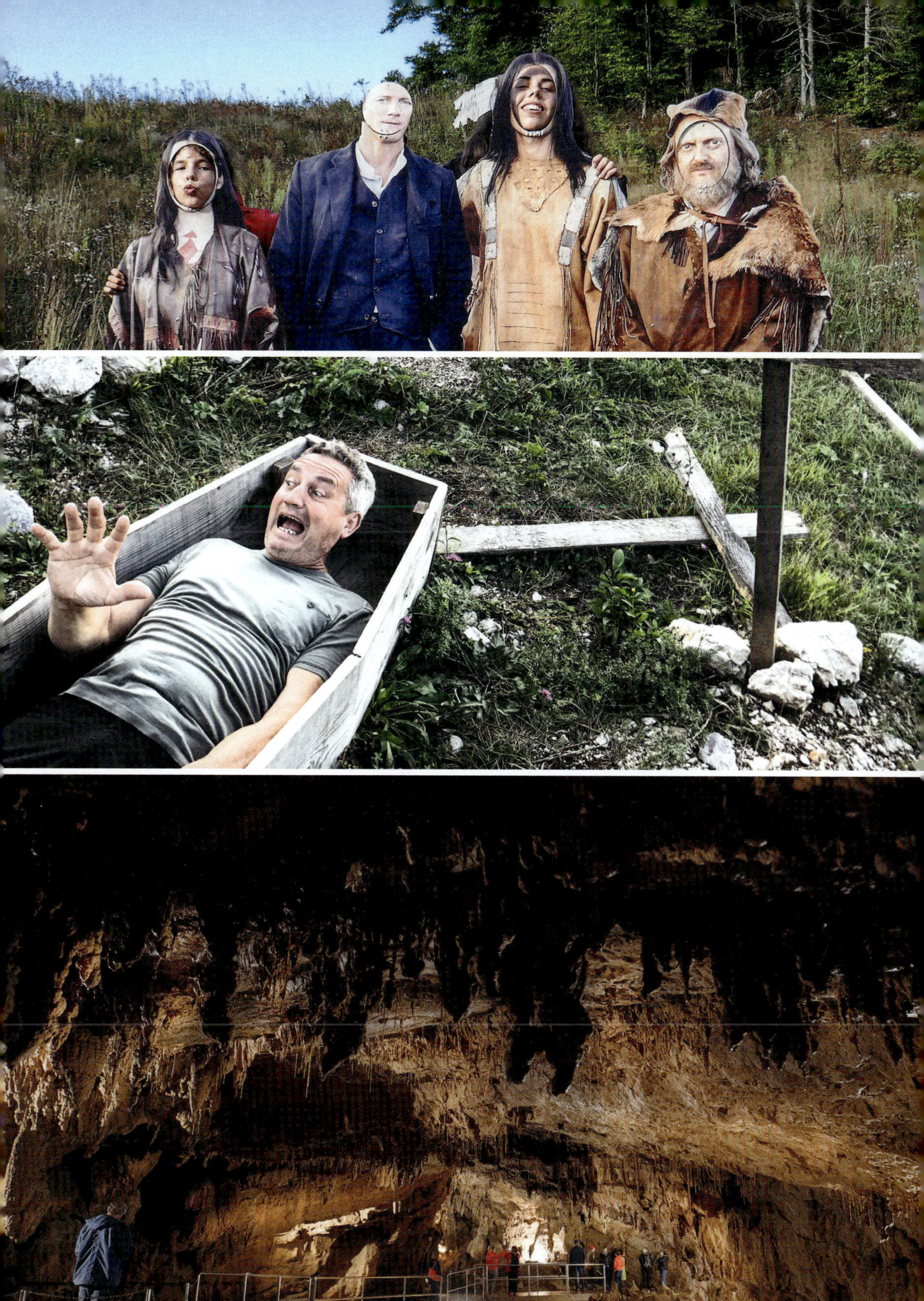

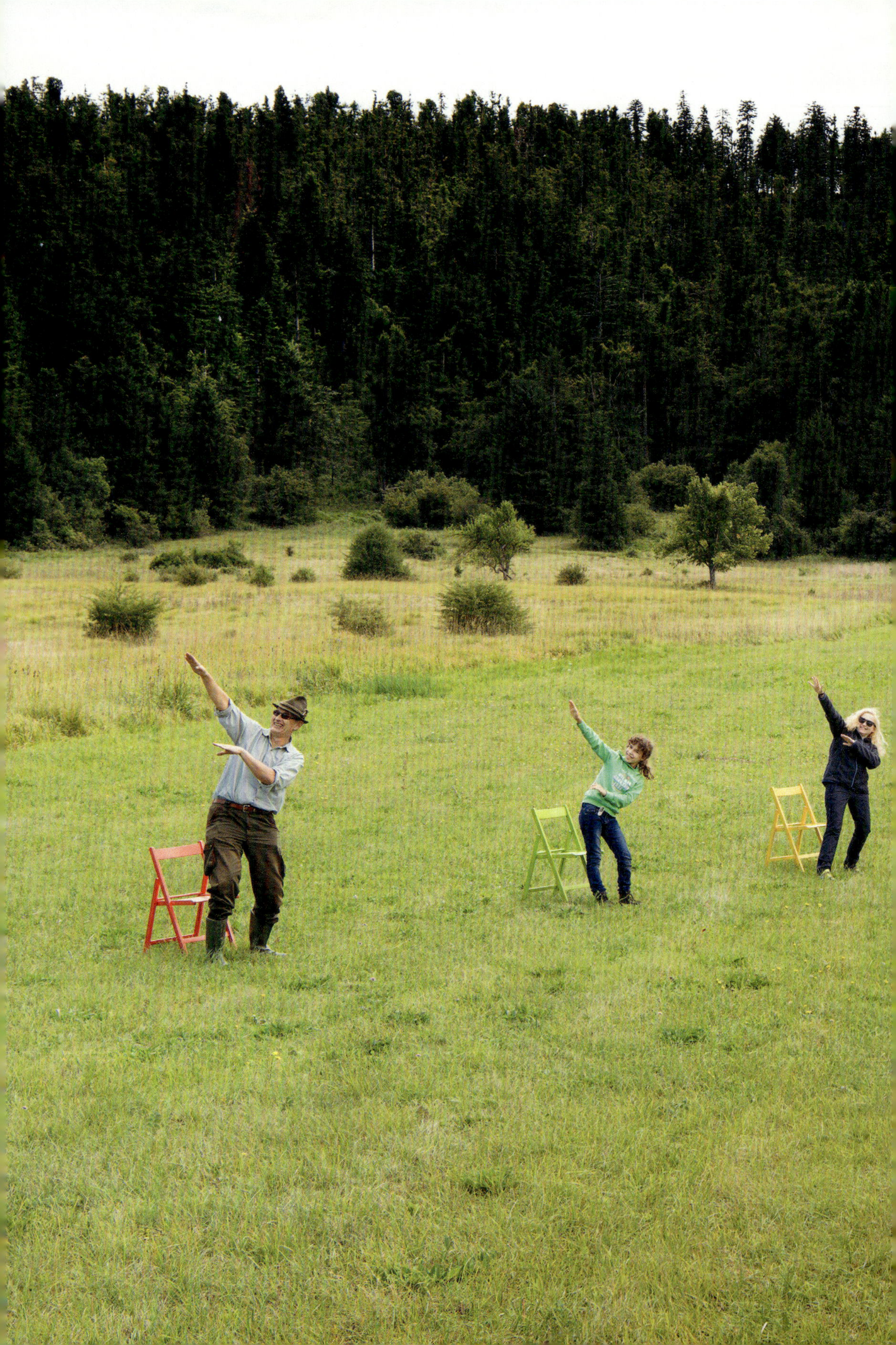

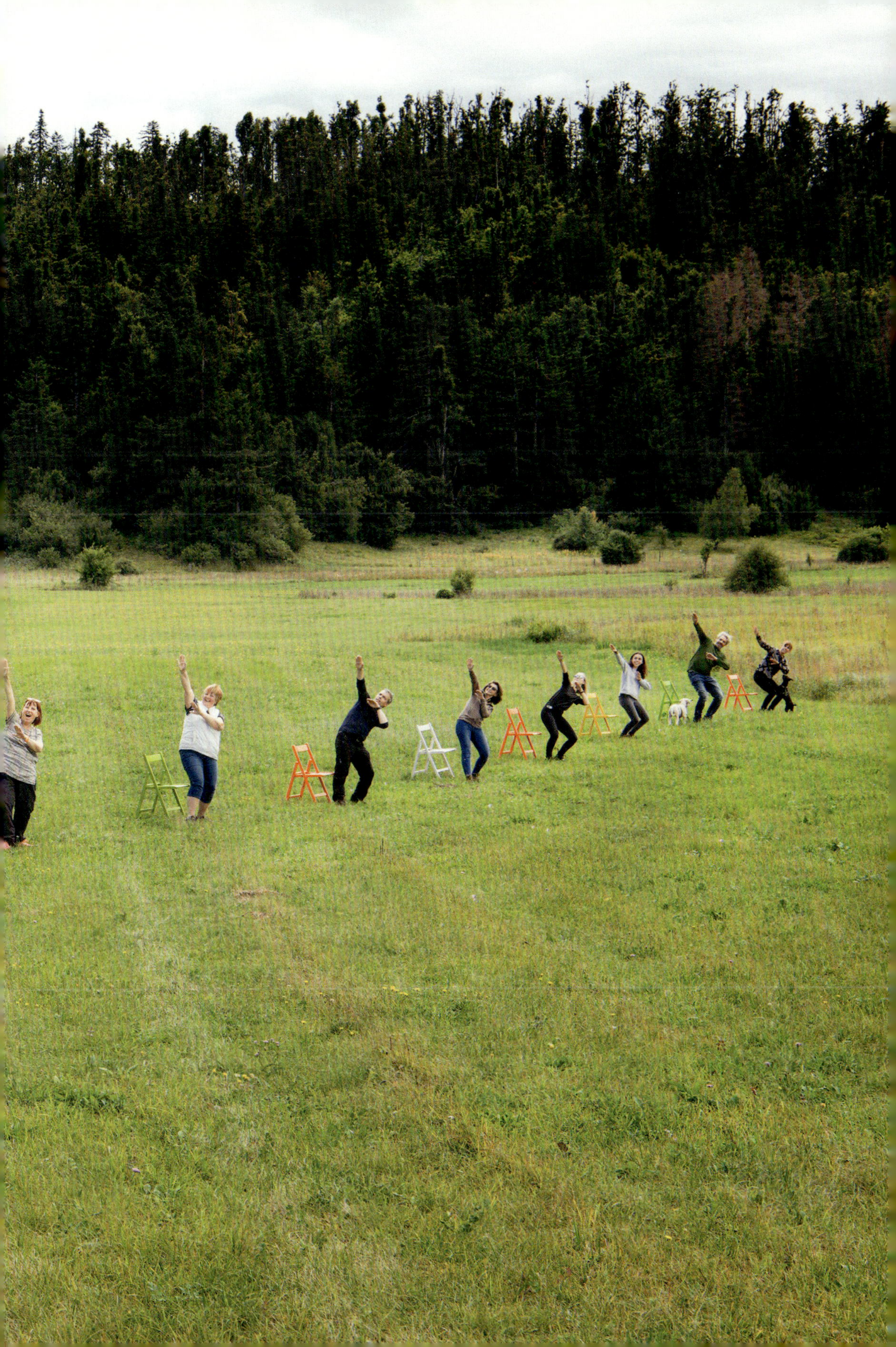

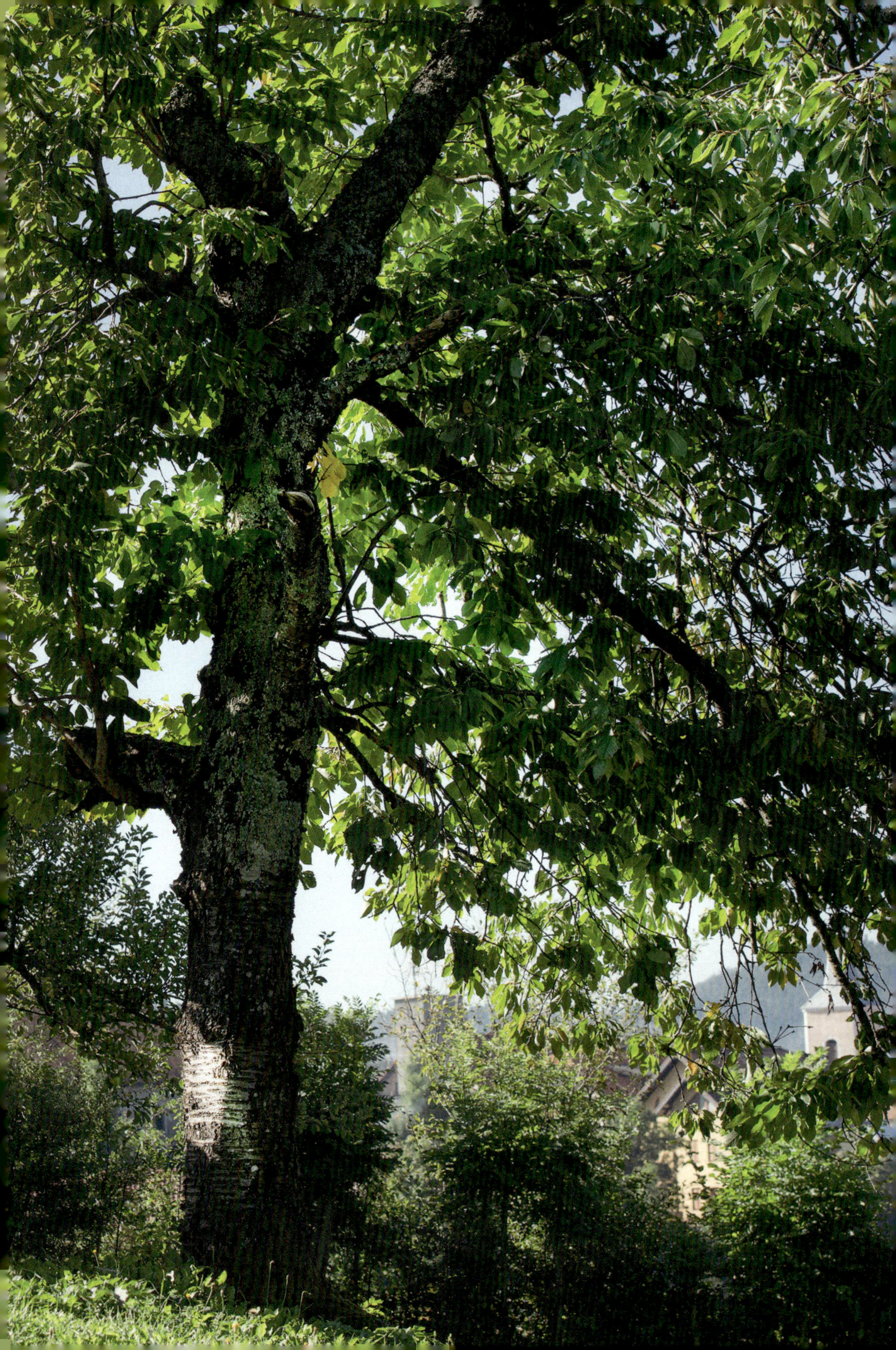

5. September 2017, Fužine, 45.31°N 14.72°O: Abreisetag

Der Tag der Abreise war gekommen und damit der erste so richtig warme Morgen. Schon um 8 Uhr hatte es schöne 19 Grad. Ein bisschen genervt vom Packen gönnten wir uns zum Abschluss noch eine ausgiebige Runde Lachyoga unter dem knorrigen alten Kirschbaum in meinem Garten, unter dem sich kurz zuvor noch die Rehe verabredet hatten.

„Der Platz im Garten, der Nebel
und dann der Sonnenschein – wunderbar."

Diejenigen, die schon etwas früher rübergekommen waren, sahen noch das schöne Schauspiel zwischen Nebel und Sonnenschein. Die Sonne ließ das prächtige Grün und Blau in allen Schattierungen, umrahmt von vielen anderen Farben um die Wette leuchten. Barfuß spürten einige von uns den Tau und das struppige Gras unter unseren Füßen – und die neugierigen Blicke der Nachbarschaft im Nacken. Insgeheim freute ich mich über das Erstaunen, das wir bestimmt bei so manchem meiner Nachbarn und den uns aus dem Dickicht heraus ganz sicher beobachtenden Rehen provozieren würden.

„Man kann immer und überall lachen,
auch wenn's schräg ist (der Untergrund)."

Diesmal standen etwas andere Lachyogaübungen auf dem Programm. Ich fand sie körperlich wesentlich anspruchsvoller als die vom Vortag und hatte mein ganz persönliches (H)aha-Erlebnis: Wir sollten eine Übung machen, die mich an ein beliebtes Kindergartenspiel erinnerte, Näschen-Kniechen-Öhrchen, und wie ich bitte hinzufügen darf, -Schenkelchen: Wir saßen im Kreis auf unseren bunten Klappstühlen in abfallendem Gelände und bildeten Paare. Den anderen fixierend sollten wir der Reihe nach in die Hände klatschen, mit beiden Händen auf die Schenkel klopfen, mit der rechten Hand an die Nase und gleichzeitig mit der linken Hand ans rechte Ohrläppchen fassen, beide Hände lösen und wieder auf die Schenkel klatschen. Das Ganze sollte in hohem Tempo, bei gleichzeitigem Blick in die Augen des Gegenübers, das ja spiegelverkehrt arbeitet, und bitte möglichst synchron ausgeführt und selbstverständlich bis zu Cornelias willkürlich gewähltem Schlusssignal wiederholt werden.

Sie können es sich vorstellen, alles endete in heillosem Durcheinander und großem Gelächter. Und das war auch der Sinn der Sache. Fehler zu machen, ist nicht schlimm. Dennoch beschlich mich der erschreckende Gedanke, dass ich die Aussage 27 des FAW „Ich bin zu konzentrierten Bewegungen fähig" wohl durchweg zu optimistisch eingeschätzt hatte. Peinlich, peinlich! Egal, Schwamm drüber, schließlich ging es ja um die subjektive Einschätzung und Annabelle ist einfach wesentlich begabter.

„Ein schöner Abschluss von sehr spannenden Tagen,
die mir wirklich gutgetan haben."

Nach einem kleinen zweiten Frühstück verstreuten wir uns gegen 11 Uhr um viele schöne Erfahrungen reicher und mit hoffentlich prall gefüllten NK-Zellen wieder in alle Winde, um am nächsten Tag in unserem Alltag wieder auf der Matte zu stehen.

„Schön, mit netten Menschen Neues zu erleben,
hatte ganz vergessen, wie das ist."

„Komplett den Kopf frei bekommen."

„Gut gerüstet für neue Aufgaben."

„Unser Waldbaden-Experiment hat mich echt entspannt."

WIE GING ES WEITER?

Unsere Reise war zu Ende, das Waldbaden-Experiment jedoch noch lange nicht. Noch einen Monat lang haben wir in regelmäßigen Abständen zu den festgelegten Zeitpunkten unsere Fragebogen weiter ausgefüllt. Und schließlich stand ja noch die entscheidende Blutentnahme bevor. Dazu trafen wir uns am 12. September 2017 wieder um 10 Uhr in unserem Münchner Labor. Alles ging wie geplant, reibungslos und unspektakulär vonstatten. Ich konnte es kaum erwarten, Gisela Immich von unserem Im-Wald-Sein zu berichten und die Auswertung des Waldbaden-Experiments in Angriff zu nehmen.

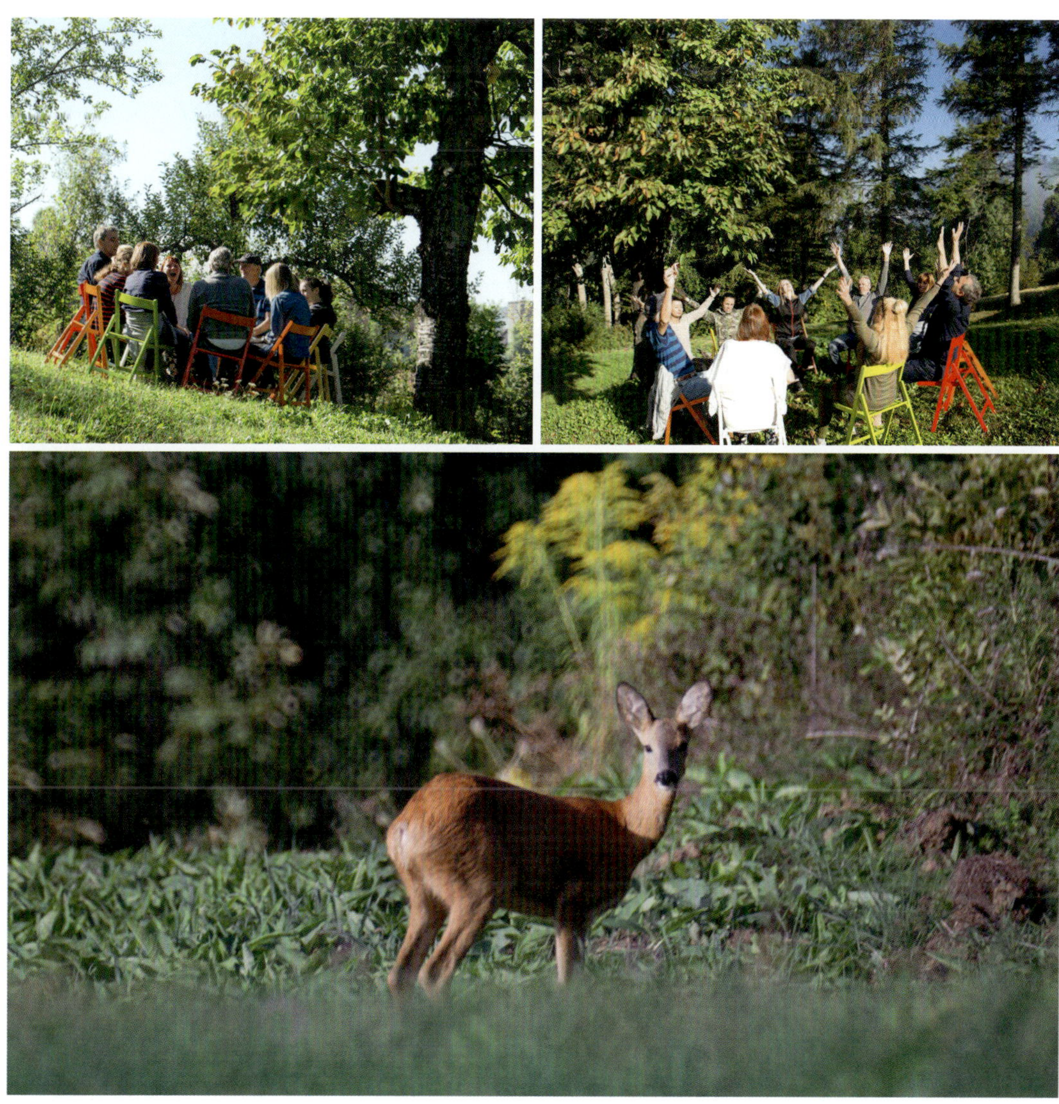

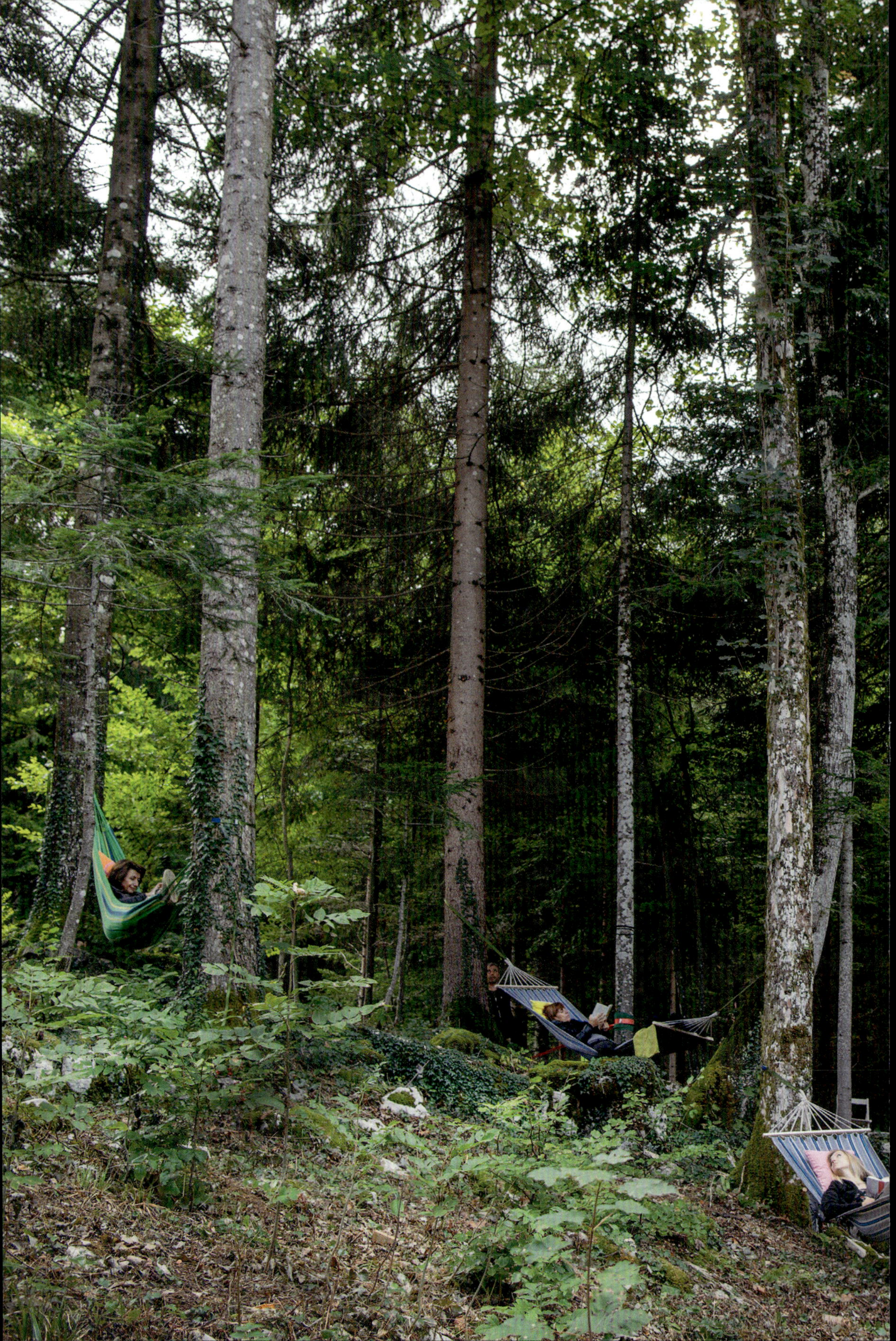

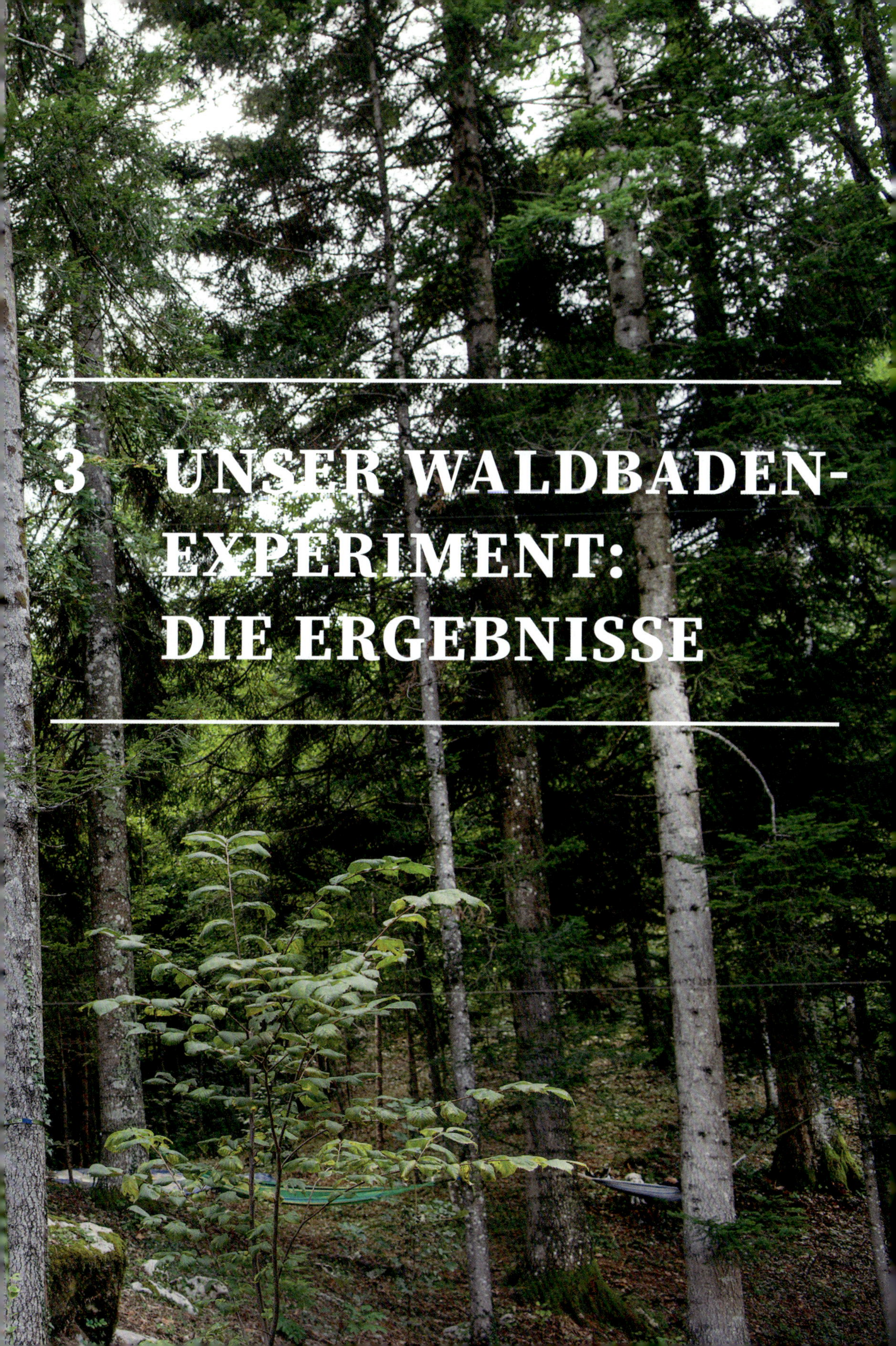

3 UNSER WALDBADEN-EXPERIMENT: DIE ERGEBNISSE

Für den schnellen Leser

Unser Waldbaden-Experiment war auf vielen Ebenen ein voller Erfolg, umso mehr, weil wir auf ganzer Linie mit sehr guten Ausgangswerten gestartet waren. Das kann man auch in Zahlen zeigen und darum geht es hier.

Unsere NK-Zellen waren deutlich aktiver als vor dem Experiment. Unser Stimmungsprofil hatte sich stark verbessert. Und unser körperliches Wohlbefinden profitierte auch. Was will man mehr? Vielleicht eine Motivation für einen gesünderen Lebensstil? Vieles deutet darauf hin, dass wir auch das erreicht haben.

Wenn Sie, wie ich ursprünglich, auf der Suche nach den gern kolportierten 40 Prozent sind, um die sich die Anzahl unserer NK-Zellen nach einem Tag im Wald steigern soll, muss ich Sie leider enttäuschen. Unser Labortest, ein immunologischer Standardtest zur Bestimmung der Aktivität und Aktivierbarkeit der natürlichen Killerzellen, der sogenannte NK-Zellfunktionstest, hat dafür umso Erstaunlicheres gezeigt:

Am 14. Tag nach unserer ersten Blutentnahme wurde bei den acht erwachsenen Frauen und Männern unserer Waldbaden-Experiment-Gruppe eine signifikante Steigerung unserer Basis-NK-Zellaktivität um sage und schreibe fast 21 Prozent gemessen (siehe S. 175). Und wir stellten eine signifikante Erhöhung der Aktivierbarkeit unserer NK-Zellen fest – einen bislang noch nicht beschriebenen Effekt des Im-Wald-Seins.

Die Tatsache, dass und in welcher Weise sich unsere Stimmung verbessert hat, konnten wir ebenso deutlich spüren wie die Zunahme unseres körperlichen Wohlbefindens, und zwar viele Tage über unseren Aufenthalt hinaus. Unser Gefühl wurde durch die regelmäßig durchgeführten Tests bestätigt.

Unser Waldbaden-Experiment bewirkte aber noch weitaus mehr: Wir fingen an umzudenken und den Wald mit anderen Augen zu sehen. Als einen Ort, der uns einlädt, als einen Ort, in dem Wohlbefinden und Gesundheit schlummern, als einen Ort, den es zu entdecken gilt, um einfach abzuholen, was er uns bietet: Freude, Wohlbefinden und Gesundheit, vielleicht sogar ein besseres Leben.

Im-Wald-Sein: beflügelte NK-Zellen

Bevor wir schauen, was wir eigentlich in unserem Experiment untersucht haben und welche Resultate wir erzielt haben, will ich gern auf die Ergebnisse von Prof. Lis Probandenstudien zurückkommen, da ich den Eindruck habe, dass da einige Missverständnisse lauern, vor allem wenn man die allgemeine Berichterstattung zum *Shinrin Yoku* betrachtet.

IMMUNOLOGISCHE ERGEBNISSE IM ÜBERBLICK

Nicht nur mir hatte sich bei meiner allgemeinen Literaturrecherche zu den immunologischen Wirkungen des *Shinrin Yoku* eine 40-Prozent-Marke eingeprägt, die es so nicht gibt (siehe S. 71). Eine solche Verkürzung und Fehlinterpretation verfälscht die umfangreichen (japanischen) Studienergebnisse und beschwört ein nicht unbeträchtliches, völlig unnötiges Streitpotenzial herauf. Sie bereitet zudem potenziell den Boden für eine vorschnelle Ablehnung des differenziert nachgewiesenen Gesundheitspotenzials von Waldaufenthalten auf Expertenebene.

Einige Fachleute könnten etwa unmittelbar sagen, dass eine einzige Studie noch gar nichts belegt – falscher Ausgangspunkt: Es liegt eine Serie von in sich schlüssigen Experimenten vor. Andere könnten kontern, dass eine Steigerung der Anzahl von NK-Zellen noch lange nichts über deren Funktion aussage – grundsätzlich wohl richtig, doch die Studien untersuchten beides. Wieder andere könnten entgegenhalten, dass die kleinen Probandengruppen keine allgemeinen Schlüsse erlauben – na ja, die Effekte konnten in verschiedenen Studien reproduziert werden (siehe S. 72 ff. und das Interview mit Prof. Li ab S. 262).

Schauen wir uns einige wichtige Erkenntnisse der japanischen Forscher zur Wirkung des *Shinrin Yoku* auf die Anzahl und Aktivität der NK-Zellen also in einem Schaubild an. Prof. Li hat mir die Zahlen einige Monate nach Abschluss unseres Experiments zur Verfügung gestellt.[55]

Effekte des *Shinrin Yoku* auf die Anzahl der NK-Zellen (japanische *Shinrin Yoku*-Studien)

Studie/Messzeitpunkte	VORHER	TAG 1	%*	TAG 2	%*	TAG 7	%*	TAG 30	%*
13 Frauen über drei Tage (siehe S. 78)	17,9	23,2	29,61	24,4	36,31	21,6	20,67	20,5	14,53
12 Männer über drei Tage (siehe S. 77)	349**	460	31,81	511	46,42	455	30,37	428	22,64
12 Männer über drei Tage (siehe S. 73)	440**	571	29,77	661	50,23				
12 Männer über einen Tag (siehe S. 77)	18	22	22,22			21,8	21,11		

= * relative prozentuale Veränderung gegenüber vorher
** In diesen Studien ist die Zahl der NK-Zellen in den peripheren Blutlymphozyten angegeben (in den anderen ihr prozentualer Anteil)

Effekte des *Shinrin Yoku* auf die Aktivität der NK-Zellen (japanische *Shinrin Yoku*-Studien)

Studie/Messzeitpunkte	VORHER	TAG 1	%*	TAG 2	%*	TAG 7	%*	TAG 30	%*
13 Frauen über drei Tage (siehe S. 78)	19	25,6	34,74%	26,2	37,89%	25,2	32,63%	21	10,53%
12 Männer über drei Tage (siehe S. 77)	18,2	26,1	43,41%	27,1	48,90%	26,1	43,41%	21,8	19,78%
12 Männer über drei Tage (siehe S. 73)	17,3	21,9	26,59%	26,5	53,18%				
12 Männer über einen Tag (siehe S. 77)	21,6	30,6	41,67%			29,3	35,65%		

= * relative prozentuale Veränderung gegenüber vorher

Tag 1: Morgen nach dem ersten Waldaufenthalt, Tag 2: Morgen nach dem zweiten Waldaufenthalt
Tag 7: siebter Tag nach Beginn des Ausflugs, Tag 30: 30. Tag nach Beginn des Ausflugs

Quelle: Prof. Dr. Qing Li, 2018 (die zugrundeliegenden Studien sind genannt in Anmerkung 55)

DER NK-ZELLFUNKTIONSTEST

Wir haben in unserem Experiment einen sogenannten NK-Zellfunktionstest oder NK-Zell-Zytotoxizitätstest durchführen lassen. Das ist ein gängiger Labortest, der tagtäglich durchgeführt wird und Aussagen über die zytotoxische Aktivität der NK-Zellen eines Patienten erlaubt. Die tatsächliche Aktivität der NK-Zellen hat nicht notwendigerweise mit ihrer Anzahl im Blut zu tun. Zum Beispiel gibt es Patienten, bei denen die Anzahl der NK-Zellen gut, die immunologische Abwehr jedoch trotzdem nicht auf der Höhe ist, weil die NK-Zellen aus verschiedenen Gründen nicht ausreichend arbeiten (siehe S. 64). Intrazelluläre Bakterieninfektionen oder notwendige belastende Behandlungen wie Bestrahlung und Chemotherapie oder länger andauernde antibiotische Therapien können weitere Ursachen sein. Auch das Tumorgewebe selbst kann die NK-Zellaktivität hemmen. Infolge einer verminderten Funktion der NK-Zellen können unterschiedliche, auch chronische Krankheiten entstehen, etwa chronische Virusinfektionen.

In solchen Fällen ist ein aus einer Blutprobe des Patienten erstellter labormedizinischer NK-Zellfunktionstest mitsamt laborärztlichem Befundbericht hilfreich für den behandelnden Arzt, damit er sich ein genaues Bild machen und entscheiden kann, wie die weitere Behandlung seines Patienten aussehen soll. In diesem Test werden zwei Parameter untersucht, nämlich die Basal- oder Basisaktivität der NK-Zellen und deren Stimulierbarkeit durch die immunstimulatorische Substanz Interleukin-2.

Die Basisaktivität: Unter standardisierten Bedingungen werden die NK-Zellen des Patienten mit Tumorzellen der Zelllinie K562 in Kontakt gebracht und für eine vom Labor definierte Zeit inkubiert, also „bebrütet“. Die K562-Tumorzellen werden vorher mit einem fluoreszierenden Membranfarbstoff (Calcein) markiert.

Mithilfe eines speziellen Verfahrens, einer Durchflusszytometrie, wird durch den Fluoreszenzfarbstoff der Anteil toter Tumorzellen bestimmt. Beim durch die NK-Zellen in Gang gesetzten Untergang der Tumorzellen (siehe S. 63) wird der Farbstoff Calcein freigesetzt, der dann quantitativ im Kulturüberstand bestimmt werden kann. Durch die Paralleluntersuchung standardisierter Kontrollansätze wird der Anteil der Tumorzellen berechnet, der von den patienteneigenen NK-Zellen abgetötet wurde.

Dieser Wert spiegelt die Basisaktivität der NK-Zellen des Patienten wider, die zusammen mit dem Referenzwert des Labors eine Aussage darüber erlaubt, ob die Basisaktivität des Patienten im Rahmen des Üblichen liegt oder erhöht oder zu niedrig ist. Wichtig ist, dass es sich hier um laborspezifische Einzelwerte handelt, die immer auch im Zusammenhang mit anderen patientenspezifischen Faktoren zu interpretieren sind.

In unserem Fall hat das Labor einen Referenzwert (RW) von größer als 25 Prozent als normale NK-Zellaktivität für diese Basisaktivität definiert, das heißt, dass potenziell jede vierte Zielzelle abgetötet wird. Mein Wert, das verrate ich gern, lag in der Ausgangsmessung bei 55 Prozent. Da ich mich insgesamt gut fühle und gesund bin, deutet das zunächst einmal auf eine ziemlich gute Basisaktivität hin und darauf, dass meine NK-Zellen potenziell etwas mehr als die Hälfte der Zielzellen abtöten.

Der Interleukin-2 stimulierte Wert: NK-Zellen sind in der Lage, Tumorzellen und virusinfizierte Zellen besonders effektiv zu attackieren, wenn sie zum Beispiel durch körpereigene Zytokine voraktiviert sind. Den körpereigenen Botenstoffen Interleukin-12, Interleukin-2 und Gamma-Interferon kommt dabei eine besondere Bedeutung zu (siehe S. 64). Interleukin-2 aktiviert die Bildung und zytotoxische Funktion von NK-Zellen und wird bei der Therapie bestimmter Tumoren gezielt eingesetzt.

Zusätzlich zur Untersuchung der spontanen NK-Zellfunktion werden also in einem parallel durchgeführten Laboransatz die NK-Zellen des Patienten zusätzlich mit Interleukin-2 vorbehandelt. Die stimulierte Aktivität sollte gegenüber der Basalaktivität deutlich zunehmen. Die prozentuale Steigerung der Lysekapazität drückt die Aktivierbarkeit der NK-Zellen des Patienten aus. Das Ergebnis gibt somit Aufschluss darüber, welche Erfolgsaussichten eine Immunstimulation im individuellen Fall hätte.

Wenn auch mit dem Stimulator Interleukin-2 keine nennenswerte Steigerung im Test möglich ist, wäre aus laborärztlicher Sicht grundsätzlich eine weiterführende Diagnostik zur Bestimmung der Anzahl der NK-Zellen, ein sogenannter zellulärer Immunstatus, angesagt und/oder eine Bestimmung der Funktion der Helferzellen (LTT-Immunfunktion).

Der von unserem Labor festgelegte Referenzwert liegt hier bei größer als 40 Prozent. Mithilfe der Stimulation sollten die NK-Zellen danach fast jede zweite Zielzelle töten können. Betrachte ich meinen entsprechenden Ausgangswert, so kam es zu keiner nennenswerten Steigerung gegenüber dem Basalwert, denn auch mithilfe der Stimulation lag die potenzielle Tötungsrate bei etwas mehr als der Hälfte. Unter Umständen wären also meine Ergebnisse vielleicht sogar ein klassischer Fall für eine weitere Rücksprache mit meinem Hausarzt. Aber wie gesagt, ich fühle mich gut und gehe regelmäßig zu Check-ups.

DER WALD UND WIR

Doch nun zu unserer Gruppe. Wir haben nicht schlecht gestaunt, als wir unsere Einzelergebnisse betrachteten und die statistische Auswertung unserer Daten erhielten, die wir in Expertenhände gelegt hatten. Über die außerordentliche Bedeutung der NK-Zellen für unser Immunsystem waren wir bereits ebenso gut informiert (siehe S. 60 f.) wie über die Zielrichtung und Aussagekraft des NK-Zellfunktionstests.

Effekte des Waldbaden-Experiments auf die Aktivität der natürlichen Killerzellen

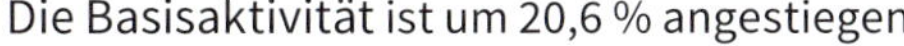

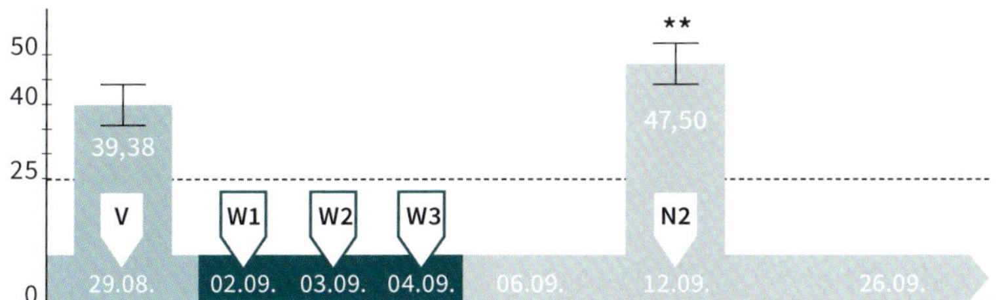

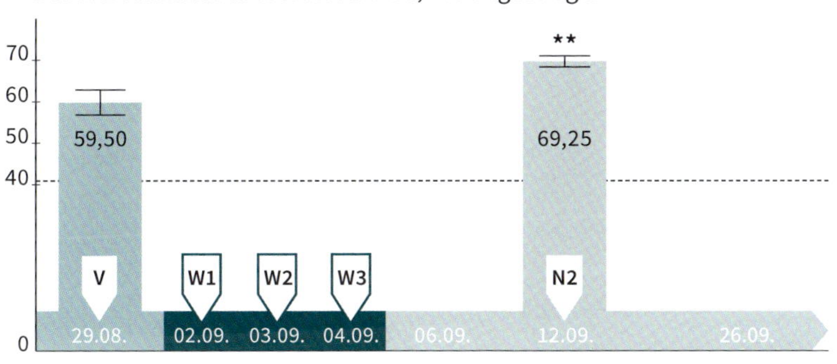

------ = RW

V = Ausgangsmessung, erste Blutentnahme; W1, W2, W3 = Waldaufenthalt 1, 2 und 3; N2 = Kontrollmessung, zweite Blutentnahme
*Daten als Mittelwert + Standardabweichung. N = 8; **= signifikanter Anstieg (t-Test für abhängige Stichproben, einseitige Testung, p< 0,05); Fehlerbalken: +/-1 SE.*

Falls Sie sich für die individuellen Ergebnisse interessieren, die als vertrauliche Patientendaten an dieser Stelle freilich nicht genannt werden können, blättern Sie mal. Einige der Teilnehmer haben Näheres verraten.

Gegenüber der Ausgangsmessung drei Tage vor Beginn des Experiments konnte am 14. Tag nach unserer ersten Blutentnahme eine Steigerung gegenüber dem Ausgangswert um fast 21 Prozent errechnet werden. Die Aktivierbarkeit der NK-Zellen durch eine Interleukin-2 Stimulation stieg um 16,4 Prozent.

EINE SIGNIFIKANTE VERÄNDERUNG!

Was bedeuten die errechneten Ergebnisse nun konkret?, fragten wir uns. Den Aussagewert von Statistiken nachzuvollziehen, ist nicht immer leicht und mit Statistiken wird manchmal ziemlicher Unfug getrieben, wie die Internetseite des Rheinisch-Westfälischen Instituts für Wirtschaftsforschung (RWI) in Essen auf unterhaltsame und informative Art und Weise verdeutlicht.[56]

Dort hinterfragen der Berliner Psychologe Gerd Gigerenzer, der Bochumer Ökonom Thomas Bauer und der Dortmunder Statistiker Walter Krämer seit 2012 unter der Rubrik „Unstatistik des Monats" aktuell publizierte Zahlen und deren Interpretationen. Programm und Ziel der Autoren: „Mit Daten und Fakten vernünftig umzugehen, in Zahlen gefasste Abbilder der Wirklichkeit korrekt zu interpretieren und eine immer komplexere Welt und Umwelt sinnvoller zu beschreiben." Ein gutes Beispiel dafür, wie ehrenvoll das ist, liefert die Unstatistik vom 28. April 2017, die wie folgt betitelt war: „Jede Stunde Laufen schenkt dir 7 Stunden Lebenszeit!" Ich habe sie im Anhang kurz zusammengefasst für all jene, die sich ein wenig darüber amüsieren möchten, was aus statistischen Daten teilweise gemacht wird – in diesem Beispiel vielleicht, um uns zu einem gesünderen Lebensstil zu motivieren.[57]

Weil wir verstehen wollten, was das bei uns an unterschiedlichen Stellen errechnete „signifikante Ergebnis" bedeutet und was eigentlich ein gepaarter t-Test ist, fragten wir bei Diplom-Statistikerin Dr. Marion Meyer-Nikele nach. Sie hat unsere Daten ausgewertet und konnte uns beide Fragen leicht verständlich beantworten:

>> Die statistische Signifikanz ist ein Bewertungskriterium für mit Mitteln der Statistik, also mit Tests, erzielte Ergebnisse. Statistisch ist ein Ergebnis signifikant, also bedeutsam, wenn es nicht auf Zufall beruht. Ein in Ihrem Experiment geeigneter Signifikanztest ist der t-Test für abhängige Stichproben (auch gepaarter t-Test genannt). Mit ihm kann man entscheiden, ob sich die Mittelwerte von zwei abhängigen Stichproben – wie zum Beispiel bei Ihnen von zwei Messungen an ein und derselben Person – so stark unterscheiden, dass man bei der Interpretation der Differenz den Zufall ausschließen kann und ein Effekt der Maßnahme als sehr wahrscheinlich gelten kann.

Sind die Veränderungen der Blutwerte rein zufällig zustande gekommen, so gleichen sich positive und negative Veränderungen in etwa aus: Der Mittelwert der Differenzen wird ungefähr bei null liegen. Hat die Maßnahme dagegen einen Effekt, dann wird dieser Wert in einem bestimmten Ausmaß von null verschieden sein.

Ob der aus der Stichprobe errechnete Wert für die mittlere Veränderung „weit genug“ von null entfernt ist, wird nun mittels des t-Tests entschieden. Dieser liefert eine Wahrscheinlichkeit, den sogenannten p-Wert. Der p-Wert gibt, vereinfacht gesagt, an, wie wahrscheinlich es ist, die berechnete Abweichung von null zu beobachten unter der Annahme, dass die Maßnahme keinen Effekt hat. Ist diese Wahrscheinlichkeit sehr gering – in der Regel unter 5 Prozent – dann gilt das Ergebnis als signifikant und man kann davon ausgehen, dass die Maßnahme mit hoher Wahrscheinlichkeit einen Effekt hat.

Wichtig ist vielleicht noch Folgendes: Obwohl es von der Allgemeinheit oft so verstanden wird, sagt das Ergebnis nichts über einen tatsächlichen medizinischen Nutzen aus. Dieser könnte sich aber gegebenenfalls aus der prozentualen Steigerung der Werte herauslesen lassen. «

EINE HERVORRAGENDE TENDENZ!

Um sehen zu können, ob sich bei uns eine gleiche Tendenz wie bei Prof. Lis Probanden ergibt (siehe Schaubild S. 172), hatten wir unsere Blutproben ebenfalls jeweils morgens nehmen lassen. Mit unseren Messmethoden ließ sich am 14. Tag nach unserer ersten Blutentnahme eine signifikante Steigerung der NK-Zellaktivität und ein prozentualer Anstieg von rund 21 Prozent nachweisen. Wie bereits gesagt, kann man Werte verschiedener Labors nicht eins zu eins vergleichen, dennoch weisen die Ergebnisse in die gleiche Richtung. Wie mir später von Prof. Li bestätigt wurde, ist es darüber hinaus nicht unerheblich, dass wir mit sehr gesunden Ausgangswerten in das Experiment gegangen sind (siehe S. 262). Dass selbst in dieser Situation noch Steigerungen erzielt werden konnten, finden wir sehr positiv. Könnten die Steigerungen bei Menschen, die es mehr brauchen als wir, vielleicht noch besser ausfallen?

RESPEKTABLE ERGEBNISSE!

In Prof. Rukavina hatte ich ja bereits vor der Durchführung unseres Waldbaden-Experiments einen aufgeschlossenen Gesprächspartner gefunden (siehe S. 54 ff.). Und so verwundert es nicht, dass Prof. Rukavina auch an unseren Ergebnissen interessiert war und mich nach der Auswertung unseres Experiments zu einem Gespräch an der Universität in Rijeka einlud, wo er als Emeritus noch einige Doktoranden betreut.

Er war sichtlich erfreut, als er unsere Unterlagen mit mir durchsah. Er fand die Ergebnisse respektabel und nachvollziehbar. Sie würden eindeutig zeigen, dass unser Waldbaden-Experiment in die gleiche Richtung weist wie die japanischen NK-Zellstudien. Ein direkter Vergleich sei aus verschiedenen Gründen zwar nicht möglich, aber darauf käme es auch gar nicht an.

Prof. Li und seine Kollegen, so Prof. Rukavina, stellen in ihren Forschungen die Hypothese auf, dass Waldbaden auf zwei Wirkungswegen die Immunzellen stärkt. Einmal wirke es direkt wie eine natürliche Aromatherapie, bei der die Aktivität der NK-Zellen durch die in der Waldluft enthaltenen sekundären Pflanzenstoffe unmittelbar angekurbelt würde. Und einmal indirekt, weil die Waldumgebung mit ihrer speziellen Atmosphäre messbare entspannungsförderliche Wirkungen haben kann (siehe Schaubild S. 230).

Da unser Immunsystem von psychologischen Faktoren stark beeinflusst wird, wie nicht zuletzt auch die interdisziplinären Forschungszweige der Psycho-Neuro-Immunologie und der Psycho-Neuro-Endokrino-Immunologie[58] zeigen, und Waldaufenthalte entspannungsfördernd wirken, komme dieser zweiten Komponente aus Prof. Rukavinas Sicht vielleicht sogar eine noch bedeutendere Rolle zu.

Und die Idee sei freilich gar nicht so neu. Früher wurden Patienten – oftmals in Ermangelung anderer Möglichkeiten – in Waldsanatorien geschickt, um bei Spaziergängen und unterstützenden Maßnahmen Ruhe, Entspannung und Luftveränderung zu erleben. Dabei wurden viele gute Erfolge erzielt. Neu sei vor allem, dass immer ausgefeiltere technische Möglichkeiten zum wissenschaftlichen Nachweis der Wirkungen bestehen. Nicht zuletzt deshalb würde auf vielen Ebenen intensiv geforscht, etwa auf dem Gebiet der Tumorbehandlung mit körpereigenen und naturheilkundlichen Immunmodulatoren.

Die Anfänge der Forschung mit körpereigenen Immunmodulatoren hat Prof. Rukavina in seiner aktiven Zeit mitgeprägt. Mittlerweile sind Verfahren, in denen dem Patienten zum Beispiel eigene NK-Zellen entnommen, vervielfältigt und dann wieder injiziert werden oder eben Verfahren, in denen Zytokine oder Antikörper zur Anwendung kommen, fester Bestandteil in der klinischen Forschung und zum Teil auch in der Krebsimmuntherapie.

Auf meine Spekulationen zur direkten Wirkung der Terpene auf die NK-Zellen wollte sich Prof. Rukavina nicht weiter einlassen, das sei nicht sein Forschungsgebiet. Festhalten könne man jedenfalls, dass es einige Pflanzenstoffe gibt, die bereits heute in der Krebsbehandlung als komplementärmedizinische Zusatztherapie zum Einsatz kommen wie beispielsweise Mistelpräparate. Das sei übrigens sehr interessant: Schon im Altertum wurden Mistelextrakte eingesetzt, um verschiedenste Krankheiten zu behandeln. Heute weiß man, dass Misteln, die ja als Parasiten auf verschiedensten Wirtspflanzen wachsen können, in ihrer stofflichen Zusammensetzung von der Wirtspflanze beeinflusst sind. Eine Mistel, die auf einer Tanne wächst, hat eine andere Information als eine Mistel, die auf einem Apfelbaum zu Hause ist. So hat auch der Extrakt eine andere Zusammensetzung.

Das mache eine standardisierte Therapie zwar nicht unbedingt leichter, aber unterschiedlichste Forschungsarbeiten zeigen, dass Mistelextrakte in der Zellkultur das Wachstum von Tumorzellen hemmen und auch die zytotoxische

Wirkung von NK-Zellen verstärken können. Auch in klinischen Forschungen, bei denen Patienten über 48 Wochen beobachtet wurden, gäbe es entsprechende Ergebnisse. Wobei man nicht verschweigen darf, dass auch festgestellt wurde, dass manche Patienten gar nicht darauf ansprachen, andere Patienten nur auf bestimmte Präparate oder auf manche mehr und auf andere weniger.

Obwohl hier noch vieles im Verborgenen liegt, so zeige sich immerhin, dass das Immunsystem des Menschen und auch die Tumorzellen auf Pflanzenstoffe reagieren können. Ob und wie die Konzentration und die Zusammensetzung der Terpene in der Waldluft das bewirkt, sei ein hoch spannendes Forschungsgebiet, auf dem sich hoffentlich noch viel tun wird, denn gerade vor dem Hintergrund des demografischen Wandels und der vielfältigen daraus entstehenden Herausforderungen und Problemstellungen sei das mehr als wünschenswert.

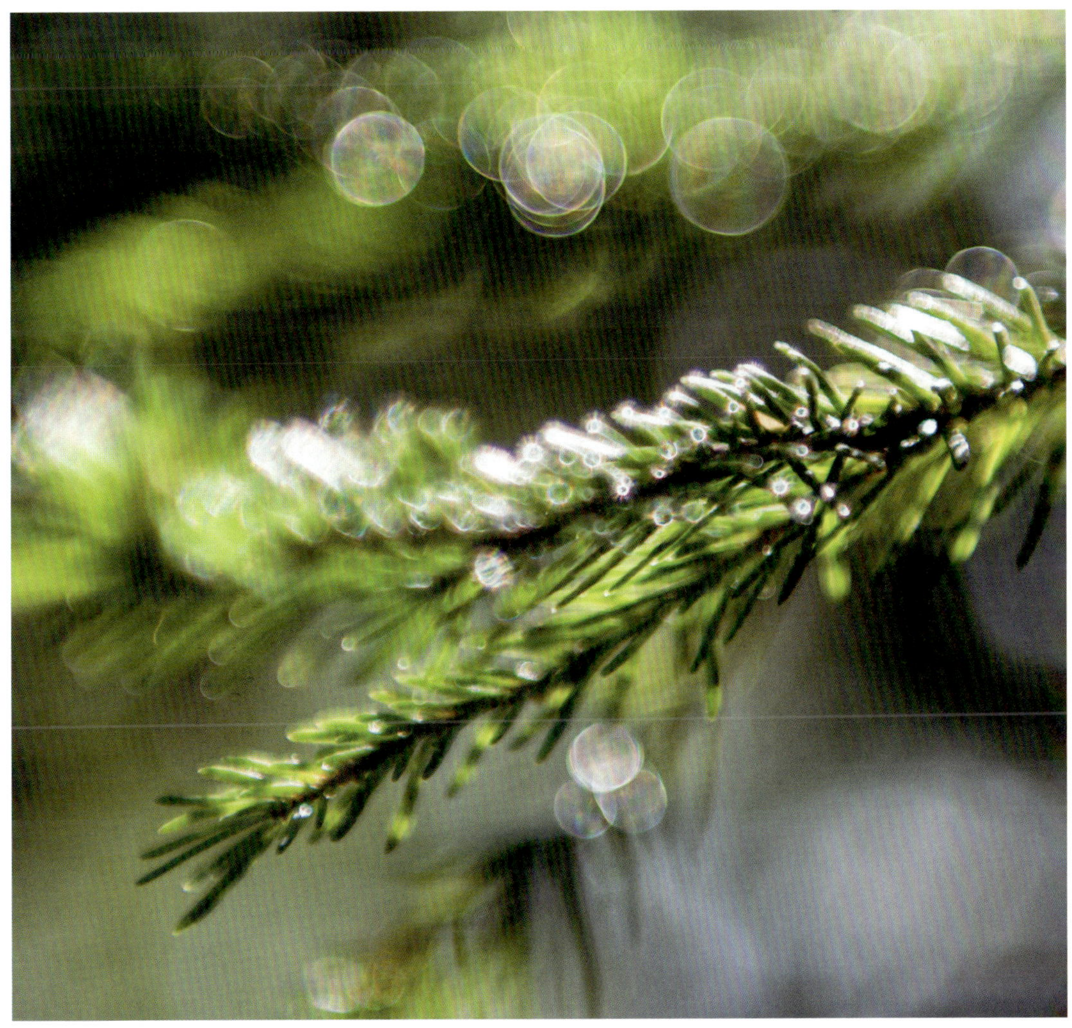

Im-Wald-Sein: Unsere Stimmung hebt sich

Natürlich konnte sich jeder von uns vorstellen, dass ein Waldaufenthalt die Stimmung heben kann, und fast alle verbinden mit dem Wald positive Gefühle. Aber messen wollten wir es dann doch, und so haben wir, wie die japanischen Forscher,[59] für die Messung unserer subjektiven Stimmungslage den POMS-Test eingesetzt,[60] der ein emotionales Befindlichkeitsprofil während eines bestimmten Zeitraums erlaubt. Prof. Angela Schuh und Gisela Immich haben mich dazu beraten, daher haben wir die Fragebogen zu genau definierten Zeiten vor Beginn, während der Waldbaden-Maßnahmen und bis rund einen Monat nach unserer Rückkehr ausgefüllt (siehe S. 101 f.).

STIMMUNG – IN ITEMS UND SKALEN

In der deutschen Kurzfassung besteht der POMS aus 35 Begriffen, die vier Stimmungszustände charakterisieren.[61] Auf einer vorgegebenen Ziffernskala bewertet man, wie gut der jeweilige Begriff in einem bestimmten Zeitraum auf einen selbst zutraf.

Nach einer Kurzanleitung zum Ausfüllen wird der Leser in willkürlich erscheinender Reihenfolge konfrontiert mit 35 eher negativ besetzten Wörtern wie „zornig“, „abgeschlafft“, „unglücklich“, „unsicher“, „lustlos“. In der rechten Spalte zu jedem Wort ist eine Skala enthalten, in unserem Fall von 0 bis 6: 0 steht für überhaupt nicht, 1 für sehr schwach, 2 für schwach, 3 für etwas, 4 für ziemlich, 5 für stark und 6 für sehr stark.

Die Aufgabe besteht darin, die im Zeitfenster der letzten 24 Stunden zum jeweiligen begrifflich erfassten Gefühlszustand am besten passende Zahl anzukreuzen. Klingt eigentlich sehr einfach, und der Test ist auch relativ schnell ausgefüllt. Aber wenn ich ehrlich bin, fand ich ihn doch ein wenig knifflig. Was zum Beispiel antwortet man bei einem Begriff wie „hoffnungslos“ oder „minderwertig“ oder gar „neidisch“? Für mich persönlich sind das unglaublich starke Wörter für Emotionen, die in meinem Leben nur in Ausnahmesituationen zum Tragen kommen.

Darf ich da jedes Mal einfach so mit 0 antworten? Antworte ich vielleicht nur mit 0, weil ich mich so sehen will oder – Anonymität hin oder her – so und nicht anders von anderen wahrgenommen werden will? Selbst bei den für mich persönlich leichteren Begriffen wie „fröhlich“, „munter“ oder „aktiv“, war es nicht leicht, denn ich sollte ja an die letzten 24 Stunden denken. Kann ich die wirklich überblicken?

Zum Glück habe ich einen überaus gesunden Schlaf und damit fallen schon mal acht Stunden weg. Reflektiere ich vielleicht überhaupt zu viel? Geht es vielleicht eher darum, aus dem Bauch heraus zu entscheiden? Alles nicht so einfach, und ich meine, die anderen hatten teilweise ähnliche Gedanken beim Ausfüllen.

Jedenfalls werden diese 35 Begriffe (Items) vier Überbegriffen (Skalen) zugeordnet, nämlich Niedergeschlagenheit, bestehend aus 14 Items, sowie Müdigkeit, Missmut und Tatendrang, die jeweils aus 7 Items bestehen. Die einzelnen Antwortwerte zur jeweiligen Skala werden zu einem sogenannten Summenscore addiert. So erhält man dann vier Summenscores, die nach einer speziellen Anleitung weiter ausgewertet werden.[62]

DER WALD UND WIR

Doch nun zu unseren Ergebnissen. Um sich besser vorstellen zu können, welche Werte beim POMS-Test als üblich gelten, können Norm- oder Referenzwerte herangezogen werden. Sie sind in den nachfolgenden Schaubildern als gestrichelte Linie gezeigt. Ausgefüllt haben wir den POMS an folgenden Abenden:

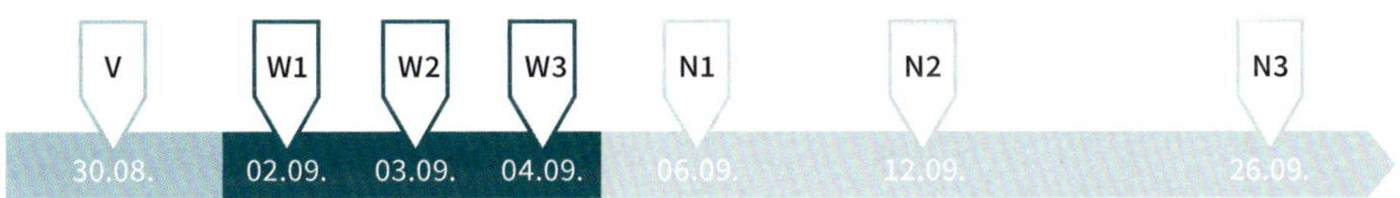

Wir haben drei Tage vor Beginn unseres dreitägigen Im-Wald-Seins mit dem Ausfüllen begonnen, währenddessen jeden Tag sowie zwei, acht und 22 Tage nach der dritten Waldbaden-Maßnahme unsere Fragebogen ausgefüllt.

Niedergeschlagenheit? Gegenüber der Ausgangsmessung drei Tage vor der ersten Waldbaden-Maßnahme nahm die Niedergeschlagenheit, die ohnehin deutlich unter dem Referenzwert lag, kontinuierlich ab. Einen beziehungsweise sieben Tage nach unserer Rückkehr in unser gewohntes Leben sogar signifikant. Auch am 22. Tag nach unserem letzten Im-Wald-Sein lag sie unter dem Ausgangsniveau.

Effekte des Waldbaden-Experiments auf die Stimmungslage: Niedergeschlagenheit

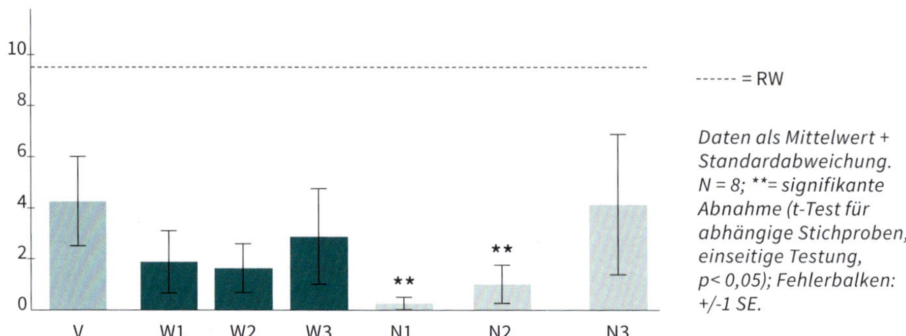

Müdigkeit? Offenbar fühlen wir uns ein wenig müder als andere Menschen, da unser Ausgangswert über dem Referenzwert liegt. Während des Im-Wald-Seins nahm unsere Müdigkeit weiter zu. Man könnte das damit erklären, dass wir uns viel an der frischen Luft aufgehalten haben und eine Art Erholungseffekt eingesetzt hat. Allerdings kam es infolge der Waldaufenthalte einen Tag nach unserer Rückkehr zu einer signifikanten Abnahme der Müdigkeit. Bis zum 22. Tag nach unserem letzten Im-Wald-Sein war die Müdigkeit gegenüber der Ausgangsmessung reduziert.

Effekte des Waldbaden-Experiments auf die Stimmungslage: Müdigkeit

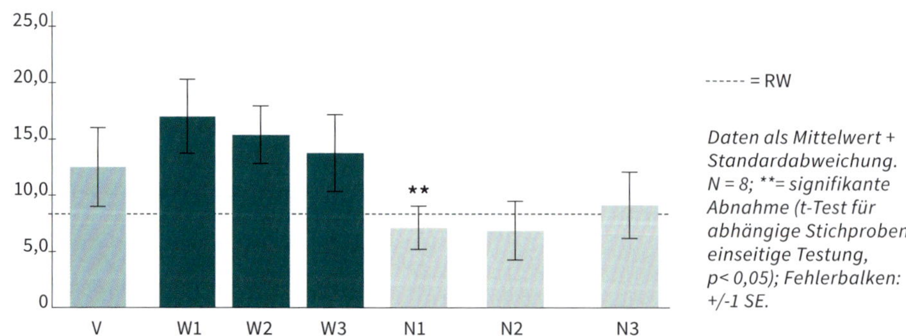

Missmut? Die auffälligsten Veränderungen ergaben sich beim Missmut. Wir starteten mit einem deutlich über dem Referenzwert liegenden Gefühl von Missmut in das Experiment. Bereits am Abend unseres ersten Im-Wald-Seins war eine signifikante Abnahme im Vergleich zur Ausgangsmessung zu verzeichnen, die sich über die Waldaufenthalte fortsetzte. Nach Rückkehr in unser normales Leben nahm das Gefühl von Missmut weiter ab und war am 22. Tag leicht erhöht, jedoch weit unter dem Ausgangswert liegend.

Effekte des Waldbaden-Experiments auf die Stimmungslage: Missmut

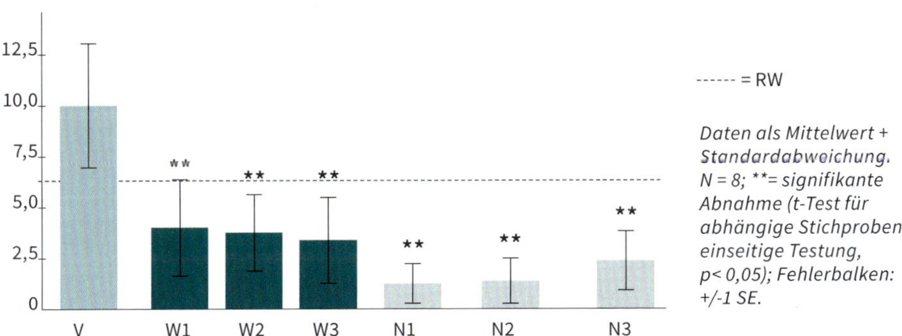

Tatendrang? Im Verhältnis zu anderen Menschen scheint unser Tatendrang relativ hoch zu sein. Das Im-Wald-Sein hat zu keinen signifikanten Veränderungen geführt. Auffällig ist, dass der Tatendrang während des Waldbadens abgenommen hat. Das könnte man auf den Erholungs- und Entspannungseffekt zurückführen. Andererseits ist unser Gefühl von Tatendrang nach den drei Waldaufenthalten bis sieben Tage nach Rückkehr in unser normales Leben über den Ausgangswert geklettert.

Effekte des Waldbaden-Experiments auf die Stimmungslage: Tatendrang

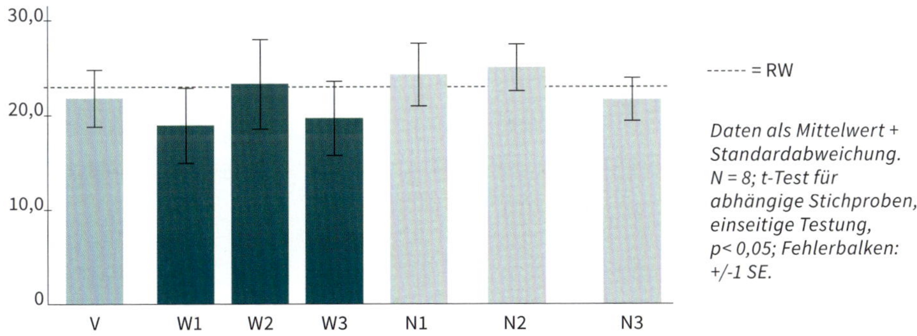

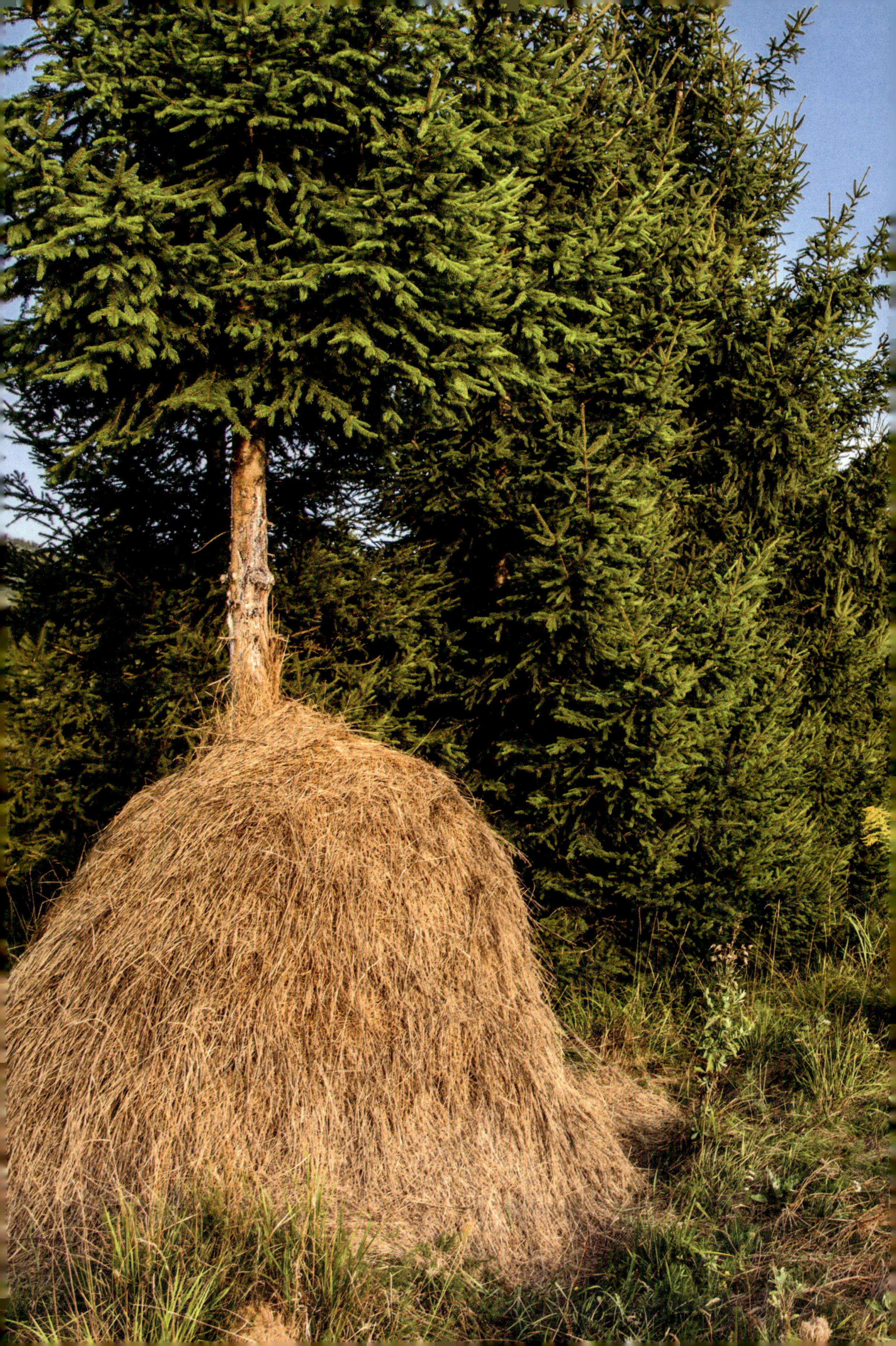

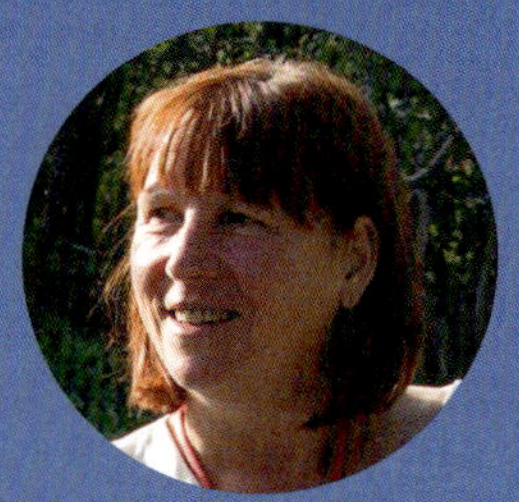

CORNELIA

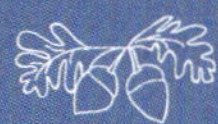

Was verbinde ich mit Wald?
Wald ist unsere grüne Lunge. Ich denke an Wildschweine, Rehe, Tannennadeln, Hänsel und Gretel. Liebe den Duft. Pilze sammeln, Mooshäuschen bauen oder Brombeeren sammeln sind schöne Erinnerungen. Ich genieße die Ruhe.

Meine Waldnutzung?
Ich bin einmal die Woche für etwa zwei Stunden im Park, da sind auch stattliche Bäume. Als Lachyogatrainerin biete ich gerade dort Kurse an, weil ich die Verknüpfung von Natur und Lachen wichtig finde. Waldaufenthalte spielen auch sonst eine Rolle in meiner Freizeitgestaltung. Da kann ich runterkommen und bei mir sein.

Warum habe ich mitgemacht?
Melanie hat mich gefragt, ob ich Lust auf ein Waldbaden-Experiment hätte, das sich eine Gruppe ausgedacht hat, die einfach mal über den Tellerrand schauen wollte. Da sie begeistert von meinem Lachyogatreff im Westpark war, haben wir überlegt, ob Lachyoga im Wald die Idee des Waldbadens unterstützen könnte. Wir fanden beide, dass dem so sei. Ich wollte mich auf das Abenteuer einlassen und die Gruppe mit dieser zusätzlichen Erfahrung überraschen.

Wie hat es mir gefallen?
Leider konnte ich nur einen vollen Tag dabei sein. Aber der Aufwand hat sich gelohnt, wir waren in einer tollen Waldumgebung. Ich möchte unbedingt mal einen Kurzurlaub im Wald verbringen. Als ich am Vorabend angekommen war, fühlte ich mich sofort in eine andere Welt hineinversetzt, in eine Waldoase.

Konnte ich mir die Effekte auf mein Immunsystem vorstellen?
Unbedingt. Aber da bin ich vielleicht auch offener als andere. Auch für meinen Bereich gibt es viele Studien, die unterschiedliche positive Gesundheitseffekte bestätigen.

Meine Ergebnisse?
Da ich ja nicht die ganze Zeit dabei war, fand ich Messungen bei mir nicht wichtig. Es kommt schließlich darauf an, wie ich mich beim Waldbaden fühle. Ich kann einige Parallelen zum Lachyoga erkennen.

Werde ich Waldbaden in meinen Alltag integrieren?
Definitiv. Wald verknüpfe ich mit Entspannung. Nach einem Waldaufenthalt fühle ich mich immer wohl. Der Wald ruft.

Im-Wald-Sein: Unser körperliches Wohlbefinden profitiert

Unser zweiter Test, der Fragebogen zum aktuellen körperlichen Wohlbefinden (FAW), entwickelt von Dr. Renate Frank, Diplom-Psychologin an der Universität Gießen, zielte darauf ab festzustellen, ob sich unser aktuelles körperliches Wohlbefinden durch das Waldbaden-Experiment messbar verbessert hat. Den FAW hatte mir Gisela Immich als zusätzliches Instrument empfohlen.[63]

KÖRPERLICHES WOHLBEFINDEN – IN ITEMS UND SKALEN

Körperliches Wohlbefinden ist ein zentraler Aspekt des Gesundheitsbegriffs der Weltgesundheitsorganisation (WHO). Nach ihrer Definition ist Gesundheit ein Zustand des vollständigen körperlichen, geistigen und sozialen Wohlbefindens und nicht nur des Freiseins von Krankheit und Gebrechen.

Die Stärke der WHO-Definition liegt darin, dass sie Gesundheit nicht nur gegenüber körperlicher Krankheit und Gebrechen abgrenzt, vielmehr zusätzlich zu den objektivierbaren Daten einer medizinisch-technischen Einschätzung eben auch subjektive Gesichtspunkte der Gesundheit berücksichtigt und psychische Aspekte wie Lebenszufriedenheit und soziale Komponenten wie Leistungsfähigkeit und Sinnfindung einbezieht.

Der Unterschied liegt auf der Hand, wie ein einfaches Beispiel verdeutlichen mag: Herr S. hat eine schwere Tumorbehandlung hinter sich. Der Tumor ist weg, der Arzt ist zufrieden. Herr S. aber sagt: „Ich fühle mich krank, ich habe ständig Angst. Das macht mich ganz schlapp." Herr R., der sich gerade in einer ähnlichen Behandlung befindet und den Ärzten ziemliche Sorgen macht, hingegen sagt: „Ich habe zwar diesen schrecklichen Tumor und die Behandlung ist sehr unangenehm, aber ich fühle mich wohl und bin voller Lebensfreude." Wer ist nun krank und wer gesund?

Klar wird dabei auch: Gesundheit ist kein Dauerzustand, sondern ein dynamischer Prozess. Gesundheit zu fördern, zu erhalten und wiederherzustellen, ist ein alles umspannender Handlungsauftrag an einen selbst, an die Medizin und eine essenzielle Querschnittsaufgabe für Politik, Gesellschaft, (medizinische) Fachkreise …

Der FAW beschäftigt sich mit dem Wohlbefinden aus subjektiver Sicht, das eben nicht allein durch Abwesenheit körperlicher Beeinträchtigungen geprägt ist, wie in einigen anderen Fragebogen. Gesundheit, körperliche Funktionstüchtigkeit und Fitness sind hier nur Teilbereiche. Qualitativ stehen zudem der Zustand besonderer Lebendigkeit und Frische und das lustvolle Erleben des eigenen Körpers im Vordergrund. Der FAW unterteilt körperliches Wohlbefinden in sieben Skalen, denen die einzelnen Items (Sätze) zugeordnet sind.

Die Skalen lauten: Zufriedenheit mit dem eigenen Körperzustand (ZU), Gefühle von Ruhe und Muße (RM), Gefühle von Vitalität und Lebensfreude (VL),

Gefühle nachlassender Anspannung (NA), Genussfreude und Lustempfinden (G), subjektive Konzentrations- und Reaktionsfähigkeit (KR), Gefühle von Gepflegtheit, Frische und angenehmem Körpergefühl (GFK).

Nach Dr. Renate Frank ist eine strikte Trennung von emotionalem und körperlichem Empfinden nicht möglich und auch nicht sinnvoll. Vielmehr geht es immer um ein psychophysisches Wohlbefinden, das als geglückte Abstimmung zwischen Körper, Ich und Umwelt empfunden wird.[64] Bei der subjektiven Beurteilung muss man sich nicht auf den eigenen Körper konzentrieren, im Gegenteil kann auch eine uneingeschränkte Offenheit und Zuwendung zur Umwelt die eigenen Empfindungen in angenehmer Weise bestimmen.

Der FAW wird gern eingesetzt, wenn man etwa durch Entspannungstechniken verspürte Veränderungen des körperlichen Wohlbefindens messen will. Nach einer Kurzanleitung zum Ausfüllen stehen in der linken nummerierten Spalte in scheinbar willkürlicher Reihenfolge 58 kurze einfache Sätze wie „Ich bin körperlich belastbar“, „Ich fühle mich behaglich“, „Ich spüre nachwirkende freudige Erregung“ oder „Ich bin angenehm erschöpft“. In der rechten Spalte ist zu jedem Satz eine fünfstufige Skala von 0 bis 4 enthalten: 0 steht für gar nicht, 1 für wenig, 2 für in mittlerem Maße, 3 für überwiegend und 4 für völlig. Die Aufgabe besteht darin anzugeben, wie gut der Satz den momentanen Zustand beschreibt.

Ich kann mich erinnern, dass mir das Ausfüllen um einiges leichter fiel als beim POMS, jedenfalls musste ich nicht so intensiv über jeden einzelnen Begriff und seine Bedeutung nachdenken. Einige der anderen Teilnehmer sahen das genauso, obwohl der Fragebogen ja um einiges länger ist als der POMS. Irgendwie hat es richtig Spaß gemacht. Allerdings hatte ich anlässlich der Lachyogarunde am Abreisetag besagtes (H)aha-Erlebnis, bei dem mich der erschreckende Gedanke beschlich, dass ich die Feststellung 27 des FAW „Ich bin zu konzentrierten Bewegungen fähig“ wohl durchweg zu optimistisch beantwortet habe.

DER WALD UND WIR

Statistisch lassen sich bei drei der Skalen signifikante Veränderungen durch unser Im-Wald-Sein nachweisen, nämlich bei Ruhe und Muße, nachlassender Anspannung sowie Genussfreude und Lustempfinden. Auch bei den anderen Skalen kam es zu Verbesserungen, die aber nicht mit der für ein signifikantes Ergebnis erforderlichen Wahrscheinlichkeit auf unsere Waldaufenthalte zurückgeführt werden können (siehe dazu 178 f.). Dennoch sind sie für den Einzelnen bedeutsam gewesen, wie aus nachfolgenden Ausführungen des Diplom-Psychologen und Psychotherapeuten Benjamin Bleek deutlich wird.

Effekte des Waldbaden-Experiments auf das körperliche Wohlbefinden

Ruhe und Muße

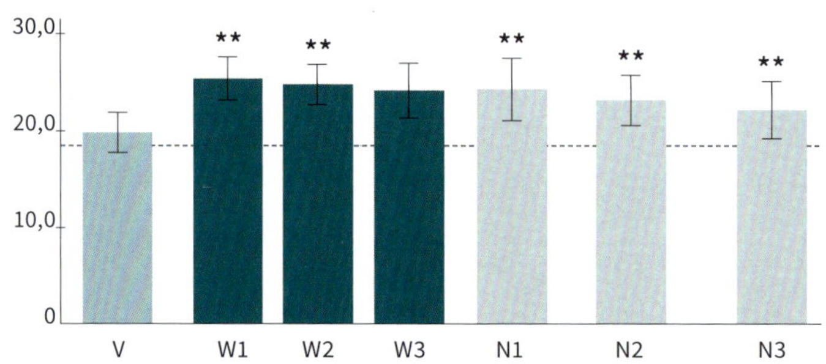

Nachlassende Anspannung

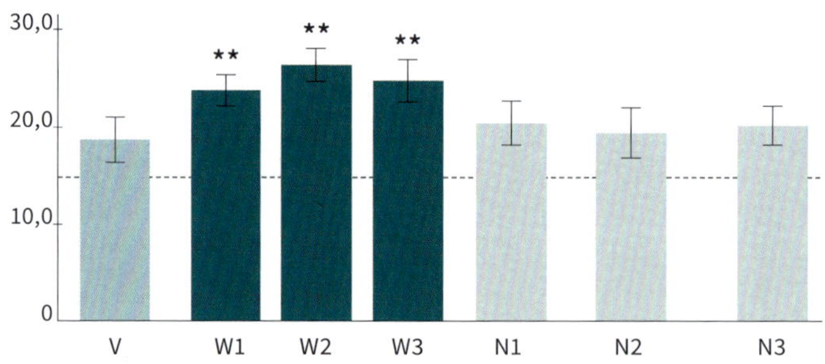

Genussfreude und Lustempfinden

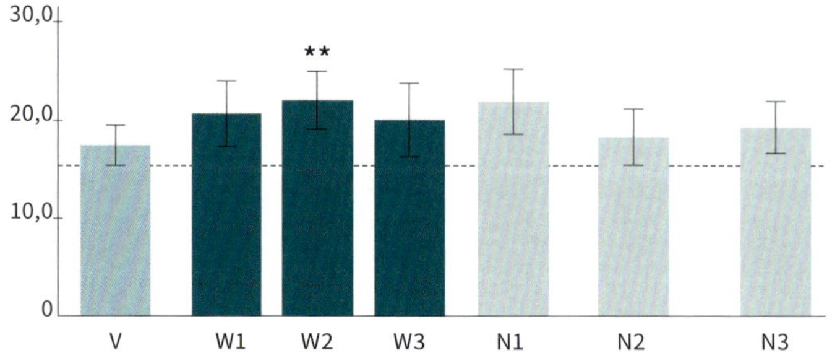

------ = RW

*Daten als Mittelwert + Standardabweichung. N = 8; **= signifikante Zunahme (t-Test für abhängige Stichproben, einseitige Testung, p< 0,05); Fehlerbalken: +/-1 SE.*

Zufriedenheit mit dem eigenen Körperzustand

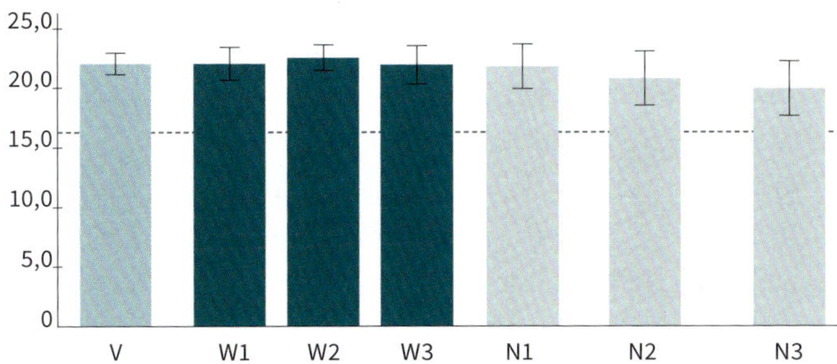

Gefühle von Vitalität und Lebensfreude

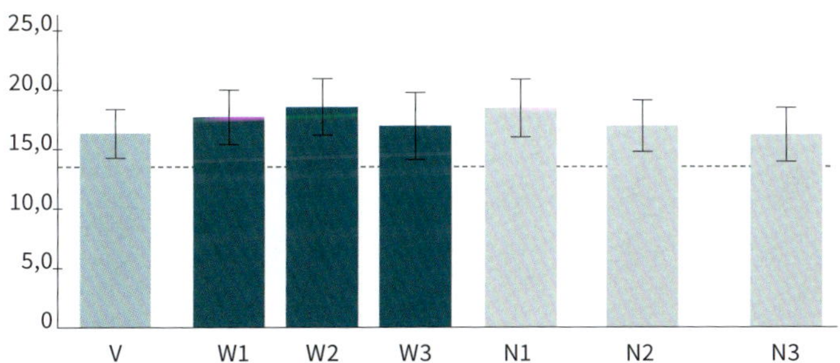

Subjektive Konzentrations- und Reaktionsfähigkeit

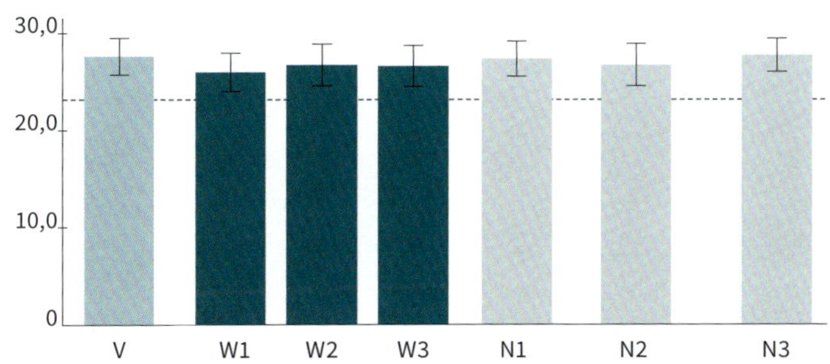

Gefühle von Gepflegtheit, Frische und angenehmem Körpergefühl

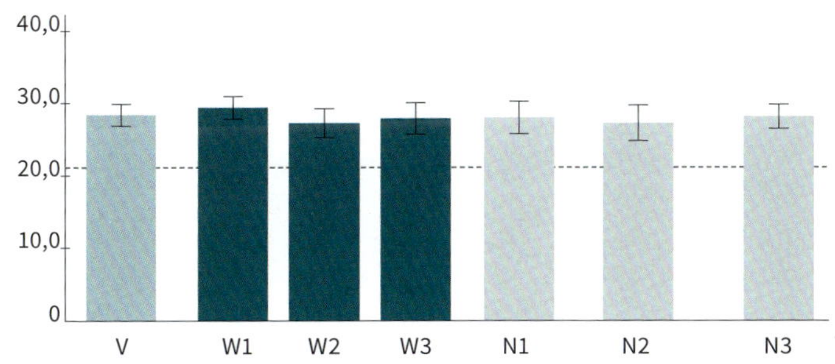

------ = RW

Daten als Mittelwert + Standardabweichung. N = 8; t-Test für abhängige Stichproben, einseitige Testung, p< 0,05; Fehlerbalken: +/-1 SE.

Im-Wald-Sein: ein Plus in jeder Lebenslage

Bei der Präsentation der Daten in der Gruppe wurde sehr schnell klar, dass das Gruppenergebnis zwar verblüffend und interessant für uns war, aber eigentlich jeder Einzelne darauf brannte, seine persönlichen Ergebnisse zu erfahren. Die Werte des NK-Zellfunktionstests konnte sich jeder am besten von seinem Arzt weiter erläutern lassen. Für die Deutung der psychologischen Tests fanden wir es am sinnvollsten, einen Fachmann zurate zu ziehen. Wir fanden ihn im Diplom-Psychologen und Psychotherapeuten Benjamin Bleek aus München.

Herr Bleek war mir aus der Nachbarschaft bekannt und ich wusste, dass er als Verhaltenstherapeut mit Erwachsenen, Jugendlichen und Kindern arbeitet. Vielleicht wäre er der „Richtige" für uns und hätte Interesse, unsere Einzelergebnisse auszuwerten.

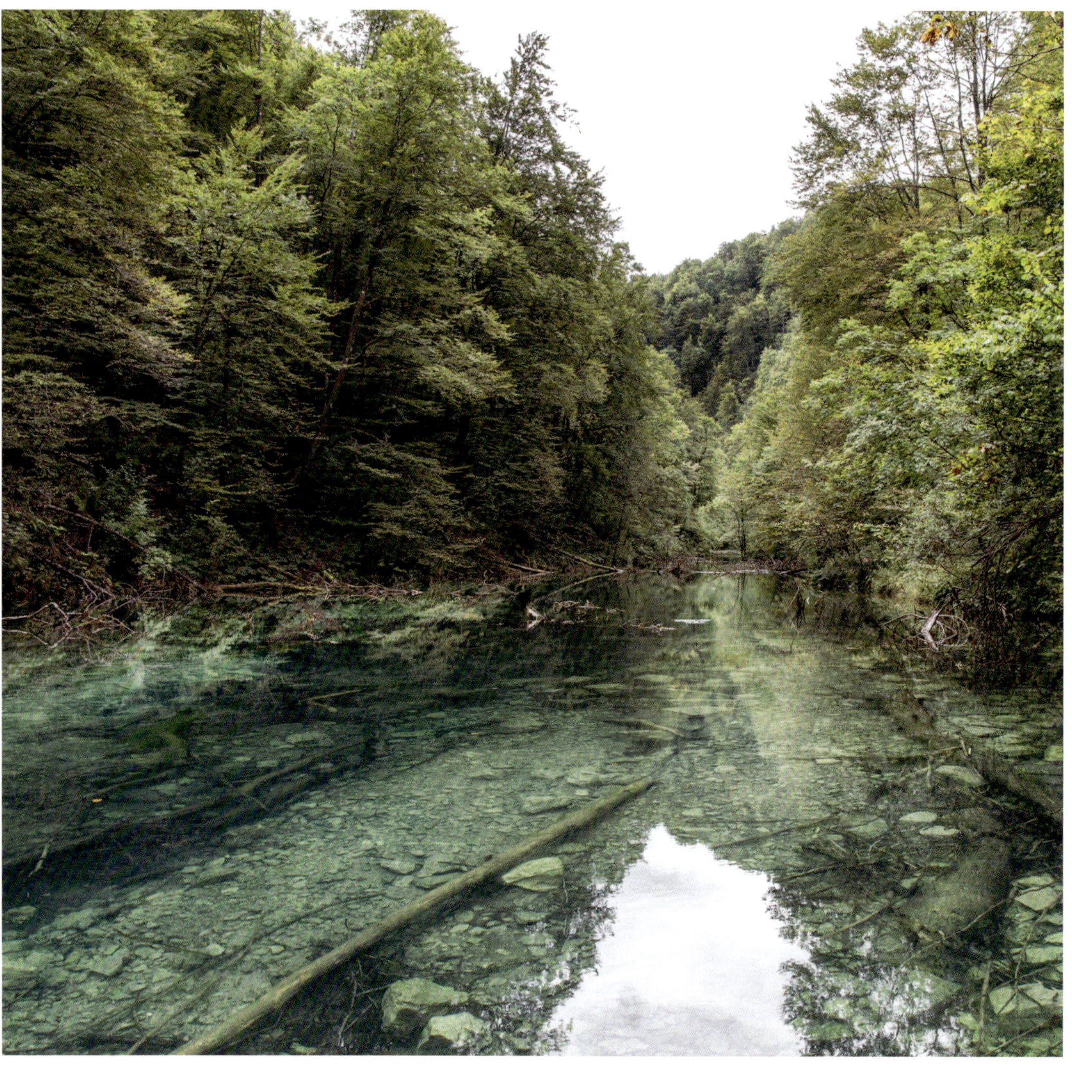

Herr Bleek freute sich über unsere Anfrage, zumal er sehr gern in der Natur unterwegs ist, um seine Akkus aufzuladen. Zudem sei die empirische Evidenz der Wirkung von sportlichen Aktivitäten auf die psychische Gesundheit mittlerweile sehr überzeugend. Die sich dabei ergebenen Schnittmengen und Wechselwirkungen würden seine Arbeit als Psychotherapeut und Personal Trainer immer wieder bereichern. Er war neugierig, ob sich positive Wirkungen auch mit einem nicht auf sportliche Aktivität gerichteten Naturaufenthalt, eben mit dem Waldbaden erzielen ließen, das eher auf Entschleunigung und bewusste Wahrnehmung des Waldes gerichtet ist.

Unser Fachmann für die psychologische Perspektive auf Einzelfallebene war gefunden und wir überließen ihm unsere individuellen Daten. Sie bestanden aus einem allgemeinen Gesundheitsfragebogen, den jeder Teilnehmer zu festgelegten Zeitpunkten vor und nach der Reise ausgefüllt hatte, den oben geschilderten Tests und weiteren selbst konzipierten Fragebogen, in denen jeder Teilnehmer seine eigenen Eindrücke und Empfindungen formulieren konnte (siehe S. 203 ff.).

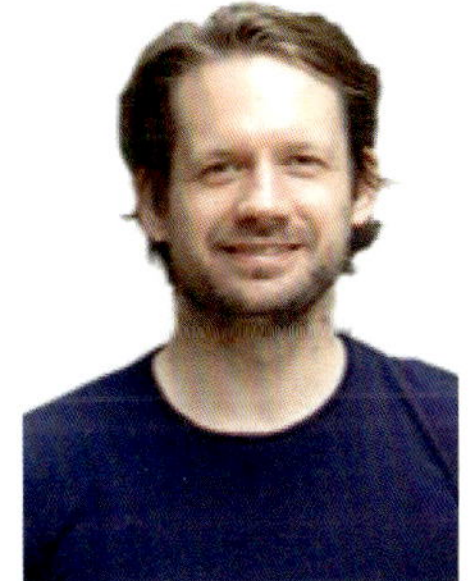
Benjamin Bleek

Die individuellen Daten zu bekommen, war Herrn Bleek besonders wichtig, denn quantitative, statistische Gruppenauswertungen, die auf den Mittelwerten aller Teilnehmer basieren, könnten nicht ohne Weiteres auf den Einzelfall übertragen werden. Für die Interpretation der Ergebnisse einer einzelnen Person sind neben ihren individuellen, quantitativen Daten auch ihre persönlichen, qualitativen Eindrücke in Form von Selbstauskünften entscheidend.

Herr Bleek formulierte zu jedem einzelnen Teilnehmer einige Kernsätze, die er anhand der Verlaufsgrafiken genau erklärte. Drei davon sehen Sie im Folgenden. Es sind übrigens nicht die sprichwörtlichen Rosinen, sondern die derjenigen Teilnehmer, die ihre Daten zu einer Veröffentlichung in dieser Form freigegeben haben.

Weil die meisten von uns ja doch ein Bedürfnis danach haben zu wissen, was als üblich gilt, um sich selbst und die Entwicklung ihrer persönlichen Werte besser „einsortieren“ zu können, ist in seinen Erläuterungen und den Grafiken ein jeweiliger Norm- beziehungsweise Referenzwert des besprochenen Tests angegeben (als gestrichelte Linie dargestellt). Herr Bleek wies aber deutlich darauf hin, dass solche Werte nur im Sinne einer groben Orientierung und nicht als starre Richtwerte für den Einzelnen verstanden werden dürfen. Zum einen hänge die Aussagekraft von Norm- oder Referenzwerten stets von Größe und Zusammensetzung der zugrundeliegenden Stichprobe und deren Repräsentativität ab. Zum anderen stelle sich bei Fragebogenverfahren, die zeitlich nicht konstante, situationsbezogene und auch personenbezogen instabile Zustandsbilder (sogenannte *states*) der Teilnehmer erfassen, generell die Frage, ob ein Vergleich mit Normwerten überhaupt sinnvoll sein kann (siehe auch S. 71).

TROTZ STRESS ...

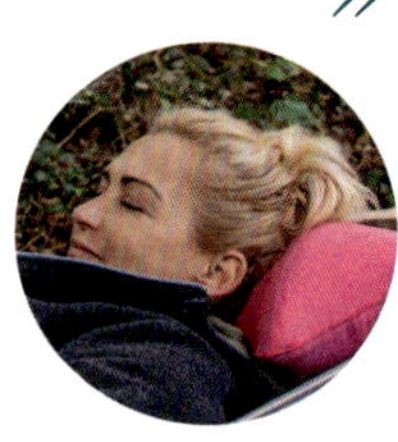

›› Insgesamt weisen die Selbsteinschätzungen in den Fragebogen auf eine sehr gute Ausgangslage hin. Es ergeben sich keine Hinweise auf körperliche oder psychische Beschwerden. Die beschriebene positive Erwartung der Teilnehmerin hinsichtlich der Wirkung des Waldes scheint mit aktuellen Vorerfahrungen zusammenzuhängen und auch biografisch verankert zu sein. Bei der Interpretation der Ergebnisse ist zu berücksichtigen, dass die Teilnehmerin die Organisatorin des Projekts war.

Effekte des Waldbaden-Experiments auf die Stimmungslage (Teilnehmerin 1)

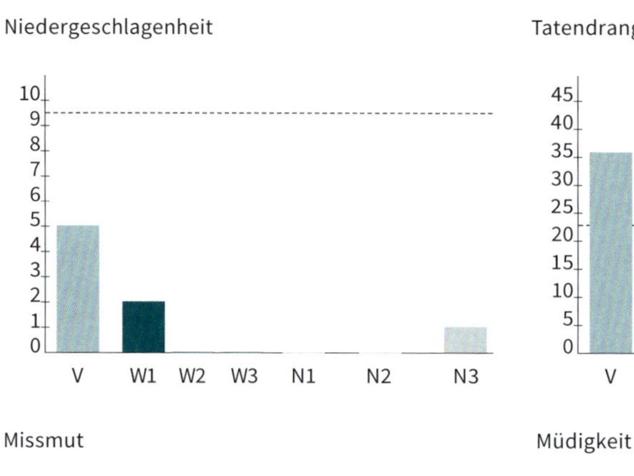

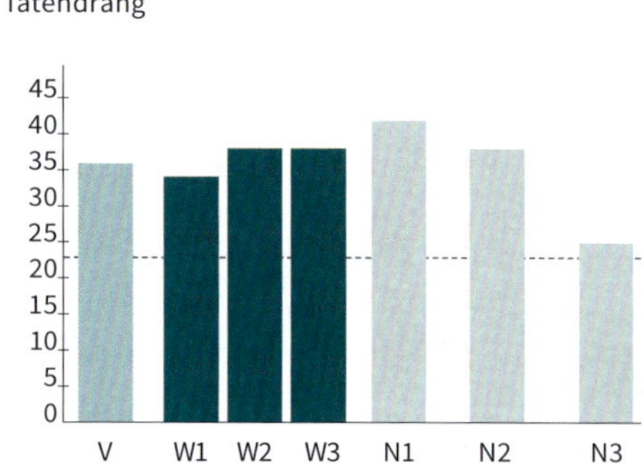

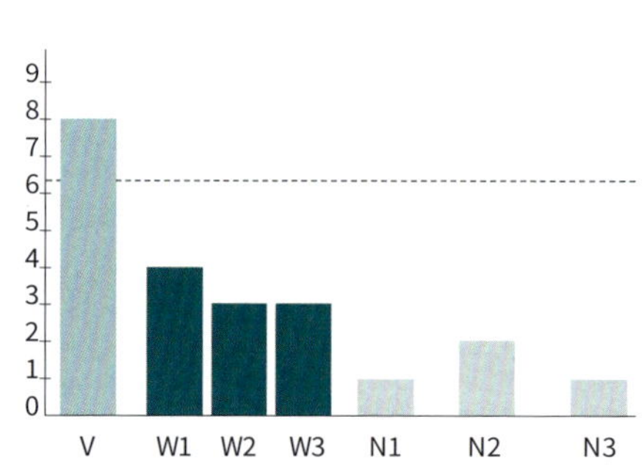

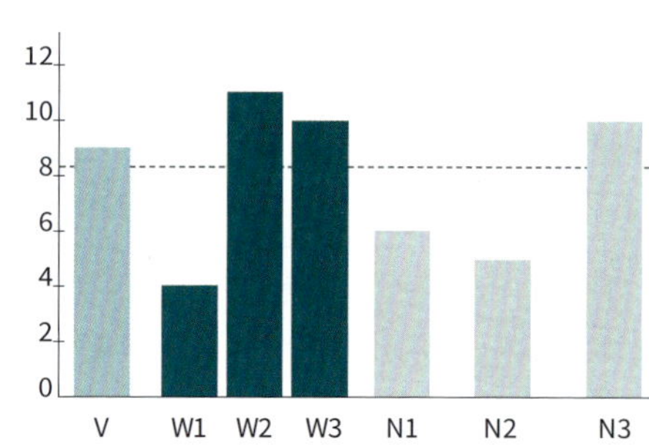

Zum ersten Messzeitpunkt, das heißt vor der Abreise, werden keine bedeutsamen negativen Stimmungszustände beschrieben. Im Vergleich zu den Referenzwerten fallen besonders eine geringe Niedergeschlagenheit sowie ein hoher Tatendrang auf. Der zu Beginn leicht erhöhte Missmut und die kaum vorhandene Niedergeschlagenheit nähern sich während und auch nach dem Waldbaden dem Wert von 0 an. Der Tatendrang bleibt während der Maßnahme hoch und steigt noch leicht an. Die Müdigkeit nimmt gegen Ende des Waldbadens etwas zu. Insgesamt entspricht der positive Verlauf der Teilnehmerin den Gruppenergebnissen. Der am letzten Messzeitpunkt etwas reduzierte Tatendrang sowie die etwas erhöhte Müdigkeit könnten mit dem erfolgreichen Abschluss des Projekts, das die Teilnehmerin federführend organisierte, im Zusammenhang stehen.

Auch hinsichtlich des körperlichen Wohlbefindens zeigt sich eine sehr erfreuliche Ausgangslage. Alle Skalen liegen zu Beginn über den Referenzwerten und steigen während der Maßnahme sogar noch an. In Übereinstimmung mit den signifikanten Gruppenergebnissen zeigen sich die deutlichsten Veränderungen in den Bereichen Ruhe und Muße, Nachlassende Anspannung sowie Genussfreude und Lustempfinden. Zum letzten Messzeitpunkt, 22 Tage nach dem Waldbaden, reduzieren sich die Werte leicht, allerdings auf hohem Niveau.

Effekte des Waldbaden-Experiments auf das körperliche Wohlbefinden (Teilnehmerin 1)

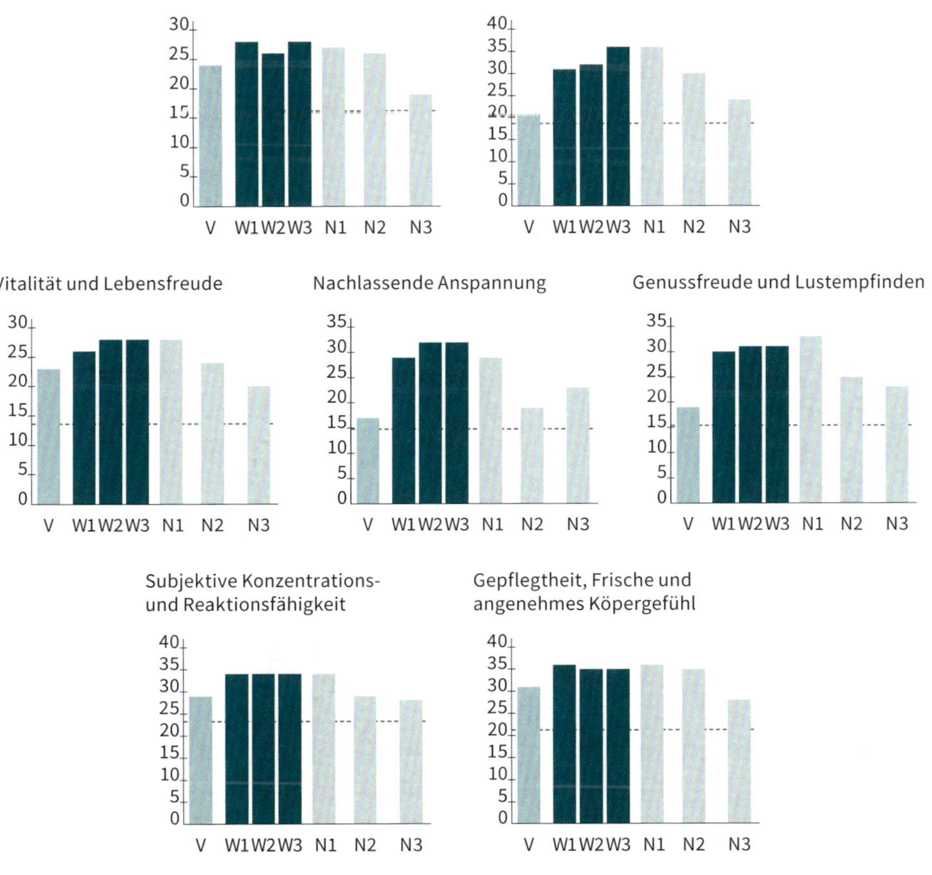

Fazit: Von einem hohen Ausgangsniveau startend zeigen sich insgesamt homogene, positive Veränderungen der Stimmungslage sowie des körperlichen Wohlbefindens. Dieser erfreuliche Verlauf stimmt mit den Gruppenergebnissen sowie der positiven Wirkungserwartung der motivierten und fitten Teilnehmerin überein. Beachtenswert sind diese positiven Effekte, insbesondere, da die Teilnehmerin als Organisatorin des Projekts sicherlich einem erhöhten Stress während der Durchführung ausgesetzt war. <<

TROTZ REDUZIERTER WIRKUNGSERWARTUNG ...

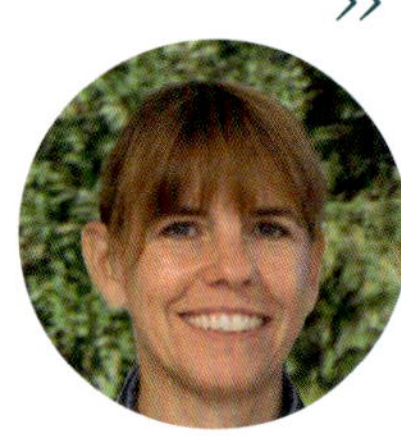

>> Die Selbstauskünfte weisen erneut auf eine gute Ausgangslage ohne Hinweise auf aktuelle psychische oder körperliche Belastungsfaktoren hin. Dem Wald stehe die Teilnehmerin offen und neugierig gegenüber. Bei der Interpretation der Ergebnisse ist zu berücksichtigen, dass die Teilnehmerin gemeinsam mit ihrer Familie an dem Projekt teilnahm. Als Ziel beschreibt sie, dass sie vor allem „als Familie" Spaß haben wolle. Ihre Wirkungserwartung hinsichtlich möglicher psychischer Effekte des Waldbadens ist im Vergleich zu den anderen Teilnehmern geringer ausgeprägt.

Effekte des Waldbaden-Experiments auf die Stimmungslage (Teilnehmerin 2)

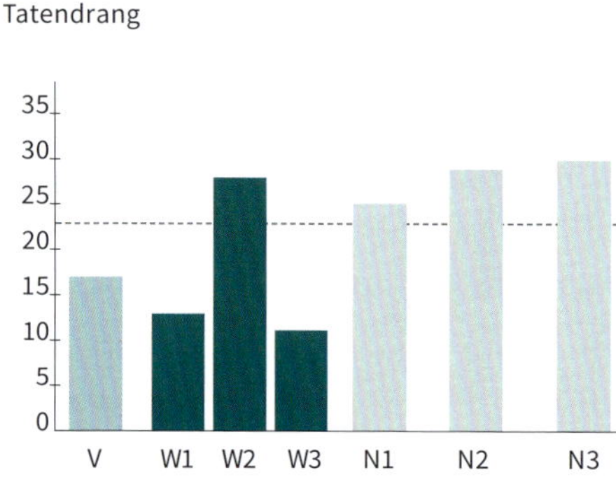

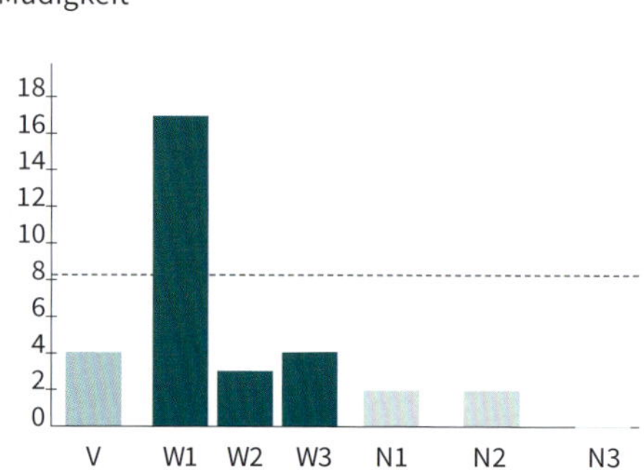

Hinsichtlich der aktuellen Stimmungslage fällt direkt ins Auge, dass die Teilnehmerin durchgehend keine Niedergeschlagenheit und keinen Missmut empfand (ohne Abbildung, da alle Werte bei 0 liegen). Der erste Waldtag ging mit einer deutlich erhöhten Müdigkeit einher, die die Teilnehmerin rückblickend bei den offenen Fragen als angenehm und sehr entspannend beschrieb. Beim Tatendrang zeigt sich ein wechselhaftes Profil, das sich nach dem Waldbaden auf einem hohen Niveau stabilisiert.

Auch hinsichtlich des körperlichen Wohlbefindens ist eine positive Ausgangslage festzustellen. Alle Skalen liegen zu Beginn über oder auf dem Niveau der Referenzwerte. In Übereinstimmung mit den Gruppenergebnissen steigen insbesondere die Skalen Nachlassende Anspannung sowie Ruhe und Muße im Verlauf noch an. Im Kontrast zum Gruppenergebnis sinkt der Bereich Genussfreude und Lustempfinden tendenziell.

Effekte des Waldbaden-Experiments auf das körperliche Wohlbefinden (Teilnehmerin 2)

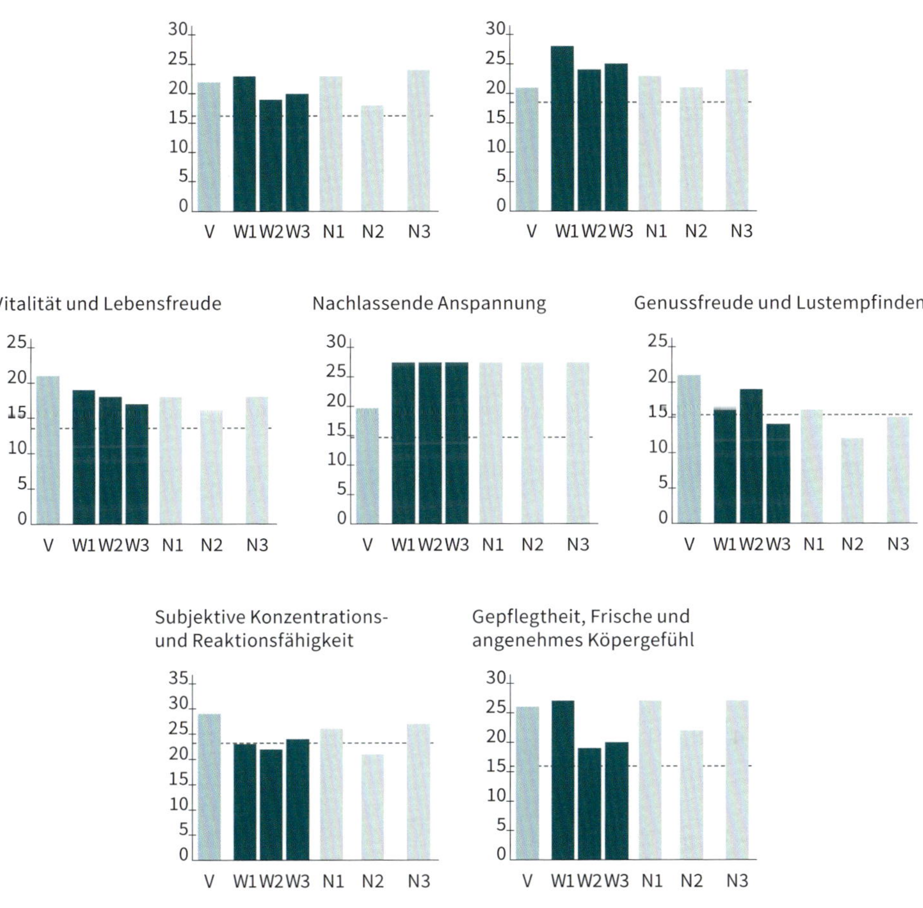

Fazit: Trotz der vergleichsweise geringen Wirkungserwartung der Teilnehmerin zeigt sich insgesamt ein positiver Verlauf. Beeindruckend ist, dass durchgehend keine Niedergeschlagenheit und kein Missmut erlebt wurden. Das könnte auch die eingeschränkte Wirkungserwartung erklären, da bei einer solch guten Stimmungslage keine Verbesserungen mehr anzunehmen sind. Zusätzlich stand für die Teilnehmerin der Spaß mit der Familie im Vordergrund, was im Rahmen des Projekts, unter Berücksichtigung der sehr guten Stimmungslage, geglückt zu sein scheint. Auf der Ebene des körperlichen Wohlbefindens zeigte sich während des Waldbadens auch bei ihr der stärkste positive Effekt im Bereich Nachlassende Anspannung. Mit den Gruppenergebnissen stimmt der individuelle Verlauf der Teilnehmerin in Teilen überein. Das illustriert gut den eingangs erläuterten Punkt, dass von den Mittelwerten, die auf Gruppenauswertungen basieren, nicht zuverlässig auf den Einzelfall geschlossen werden kann. «

MASSIV PROFITIERT ...

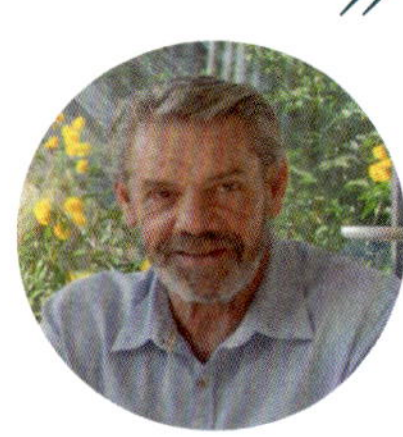

» Die Selbsteinschätzungen aus den Fragebogen dokumentieren eine gute Ausgangslage. Er interessiere sich für den Wald und habe eine positive Wirkungserwartung. Hinweise auf aktuelle psychische oder körperliche Belastungen ergeben sich nicht. Zu berücksichtigen ist, dass der Teilnehmer während der Durchführung des Projekts auch organisatorische Aufgaben übernahm. Die Diagramme dokumentieren einen bemerkenswerten Verlauf. Vor der Abreise liegen die Ausgangswerte über und beim Tatendrang unter den Referenzwerten. Im weiteren Verlauf verbessern sie sich zum Teil massiv. Insbesondere die Bereiche Niedergeschlagenheit und Missmut reduzieren sich ab dem ersten Waldtag deutlich. Die Müdigkeit reduziert sich von ihrem hohen Ausgangswert und der Tatendrang steigt während der Waldtage erfreulich an.

Effekte des Waldbaden-Experiments auf die Stimmungslage (Teilnehmer 3)

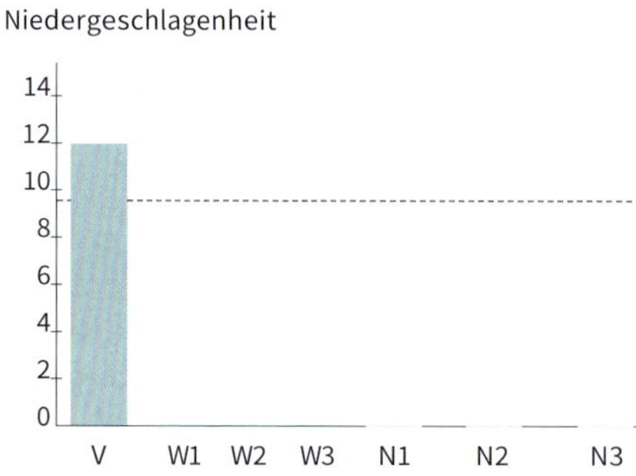

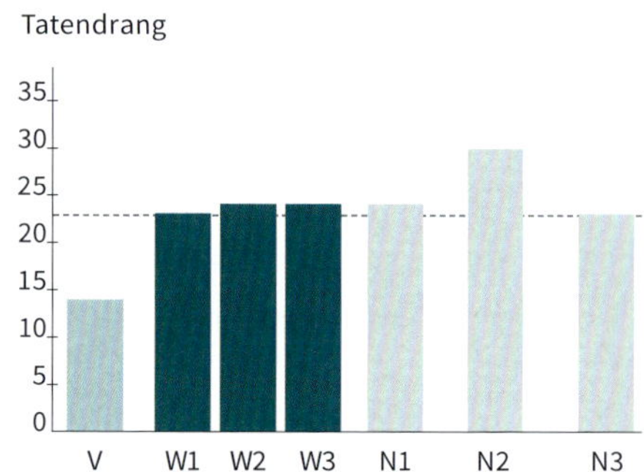

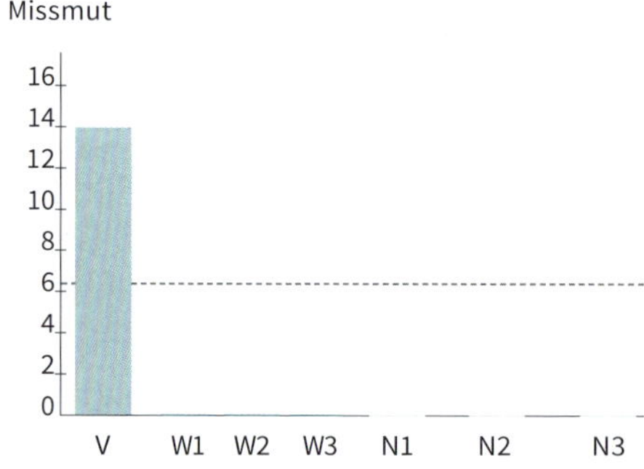

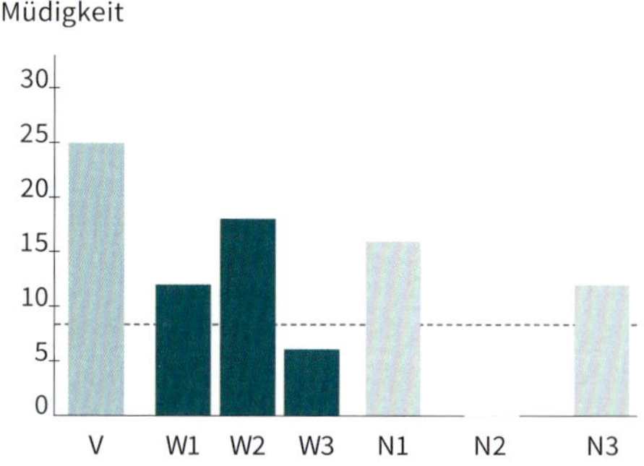

Im Vergleich zur Stimmungslage ist das körperliche Wohlbefinden bereits beim ersten Messzeitpunkt erfreulich positiv ausgeprägt. Trotz dieser guten Ausgangswerte zeigt sich ein erneut bemerkenswert positiver Verlauf ab dem ersten Waldtag. Über alle Skalen hinweg zeigen sich deutliche und vor allem über alle Messzeitpunkte stabile Verbesserungen.

Effekte des Waldbaden-Experiments auf das körperliche Wohlbefinden (Teilnehmer 3)

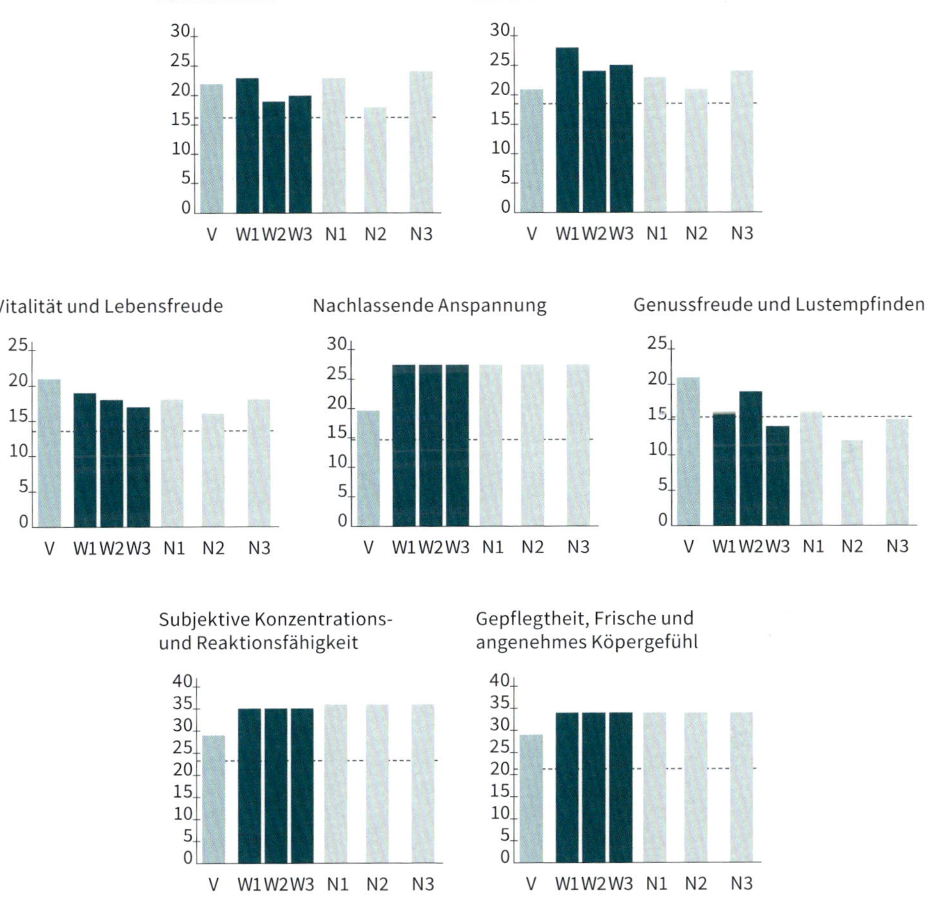

Fazit: Der Teilnehmer hat offensichtlich massiv von der Teilnahme profitiert. Bei der Interpretation dieser sicherlich außergewöhnlichen Veränderungen, die auf den ersten Blick fast unrealistisch anmuten, stellen die Selbstauskünfte des Teilnehmers eine wichtige Informationsquelle dar. Bei den offenen Fragen beschreibt er im Anschluss an das Waldbaden Folgendes: „Schön, sich mit netten Menschen zu treffen, hatte ganz vergessen, wie das ist." Aus psychologischer Perspektive ist daher anzunehmen, dass neben den Effekten des Waldes und der verschiedenen Aktivitäten das soziale Miteinander einen entscheidenden Wirkungsfaktor für das positive Erleben des Teilnehmers darstellte. <<

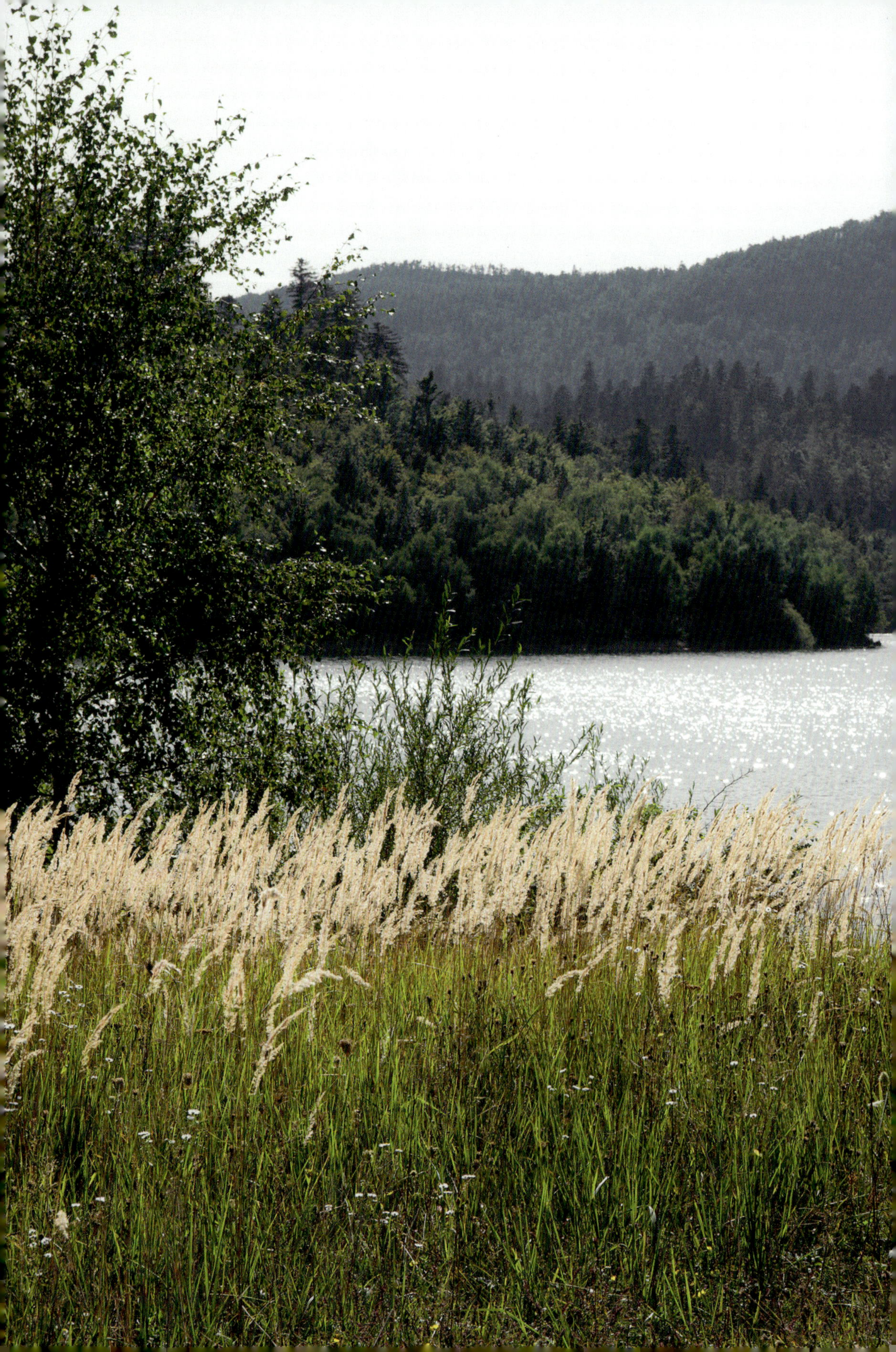

Wirkungserwartungen und Landschaftswirkungen

Der Psychotherapeut sprach oft von „Wirkungserwartung", also von unserer jeweiligen Einstellung zum Ergebnis des Experiments. Die Erwartungen und auch viele andere interessante Gesichtspunkte haben wir mit einigen Fragebogen vor der Abreise, während des Aufenthalts und nach Rückkehr abgefragt. Mein erster Wunsch war natürlich, vorab zu sehen, wie die generelle Einstellung zum Waldbaden-Experiment ist und ob das erstellte Programm gefallen oder lange Gesichter und schlechte Laune verursachen würde. Um festzustellen, ob das Im-Wald-Sein irgendetwas in uns verändert hat, füllten wir nach der Reise einen Fragebogen aus, der zum Teil die vorab gestellten Fragen aufnahm. Insgesamt könnte man, so der geheime Wunsch, vielleicht sogar ablesen, ob die Einstellung wirklich eine so entscheidende Rolle für das Ergebnis spielte.

Weil wir nur wenige Teilnehmer waren, war die Auswertung zahlenmäßig überschaubar. Außerdem durfte ich davon ausgehen, dass alle Befragten auskunftsfreudig sind. Neben Fragen mit vorgegebenen Antwortmöglichkeiten in Verbindung mit einer siebenstufigen Bewertungsskala gab es daher auch viele offene, nach Lust und Laune ausfüllbare Fragen, in denen man seine Einstellung oder Überzeugung frei formulieren konnte. Insgesamt hat die Aktion gut funktioniert. Die Antworten kamen zahlreich und differenziert.

SCHÖNHEIT LIEGT IM AUGE DES BETRACHTERS

Welche Landschaften Menschen anziehen und ihnen guttun, ist ein spannendes Forschungsfeld verschiedenster Disziplinen. (Umwelt-)Soziologen, (Umwelt-) Psychologen, (Umwelt- oder Evolutions-)Biologen, (Umwelt-)Mediziner, (Landschafts-)Architekten und viele andere kluge Köpfe bieten die unterschiedlichsten Theorien und Konzepte dazu an. Die Zauberformel für die perfekte Landschaft ist indes noch nicht gefunden – oder doch? Wissen Sie vielleicht, was

$$V = (Rw + 3Rg + Re + N) * K / 1000$$

ist? Kann man den Erlebniswert einer Landschaft in eine Formel gießen? 1967 präsentierte der Landschaftsplaner und spätere Professor an der Universität Hannover, Hans Kiemstedt, ein viel diskutiertes Verfahren, mit dem es gelingen sollte, den Erlebniswert einer Landschaft objektiv zu messen. Die Messgröße nannte er den Vielfältigkeits- oder V-Wert. Dabei steht Rw für Waldrand in m/km^2, Rg für Gewässerrand in m/km^2, Re für Reliefenergiezahl, N für Nutzungszahl und K für Klimafaktor.

Sollte eine Landschaft als besonders abwechslungsreich gelten, durfte sie nicht völlig eben sein und musste viele klar erkennbare Übergänge zwischen Wäldern, Feldern, Wiesen und Gewässern bieten. Je mehr solcher Randeffekte wie

Bachläufe oder lang gestreckte Hecken, desto höher der V-Wert. Nach Prof. Kiemstedt waren die Landschaftsränder aber nicht nur Kennzeichen von Vielfalt, sondern einfach Merkmale der Benutzbarkeit des Raumes, weil sie Anlehnung und Rückendeckung bieten, oft noch in Verbindung mit günstigen kleinklimatischen Bedingungen wie etwa die schattige Kühle einer Allee.[65]

In den 1970er-Jahren, in denen es überhaupt ziemlich hip war, alles Mögliche durch Formeln objektivierbar zu machen, erregte die Methode in Fachkreisen großes Aufsehen. Da aber Prof. Kiemstedt nur die Objektseite des Landschaftsbildes, also Landschaftselemente und -strukturen in sein Modell einbezog, nicht aber die Subjektseite, also empirische Landschaftsbildbewertungen durch die Bevölkerung, wurde das Modell dann bald durch empirisch-statistische Bewertungsverfahren abgelöst.[66]

NATUR WIRKT – AUS SICH HERAUS

Wann Natur als erholsam wahrgenommen wird und welche Wirkmechanismen zentral dafür sind, wird intensiv beforscht und es gibt verschiedenste Theorien. Die zwei wohl prominentesten Theorien stammen von Prof. Dr. Roger S. Ulrich und Rachel und Stephen Kaplan. Ulrich ist Professor für Architektur und Landschaftsarchitektur an der Texas A & M University und der vielleicht am meisten zitierte Gesundheitsdesignforscher unserer Zeit. Prof. Ulrichs Arbeit hat sich direkt auf das Design vieler Krankenhäuser ausgewirkt und damit entscheidenden Einfluss auf die Versorgung der Patienten genommen.

Für Prof. Ulrich, der einen psychoevolutionären Ansatz verfolgt, ist für den Erholungseffekt zentral, ob wir emotional-physiologisch positiv auf eine Landschaft reagieren. Wenn uns eine Landschaft dem ersten visuellen Eindruck nach gefällt und wir uns in ihr wohlfühlen, kommt es, ohne dass wir darüber nachdenken müssen, also unbewusst, zu einer psychophysischen Entspannung, das heißt zu einer Verbesserung der Stimmung und des allgemeinen Wohlbefindens, sowie zur Senkung der physiologischen Erregung (Stress). Übrigens: Prof. Ulrich hat bereits 1984 in einem seither aufsehenerregenden Experiment mit Krankenhauspatienten erstaunliche Wirkungen von Naturanblicken auf den Heilungsprozess der Teilnehmer nachgewiesen (siehe S. 311).

Was uns gefällt, begründet Prof. Ulrich primär mit einem biologisch-evolutionären Ansatz: Danach ziehen wir solche Landschaften vor, die entwicklungsgeschichtlich überlebenswichtig waren, also Wasser, Nahrung und Schutz boten, aber auch unser Bedürfnis nach neuer Information (Neugier, Entdecken und Verstehen) befriedigten.[67]

Die zweite bedeutsame Theorie, die von Stephen und Rachel Kaplan entwickelte *Attention Restoration Theory* (ART), deren empirische Evidenz durch verschiedene Studien belegt wurde,[68] nimmt die Perspektive der Mensch-Umwelt-

Interaktion ein und erklärt die Erholsamkeit der Natur anhand von vier Kriterien. Erholung wird hier als Wiederherstellung der Fähigkeit zur „gerichteten Aufmerksamkeit“ gesehen. Was ist damit gemeint?

Nach allgemeinem Sprachgebrauch ist man aufmerksam, wenn man sich zum Beispiel auf etwas konzentriert oder sich einer Sache zuwendet und diese bearbeitet, ohne sich von anderen Dingen ablenken zu lassen. Wir richten unsere Aufmerksamkeit also auf A und klammern B, C, D aus, wenn und so gut wir es angesichts der täglichen Aufgabenvielfalt leisten können.

Aufmerksamkeit zu richten, ist eine der wichtigsten Basisleistungen des Gehirns, sie kostet aber auch einige Energie. Dementsprechend kann diese Ressource irgendwann erschöpft sein. Das zeigt sich dann etwa in erhöhter Ablenkbarkeit, mangelnder Geduld und Vergesslichkeit, und auch darin, dass man vermehrt Fehler macht, reizbar wird und sich zunehmend gestresst fühlt.

Nach Rachel und Stephen Kaplan eignet sich die Natur in besonderem Maße dafür, die Akkus wieder aufzuladen, weil sie aus sich heraus in der Lage ist, unsere Aufmerksamkeit zu erregen. Sie liefert also einen sensorischen Input, der unsere Aufmerksamkeit erregt, ohne dass wir uns anstrengen müssen.

Diese als *effortless*, also „mühelos“, bezeichnete Aufmerksamkeit fordert keine Energie und schließt gleichzeitig entsprechend dem Gegenspielerprinzip die gerichtete Aufmerksamkeit aus. Wenn wir also die mühelose Aufmerksamkeit stärken, kann sich die gerichtete erholen. Ist sie erholt, so können wir wieder leichter über komplexe Sachverhalte reflektieren.

Und da sind wir schon beim ersten entscheidenden Kriterium, der Faszination. Für den Erholungseffekt ist entscheidend, dass die Landschaft „moderat“ (*soft*) und von ästhetischem Wohlgefallen begleitet ist. Sie sollte also schlicht schön und nicht zu herausfordernd oder gar beängstigend sein.

Die Landschaft sollte eine bestimmte Weitläufigkeit haben und gewissermaßen eine sinnvoll zusammenhängende kleine Welt bilden mit einer zusammenhängenden Struktur und ausreichend Inhalten, in die man eintauchen kann. Sie soll also in der Lage sein, die Aufmerksamkeit über eine längere Zeit zu binden und störende Gedanken auszuschalten. Weite und Inhalt scheinen dabei in wechselseitiger Beziehung zu stehen. Es muss nicht immer die weitläufige Savanne sein, letztlich kann auch ein eher kleiner Garten diese Ansprüche erfüllen.

Ein weiteres Kriterium ist die Kompatibilität. Sie liegt vor, wenn die Bedürfnisse der Person mit den Gegebenheiten, Handlungsmöglichkeiten und Anforderungen zusammenpassen. Die Natur bietet eine Fülle von Möglichkeiten, die gewollten Aktivitäten zu unterstützen – frische Luft schnuppern, einfach die Natur erkunden, Tiere beobachten, Vögeln lauschen, Bäume umarmen, Spazierengehen, Wandern, Bergsteigen, Meditieren, Fischen, Jagen, Zelten oder den eigenen Garten umgraben.

Bei allen drei vorausgehenden Komponenten hat sich die nächste schon angedeutet: Das Gefühl, weit entfernt von der täglichen Routine und regelmäßigen Beanspruchungen zu sein, also physisch und psychisch Abstand vom Alltag zu nehmen *(Being away)*, sei es mental oder durch räumliche Distanz.

Die beiden Theorien behandeln verschiedene Ansätze und ergänzen sich. Bei Prof. Ulrich steht wohl eher die physiologische Regeneration von Stress und die Verminderung von Aufregung im Vordergrund, bei Rachel und Stephen Kaplan die Regeneration der gerichteten Aufmerksamkeit, die, wenn sie ermüdet ist, zu Stress führt. Ein Unterschied der Theorien kann darin gesehen werden, dass Prof. Ulrichs Modell von einer unbewussten, gleichsam automatischen Reaktion auf die Umgebung ausgeht, während die Kaplans eine kognitive Reaktion beschreiben.

Egal, auf welchen Mechanismus man den Fokus legt, entscheidende Grundlage dürfte sein, dass sich der heutige Mensch mit sehr vielen Zwischenstufen – so der heutige Stand der Forschung – vor knapp sieben Millionen Jahren zu entwickeln begann. Betrachtet man, wie und wo sich das ereignet hat, so dürfte sicher sein, dass die Menschheit vielleicht gerade mal ein Prozent ihrer Entwicklungsgeschichte in modernen Umgebungen und 99 Prozent in der Natur verbracht hat.[69] In dieser Umwelt liegen unsere Wurzeln, und dort haben sich unser Körper, unsere Gefühle und Gedanken, unsere Fähigkeiten, unser Verhalten ... eben unsere ganze Komplexität entwickelt.

Es scheint mir mehr als logisch, dass eine innere biologische Anziehungskraft zwischen uns und der Natur besteht, mag sie nun direkt über unseren Körper gehen, über unseren Geist oder über unsere Seele vermittelt werden oder über alles gemeinsam. Es scheint mir mehr als logisch, dass dieses Band, das einfach da ist, Effekte herstellen kann, von denen man beispielsweise in der Pharmakologie nur träumen kann, das aber jede medizinische Behandlung in ihrer Wirksamkeit entscheidend verstärken kann.

DER WALD UND WIR

Doch nun zu uns. Wie nehmen wir Wald wahr und welche Bedeutung hat er für uns? Welche Gesundheitswirkungen trauen wir dem Aufenthalt im Wald zu? Wie haben wir unser Im-Wald-Sein empfunden? Und was hat es in uns ausgelöst? Einige interessante Gesichtspunkte dazu, die wir in unseren Fragebogen bearbeitet haben, möchte ich herausgreifen.

Welcher der drei abgebildeten Wälder gefällt dir am besten und warum?

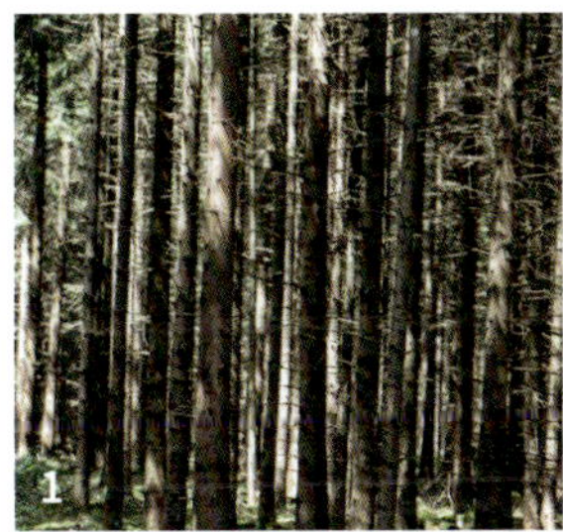

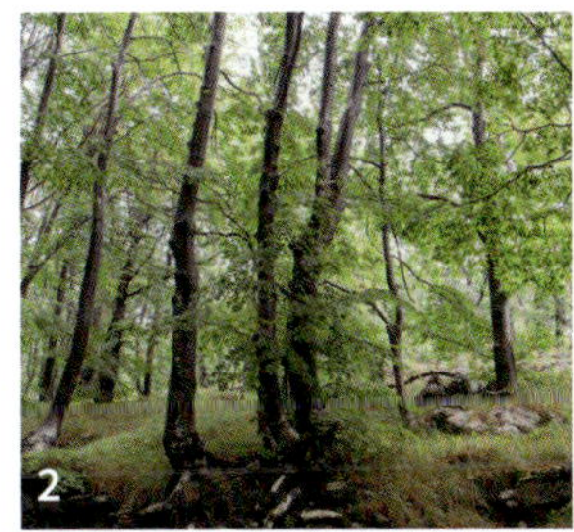

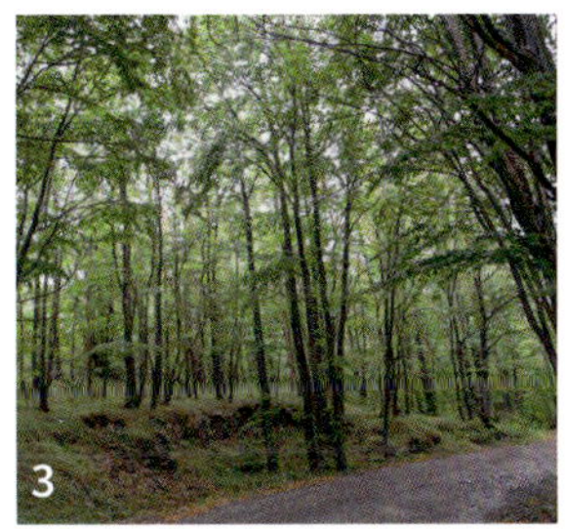

Diese Frage beantworteten wir vor und nach unserem Waldbaden-Experiment. Beide Male kam dasselbe heraus, obwohl es gerade am ersten Waldtag für viele nicht so angenehm war, über den glitschigen Waldboden zu laufen oder schwerfiel, herumliegendes Totholz sicher zu übersteigen: Bild eins gefiel keinem. Bild drei überzeugte 9 Prozent, 91 Prozent der Befragten entschieden sich für Bild zwei. Hier eine Hitliste der Gründe:

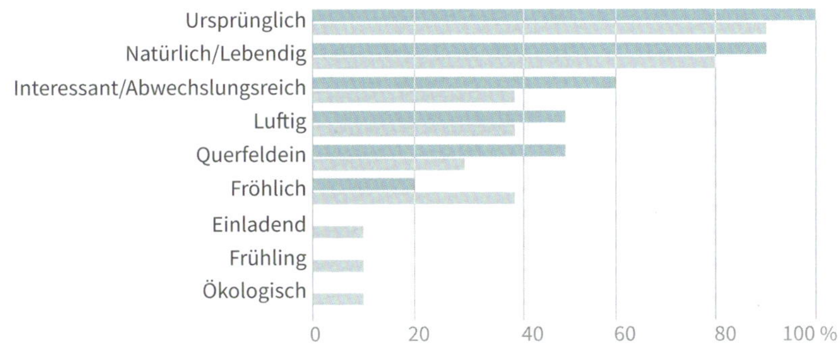

V N2 *n = 11; frei formulierte Gründe; Gründe nach Häufigkeit der Nennung in Prozent*

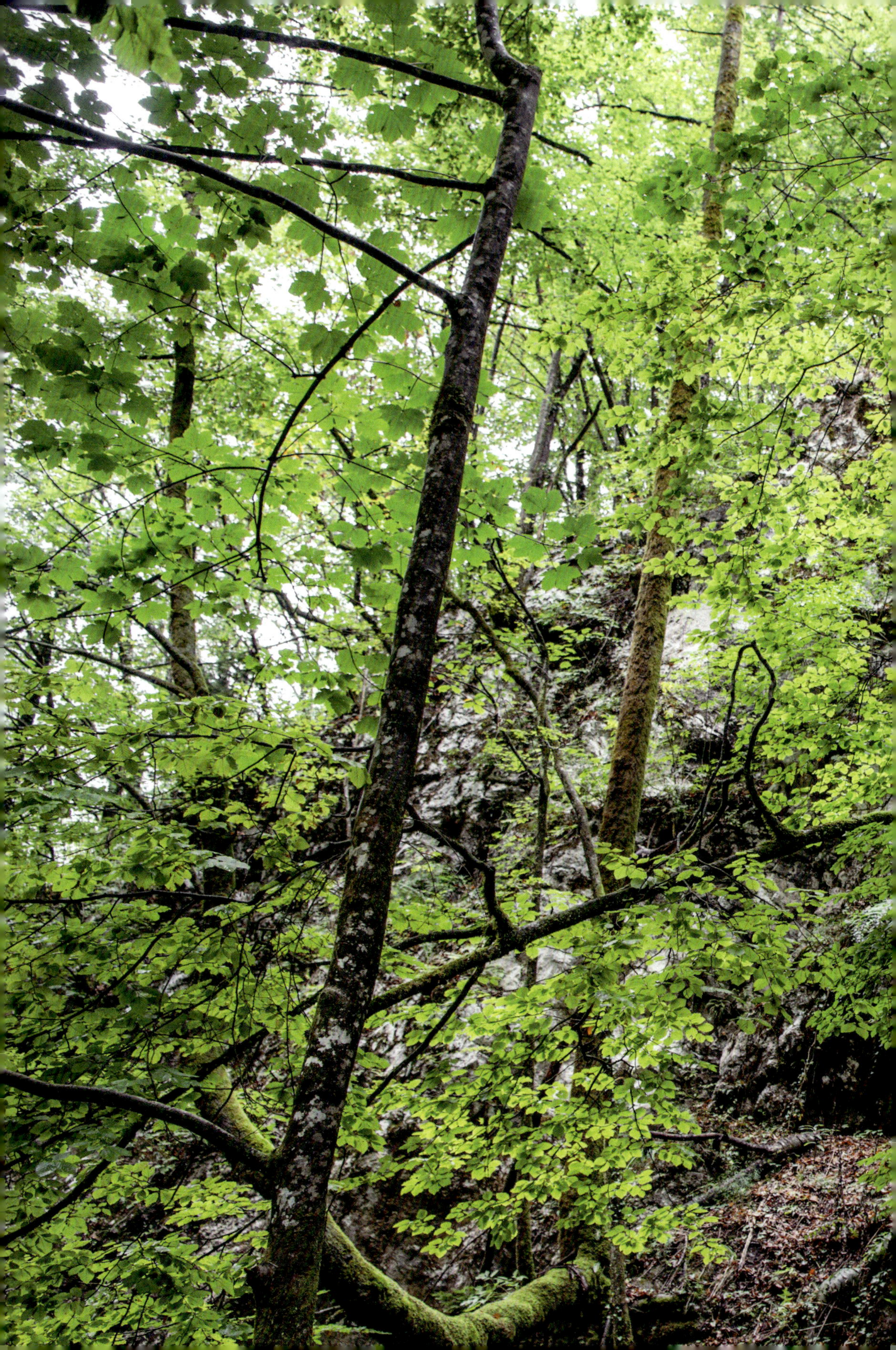

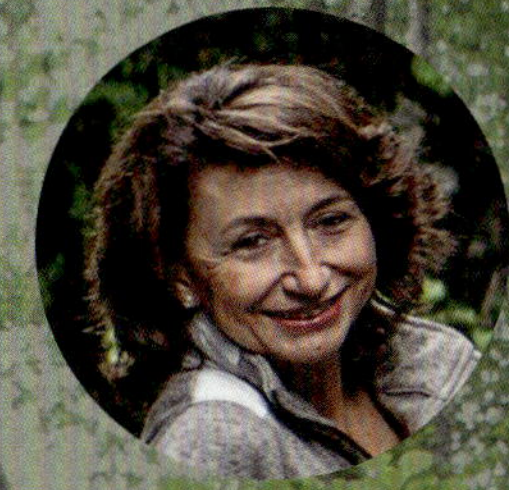

DIDONA

Was verbinde ich mit Wald?
Tannen, Nadeln, Wurzeln, weicher Boden, Mischwald, Pilze, Sonnenstrahlen – Wald ist schön, vielfältig und inspiriert. Wald ist ein wenig wie Märchen und faszinierend.

Meine Waldnutzung?
Ich liebe es, den weichen Boden unter den Füßen zu spüren, wenn ich auf Laub oder Tannennadeln gehe. Bisher habe ich Waldumgebung allerdings eher mit körperlicher Aktivität, Bergen und Wandern verbunden.

Warum habe ich mitgemacht?
Mich hat sowohl das Konzept des Waldbadens interessiert als auch die Frage, ob sich die NK-Zellaktivität in so kurzer Zeit tatsächlich messbar verändern kann.

Wie hat es mir gefallen?
Es war eine schöne Reise. Gast in der Natur zu sein, Neues zu erleben und nette Menschen um sich zu haben, war eine Bereicherung. Ein Tick wärmer, und es wäre noch besser gewesen.

Konnte ich mir die Effekte auf mein Immunsystem vorstellen?
Bewegung an der frischen Luft gehört zu einem gesundheitsbewussten Lebensstil, das weiß man. Ob man durch das Einatmen der Terpene bei einem eher kontemplativen Waldaufenthalt tatsächlich so schnelle und nachhaltige Effekte auf das Immunsystem erzielen kann, bezweifle ich eher. Für mich ist es der Mix aus körperlicher Betätigung und geistigem Abschalten in der wohltuenden und gesunden Waldatmosphäre, der sich positiv auf das Immunsystem auswirkt.

Meine Ergebnisse?
Meine NK-Zellaktivität und deren Aktivierbarkeit liegen im grünen Bereich. Dabei ist es geblieben – vielleicht weil ich schon während unseres Experiments etwas krank geworden bin. Auch meine übrigen Werte sind sehr erfreulich. Aus meiner Sicht war der ausgleichende und wohltuende Effekt auf das allgemeine Wohlbefinden aber nicht minder wichtig.

Werde ich Waldbaden in meinen Alltag integrieren?
Das kann ich mir gut vorstellen. Mir haben die Angebote in der Kulisse des Waldes gut gefallen und ich habe mich angenehm entspannt. Meditation, Tai-Chi oder Qigong wären in einer ursprünglichen Umgebung bestimmt besonders gut angesiedelt. Ich kann mir aber auch vorstellen, künftig öfter einen kleinen Waldspaziergang after work zu machen - frei atmen, wahrnehmen, schauen, sein ...

Wie ist dein Interesse am Wald und welche Waldfunktionen sind dir wichtig?

Diese Frage sah Antwortmöglichkeiten auf einer siebenstufigen Skala vor. Im Mittel interessiert uns Wald stark (4,78). Welche Waldfunktionen uns besonders wichtig sind, beantworteten wir vor und nach unseren Waldaufenthalten. Dabei kam Folgendes heraus:

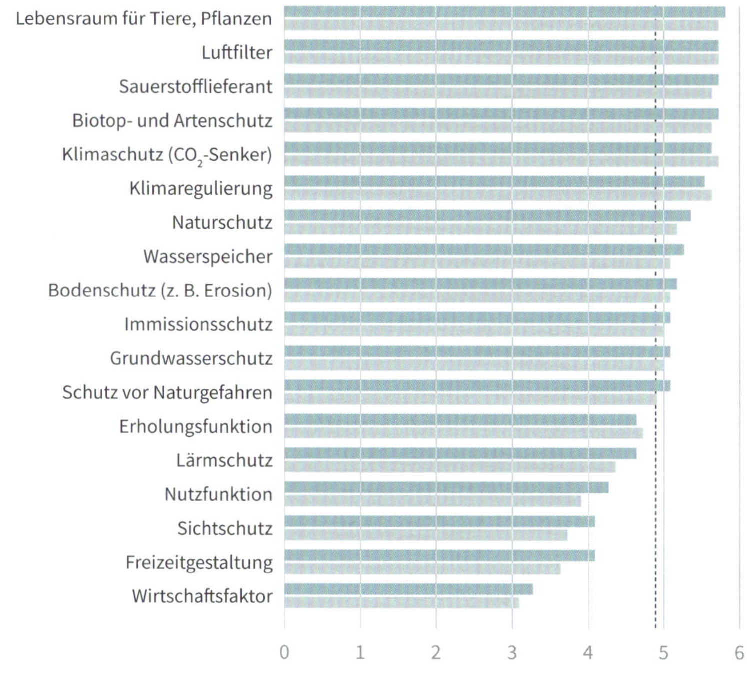

V N2

n = 11; vorformulierte Antwortmöglichkeiten; Mittelwerte
Skala: 0 = überhaupt nicht, 1 = sehr schwach, 2 = schwach, 3 = etwas, 4 = ziemlich, 5 = stark, 6 = sehr stark

Der Gedanke an einen Waldaufenthalt bereitet mir Freude/Unbehagen, weil ...?

Ein Teilnehmer verbindet ausschließlich Unbehagen, die anderen verbinden ganz überwiegend Freude mit dem Wald. Die Gründe zur Freude haben sich durch unser Im-Wald-Sein verändert und sind differenzierter geworden:

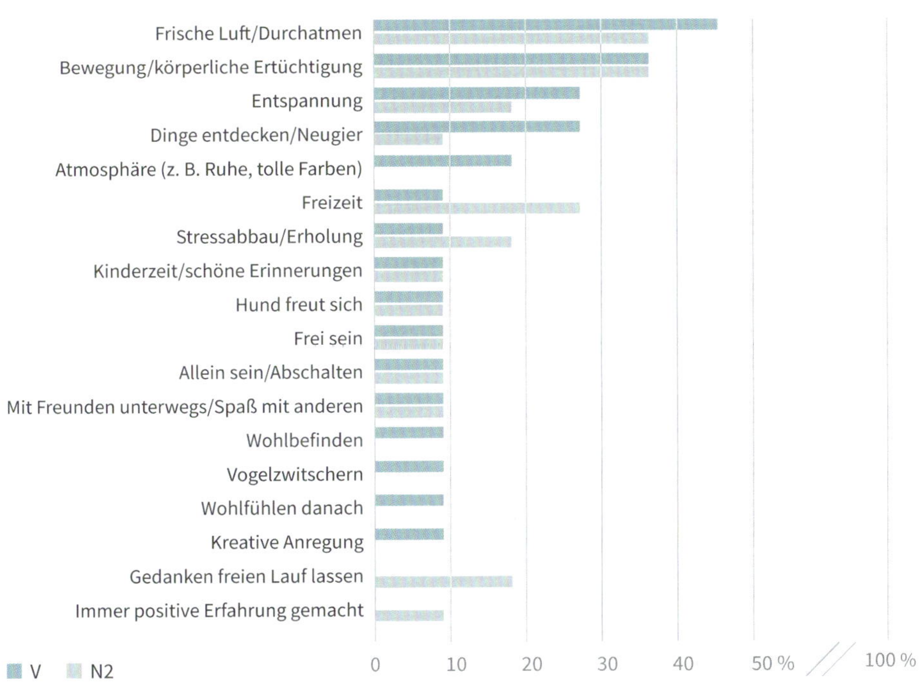

n = 11; vorformulierte Antwortmöglichkeiten; Gründe nach Häufigkeit der Nennung in Prozent

Es gibt verschiedene Gründe in den Wald zu gehen. Bitte gib für jeden Grund an, wie wichtig er für dich ist:

Auch diese Aussage haben wir vor und nach unseren Waldtagen bearbeitet. Die Wichtigkeit der Gründe hat sich zum Teil deutlich verändert.

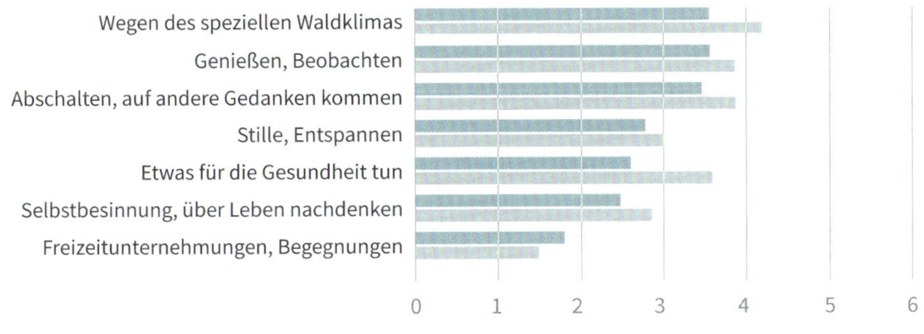

V N2

n = 11; vorformulierte Antwortmöglichkeiten; Mittelwerte
Skala: 0 = überhaupt nicht, 1 = sehr schwach, 2 = schwach, 3 = etwas, 4 = ziemlich, 5 = stark, 6 = sehr stark

Auch wenn du vielleicht nur selten dort bist: Am liebsten bin ich im Wald ...

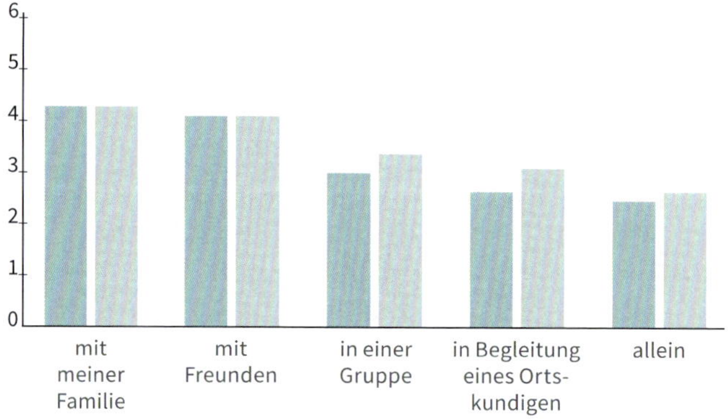

V N2

n = 11; vorformulierte Antwortmöglichkeiten; Mittelwerte
Skala: 0 = überhaupt nicht, 1 = sehr schwach, 2 = schwach, 3 = etwas, 4 = ziemlich, 5 = stark, 6 = sehr stark

Worauf achtest du im Wald am meisten?

Bei dieser Frage haben sich durch unser Im-Wald-Sein zum Teil deutliche Veränderungen ergeben.

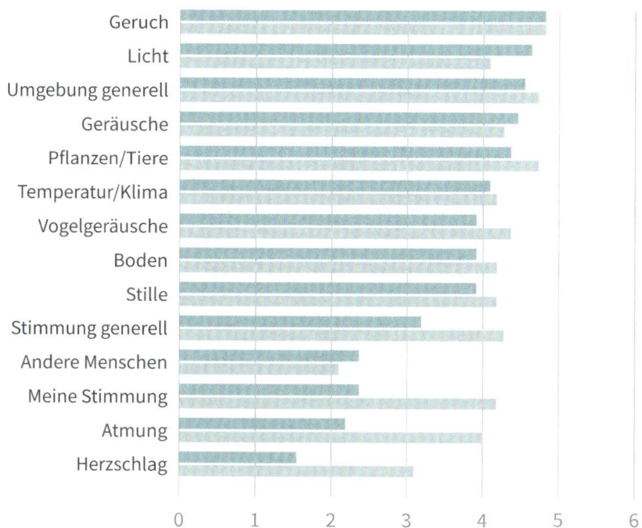

V N2

n = 11; vorformulierte Antwortmöglichkeiten; Mittelwerte
Skala: 0 = überhaupt nicht, 1 = sehr schwach, 2 = schwach, 3 = etwas, 4 = ziemlich, 5 = stark, 6 = sehr stark

Auch wenn du vielleicht nur selten in den Wald gehst: Wie fühlst du dich nach einem Waldaufenthalt?

Interessanterweise verbanden die Teilnehmer nach unserem Im-Wald-Sein den Aufenthalt im Wald mehr mit dem Gefühl ausgepowert zu sein als zuvor, gleichzeitig aber auch mehr mit Glück, Energie und Erneuerung.

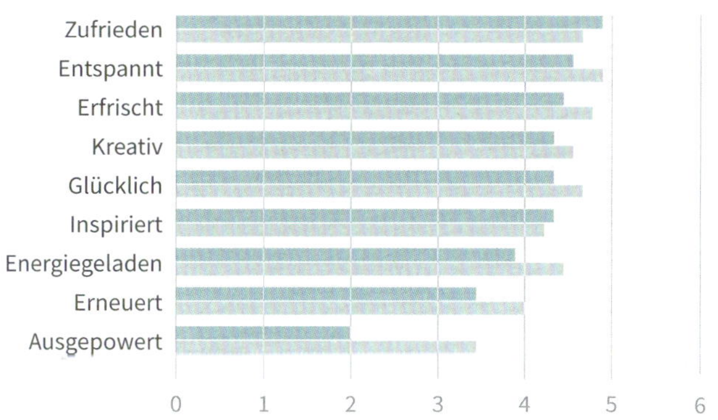

V N2

n = 11; vorformulierte Antwortmöglichkeiten; Mittelwerte
Skala: 0 = überhaupt nicht, 1 = sehr schwach, 2 = schwach, 3 = etwas, 4 = ziemlich, 5 = stark, 6 = sehr stark

Kannst du dir vorstellen, dass Waldaufenthalte …

Aus dieser Frage kann man schön die Wirkungserwartung der Gruppe an einen Waldaufenthalt ableiten.

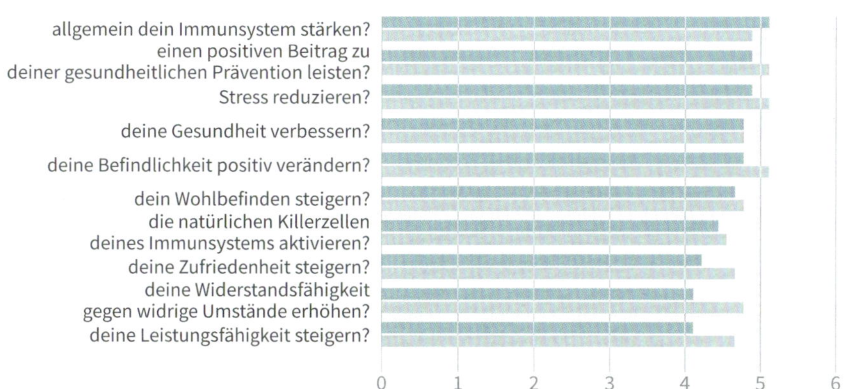

V N2

n = 11; vorformulierte Antwortmöglichkeiten; Mittelwerte
Skala: 0 = überhaupt nicht, 1 = sehr schwach, 2 = schwach, 3 = etwas, 4 = ziemlich, 5 = stark, 6 = sehr stark

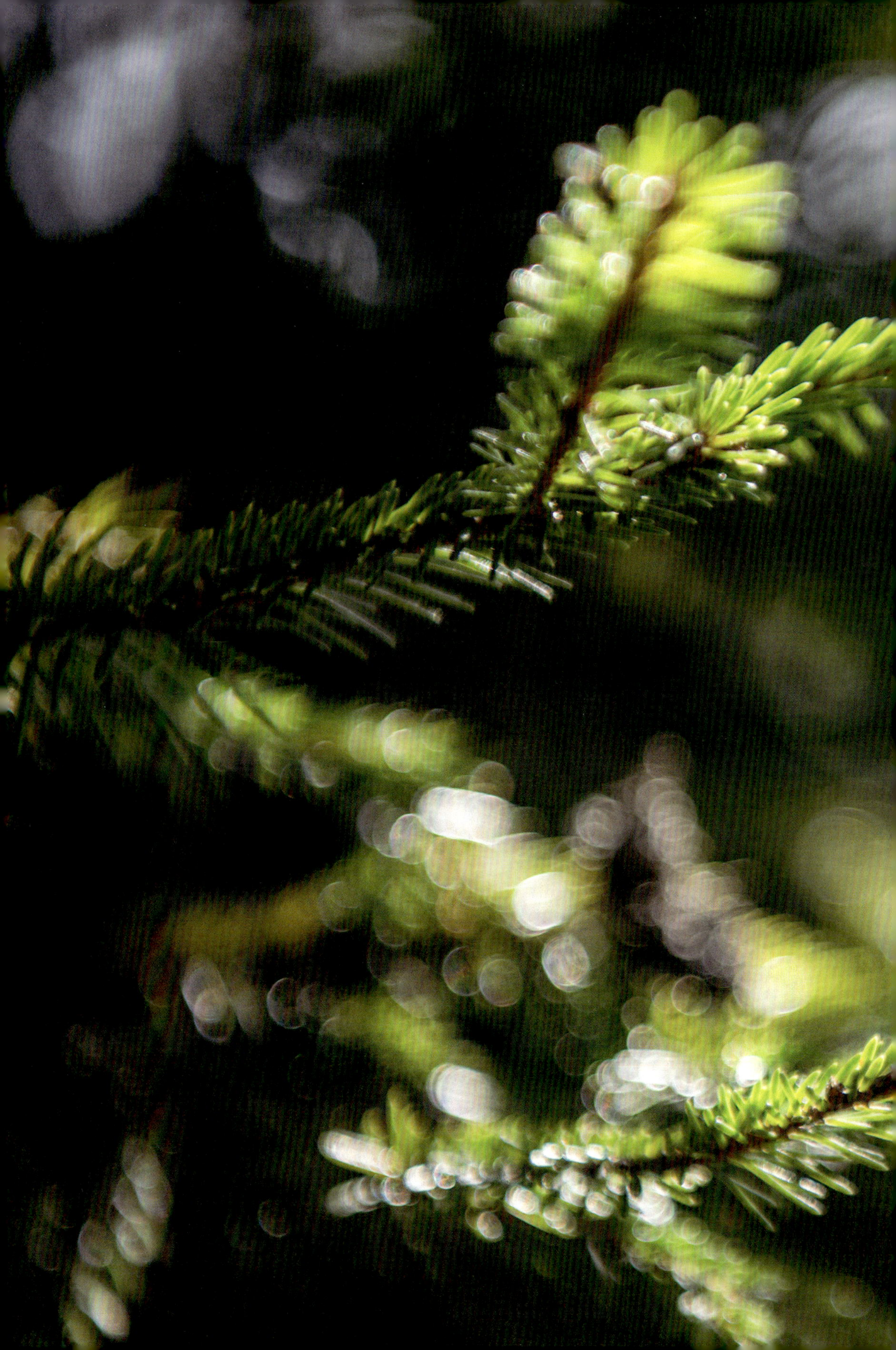

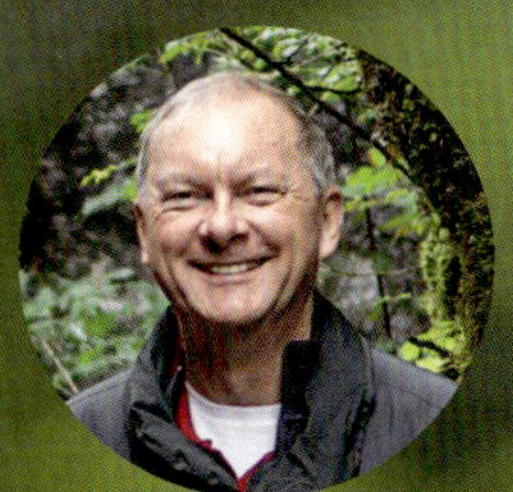

DIETER

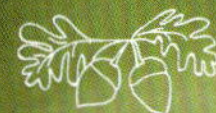

Was verbinde ich mit Wald?
Erinnerung an die Kinderzeit, Bäume, Blätter, Geräusche, grünes Licht, Vogelzwitschern, Wildschweine.

Meine Waldnutzung?
Bewusste Waldaufenthalte spielen in meiner Freizeitgestaltung gar keine Rolle. Ich gehe aber gerne mit meiner Frau zum Golfen und unser Golfplatz ist in eine Waldgegend eingebettet und reich an altem Baumbestand. Die Landschaft und die Bewegung an der frischen Luft gefallen mir.

Warum habe ich mitgemacht?
Ich fand den Gedanken gut, einen Beleg zu haben, dass der stressfreie Aufenthalt in der Natur in Form von Waldbaden positive Gesundheitswirkungen hat.

Wie hat es mir gefallen?
Es war eine schöne Erfahrung. Die Natur war großartig, die Leute nett. Habe viel über den Wald gelernt.

Konnte ich mir die Effekte auf mein Immunsystem vorstellen?
Natürlich. Ich mag die Terpen-Theorie, sie erscheint mir logisch. Und wer weiß, welche anderen positiven Wirkungen der Wald noch hat.

Meine Ergebnisse?
Ich habe sehr gute Immunwerte und sie sind auf hohem Niveau stabil geblieben. Mein Arzt hat mir gesagt, dass bei diesen Ausgangswerten Steigerungen kaum möglich sind. Fühle mich gut gerüstet. Hinsichtlich des Stimmungsprofils war es so, dass ich über die ganze Zeit 0,0 niedergeschlagen und missmutig war. So bin ich eben und besser als 0,0 geht es halt nicht. Und obwohl ich mich auch mal müde gefühlt habe, war ich gleichzeitig voller Tatendrang. Was ich aber deutlich gemerkt habe, war wie jegliche Anspannung schon am Abend unseres ersten Waldtags von mir abgefallen ist und dass ich nach unserer Rückkehr topp motiviert war.

Werde ich Waldbaden in meinen Alltag integrieren?
Wie gesagt, bisher hat das Waldbaden gar keine Rolle in meiner Freizeitgestaltung gespielt. Nach unserer Reise waren wir schon zwei Mal in einem Waldgebiet unterwegs und haben den Ausflug mit einem achtsamen Spaziergang verbunden. Der Anfang ist gemacht.

Wie wichtig ist es dir generell, aktiv etwas aus den folgenden Bereichen für deine Gesundheit/dein Wohlbefinden zu tun?

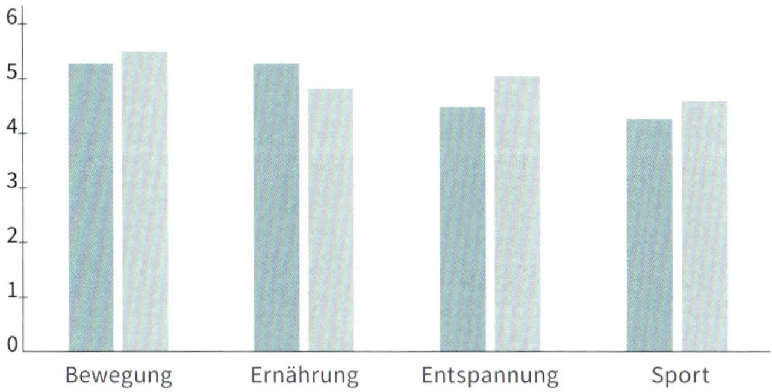

V N2

n = 11; vorformulierte Antwortmöglichkeiten; Mittelwerte
Skala: 0 = überhaupt nicht, 1 = sehr schwach, 2 = schwach, 3 = etwas, 4 = ziemlich, 5 = stark, 6 = sehr stark

Wenn du das Reiseprogramm betrachtest, meinst du diese Reise wird dazu beitragen ...

Diese Frage zielte darauf ab, zu erfahren, welche Grundhaltung wir zu unserem Experiment haben.

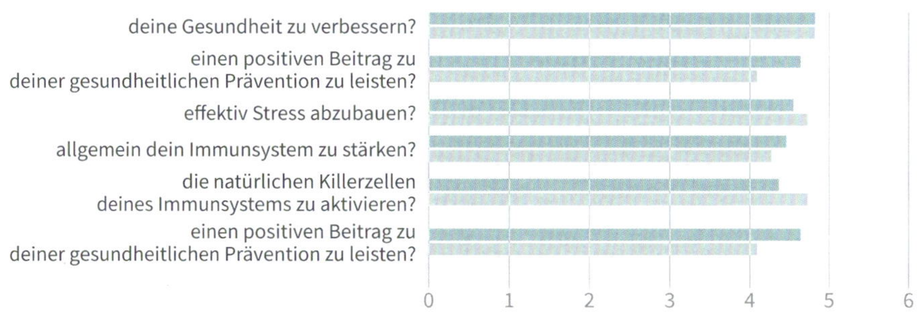

V N2

n = 11; vorformulierte Antwortmöglichkeiten; Mittelwerte
Skala: 0 = überhaupt nicht, 1 = sehr schwach, 2 = schwach, 3 = etwas, 4 = ziemlich, 5 = stark, 6 = sehr stark

Wenn du an den heutigen Waldtag denkst, wie hast du diesen Wald empfunden? Wir haben drei unterschiedliche Wälder besucht und wollten herausfinden, welcher Wald uns am besten gefällt. Das Ergebnis zeigt, dass man keine eindeutige Präferenz für einen bestimmten Waldtyp feststellen kann. Ein Teilnehmer hat den dritten Waldtag allerdings nicht mit einem typischen Wald assoziiert.

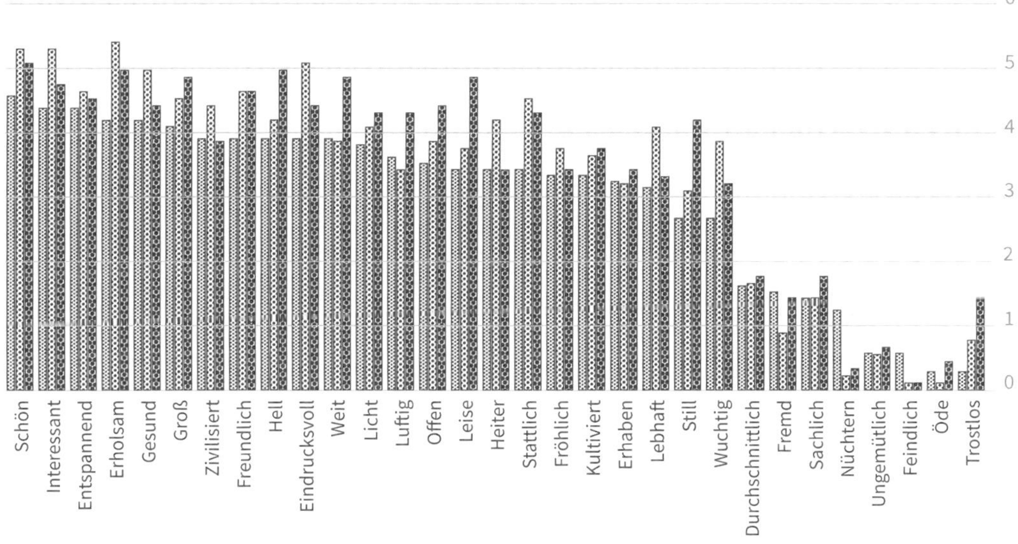

n = 11; vorformulierte Antwortmöglichkeiten; Mittelwerte
Skala: 0 = überhaupt nicht, 1 = sehr schwach, 2 = schwach, 3 = etwas, 4 = ziemlich, 5 = stark, 6 = sehr stark

Ich habe heute …

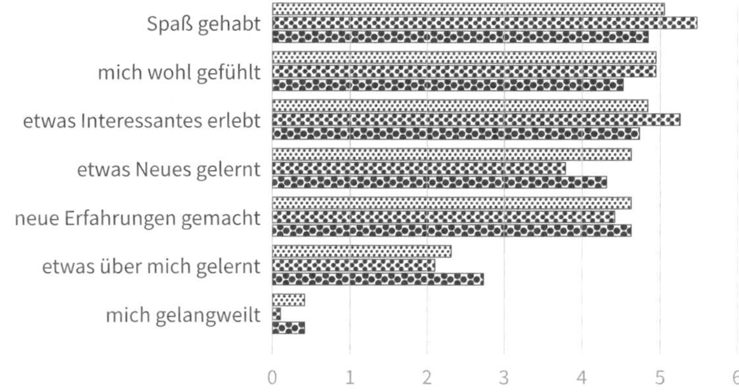

n = 11; vorformulierte Antwortmöglichkeiten; Mittelwerte
Skala: 0 = überhaupt nicht, 1 = sehr schwach, 2 = schwach, 3 = etwas, 4 = ziemlich, 5 = stark, 6 = sehr stark

Denkst du, du hast heute etwas Gutes getan für …

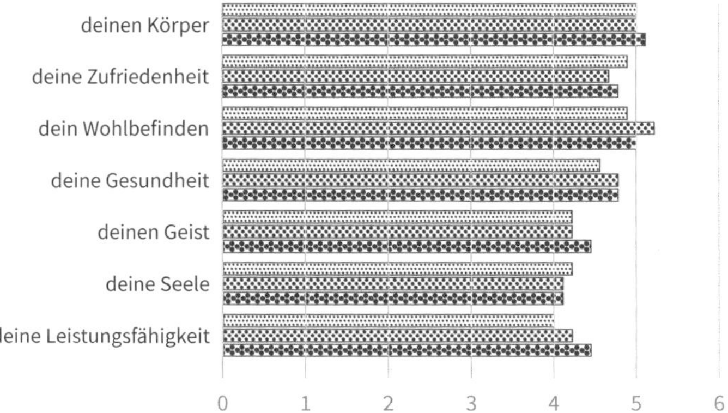

W1 W2 W3

n = 11; vorformulierte Antwortmöglichkeiten; Mittelwerte
Skala: 0 = überhaupt nicht, 1 = sehr schwach, 2 = schwach, 3 = etwas, 4 = ziemlich, 5 = stark, 6 = sehr stark

Nimmst du unsere Reise zum Anlass, in Zukunft öfter in den Wald zu gehen?
Ein Teilnehmer hat diese Frage mit Nein beantwortet, da er es zeitlich nicht schaffen würde, noch öfter in den Wald zu gehen. Drei antworteten mit Ja und die Übrigen mit Vielleicht. Mit Ja und Vielleicht antworteten also 89 Prozent, mit Nein 11 Prozent (n = 9).

Nimmst du diese Reise zum Anlass, mehr für deine Gesundheit zu tun?
Zwei Teilnehmer haben diese Frage mit Nein beantwortet, da sie finden, schon genug für ihre Gesundheit zu tun. Drei antworteten mit Ja, die anderen mit Vielleicht. Mit Ja und Vielleicht antworteten also 78 Prozent, mit Nein 22 Prozent.

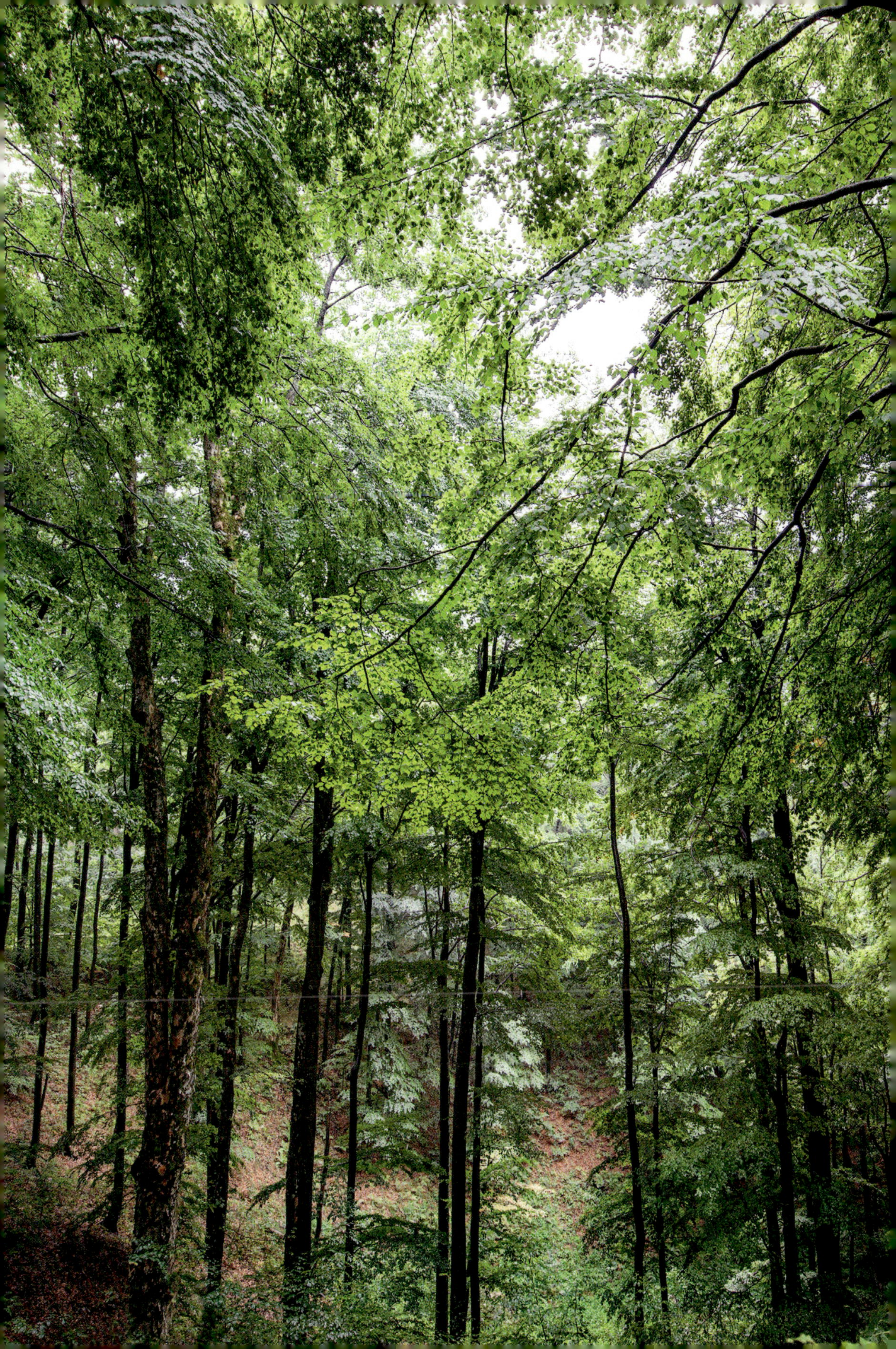

Unsere Schritte im Wald

Wie viele Schritte für eine gesundheitsfördernde Wirkung am Tag notwendig sind, darüber streiten sich die Geister. Dennoch scheint sich die Zahl 10.000 etabliert zu haben: Experten sagen, so wird der Rücken gestärkt und die Organe können gut funktionieren, der Blutdruck wird ebenso gesenkt wie das Risiko für Diabetes, Herzinfarkt oder Schlaganfall. Die Waage freut sich vielleicht auch, pro Woche kann man 2.000 bis 3.500 Kalorien zusätzlich verbrennen.

Je nach persönlicher Schrittlänge entsprechen 10.000 Schritte fünf bis acht Kilometern zu Fuß. Wer lieber mit dem Fahrrad unterwegs ist, darf sich übrigens für 30 Minuten 3.000 Schritte gutschreiben.

Im Zusammenhang mit Bewegungsmangel und dessen Folgen startete ein Forscherteam der Universität Stanford, Kalifornien, USA, ein breit angelegtes, weltweites Projekt und erhob Bewegungsdaten von fast 720.000 Menschen aus 111 Ländern über 95 Tage mittels Schrittzähler-Apps in Smartphones.[70]

Berichtetes Ergebnis: Im Schnitt legte jeder etwa 4.900 Schritte pro Tag zurück. Dabei gibt es im Einzelnen natürlich Unterschiede. Männer laufen im Schnitt mehr als Frauen. Und unter den teilnehmenden Ländern landet Deutschland in guter Gesellschaft mit Irland, Italien, Finnland oder Norwegen leicht über dem Durchschnitt. Im Mittel legte jeder der Untersuchten aus Deutschland 5.205 Schritte pro Tag zurück. Damit lassen wir beispielsweise Frankreich knapp hinter uns, werden aber von den Schweizern leicht und von den Schweden deutlicher überholt. Spitzenreiter sind übrigens Hongkong (6.880), China (6.189) und Japan (6.010).

Bei den erhobenen Daten wurde allerdings nicht nach der Tätigkeit differenziert. Verschiedenen sportmedizinischen Untersuchungen zufolge geht ein Büroangestellter an einem normalen Acht-Stunden-Tag durchschnittlich lediglich 2.000 bis 3.000 Schritte.

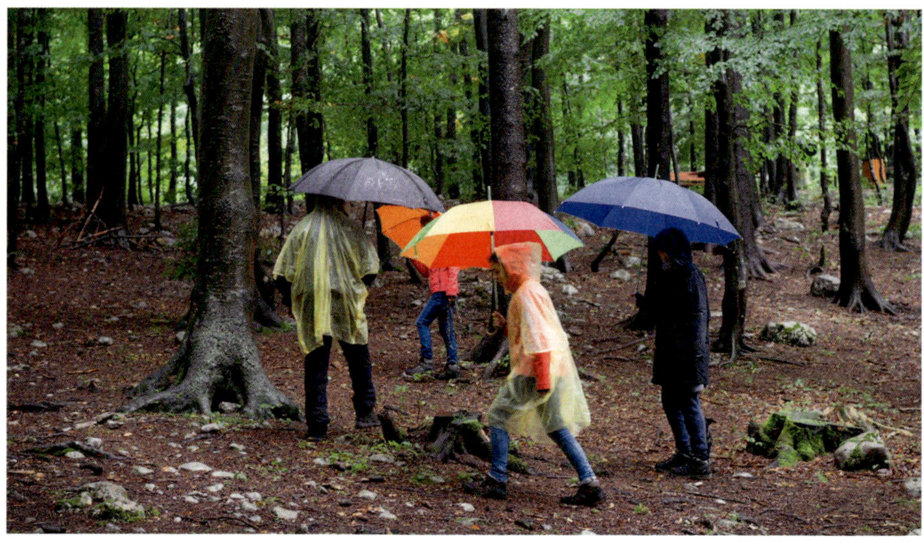

Unser Schrittpensum

Wie viele Schritte wir pro Waldtag zurückgelegt haben, verriet uns der am Hosenbund festgeklippte Schrittzähler.

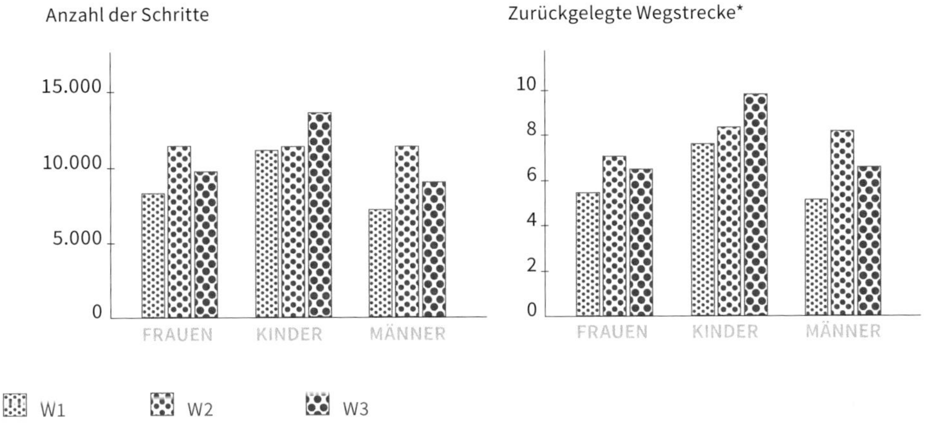

Daten als Mittelwerte; Frauen, n = 5; Kinder, n = 2; Männer, n = 3
**Kilometer*

Wie man es auch dreht und wendet, wir haben uns deutlich mehr bewegt als an einem normalen Arbeits-, Uni- oder Schultag. Und einigen von uns war selbst das noch zu wenig. Bewegung ist natürlich sehr wichtig für eine gute Gesundheit und „Stillstand macht krank", so Prof. Michalsen in seinem Buch *Heilen mit der Kraft der Natur.* Gleichzeitig betont er, dass es nicht darum gehen darf, „Leistung" zu messen. Bewegung soll Spaß machen und den eigenen körperlichen Fähigkeiten entsprechen. Es komme darauf an, spielerisch an das Gehen heranzugehen.

Die Wirkungen des Im-Wald-Seins von dem Postulat leistungsbezogener, vielleicht sogar an die Grenzen gehender körperlicher Aktivität zu lösen, ist meiner Ansicht nach einer der entscheidenden Punkte, den uns ein Waldbaden-Programm beibringen müsste, wenn wir die Gesundheitseffekte des Im-Wald-Seins umfassend nutzen wollen (interessant dazu das Interview mit Amos Clifford ab S. 246 und Prof. Lis Kurzcharakterisierung, S. 262). Auch in Fachkreisen dürfte teilweise ein Umdenken erforderlich sein (siehe S. 288 f.).

Getadelt und geadelt! Vielleicht etwas bewirkt? Ein persönliches Fazit

Wald ist genial und Waldbaden eine gute Investition in unsere Gesundheit und unser Wohlbefinden! Der Wald hat uns auf vielen Ebenen gutgetan, und er tut es nach wie vor. Unser Waldbaden-Experiment war nicht nur eine genussvolle und inspirierende Erfahrung, die einen Grundstein für gesundheitsbewussteres Verhalten in uns gelegt hat, es war auch ein ungewöhnliches Unterfangen, das so manchen irritiert hat: „Wie kommen irgendwelche Leute dazu, so etwas zu machen? Was wollen die bezwecken?"

Als wir die Ergebnisse unseres Praxistests mit einigen Fachleuten mit medizinischem Hintergrund diskutieren wollten, fühlte ich mich unmittelbar in die Konzeptionsphase unseres Waldbaden-Experiments zurückversetzt. Auch dort prallten mir zum Teil höchst harsche Widerstände gegen unser Ansinnen eines Selbstversuchs entgegen. Von naiv-idealistisch (noch harmlos), über nicht aussagekräftig, bis hin zu einigen sogar ziemlich unfeinen Charakterisierungen war einiges vertreten. Ähnlich war es auch jetzt.

Nicht selten schwang ein „Da könnte ja jeder kommen" mit. Das hat mich beim ersten Gespräch noch ziemlich aufgeregt und später überhaupt nicht mehr geärgert. Jeder hat so seine Motive. Vielleicht hat man sich ganz einfach nicht damit beschäftigt und traut dem Wald nichts zu? Vielleicht steht eine gewisse Ignoranz gegenüber „normalen Leuten" wie uns dahinter? Vielleicht ein Unverständnis, worum es ging? So ein ernsthaft betriebener Praxistest von Nichtfachleuten kommt vermutlich nicht allzu häufig vor. Schade war es allemal.

Andererseits hatten wir auch erfreulich positives Feedback, zu guter Letzt sogar von Prof. Li persönlich (siehe S. 261 ff.). Einige andere waren überdies der Ansicht, unser Experiment könnte durchaus als eine Art Pilotprojekt für weitere Forschungen betrachtet werden. Warum eigentlich nicht? Wir würden uns freuen.

Wir alle hatten unterschiedliche körperliche Voraussetzungen, Lebensgewohnheiten und ein individuelles Genussverhalten. Zwei von uns hatten richtig Arbeit und organisationsbedingte Belastungen vor Ort. Zwei andere hatten zunehmende familiäre Belastungen zu bewältigen, die unterschwellig einfach da waren. Auch die Lebenssituationen unterschieden sich deutlich und zwar nicht nur altersmäßig oder familiär, sondern auch sozial und beruflich. Das ganz normale Leben also. Allen ging es danach belegbar besser als zuvor.

Statt eines Grundlagenversuchs mit einzelnen Spaziergängen haben wir ein lebendiges Programm erlebt, das das Waldbaden als gesundheitsförderndes Im-Wald-Sein für uns greifbar gemacht hat. Und das als Gruppe von Menschen, die im normalen Leben nicht sehr viel miteinander zu tun haben.

Dass ein solches Unterfangen unter wissenschaftlichen Gesichtspunkten nur schwer oder vielleicht gar nicht messbar sein mag, steht auf einem anderen Blatt – ein grundlegendes Problem bei allen Studien, die sich mit der Wirksamkeit von ganzheitlichen Maßnahmen beschäftigen.

Eine Forscherin, die sich intensiv mit der Wirksamkeit einer Kneippkur mit Wassertreten beschäftigt hat, erzählte mir sehr eindrucksvoll davon, wie schwer es sei, hier zu evidenzbasierten Ergebnissen zu kommen. Vermutlich würde es wohl niemals gelingen, den eindeutigen Nachweis zu erbringen, ob gerade das Wassertreten geholfen hat oder ob es an einer anderen typischen Anwendung lag oder am Gesamtpaket oder am Ort oder an der Atmosphäre oder am Wetter … Andererseits gibt es heute Studiendesigns wie in der Psycho-Neuro-Immunologie, die genau für solche Fragen eine Lösung bieten könnten.

Wir als zwölfköpfige Gruppe wissbegieriger Leute würden uns sehr freuen, wenn wir mit unserer Neugier, unserem Herzblut, unserer Ernsthaftigkeit und Disziplin ein Quäntchen zusätzliche Inspiration in die aktuelle Diskussion um das Thema Gesundheit und Wald hineintragen würden, wenn echte Forschungen immer besser belegen würden, was sich aus unserer Initiative herauskristallisiert: Wald wirkt! Und zwar gesundheitsfördernd. Und zwar auf allen Ebenen. Und das in jeder Situation.

Und wenn wir mit unserem Praxistest für andere Menschen ein motivierendes Beispiel sein können, was wir uns wirklich wünschen, umso besser. Auch nach vielen Diskussionen vermag ich darin keinerlei spezifisches Gefährdungspotenzial zu sehen. Wo sollte dieses liegen?

In einer allergischen Reaktion auf die Waldluft? In einem Zeckenstich, der in Borreliose enden könnte? In einem gesundheitsgefährdenden Mückenstich? In einem unerwarteten Sonnenbrand? In einem verstauchten Knöchel oder Verletzungen, die man sich beim Waldbesuch zuziehen kann? Oder gar in einem traumatischen Walderlebnis?

Solche Risiken – juristisch gesehen würde ich den überwiegenden Teil davon dem allgemeinen Lebensrisiko zuordnen – und vielleicht noch ein paar andere mehr wird es sicher geben. Also, wie immer im Leben, gesunden Menschenverstand einschalten und auf die innere Stimme hören. Angemessene Kleidung, entsprechende Schutzmittel, ein der Umgebung angepasstes Verhalten und eine gute Organisation tun dabei ein Übriges.

Wer mit der Idee des Im-Wald-Seins gefühlsmäßig etwas anfangen kann, aber bisher nicht den Hintern hoch bekommen hat, ist unser Ziel: Raffen Sie sich auf und erleben Sie das immer besser belegte „Wunder“ selbst!

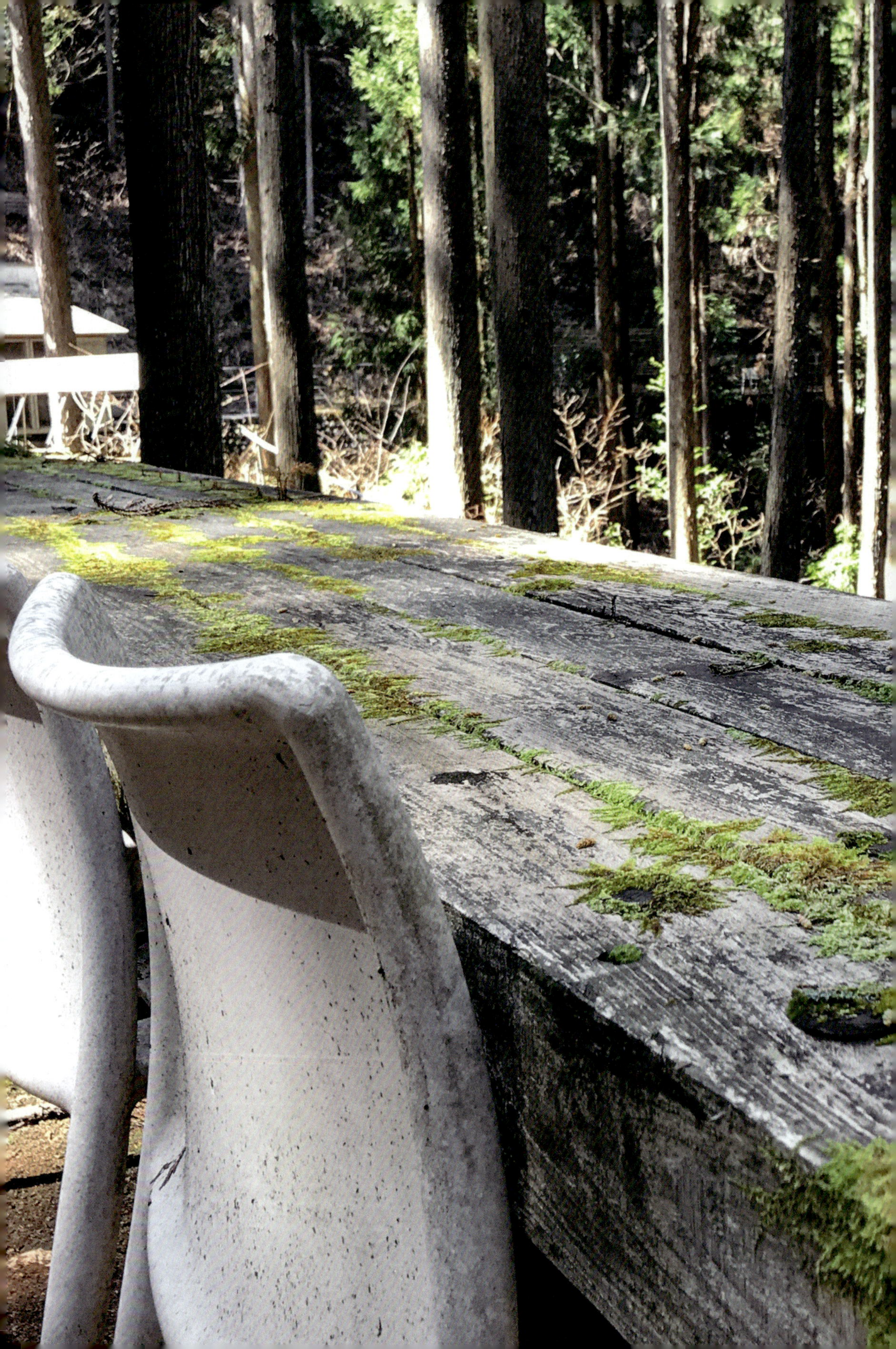

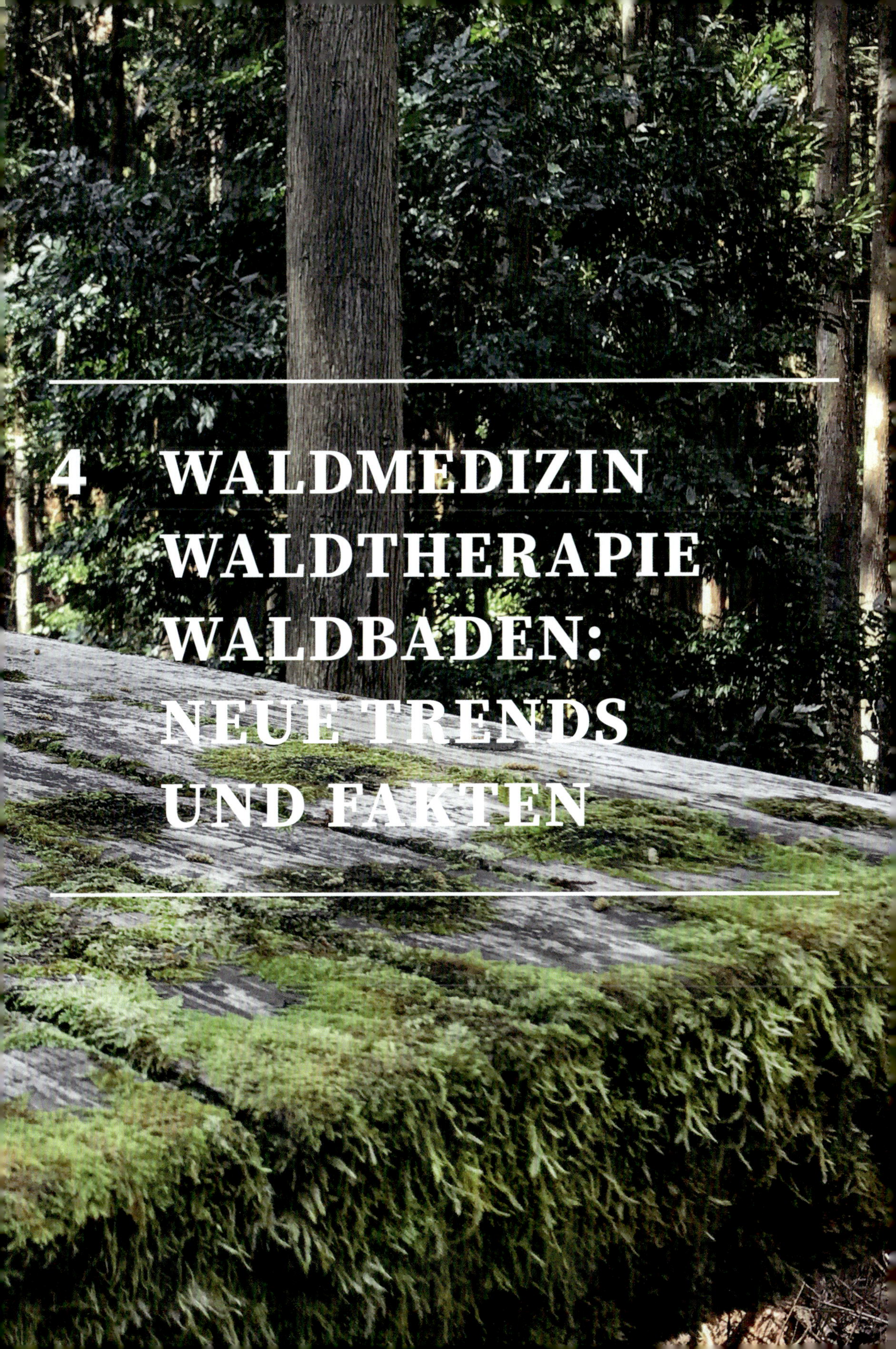

4 WALDMEDIZIN WALDTHERAPIE WALDBADEN: NEUE TRENDS UND FAKTEN

Für den schnellen Leser

Das Symposium „Neue weltweite Trends der Waldmedizin" in Tokio Ende März 2018 lieferte vertiefte Erkenntnisse über das neue Forschungsgebiet der Waldmedizin, der Waldtherapie und des Waldbadens. Es wurde organisiert von INFOM, der internationalen Gesellschaft für Natur- und Waldmedizin, deren Mitglieder ebenso wie die Referenten zur Crème de la Crème der Szene zählen. Zusätzlich stand ein Workshop in Okutama, einem Naherholungsort bei Tokio, auf dem Programm.

Wald als Gesundheits- und Therapieressource ist in einigen Ländern nicht nur anerkannt, sondern wird vom Staat breit unterstützt. Die Ziele: gesundheitliche Prävention der Bevölkerung, Reduktion der stetig steigenden Gesundheitskosten, Schaffung wirtschaftlicher Vorteile für die lokalen Gebietskörperschaften und Umweltschutz. In Südkorea wurden sogar neue Gesetze erlassen und Institutionen etabliert, die unter der Klammer „Von der Wiege bis zur Bahre: Leben mit Wäldern" die Politik einer *Forest Welfare* verfolgen, bei der das in allen Lebensphasen mithilfe des Waldes erreichbare Gemeinwohl im Mittelpunkt steht. Derart breit angelegte staatliche Strategien gibt es in Europa bislang nicht, aber einige durchaus interessante Beispiele, wie man hier die Verknüpfung von Wald und Gesundheit herstellen möchte, etwa über *Restorative Forest Trails,* eigens gestaltete Waldwege.

Waldbaden und Waldtherapie sind mittlerweile über die Grundlagenforschung hinausgewachsen, die Sekundärforschung (zum Begriff siehe S. 288) nimmt zunehmend Fahrt auf. Einige Reviews beschäftigen sich zudem mit praktischen Aspekten rund um das Thema. Ein Teil der Wissenschaft appelliert an Ärzte und

Therapeuten, ihren Patienten Waldaufenthalte zu empfehlen. Wie stünden die Chancen auf ein entsprechendes Präventionsprogramm im deutschen Gesundheitssystem und was sagt die Forstwirtschaft dazu?

Wie *Shinrin Yoku* in Japan praktiziert wird, erfuhr ich bei meinem Besuch der *Okutama Forest Therapy Station*. Ich konnte deutliche Parallelen aber auch Unterschiede zu unserem Waldbaden-Experiment erkennen. Dass unser Waldbaden-Erlebnis eine sinnvolle Bereicherung der Initiativen zum Waldbaden darstellt, wurde mir von Prof. Li in einem spannenden Gespräch bestätigt.

Welche anderen Ansätze gibt es? Welche Rolle nimmt das Konstrukt der Achtsamkeit ein? Amos Clifford, der Gründer der US-amerikanischen *Association of Nature & Forest Therapy (ANFT)*, die Ausbildungsprogramme für *Forest Therapy Guides* anbietet, erzählte mir von seiner ganzheitlichen Herangehensweise an die Waldtherapie. Zusätzlich bekommen Sie einige Tipps für Ihr persönliches Im-Wald-Sein-Erlebnis.

Falls Sie sich wundern, dass an dieser Stelle keine Zusammenfassung für den schnellen Leser steht, sondern eher ein Anreiz zum Weiterlesen gesetzt werden soll, haben Sie völlig recht. Die Erkenntnisse dieses Kapitels sind meiner Meinung nach so zentral und teilweise so weit entfernt von dem, was bei uns gerade unter dem Stichwort „Waldbaden“ oder *Shinrin Yoku* publiziert wird, dass ich genau das erreichen möchte: Sie zum Weiterlesen von Gedanken, Gesprächen, Statements und Vorträgen ausgewiesener Fachleute und einiger persönlicher Erkenntnisse und Wünsche zu animieren.

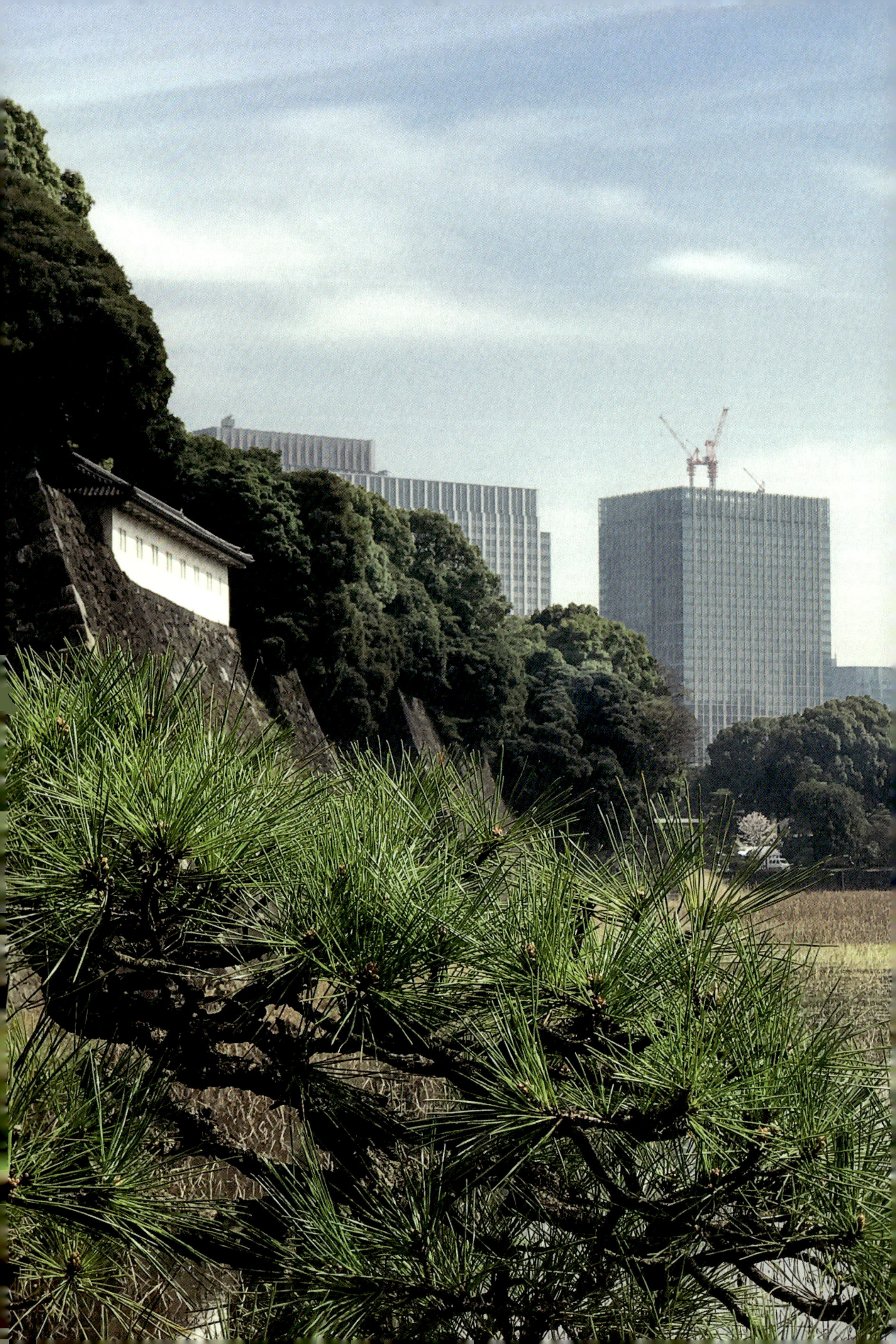

Auf nach Tokio und ab in den Wald

Angesichts der Fülle von Forschungsarbeiten, unserer eigenen Ergebnisse und der langen Geschichte der Naturtherapie in den westlichen Ländern, nahm meine Verwunderung darüber, dass der Wald im Arztzimmer oder in unserem Gesundheitssystem keine Rolle zu spielen scheint und auch von unserer Gesellschaft erst langsam als wichtige eigenständige Gesundheitsressource (an-)erkannt wird, immer weiter zu.

Ende Januar 2018 saß ich gerade über weiteren Recherchen, welche internationalen Erkenntnisse und Beispiele es für das Waldbaden gibt, als mich eine interessante E-Mail erreichte. Hinter dem Betreff „spontane Frage“ verbarg sich die Idee, gemeinsam mit Gisela Immich ein Symposium und einen Workshop in Tokio zum Thema Waldmedizin zu besuchen. Postwendend lautete meine Antwort „zu 90 Prozent ja“.

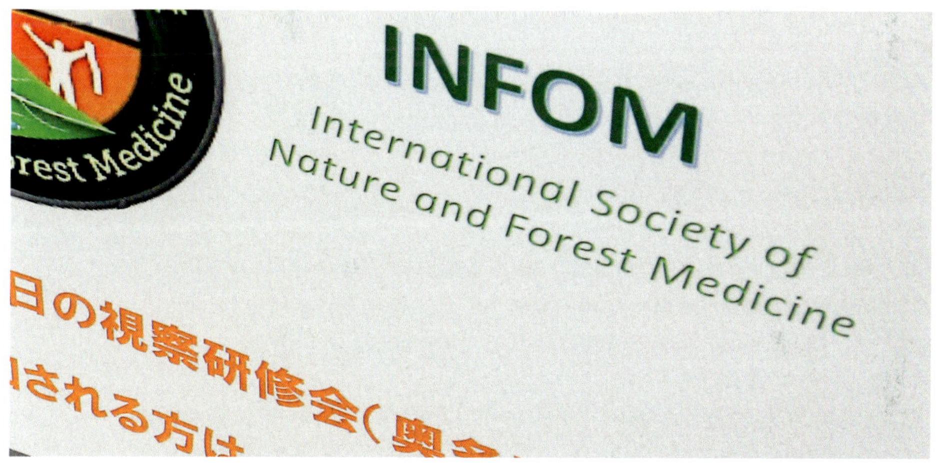

Das Symposium zum Thema „Neue weltweite Trends der Waldmedizin“ wurde organisiert von INFOM, der internationalen Gesellschaft für Natur- und Waldmedizin, deren Mitglieder ebenso wie die Referenten zur Crème de la Crème der Szene zählen. Es sollte vom 24. bis 25. März 2018 stattfinden. Innerhalb weniger Tage gelang es, die möglicherweise entgegenstehenden 10 Prozent auszuräumen – und schon war unsere Reise gebucht.

Die Aussicht auf ausgewiesene Experten und Teilnehmer aus unterschiedlichsten Bereichen zu treffen, spornte mich an, mein Hintergrundwissen zu vertiefen, zumal jeder der Teilnehmer aufgefordert war, aus seinem Blickwinkel etwas zum Thema zu präsentieren. Besonders freute ich mich auf den praktischen Teil, eine Schulung in der *Okutama Forest Therapy Station,* dem ersten Waldtherapiestützpunkt, der in Japan gegründet wurde. Und natürlich darauf, Prof. Li kennenzulernen, der auch eine tragende Rolle während der zwei Tage übernehmen würde. Außerdem würden wir zur Hoch-Zeit der Kirschblüte dort sein, die ich schon immer mal erleben wollte.

Die Referentenliste las sich in der Tat wie ein Who's who der asiatischen *Forest Medicine.* Den Großteil der Namen kannte ich von den vielen Studien zum *Shinrin Yoku,* die ich bereits neugierig verschlungen hatte, und so war ich sehr gespannt, die dahinterstehenden Personen zu treffen und ihre Vorträge zu hören:

Prof. Dr. Qing Li von der Nippon Medical School und Vizepräsident der INFOM: A ten-year history of the Society of Forest Medicine in Japan and future prospects on Forest Medicine in the world (Die zehnjährige Geschichte der Gesellschaft für Waldmedizin in Japan und Zukunftsperspektiven für eine weltweite Waldmedizin)

Dr. Takahide Kagawa vom japanischen Forestry and Forest Products Research Institute: The current situation of forest therapy bases and forest therapist in Japan (Japanische Waldtherapiezentren und Waldtherapeuten, die aktuelle Lage)

Prof. Dr. Guofu Wang, Zhejiang Hospital, Geriatrics Research Institute of Zhejiang Province: The new trends and future prospects on Forest Medicine in China (Trends und Entwicklungen der Waldmedizin in China)

Prof. Dr. Won Sop Shin von der Chungbuk National University, ehemaliger Forstminister Südkoreas und Vizepräsident der INFOM: The new trends and future prospects on Forest Medicine in Korea (Trends und Entwicklungen der Waldmedizin in Südkorea)

Prof. Dr. Bum-Jin Park von der Chungnam National University: The new findings on Forest Medicine in Korea (Neue Erkenntnisse zur Waldmedizin in Südkorea) sowie

Dr. Michiko Imai, Präsidentin der INFOM, mit Prof. Dr. Qing Li und Dr. Hiroko Ochiai: Role of INFOM in promotion of world Forest Medicine research (Die Rolle der INFOM bei der Förderung der weltweiten waldmedizinischen Forschung)

Forest Medicine, Forest Therapy ... Begriffswirrwarr

Sofort drängte sich mir die Frage auf, was eigentlich unter *Forest Medicine* (Waldmedizin) zu verstehen ist und was der Unterschied zwischen Waldbaden und Waldtherapie sein könnte?

In Japan hat sich die *Forest Medicine* längst als interdisziplinärere Wissenschaft etabliert, die die Bereiche der Alternativ-, Umwelt- und Präventivmedizin einschließt und die Auswirkungen von Waldumgebungen auf die menschliche Gesundheit beforscht. Der Fokus liegt derzeit auf der gesundheitlichen Prävention.[71]

Vor allem geht es der *Forest Medicine* um die Erforschung der Gesundheitswirkungen von Waldaufenthalten im Sinne eines multisensorischen Erlebnisses. Die Forschung beschäftigt sich zudem damit, welche messbaren Reaktionen und Vorgänge bloße Waldbetrachtungen beim Menschen auslösen oder welche Walderzeugnisse positiv auf die Gesundheit wirken. Selbstverständlich bezieht sie auch mögliche Gefahren für die Gesundheit ein.

Die *Forest Medicine* weist mithilfe von experimentellen Feld- und Laborstudien sowie epidemiologischen Studien mittlerweile immer differenzierter nach, welche messbaren gesundheitsfördernden Wirkungen Waldumgebungen mit ihren besonderen physikalischen und chemischen Gegebenheiten auf die menschliche Gesundheit haben.

Unter dem Namen *Forest Therapy* hat sich in Japan ein Konzept herausgebildet, das ein angeleitetes Waldbaden-Erlebnis enthält, an dem jeder teilnehmen kann und das der Gesundheitsförderung dient. Hier stutzte ich ein wenig, denn für mich bedeutet „Therapie" in erster Linie die Heilung von Krankheiten und grenzt sich dadurch von der Prävention und der allgemeinen Gesundheitsförderung ab. Außerdem beschäftigen sich die Studien, die ich bislang gelesen hatte, überwiegend mit gesunden Probanden.

Die Begriffe „Prävention" und „Gesundheitsförderung" sind eng miteinander verbunden.[72] Historisch älter ist der Begriff „Prävention", der sich in der Sozialmedizin des 19. Jahrhunderts aus der Debatte um soziale Hygiene und Volksgesundheit entwickelte. Wesentliches Ziel war es, das Auftreten von Krankheiten zu vermeiden, indem vor allem die Auslösefaktoren von Krankheiten zurückgedrängt werden sollten. Stichwort: Krankheitsvermeidung. Typische Präventionsmaßnahmen sind zum Beispiel Impfungen.

Der Begriff „Gesundheitsförderung" ist wesentlich jünger. In den gesundheitspolitischen Debatten der Weltgesundheitsorganisation (WHO) zeigte sich immer deutlicher, dass eine Vermeidungsstrategie allein viel zu kurz greift. Daher gingen neben bevölkerungsmedizinischen auch ökonomische, politische, kulturelle und soziale Impulse in die Diskussion ein. Nach der WHO-Konferenz in Ottawa 1986 etablierte sich der Begriff der Gesundheitsförderung als eine Promotionsstrategie, bei der Menschen durch die Verbesserung ihrer Lebensbedingungen eine Stärkung ihrer gesundheitlichen Ressourcen erfahren sollen.

Dem liegt der Gedanke zugrunde, dass die künftige Entwicklung von Krankheiten sowohl individuell wie auch kollektiv im Sinne einer Zukunftsprognose vorhersagbar ist. Der ideale Zeitpunkt orientiert sich an den Risikofaktoren, die als Ursache für die sich anbahnende weitere Entwicklung des Krankheitsverlaufs angenommen werden.

Einig ist man sich darin, dass die sozialen und ökonomischen Herausforderungen des veränderten Krankheitsspektrums nur dann bewältigt werden können, wenn präventive und gesundheitsfördernde Strategien zu einem selbstverständlichen Bestandteil des medizinischen Versorgungssystems und ärztlicher Arbeit werden.

Was ist aber unter „Therapie" zu verstehen? Nach allgemeinem Sprachgebrauch bezeichnet Therapie verschiedene Maßnahmen, die erwiesenermaßen bewirken sollen, dass eine Krankheit geheilt wird. Damit setzt die Therapie doch eine konkrete Diagnose voraus? Kurative Therapien zielen darauf ab, Heilung zu erreichen. Wo das nicht geht, kann mithilfe einer symptomatischen Therapie an der Linderung von Symptomen gearbeitet werden, palliative Therapien wiederum wollen in erster Linie die Lebensqualität verbessern und nachteilige Folgen reduzieren. Neben vielen anderen Therapiezielen gibt es schließlich noch die präventive Therapie, die die Vorbeugung von Erkrankungen im Auge hat. Sie kommt zum Einsatz, wenn eine Krankheit noch nicht ausgebrochen ist, aber wahrscheinlich künftig auftreten würde. Wie konkret muss dieses „wahrscheinlich" sein? Und welche Anforderungen gelten für die Ausgestaltung?

Egal, wohin man schaut, einfache Antworten scheint es nirgends zu geben. Aber an dieser Stelle reicht meines Erachtens die Erkenntnis, dass Waldbaden und Waldtherapie je nach Zielgruppe und konkreter Ausgestaltung unter alle drei Begriffe zu fassen sind. Und vielleicht würde sich das Wirrwarr der Begriffe angesichts der Erfahrungen in Japan lösen lassen.

» In der Tat gibt es wesentliche strickte Trennungen. Wir würden Waldtherapie als die therapeutische Intervention bei Kranken verstehen, was in der Sekundär- und Tertiärprävention oder Rehabilitation umgesetzt werden würde. Dafür muss unter anderem auch eine therapeutische Befähigung als Arzt, Psychologe oder Heilpraktiker vorliegen. Derzeit wichtiger erscheint uns der präventive und gesundheitsförderliche Ansatz. Daher arbeiten wir an einem Zertifizierungsprogramm für, sagen wir „Waldgesundheitstrainer", die mit gesundheitsbewussten Interessierten in den Wald gehen und dort spezifische Programme anbieten, um Erholung und Stressreduzierung sowie allgemeines Wohlbefinden zu generieren. « *Gisela Immich*

Auch in Japan ist es mir nicht gelungen, die unterschiedlichen Begriffe in ihrer jeweiligen Bedeutung exakt abzugrenzen, vielmehr ist ein neuer Begriff dazugekommen, nämlich *Forest Healing.* In Südkorea scheint sich dieser etabliert zu haben für die vielfältigen Maßnahmen, die in den dort entstandenen *Forest Healing Centers* durchgeführt werden, um die öffentliche Gesundheit auf unterschiedlichsten Ebenen zu fördern und zu verbessern (Einzelheiten ab S. 236).

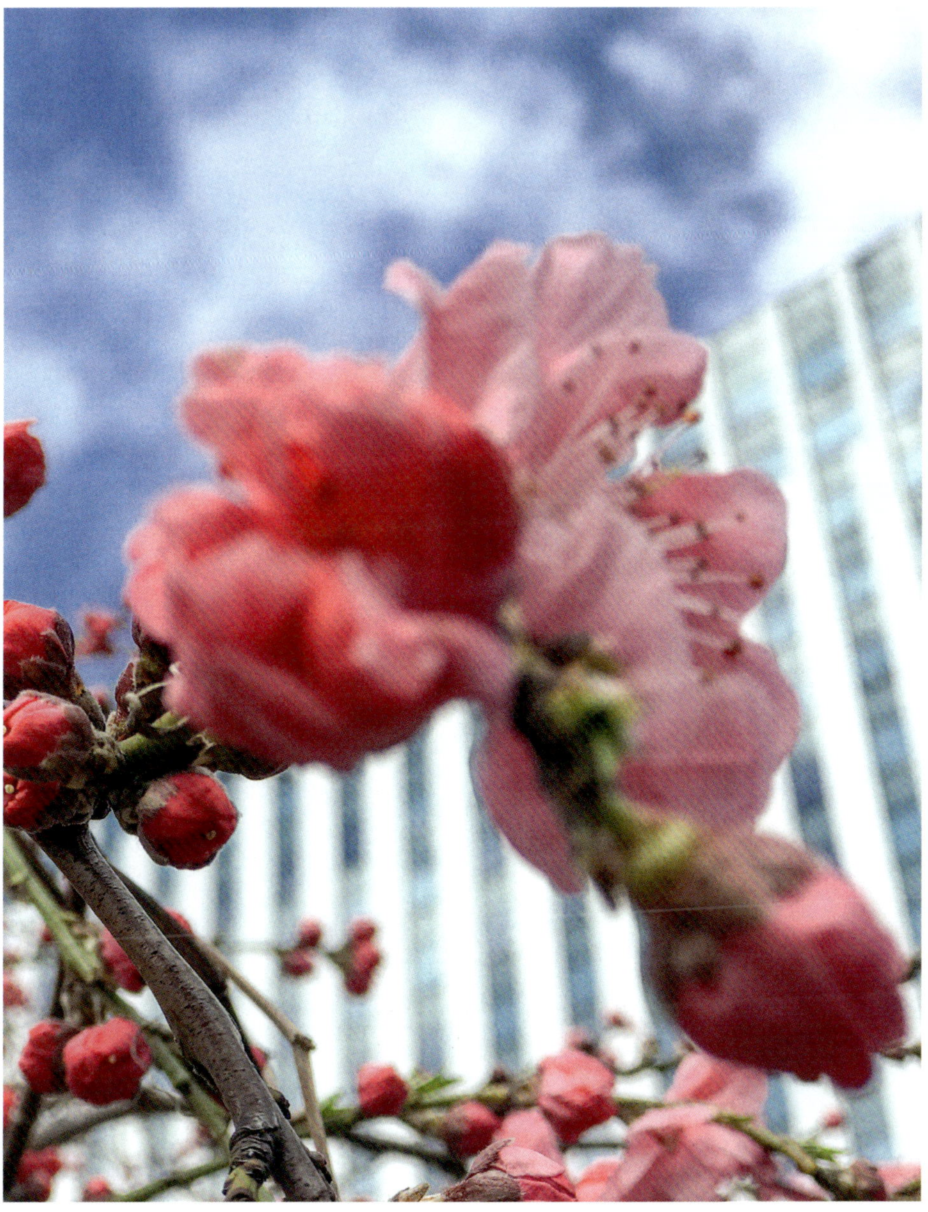

Wald als Gesundheits- und Therapieressource?

Dr. Michiko Imai, Ärztin und Vorsitzende der INFOM, fasst die erwiesenen Wirkungen des *Shinrin Yoku* wie folgt zusammen:[73]

1. **Waldbaden verringert die Konzentration von Stresshormonen in Blut, Speichel und Urin.**
2. **Es reduziert die Aktivität des Sympathikus und erhöht die parasympathische Aktivität.**
3. **Es senkt den Blutdruck und die Pulsfrequenz.**
4. **Es reduziert die Anspannung und wirkt psychisch entspannend.**
5. **Es erhöht die Anzahl der natürlichen Killerzellen.**
6. **Es erhöht die Aktivität der natürlichen Killerzellen.**
7. **Es erhöht Anti-Krebs-Proteine in natürlichen Killerzellen.**
8. **Es stärkt die menschliche Immunfunktion.**

Zwei entscheidende Wirkungswege, wie Waldaufenthalte zu einer Steigerung der Immunfunktion führen, gelten als belegt. Erstens nehmen die chemischen Bestandteile des Waldes, die Phytonzide und Terpene, direkt einen positiven Einfluss auf die Zellen des Immunsystems und zweitens reduzieren Waldumgebungen Stress (zu Phytonziden und Terpenen S. 39 ff., zu den Studien S. 71 ff., zum Immunsystem und den NK-Zellen S. 54 ff.).

WIRKMECHANISMUS DES *SHINRIN YOKU*

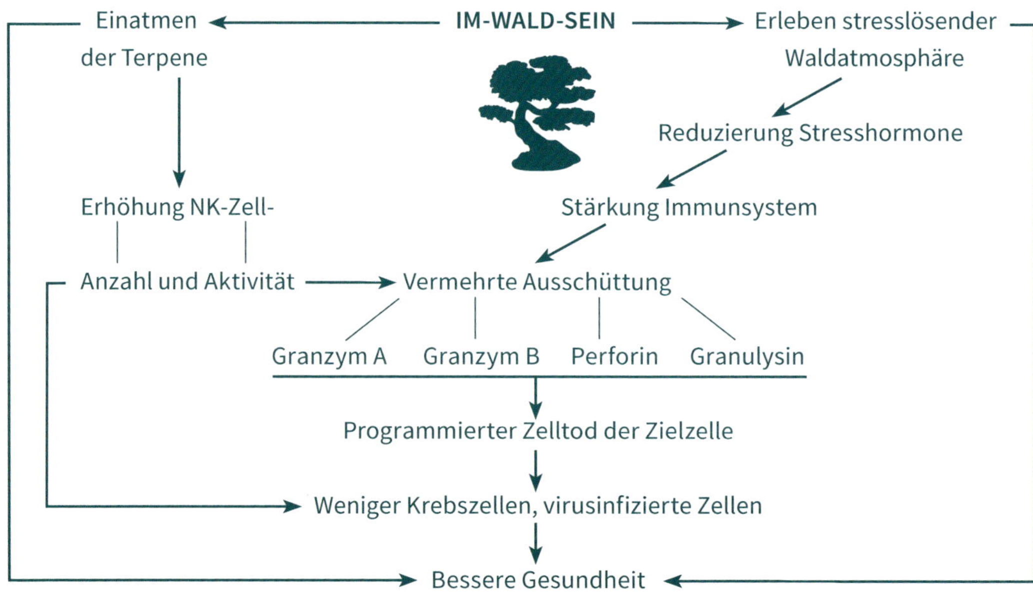

Aus den Forschungen der Psycho-Neuro-Immunologie (PNI) weiß man, dass vor allem chronischer Stress nachweisbar das Immunsystem in seiner Funktion stark beeinträchtigt. Wer dauerhaft gestresst ist, wird eher krank. Das betrifft akute Infektionen, aber auch chronische Erkrankungen (siehe S. 320). Nicht nur die Anfälligkeit für Erkrankungen steigt, auch der Heilungsprozess kann sich durch chronischen Stress verlängern. Wunden etwa heilen langsamer, Impfungen sind weniger effektiv.

Wer sich für die PNI und das vielschichtige Zusammenspiel von Psyche, Gehirn und Immunsystem näher interessiert, dem möchte ich Prof. Christian Schuberts Buch *Was uns krank macht – was uns heilt* ans Herz legen,[74] in dem sehr viele auch für Nichtmediziner nachvollziehbare Erkenntnisse und praktische Studien aus Prof. Schuberts Forschungsgebiet geschildert sind.

Stress begünstigt zumindest mittelbar auch die Entstehung von Krebs. Krebs kann entstehen, weil es bei der Zellteilung in unserem Körper immer wieder zu „Fehlern" kommt, die mutierte Zellen hervorbringen. Solche Zellen werden von den natürlichen Killerzellen aufgespürt und zerstört. Bei chronischem Stress jedoch ist die Anzahl und Aktivität der NK-Zellen verringert. Krebszellen können sich also eher vermehren, bevor sie unschädlich gemacht werden, als bei einem intakten Immunsystem. Indem Waldumgebungen das Stresserleben erwiesenermaßen reduzieren, stärken sie auch auf diesem Wege das Immunsystem.

Zusammen mit der medizinisch gesicherten Erkenntnis, dass ein funktionierendes Immunsystem und eine höhere NK-Zellaktivität in engem Zusammenhang mit der Entwicklung von Krebs stehen, kann man sicherlich sagen, dass Waldaufenthalte dazu beitragen, das allgemeine Risiko einer Krebserkrankung zu senken.

Wir sprechen hier immer von der gesundheitlichen Prävention. Wie aber sieht es mit der Wirksamkeit bei bestimmten Krankheitsbildern aus? Gezielte *Shinrin-Yoku*-Studien mit Krebspatienten sind mir nicht bekannt. Es gibt jedoch Studien, die sich mit der Wirksamkeit von Waldaufenthalten bei verschiedenen chronischen Erkrankungen wie Diabetes oder Herz-Kreislauf-Erkrankungen beschäftigt haben und zu positiven Ergebnissen kommen (siehe S. 307 ff. und S. 312 f.). Waldgestützte Therapieansätze erweisen sich bei Patienten mit stressbedingten Erkrankungen als erfolgreich (siehe S. 241 f. und allgemeiner S. 319 ff.).

Frau Immich, sehen Sie das Waldbaden eher bei der Prävention oder bei der Therapie?

» Ich denke, Waldtherapie hat sicherlich bei beiden Gruppen einen Sinn. Sie setzt zunächst schwerpunktmäßig auf Prävention und Gesundheitsförderung. Aber auch Kranke oder Genesende könnten gezielt in einem Kur- und Heilwald schneller gesunden und insgesamt davon profitieren. Eine erste kleine Pilotstudie über Waldtherapie wurde auf dem Eröffnungskongress des ersten Kur- und Heilwalds in Heringsdorf auf Usedom im September 2017 von Prof. Dr. Karin Kraft vorgestellt: COPD-Patienten (Anm.: zum Begriff S. 306) erhielten während ihres mehrwöchigen Reha-Aufenthalts ergänzend zur sonstigen Standardtherapie geführte Waldtherapie-Einheiten. Die Resultate zeigen eine Verbesserung mehrerer klinischer Parameter im Vergleich zur Kontrollgruppe, die keine Waldaufenthalte absolvierte. Und anlässlich unserer Teilnahme am Waldbaden-Workshop der INFOM in Japan wurden bei allen Teilnehmern die Vital- und Stressparameter vor und nach dem Waldaufenthalt gemessen. Das ist in Japan Standardverfahren. Bei allen Teilnehmern kam es zu einer Reduzierung oder Normalisierung ihrer persönlichen Werte. (Anm.: ausführlicher dazu ab S. 255). «

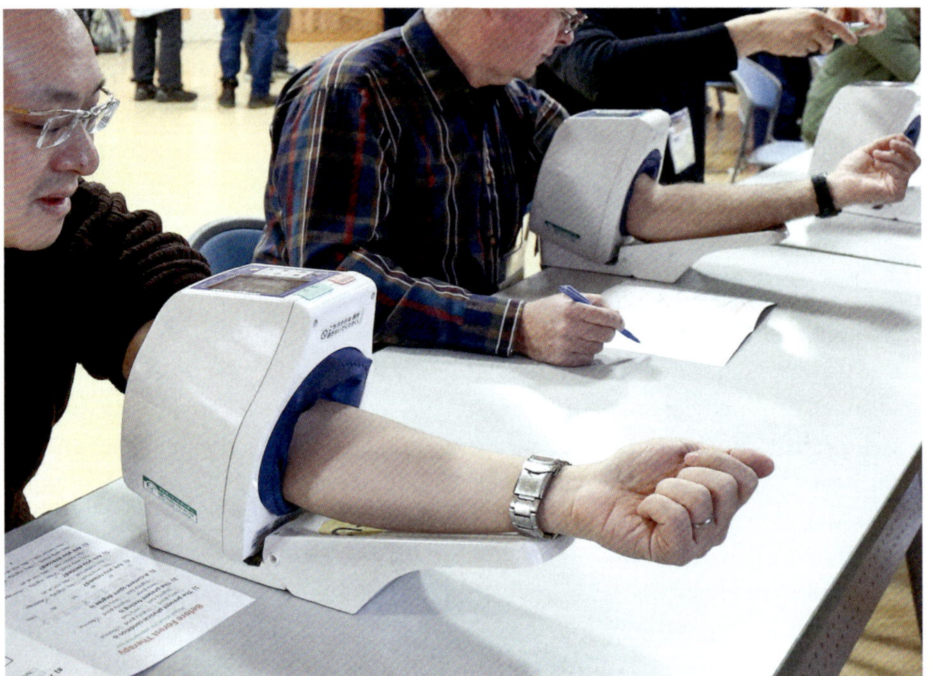

Ein Appell aus der Wissenschaft

Vor dem Hintergrund, dass die meisten Ärzte und Therapeuten trotz vieler positiver Studien Waldtherapie weder empfehlen noch in ihr Behandlungskonzept integrieren, richtet sich ein aktueller systematischer Review aus Australien an alle Akteure im Gesundheitswesen.[75] Er geht der Frage nach, welche stichhaltigen Beweise es für die positiven Gesundheitswirkungen des Waldbadens gibt und welche Gesundheitsindikatoren evidenzbasiert verbessert werden, denn bis heute gibt es keine evidenzbasierten klinischen Handlungsanleitungen für medizinisches Fachpersonal.

Prof. Dr. Byeongsang Oh von der Sydney Medical School, der sich schwerpunktmäßig mit der Integrativen Medizin befasst, und seine Kollegen identifizierten sechs randomisierte kontrollierte Studien (RCTs) als besonders aussagekräftig und kommen zu dem Schluss, dass die Waldtherapie eine wichtige Rolle in der Gesundheitsförderung spielt. RCTs gelten in der medizinischen Forschung als beste Grundlage für den empirischen Nachweis der Wirksamkeit medizinischer Behandlungen, um allgemeine patientenorientierte Entscheidungen zu treffen. Man spricht vom sogenannten Goldstandard.[76] Diese Studien unterzogen sie zusätzlich dem Cochrane Risk-of-Bias-Tool (RoB-Tool), einem Instrument zur Bewertung des Verzerrungspotenzials in kontrollierten Studien, das dabei hilft, die tatsächliche Gültigkeit und Übertragbarkeit von Studienergebnissen einzuschätzen.

Alle sechs Studien mit insgesamt 323 Probanden aus China, Korea und Schweden konnten übertragbare positive Effekte von Waldaufenthalten auf Gesundheit und Wohlbefinden der Teilnehmer nachweisen. Physiologisch zeigte sich ein positiver Einfluss auf den Blutdruck, das Immunsystem, bestimmte Entzündungswerte, den oxidativen Stress, die Herz-Lungen-Funktion sowie auf Stresshormone. Auf psychologischer Ebene verbesserten sich Angstzustände und Depressionen sowie das Stimmungsprofil der Studienteilnehmer.

Drei Studien untersuchten bis zu 60 Teilnehmer, die anderen 61 bis 99. Das Alter lag zwischen 20 und 79 Jahren und die Studienpopulation reichte von jungen gesunden Studenten bis zu älteren Menschen mit chronischen Krankheiten. 72 Prozent der Teilnehmer hatten gesundheitliche Probleme wie Alkoholismus, Bluthochdruck, Burn-out oder chronisch obstruktive Lungenerkrankung (COPD). Die Dauer von Waldtherapie-Interventionen variierte von einem Tag bis zu elf Wochen.

Die Autoren sind zwar der Ansicht, dass die Studienlage wohl noch zu dünn ist, um konkrete Behandlungsempfehlungen für den klinischen Alltag abzuleiten, und geben konkrete Vorschläge für weitere gezielte Studien. Dennoch sind sie überzeugt, dass es bereits stichhaltige Beweise gibt. Sie appellieren ausdrücklich an alle Akteure im Gesundheitswesen, nicht nur Gesunden, sondern auch Patienten das Waldbaden zu empfehlen. Waldbaden und Waldtherapie lassen kaum Nebenwirkungen erwarten, sind also weitgehend risikolos und können Patienten zu weiteren gesundheitsfördernden Outdoor-Aktivitäten motivieren.

Beispiele aus der Praxis

Darüber hinaus gibt es mittlerweile weltweit schon einige Beispiele, wo und wie Natur und gerade Waldumgebungen als Gesundheits- oder Therapieressource eingesetzt werden, hier erwähne ich nur eine Handvoll von ihnen. Lassen Sie uns in Japan beginnen, wo spezielle Waldtherapiestützpunkte stressgeplagten Städtern Erholungs- und Entspannungsmöglichkeiten bieten. Ziele sind: gesundheitliche Prävention der Bevölkerung, Reduktion der stetig steigenden Gesundheitskosten, Generierung wirtschaftlicher Vorteile für die lokalen Gebietskörperschaften und Umweltschutz.

FOREST THERAPY STATIONS IN JAPAN: WALDBADEN MIT PROGRAMM

Infolge der Forschungsergebnisse, die Prof. Li und seine Teams erzielt haben, hat sich das *Shinrin Yoku* zur *Shinrin Therapy (Forest Therapy,* Waldtherapie) entwickelt. Allein zwischen 2005 und 2008 sind in Japan mehr als 35 zertifizierte Waldtherapiestützpunkte entstanden.[77] 2018 sind es bereits 63.

Shinrin Therapy ist definiert als ein Programm, in dem Waldbaden in eigens ausgewählten Wäldern in ganz Japan unter kompetenter Anleitung zur Gesundheitsförderung und Verhinderung von Krankheiten durchgeführt wird.[78]

Die Wälder müssen bestimmten Gütekriterien genügen und so hergerichtet sein, dass sichere Aktivitäten für die Besucher möglich sind. Und sie müssen über ein messbares spezielles Waldklima verfügen. Dazu werden vorab physikalische und chemische Experimente an der ausgewiesenen Waldumgebung durchgeführt und in Feldversuchen die physischen und psychischen Effekte auf verschiedene Probandengruppen getestet.

Bei der *Forest Therapy* bewegt man sich unter Anleitung eines *Forest Therapy Guides* oder eines *Forest Therapists* auf speziellen *Therapy Roads,* also Therapiewegen, im Wald. Die Therapiewege sind so gestaltet, dass sie leicht zugänglich, gut begehbar und auch für Rollstuhlfahrer geeignet sind. Die Wege bieten viele Sitzgelegenheiten, schöne Aussichtspunkte oder Liegeplattformen und freilich auch „stille Örtchen" und Schutzhütten, falls man von schlechtem Wetter überrascht wird. Zum Programm gehören zudem medizinische Untersuchungen, die vor und nach den Waldaufenthalten durchgeführt werden sowie eine ausgewogene Verpflegung mit lokalen organischen Lebensmitteln. Wo vorhanden, werden Bäder in den für Japan typischen, *Onsen* genannten, Quellen angeboten.

Guides und Therapeuten übernehmen die Aufgabe, die Gesundheitssuchenden zu begleiten und anzuleiten, wie sie die Heilkraft des Waldes am besten in sich aufnehmen und erfahren können. Das fängt schon damit an zu erkennen, dass es nicht um das Durchwandern des Waldes geht und man dementsprechend seine Schrittgeschwindigkeit drosselt. Mit gezielten Übungen soll der Besucher lernen, durchzuatmen und die natürliche Aromatherapie der Bäume in sich aufzunehmen, den Wald und seine Heilkräfte mit allen fünf Sinnen zu spüren und das richtige

Verhältnis zwischen körperlicher Aktivität und Entspannung zu finden. Außerdem geht es darum, sich zu öffnen, das Hier und Jetzt so wie es ist zu akzeptieren und sich von stressverursachenden Gedanken zu lösen, wie etwa ganz elementar an das nicht immer ideale Wetter oder den nächsten erwarteten Programmpunkt. Ein mögliches Programm hat Dr. Ochiai in ihrer Studie von 2015 geschildert und untersucht.[79]

Was unterscheidet Guides und Therapeuten in der japanischen Praxis? Beide erlernen in einem speziellen Studiengang die theoretischen und praktischen Grundlagen des Waldbadens und können den Gesundheitssuchenden eine fundierte Anleitung zur effektiven Waldtherapie geben und ihnen die grundlegenden Praktiken vermitteln. Wer Waldbaden-Therapeut werden will, muss zusätzlich eine weitere staatliche Prüfung ablegen, die den gleichen Standard hat wie die Ausbildung zur Krankenpflegefachkraft. Beide dürfen allerdings keine Heilbehandlungen durchführen, die Ärzten oder Gleichgestellten vorbehalten sind.

Nach japanischem Verständnis ist Waldtherapie die Praxis von gesundheitsfördernden Freizeitaktivitäten in einer Waldumgebung, die unter der Aufsicht medizinisch geschulten Personals durchgeführt wird, die zu einer ganzheitlichen Steigerung von Gesundheit und Wohlbefinden führt und nachweisbare Entspannungseffekte bewirkt.

Die Waldtherapiestützpunkte kann man sich in etwa wie unsere Kureinrichtungen vorstellen. Sie haben einen speziellen Zertifizierungsprozess durchlaufen, der sicherstellt, dass die mit dem Waldbaden-Programm gesteckten Ziele erreicht werden können.[80] Zertifizierungskriterien sind unter anderem eine gesunde Waldumgebung, eine entsprechende Anbindung und Infrastruktur, schöne Unterkünfte, eine gesunde Verpflegung und bestimmte medizinische Einrichtungen.

Die Besucher müssen ein attraktives Angebot vorfinden, das sich an den lokalen Gegebenheiten orientiert. Ein gutes Management und ein detaillierter Zukunftsplan müssen sich als Erfolg versprechend erweisen. Jeder Waldtherapiestützpunkt verfügt über seine eigene einzigartige Waldumgebung und daran ausgerichtete Programme und bietet Einrichtungen, die an die lokalen Besonderheiten angepasst sind.

FOREST WELFARE IN SÜDKOREA: PRÄVENTIONSSTRATEGIE MIT ZUSCHUSS

Südkorea verfolgt ein umfassendes Konzept. Die Waldheilung hat weltweit die Aufmerksamkeit von Forschern in einer Vielzahl von Bereichen wie Forstwirtschaft, Psychologie, Gesundheitsförderung und Medizin auf sich gezogen. Gleichzeitig hat die Nutzung des Waldes als Gesundheitsressource in Südkorea eine lange Tradition, und seit den 1990er-Jahren forscht man auch hier intensiv an den Heilwirkungen von Waldumgebungen. Denn es braucht Beweise und gründliche Forschung für eine diversifizierte Waldheilung, um die Menschen noch mehr zu motivieren, die Vorteile der Waldheilung und deren Effektivität zu erleben.

Davon ausgehend und mithilfe sehr hoher Investitionen in die Forschung sind im Schulterschluss mit Politik und Gesetzgebung im Rahmen der *Forest Healing Policy* vielfältige spezielle Einrichtungen entstanden, in denen Bürger jeden Alters die Heilkraft des Waldes erleben und genießen können. 2013 nahm das *Korea Forest Welfare Institute* (FoWI) Fahrt auf mit dem Ziel, den Wald und seine Heilwirkungen in das Bewusstsein der Menschen zu bringen, weiter zu beforschen und die Waldtherapie in Südkorea zu etablieren.

VON DER WIEGE BIS ZUR BAHRE

Auf dem Waldmedizin-Symposium in Tokio hat der ehemalige Forstminister und Vizepräsident der INFOM, Prof. Dr. Won Sop Shin, sehr eindrücklich über die Entwicklung der Waldmedizin und der Waldheilungspolitik in Südkorea gesprochen:

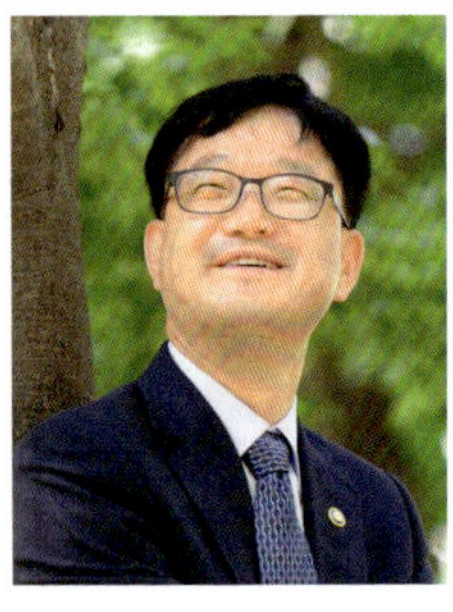

Prof. Dr. Won Sop Shin

» In Korea hat man mit verschiedenen Herausforderungen der rasanten Urbanisierung und technologischen Entwicklung zu kämpfen. Demografischer Wandel, drastische Veränderung der Lebensgewohnheiten, Jobunsicherheit und Langzeitarbeitslosigkeit führen zu zahlreichen Gesundheitsproblemen. Die Prävalenz chronischer oder nicht behandelbarer Krankheiten steigt trotz aller Fortschritte in der Medizintechnik weiter an.

Hohe Kosten und Nebenwirkungen medizinischer Behandlungen zwingen dazu, nach alternativen Wegen zu suchen, um mit typischen zivilisationsbedingten Gesundheitsproblemen fertigzuwerden. Gleichzeitig geht man davon aus, dass diese auch von einer Entkoppelung des Menschen von der Natur herrühren. Die Wiederaufforstung der Wälder, die in Südkorea etwa zwei Drittel der Landfläche ausmachen, war eine weitere drängende Problematik, da in den 1950er-Jahren ein Großteil der Waldflächen abgeholzt war. Heute sind die überwiegend in privater Hand liegenden Waldareale weitgehend wieder aufgeforstet.

Wälder werden wegen ihrer entspannenden Umgebung und ihren Phytonziden von den Gesundheitsverantwortlichen als effektive Heilmethode betrachtet. Mit zunehmender wissenschaftlicher Evidenz über die therapeutischen Wirkungen von

Waldumgebung nehmen das Interesse und die Nachfrage der Menschen nach Waldheilung rapide zu. Die Anzahl der Menschen, die Wälder nicht nur zur Erholung im Freien, sondern zur zielgerichteten Gesundheitsförderung besuchen, steigt dank des gesamtgesellschaftlichen und politischen Engagements stetig an. Bereits 12,8 Millionen Menschen haben die Erholungswälder mit ihren reichhaltigen Angeboten besucht und die meisten Koreaner glauben an die Heilwirkungen von Waldaufenthalten. ‹‹

Prof. Shins Worten war eindeutig zu entnehmen, dass sich ein ganz eigener Wirtschaftszweig mit vielfältigem, evidenzbasiertem Nutzen für Mensch und Natur herausgebildet hat, der den Wald als Grundlage und Mittelpunkt für das gesundheitliche Wohlbefinden der Bevölkerung begreift. Es gibt deutliche Parallelen zu unserem Kurortsystem, der Ansatz geht aus meiner Sicht aber viel weiter.

›› Wesentlich dazu beigetragen hat die Politik des koreanischen Forstministeriums, das unter dem Stichwort „Von der Wiege bis zur Bahre: Leben mit Wäldern" ein Gesetz hervorgebracht hat, das in allen Lebensphasen die Förderung der *Forest Welfare*, also des mithilfe des Waldes erreichbaren Gemeinwohls, vorsieht. Der *Forest Welfare Promotion Act*, also das entsprechende Gesetz, schafft den notwendigen institutionellen Rahmen für maßgeschneiderte Leistungen wie Freizeit-, Bildungs- und Therapieangebote unter verschiedenartiger Nutzung des Waldes.

Dennoch, betonte Prof. Shin, sind noch viele staatliche Aufgaben zu erledigen, wie etwa die Entwicklung und Umsetzung weiterer Strategien zur Diversifizierung und Belebung privater Märkte mit Waldbezug. Private Unternehmen müssen unterstützt und Arbeitsplätze geschaffen werden. Auch der internationale Austausch muss weitergehen, gerade vor dem Hintergrund, dass Waldheilung weltweit an Bedeutung gewinnt. Südkorea und Japan kooperieren bereits seit Jahren besonders eng und tauschen sich nicht nur akademisch regelmäßig aus. ‹‹

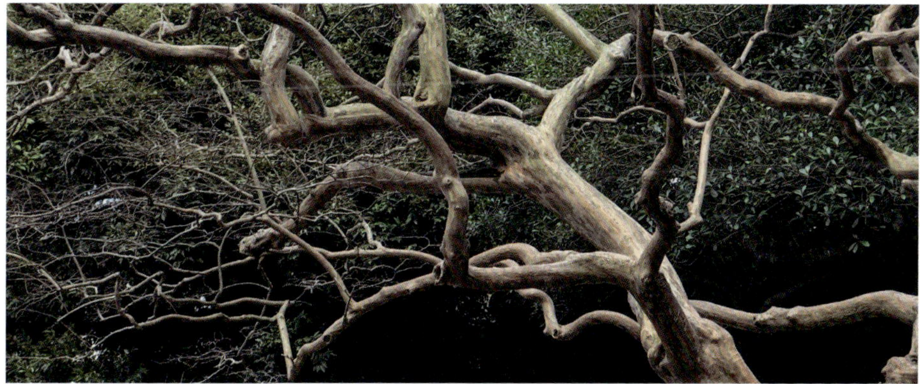

IM GESPRÄCH MIT PROF. DR. WON SOP SHIN

Was für ein interessanter Vortrag. Die Idee der *Forest Welfare Service Vouchers* fand ich besonders spannend. Ich nutzte die Gelegenheit, Prof. Shin einige Fragen zu stellen.

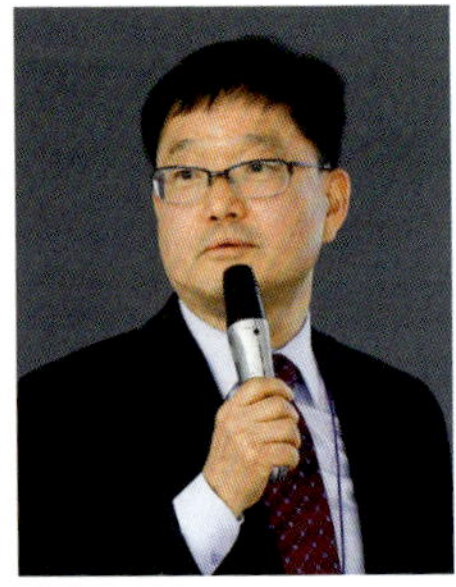

Prof. Dr. Won Sop Shin

» Herr Prof. Shin, wie viele Waldtherapiezentren gibt es aktuell in Südkorea?

Das *Korea Forest Welfare Institute* als Einrichtung des *Korea Forest Service* betreibt vier Zentren, wo Menschen jeden Alters Waldheilung in Form von präventiven und therapeutischen Gesundheitsangeboten erleben können. Hinzu kommen aber noch Zentren lokaler Regierungen, sodass wir insgesamt über elf Einrichtungen verfügen.

Was hat es mit den *Forest Welfare Vouchers* auf sich?

Das sind Gutscheinkarten, die von der Zentralregierung ausgestellt werden, um benachteiligten Menschen unter die Arme zu greifen. Berechtigte Bürger können mithilfe unseres Förderprogramms die Gutscheinkarte beantragen, um in den Genuss einer Vielzahl von Walddienstleistungen zu kommen, die sie sich sonst nicht leisten könnten.

Wer ist berechtigt und wie hoch der Wert?

Berechtigt sind etwa Empfänger von Grundsicherungspauschalen, Bezieher von Kindergeld oder Behindertenbeihilfe sowie Senioren. Die Zahl der berechtigten Personen wurde im Programmbudget für 2018 auf 25.000 festgelegt und die Zulage pro Person auf 100.000 KRW, das entspricht etwa 100 US-Dollar oder 80 Euro.

Was für Leistungen können in Anspruch genommen werden?

Der Gutschein kann in den verschiedenen Waldeinrichtungen wie zum Beispiel in Erholungswäldern und Waldtherapiezentren für Unterkunft und Programmgebühren verwendet werden.

Gibt es Zahlen zu Popularität und Nutzung von Waldheilungsangeboten?

Natürlich. 80 Prozent der Südkoreaner und 75 Prozent der Patienten bestätigen, dass der Wald therapeutische Funktionen hat. Schon in den Anfängen besuchten rund 790.000 Menschen jährlich unsere vier Heilwaldgebiete und die Zahl der Besucher steigt stetig. Das dient der Volksgesundheit und der lokalen Wirtschaft. In der Nähe des Heilwalds Jangseong profitierten unmittelbar nach seiner Eröffnung vier Bergdörfer und 150 Bewohner von den typischen Dienstleistungen, die Waldbesucher benötigen, wie beispielsweise Unterkunft und Verpflegung. Der Jangseong-Heilwald wurde bereits von 330.000 Menschen, die um die sieben Millionen US-Dollar ausgegeben haben, besucht. «

RESTORATIVE FOREST TRAILS: BEOBACHTEN UND ENTSPANNEN

Gegenüber den Anstrengungen in Japan und Südkorea muten unsere europäischen Initiativen sehr dezent an. Eine davon ist mir aufgefallen: Vier Länder der Europäischen Union, nämlich Finnland, Frankreich, Luxemburg und Schweden, haben 2012 das europäische LEADER-Projekt[81] *Forest Project – Netzwerk von waldreichen Regionen in Europa (Network of densely wooded regions in Europe)* ins Leben gerufen.

Eines der Hauptziele war die Einrichtung von Walderholungswegen in jedem Partnerland, um die Menschen auf die gesundheitsfördernden Auswirkungen von Waldumgebungen aufmerksam zu machen. Die daraus entstandenen Wege folgen einem bestimmten psychologischen Entspannungskonzept, und ihre Erholungswirkung wird wissenschaftlich, etwa über Besucherbefragungen, untersucht.

Die Wege sind nach dem Vorbild des Voimapolku, eines auch *Power Trail* genannten Walderholungswegs, entstanden. Dieser Weg wurde 2010 in der Nähe des Ikaalinen Spa, Finnland nach den Empfehlungen des an der Universität von Tampere tätigen Umweltpsychologen Prof. Dr. Kalevi Korpela eröffnet. Prof. Korpela forscht vor allem auf dem Gebiet der Selbst- und Emotionsregulierung und des Wohlbefindens in als unterschiedlich wahrgenommenen Umgebungen.[82]

Der Voimapolku enthält einfache Übungen zum Entspannen und zur Naturbeobachtung und soll das theoretische Wissen, um die vielfältigen positiven Auswirkungen von Waldumgebungen auf das psychische Wohlbefinden in die Praxis umsetzen. Auf einer Strecke von 4,4 und 6,6 Kilometern wurden Entspannungsstationen installiert, die Besuchern mithilfe von Infotafeln verschiedene Übungen zur Entspannung und Steigerung des psychischen Wohlbefindens zeigen, die der kognitiven Reflexion sowie der Aufmerksamkeitswiederherstellung und auch der sozialen Interaktion dienen. Es geht zum Beispiel darum, die einen umgebende Natur zu beobachten, die momentane Stimmung wahrzunehmen, auf den Atem zu achten, die Schultern bewusst zu entspannen, einen angenehmen Ort oder einen Lieblingsplatz zu entdecken und die gewonnenen Eindrücke mit anderen zu teilen. Zusätzlich gibt es Vorher- und Nachherübungen, um zu sehen, wie sich der Weg auf das eigene Wohlbefinden ausgewirkt hat.

Nach einer 2010 durchgeführten Befragung von 167 Nutzern gaben 79 Prozent an, dass ihre Stimmung nach dem Spaziergang besser war als vorher, und über zwei Drittel berichteten, dass sie nach dem Spaziergang ruhiger und aufmerksamer waren und über mehr Energie verfügten. 90 Prozent wollten den Weg Freunden und Bekannten weiterempfehlen.

In Finnland eröffneten weitere Walderholungswege, beispielsweise im Nationalpark Seitseminen: Hier dienen Gedichte auf Steinplatten der Entspannung. Ein Weg mit Entspannungsstationen wurde von einer psychiatrischen

Klinik in Nokia angelegt. Entsprechend dem Muster des Walderholungswegs in Ikaalinen wurden weitere Wege in Sunne, Schweden, in Nommern, Luxemburg und in Brouvelieures, Frankreich eröffnet.

Mittlerweile liegt auch eine erste vergleichende Studie vor,[83] in der Prof. Korpela und Kollegen die Erfahrungen von 299 Besuchern aus den vier teilnehmenden Ländern ausgewertet haben. Dabei haben sie länderspezifische Ähnlichkeiten und Unterschiede untersucht, Zusammenhänge zwischen Naturverbundenheit der Nutzer und Zufriedenheit mit den Entspannungsinhalten und deren Einfluss auf die Verbesserung der Stimmungslage und die Erholungswirkung erforscht.

Die Auswertung zeigt, dass es nationale Unterschiede hinsichtlich der Zufriedenheit mit den Wegen gab, was aber keinen Einfluss auf Empfehlungsbereitschaft und Entspannungswirkung hatte. Ebenso konnte man keinen signifikanten Zusammenhang zwischen der Naturverbundenheit der Teilnehmer und den positiven Effekten feststellen, wohl aber zwischen der Zufriedenheit mit den Übungsinhalten und den positiven Entspannungswirkungen und Stimmungsverbesserungen. Zufriedenstellende Aufgaben scheinen also gleich gut zu funktionieren, unabhängig davon wie naturverbunden die Nutzer im Einzelnen sind. Dies sei eine vielversprechende Perspektive für die öffentliche Gesundheitsförderung.

DEUTSCHLANDS ERSTER HEILWALD

Deutschlands erster Heilwald öffnete Ende 2016 auf der Insel Usedom seine Pforten. Der ausgewiesene Kur- und Heilwald ist vor allem auf die Bedürfnisse von Rehabilitationspatienten, chronisch Kranken und Senioren ausgerichtet, steht aber allen Besuchern offen. Er kann zur Gesundheitsvorsorge und für Reha-Zwecke genutzt werden.

Er sieht sich als einzigartiges ortsgebundenes Heilmittel, das besonders bei Erkrankungen der Atemwege, der Haut und des Bewegungsapparats, bei psychosomatischen Beschwerden, bei Schlaflosigkeit oder Depressionen oder Erschöpfungszuständen helfen soll und das Herz-Kreislauf-System stärkt.

Neben dem heilsamen Wald- und Küstenklima bietet er Heilwaldplätze und -pfade. Ein Wegenetz mit unterschiedlichen Schwierigkeitsgraden und Weglängen ruft den Besucher mithilfe von Anleitungstafeln und Piktogrammen zu körperlicher und meditativer Aktivität auf und will ihn den Wald als individuelles „Gesundheitsstudio im Grünen“ entdecken und erleben lassen.

WALDTHERAPIEGARTEN NACADIA

Ein prägnantes Beispiel dafür, wie Therapie im deutschen Wortsinn im Wald durchgeführt wird, ist Nacadia. Nacadia ist ein Waldtherapiegarten und mit 1,4 Hektar Größe Teil des 40 Hektar umfassenden Arboretums in Horsholm nahe Kopenhagen, Dänemark, der vom Wald- und Landschaftszentrum der Universität Kopenhagen initiiert wurde. Das Konzept geht zum Teil auf den Heilgarten in Alnarp der Schwedischen Universität für Agrarwissenschaften zurück.

Seit 2011 werden in Nacadia Menschen mit stressbedingten Erkrankungen wie Burn-out oder mentaler Erschöpfung mit einer naturbasierten Therapie behandelt, die unter anderem neben einer individuellen Gesprächstherapie und einer achtsamkeitsbasierten kognitiven Therapie auch das Wahrnehmen von Sinneseindrücken, Gartenarbeit und das Gestalten von naturbasierten Geschichten und Symbolen als Metaphern für das eigene Leben sowie Hausarbeiten zur Integration des Erlernten in den eigenen Alltag einschließt.[84]

Das Areal ist in verschiedene Bereiche aufgeteilt, die den einzelnen Phasen des zehnwöchigen Programms angepasst sind. Zu Beginn der Behandlung können sich die Patienten in einem ruhigen, naturbelassenen Bereich aufhalten, wo sie, ohne weitere Aufgaben übernehmen zu müssen, mit reichhaltigen Sinneseindrücken aus der Natur konfrontiert werden.

Denn gerade am Anfang der Therapie erweise es sich als wichtig für überlastete Menschen, solche Erholungsräume zu haben. Später nähme das Bedürfnis nach Rückzugsmöglichkeiten ab und so steigt das Angebot von einfachen gärtnerischen bis hin zu anspruchsvollen gestalterischen Aktivitäten an. Ein weiteres Ziel von Nacadia besteht darin, evidenzbasiertes Wissen über die Wirkung von Waldtherapiegärten zu sammeln.

2017 erschien eine Studie,[85] in der eine sogenannte *Diagnostic Post-Occupancy Evaluation* durchgeführt wurde, eine Methode mit der der Erfolg des landschaftsarchitektonischen Designs unter Berücksichtigung der Erfahrungen der Therapieteilnehmer im Hinblick auf das zehnwöchige naturbasierte Therapieprogramm bewertet werden kann.

Ulrik Sidenius vom Department für Geowissenschaften und Ressourcenmanagement der Universität Kopenhagen, Dänemark und Kollegen kommen zu dem Schluss, dass das Design von Nacadia als evidenzbasiertes Gesundheitsdesign der Landschaftsarchitektur und -planung seine erklärten Ziele erfüllt hat. Die Gesamtumgebung würde als schützend und sicher erlebt und integriere erfolgreich die verschiedenen Elemente des naturbasierten Therapieprogramms. Die Teilnehmer würden bedeutungsvolle Räume vorfinden und Aktivitäten ausüben können, die ihren jeweiligen physischen und mentalen Fähigkeiten entsprächen. Die selbsteingeschätzte Gesundheitssituation würde deutlich ansteigen.

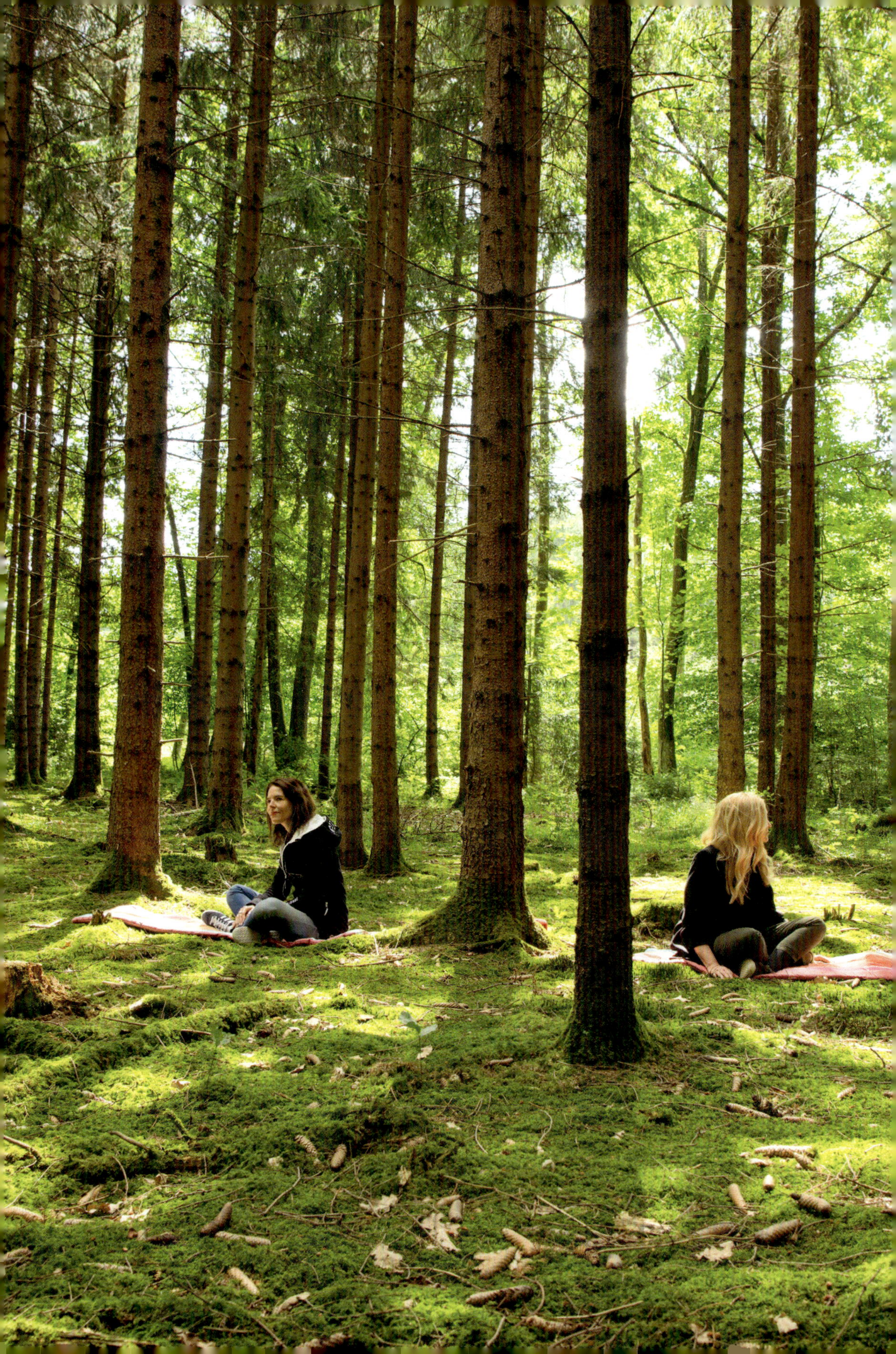

Im-Wald-Sein und die Rolle der Achtsamkeit

Schon diese Beispiele, aber auch unsere persönlichen Erlebnisse zeigen, dass Wald eine hervorragende Gesundheits- und Therapieressource ist. Sie zeigen zudem, dass es unterschiedlichste Möglichkeiten gibt, Wald als solche zu nutzen. Vom gemächlichen individuellen Spaziergang mit offenem Blick für die Natur über angeleitete Gruppenwalderlebnisse bis hin zu ausgefeilten Programmen zum Stressabbau oder zur Persönlichkeitsentwicklung. Alle eint, dass Achtsamkeit eine wesentliche Rolle spielt.

In einem Review[86] hat die Forstwissenschaftlerin Dr. Bianca Ambrose-Oji von der *Forest Research Agency,* Großbritanniens wichtigster Organisation für Forst- und Baumforschung,[87] die Frage untersucht, welche verschiedenen Herangehensweisen es an gesundheitsfördernde Waldaufenthalte gibt und wie es um den Nachweis der Wirkungen einiger insbesondere in Wäldern angewendeter achtsamkeitsbasierter Ansätze bestellt ist.

Sie hat fünf umfassende Ansätze identifiziert, die derzeit in der wissenschaftlichen Literatur erforscht oder diskutiert werden: *Shinrin Yoku* als multisensorisches Walderlebnis, achtsamkeitsbasierte Waldspaziergänge, achtsamkeitsbasierte therapeutische Ansätze in Waldumgebungen wie achtsamkeitsbasierte kognitive Verhaltenstherapie *(MBCT, Mindfulness Based Cognitive Therapy)* oder achtsamkeitsbasierte Stressreduktion *(MBSR, Mindfulness Based Stress Reduction),* ökotherapeutische und ökopsychologische Ansätze.

Es gäbe bereits verschiedene Belege für die Auswirkungen dieser besonderen Ansätze. Klinische und neurologische Studien belegen quantitative physiologische Vorteile, und bei weniger greifbaren mentalen Zuständen und Einstellungen konnten qualitative Selbstberichts- und Bewertungssysteme Verbesserungen zeigen.

ACHTSAMKEIT ALS HALTUNG UND KONZEPT

Achtsamkeit spielt in allen Ansätzen eine Rolle. Mir persönlich ist der Begriff eher unsympathisch („Habachtstellung"), ich finde ihn medial überstrapaziert, irgendwie belehrend und assoziiere den Drang und Zwang nach Selbstoptimierung damit. Mit dem oft zitierten Kernsatz, der die Achtsamkeit als eine Haltung des Nichtbewertens beschreibt, kann ich noch weniger anfangen.

Wenn ich nicht bewerte, hat auch nichts einen Wert für mich. Was soll mich dann begeistern? Ohne einen Wert in etwas zu erkennen, werde ich mich zum Beispiel nicht dafür einsetzen. Für mich ist die Frage doch eher die, ob ich mich für etwas einsetze, weil es für mich wichtig ist oder nur weil es andere wichtig finden. Ob ich mich für etwas einsetze, weil ich seinen Eigenwert erkenne oder nur, weil es mir in irgendeiner Form nützlich ist. Sehr spannende Fragen mit ethischem und moralischem Tiefgang, die Sie vielleicht anders beantworten und die wir hier natürlich nicht klären werden – die aber selbst schon eine achtsame Haltung, nämlich gegenüber dem Begriff „Achtsamkeit", erfordern.

Was ich mir sehr gut unter Achtsamkeit vorstellen kann, ist eine oftmals ohnehin schon ziemlich herausfordernde Haltung des nicht vorschnellen Bewertens, eine Haltung des Hinterfragens, in alle Richtungen offenen Beobachtens und daraus folgenden angemessenen Bewertens. Eine Haltung, bei der ich mir selbst erlaube, im Hier und Jetzt und ich selbst zu sein, egal, ob ich gerade arbeite, esse oder im Wald spazieren gehe. So ist Achtsamkeit nicht nur sinnvoll für mich, so erweist sie sich sogar essenziell dafür, mein Leben als gelungen zu empfinden.

Daran schließt sich gleich die nächste Frage an: Wie erreiche ich die proklamierte Achtsamkeit? Muss ich dafür wirklich komplizierte, langwierige (Wiederholungs-)Übungen machen und mich wie ein buddhistischer Mönch fühlen wollen oder eine Schweigewoche im Kloster verbringen? Muss ich für eine vorgegebene Zeit einen Baum umarmen, um achtsam in der beziehungsweise für die Natur zu werden? Oder darf ich einfach sein und mit wachem Gemüt und offenen Augen neugierig betrachten, was passiert?

Schauen wir mal, was sich hinter dem Konzept der Achtsamkeit oder – für mich viel besser klingend – *Mindfulness* verbirgt. In der Achtsamkeitsliteratur gibt es verschiedene Definitionen, was unter Achtsamkeit zu verstehen und mit welchen Techniken sie zu erreichen ist. Ein gutes Grundlagenwerk zum Thema haben Dr. Michael Harrer und Dr. Halko Weiss[88] geschrieben. Die Autoren fassen folgende Facetten und Dimensionen aus der Literatur zusammen, die das Konstrukt der Achtsamkeit näher kennzeichnen können, wobei diese Komponenten natürlich unterschiedlich in den Vordergrund gestellt und gewichtet werden.[89]

Achtsamkeit ist verbunden mit einem bestimmten Modus des Seins. Das bedeutet zum Beispiel: Innere und äußere Reize werden bewusst bemerkt und wahrgenommen. Die Aufmerksamkeit wird auf den gegenwärtigen Moment gelenkt. Automatische Reaktionen auf innere oder äußere Erfahrungen (Autopilotenmodus) werden unterlassen. Es besteht Bewusstheit darüber, worauf die Aufmerksamkeit in jedem Moment gerichtet ist. Man ist beteiligt – beobachtet teilhabend und nicht abgespalten. Handeln erfolgt bewusst.

Achtsamkeit bedeutet eine bestimmte Haltung der Erfahrung gegenüber. Das beinhaltet unter anderem: Erfahrungen werden so akzeptiert, wie sie sind. Erfahrungen werden nicht als gut oder schlecht bewertet. Es besteht kein Veränderungswunsch. Die aktuelle Erfahrung wird nicht in bereits bestehende Konzepte eingeordnet, Erfahrungen werden nicht mit vergangenen Erfahrungen verknüpft. Die Dinge werden mit Interesse und Neugier so betrachtet, als ob man sie zum ersten Mal sehen würde (Anfängerblick). Man wendet sich Erfahrungen zu und lässt diese zu, anstatt sie zu vermeiden oder zu unterdrücken. Es besteht die Absicht, achtsam zu sein.

Achtsamkeit bedient sich bestimmter Techniken, wie etwa: Zugangskonzentration (Konzentration und Fokussierung führen zu innerer Ruhe als Voraussetzung für

Achtsamkeit) oder Etikettieren (das Benennen der Erfahrung mit einfachen Worten, ohne konzeptionelle Analyse).

Achtsamkeitsübungen führen zu bestimmten beabsichtigten Wirkungen, wie etwa: sich selbst und die Welt immer genauer so wahrzunehmen, wie sie ist (Entwicklung von Einsicht und Klarblick), verfeinerte Selbstwahrnehmung, erhöhte Toleranz gegenüber als unangenehm Erlebtem, Ruhe, innerer Frieden und Gleichmut, Entwicklung der Freiheit zu handeln oder Handlungen zu unterlassen, Befreiung von Leid in umfassendem Sinne oder von einzelnen Symptomen im Sinne einer Heilung, Entwicklung von liebender Güte, Mitgefühl und Mitfreude, Entwicklung von Selbstmitgefühl, Intensivierung von Wahrnehmung und Erleben, erhöhte Lebensfreude und Lebensqualität, verbesserte zwischenmenschliche Beziehungen, verbesserte Selbstregulation, erhöhte Effektivität des Handelns, zunehmende Präsenz oder Öffnung für neue Erfahrungen.

Spätestens jetzt wissen wir, wie vielschichtig der Begriff „Achtsamkeit" ist und dass er weit über das Nichtbewerten hinausgeht. Was nun? Verlegen wir jetzt eines dieser Achtsamkeitstrainings einfach in den Wald oder geht es vielleicht um etwas anderes? Wie aus Dr. Bianca Ambrose-Ojis Review[90] gut hervorgeht, dürfte die richtige Antwort wie so oft im Leben lauten: sowohl als auch.

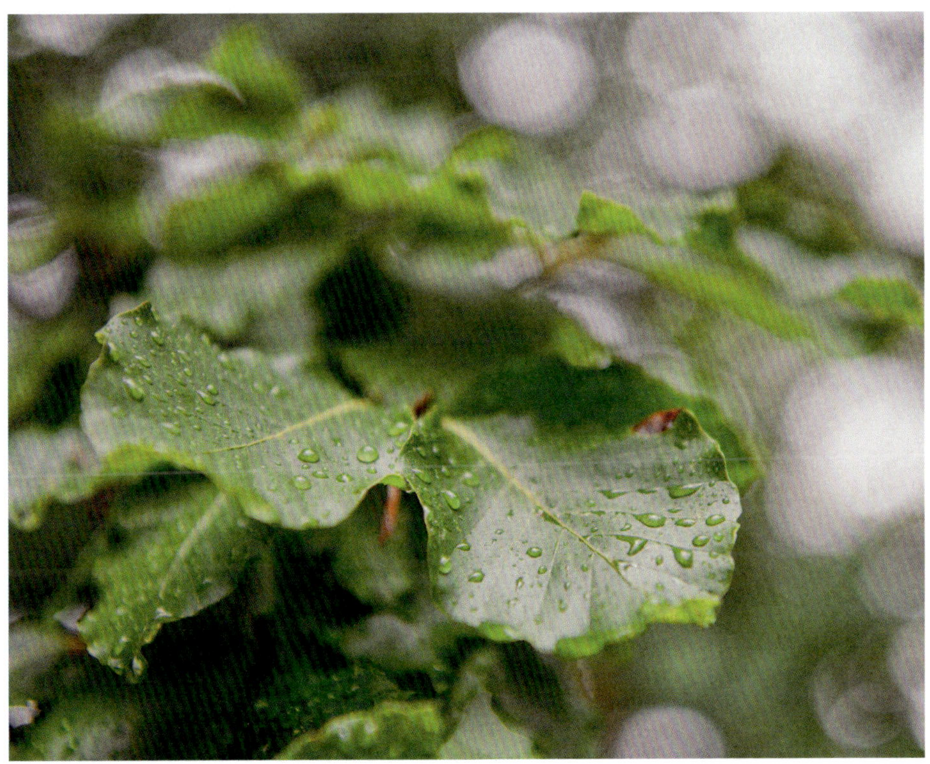

IM GESPRÄCH MIT AMOS CLIFFORD

In Japan hatte ich Gelegenheit, mit Amos Clifford zu sprechen, dem Gründer der US-amerikanischen *Association of Nature & Forest Therapy (ANFT)*, der wohl führenden Vereinigung, die gezielte Ausbildungsprogramme für *Forest Therapy Guides* anbietet. Bei einem sehr unterhaltsamen Spaziergang durch den Kaisergarten in Tokio erfuhr ich interessante Fakten über seine ganzheitliche Herangehensweise an die Waldtherapie:

» Uns Deutschen sagt man eine spezielle Verbindung zum Wald nach. Wir gehen gern im Wald spazieren, joggen oder wollen einfach nur entspannen. Steckt da schon ein Stückchen Waldbaden drin oder geht es um etwas anderes?

Auch in den Vereinigten Staaten verbringen die Menschen viel Zeit im Wald. Sie wandern, laufen, fahren Mountainbike oder führen mit Freunden gute Gespräche. Andere gehen jagen, fischen, Pilze und Kräuter sammeln. Viele begeistern sich für Waldtiere, Wildkräuter oder Geologie und möchten lernen, wie alles im Ökosystem Wald zusammenwirkt. Da sind sich unsere Kulturen sicher sehr ähnlich.

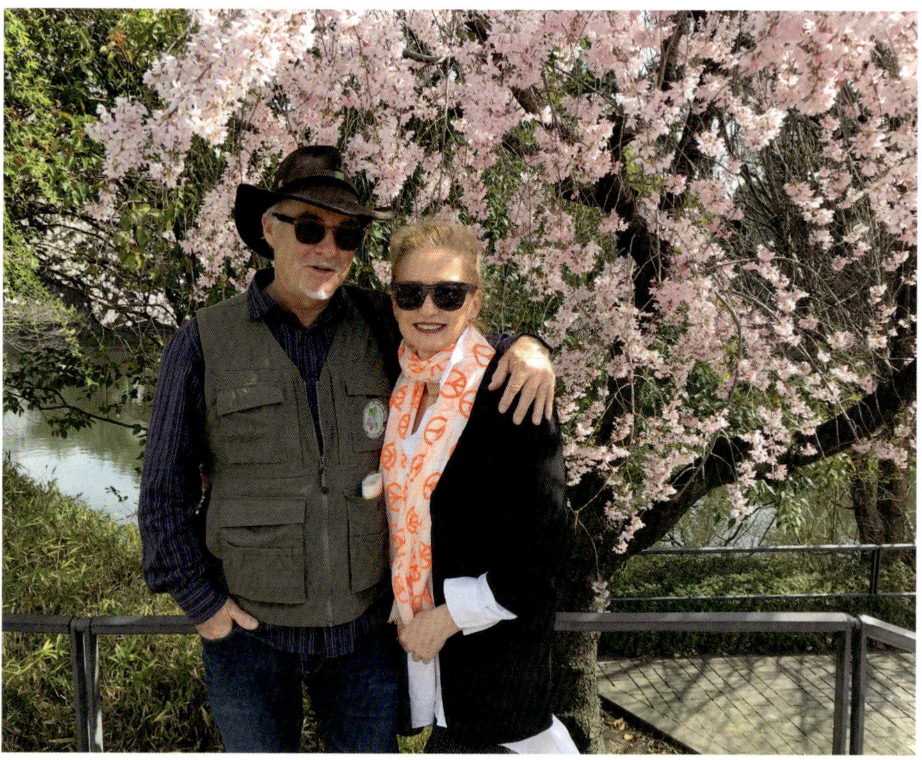

All diese Arten, im Wald zu sein, sind gut. Aber Waldtherapie ist etwas anderes. Dabei handelt es sich um einen forschungsbasierten Rahmen zur Unterstützung von Gesundheit und Wohlbefinden durch das Eintauchen in den Wald und andere natürliche Umgebungen. Die Waldtherapie legt ihren Fokus auf die Verbindung mit der Natur, sie will eine authentische Beziehung zwischen Menschen und ihren natürlichen Freunden schaffen.

Die meisten Menschen sind sich ihrer körperlichen, geistigen und seelischen Gesundheit bewusst und achten mehr oder weniger darauf. Waldtherapie ist gut für diese Aspekte des Wohlbefindens. Aber für mich ist Waldtherapie spezifischer: Es geht um unsere ökologische Gesundheit. Vielleicht hast du schon mal vom Forschungszweig *Ecohealth* gehört, einem humanökologischen Ansatz, der die Gesundheit des Menschen als vielfältig abhängig von der Gesundheit seiner natürlichen Umwelt und des Ökosystems sieht?

Der Waldtherapie, wie wir sie begreifen, geht es darum, die richtigen Beziehungen zwischen Mensch und Natur wiederherzustellen. So gesehen sind Wälder nicht nur eine Kulisse mit schönen Wegen, Wälder sind ein Ort, an dem viele unserer nicht menschlichen Verwandten leben: Tiere, Bäume, Pflanzen, Wasser und Steine. Wenn wir uns an unsere Verwandtschaft mit diesen „Wesen" erinnern, wenden wir uns unserem ökologischen Selbst zu. Das ist tiefgreifend heilend.

Das „Erinnern", von dem ich spreche, wird nicht durch Nachdenken oder Studieren erreicht. Es entsteht dadurch, dass wir unseren Körper und unsere Sinne verlangsamen und das wahrnehmen. Der Wald berührt uns ständig in vielerlei Hinsicht und bietet uns oft Vergnügen, wie die sanfte Berührung einer Brise. Er ist auch real und fordert uns heraus, bewusst und klug zu sein, damit wir nicht verletzt werden. Wenn wir im Wald vollständig präsent sind, erkennen wir mühelos, dass wir dorthin gehören.

Wir Menschen sind wie Spitzenprädatoren, die dem Wald die Art von Balance bringen können, die er braucht, um zu gedeihen. Und wenn die Wälder gedeihen, gedeihen auch die Menschen. Es gab jetzt mehrere groß angelegte Studien, die Krankheit und Morbidität eindeutig mit regionaler Abholzung und Entwaldung in Zusammenhang brachten. Beide Aktivitäten sind von der Illusion getrieben, dass wirtschaftliches Wohlergehen wichtiger ist als das Wohl des ökologischen Selbst oder sogar ohne letzteres funktionieren kann. Ein Irrglaube.

Ein wesentlicher Aspekt des ökologischen Selbst ist, dass es nicht an den Grenzen unserer Haut halt macht. Dazu gehört zum Beispiel auch die Luft, die wir atmen und das Wasser, das wir trinken. Wenn diese verschmutzt sind, erkranken wir. Das allein schon zeigt, dass wir nicht von der Umwelt abgetrennt sind. Wenn wir uns durch Verlangsamung und Besinnung tief mit dem Wald verbinden, können wir uns auf einer sehr tiefen Ebene daran erinnern. Unser Körper beginnt das Gleichgewicht wiederherzustellen, unser Wohlbefinden verbessert sich. Aber auch das Wohlergehen des Waldes. Denn mit dieser Erfahrung werden wir den Wald sicherlich nicht mehr als unser „Spielfeld" sehen, sondern ein Bewusstsein für sein Empfindungsvermögen entwickeln, was der Philosoph Matthew Hall „Persönlichkeit" genannt hat.

Ein spannender Ansatz! Mehr und mehr gewinne ich den Eindruck, dass Waldbaden viel mehr beziehungsweise etwas ganz anders ist als ein individueller Spaziergang durch den Wald ...
Der Eindruck ist nicht so falsch. Runterzukommen und das Tempo zu verringern, gelingt uns nur mit großer Mühe. Es ist schwer für uns, das unaufhörliche Geplapper unseres Geistes zu beruhigen und unsere Aufmerksamkeit auf das reiche Feld unserer Sinne zu richten. Wir leben in einer Zivilisation, die uns mit Informationen, Stimulation, Stress und Auswahlmöglichkeiten überschwemmt, sodass wir eine Art Anästhesie entwickeln, um zu überleben. Diesen Zustand nehmen wir in den Wald mit, sodass wir nicht fähig sind, die Geräusche um uns herum zu hören oder den Geruch des Waldes wahrzunehmen, während wir von A nach B eilen. Wir sind so sehr darauf aus, das Leben in vollen Zügen zu leben, dass wir das Leben, das da direkt vor uns liegt, nicht sehen.

Vor ein paar Tagen nahm ich an einem geführten Waldtherapie-Spaziergang teil. Wir gingen sehr langsam und schauten nur, was sich in der Umgebung so tut. Ich glaube, ich habe etwa 30 Meter zurückgelegt, in 15 Minuten! Als sich unsere Gruppe versammelte, setzte ich mich auf eine Wiese. Mein Geist war still. Ich schaute mir das Gras an. Mein Blick fiel auf einen einzelnen Halm, und ich bemerkte eine Reihe von kleinen grünen Kugeln, wie winzige Perlen. Das habe ich noch nie zuvor gesehen! Und als ich ein paar von ihnen entdeckt hatte, sah ich sie plötzlich überall im Gras. Wenn ich in normalem Tempo gelaufen wäre, hätte ich das nicht bemerkt. Als ich weiterschaute, sah ich eine kleine gelbgrüne Spinne. Ich fragte mich, ob diese kleinen Perlen ihre Eier sind? Dieses Gefühl des langsamen Staunens ist eine Art innere Stille. Das zeigte mir, dass es nicht sinnvoll ist, eine eilige Antwort finden zu wollen, es gibt keine Möglichkeit, zu einer Antwort zu eilen. Also lernen wir, einfach in der Frage zu sitzen. Die Frage selbst existiert in unserem Körper genauso wie in unserem Geist – in unserem Körper vielleicht sogar noch mehr, denn unser Körper existiert immer im Hier und Jetzt.

Bei der Waldtherapie geht es also eindeutig darum, im Moment zu sein und nicht darum, irgendwohin zu gelangen. Das erfordert die Überwindung von Gewohnheiten, die wir im täglichen Leben kultiviert haben und die die Welt um uns herum tagtäglich von uns fordert. Wir sind getrieben von wirtschaftlichen Imperativen und von einem fortwährenden Gefühl der Leere, das wir zu füllen glauben, indem wir da- oder dorthin gelangen – was auch immer „da- oder dorthin" bedeuten mag. Die Überwindung dieses gewohnten Antriebs ist nicht einfach. Wir brauchen Menschen, die uns dabei helfen.

Wir brauchen also jemanden, der unsere betäubten Sinne wachrüttelt?
Guides machen hauptsächlich drei Dinge: Erstens verlangsamen sie dich. Wann hast du das letzte Mal drei Stunden gebraucht, um 50 Meter zurückzulegen? Ohne das Gefühl langsam zu sein, einfach nur in den Moment vertieft, ohne von da nach dort kommen zu wollen?

Zweitens geht es darum, deine Sinne zu öffnen. Wir tun das mit dem, was wir *the language of invitation* (die Sprache der Einladung) nennen. Es ist eine bestimmte Art, solche Wörter zu verwenden, die die Wahrscheinlichkeit reduzieren, dass du in einem inneren Diskurs, in deinem Gedankenkarussell verhaftet bleibst und stattdessen in die unmittelbare, sinnliche Erfahrung des Kontakts zwischen deinem Körper und dem Wald eintauchen kannst.

Und drittens wird der Guide dir verschiedene Möglichkeiten eröffnen, dir darüber bewusst zu werden, was du wahrnimmst, und auch am Prozess der anderen teilzuhaben. Das ist sehr wichtig, um die gefühlte Erfahrung unseres Körpers in uns zu verankern und die Gewohnheiten der Präsenz und des Bewusstseins auf nachhaltige und stabile Weise weiterentwickeln zu können.

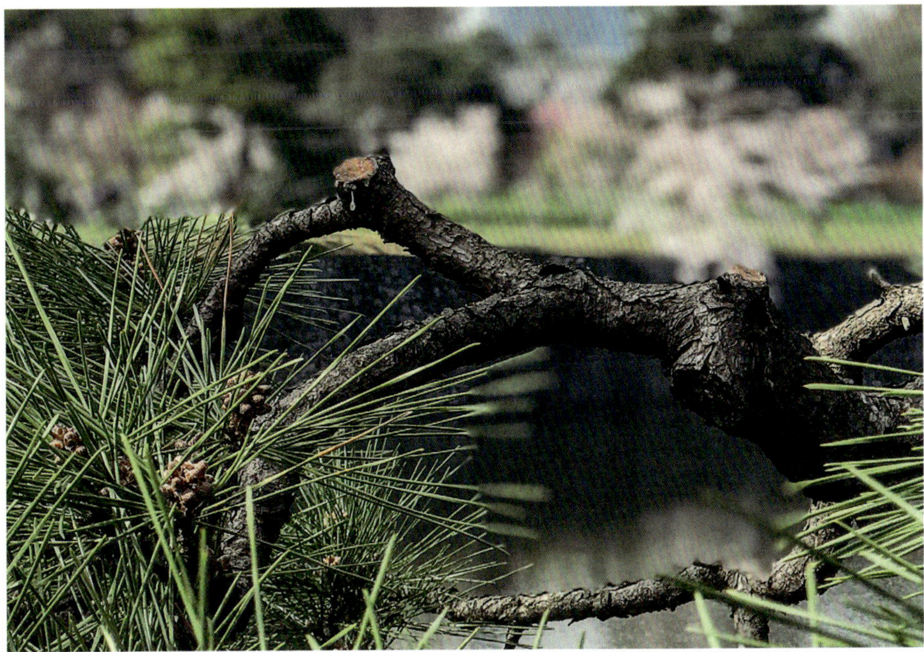

Das klingt ziemlich anspruchsvoll. Was macht einen guten „*Forest Therapy Guide*" aus?

Ein *Forest Guide* zu sein, ist eine Berufung. Es ist anders als „Lehrer" oder „Therapeut" zu sein. Die Guides, die wir ausbilden, müssen einen entscheidenden Punkt verinnerlicht haben: Es liegt nicht an ihnen zu bestimmen, welche Erfahrungen die Menschen im Wald machen werden. Unsere Methoden münden darin, das Wesen der jeweiligen Person zu öffnen, damit der Wald eintreten und seine Arbeit tun kann.

Ein Therapeut diagnostiziert und verschreibt Medikamente, er wendet bestimmte Behandlungen an, um Menschen gesund zu machen. Das machen wir nicht. Wir bringen Menschen in den Wald und überlassen die gesamte Therapie dem Wald. Nach unserem Verständnis ist der Wald empfindungsfähig und weise, er kann in jeden von uns hineinschauen. Er sieht, was wir brauchen und bietet uns genau das an. Bei einem gut geführten Waldaufenthalt werden zwar alle auf die gleiche Art und Weise eingeladen, aber jeder macht seine höchst individuellen und einzigartigen Erfahrungen. Denn der Wald verbindet sich mit jedem auf die Weise, wie er es braucht.

Daher kann es auch kein vorgegebenes Ergebnis geben, das ein *Forest Guide* verfolgen könnte. Nimm mal folgendes Beispiel: Studien belegen, dass man im Wald ganz häufig ein Gefühl der Ehrfurcht empfindet. Ein schlecht ausgebildeter *Forest Guide* könnte daraus ableiten, dass er alle Teilnehmer dazu bringen sollte, am Ende des Waldaufenthalts Ehrfurcht zu empfinden. Noch schlimmer wäre es, wenn er seiner Gruppe vorab sagen würde: „Hallo Leute, heute werden wir alle das Gefühl von Ehrfurcht kennenlernen." Ein geschickter Guide wird nichts dergleichen tun, denn er ist sich bewusst, dass jede Person ihre eigene Erfahrung machen wird, so wie sie es eben braucht.

Jeder von uns hat eine Art innere Bereitschaft, die Erfahrung zu machen, die er braucht. Ein guter *Forest Guide* öffnet dazu die Tür. Stell dir einen Wald vor, der mit verborgenen Schätzen übersät ist. Jeder Schatz ist einzigartig und ein oder zwei davon sind nur für dich da. Wir stellen immer wieder fest, dass der Wald genau weiß, wie er seinen Schatz bei dir abliefern kann, wenn der Guide ihm nicht im Weg steht.

Einer der wirklich radikalen Aspekte unseres Verständnisses von Waldtherapie ist, dass Guides darauf trainiert sind, mit dem Wald als Partner zu arbeiten. Das bedeutet zu erkennen: Der Guide hat seine Arbeit zu tun, der Wald die seine und die geführte Person ihre eigene. Durch die vertrauens- und respektvolle Zusammenarbeit und mit dem Wissen um die richtige Rolle jedes Wesens in diesem Geflecht wird das therapeutische Potenzial maximiert.

Amos, das klingt fantastisch. Hast du messbare Ergebnisse zu den Wirkungen eurer Arbeit?

Wir haben nicht die Art von Studien, die man mit den Studien aus Japan und Südkorea vergleichen könnte. Wir haben viele Hunderte von Bewertungen und Kommentaren unserer Teilnehmer gesammelt. Als qualitative Daten sind diese potenziell eine reiche Quelle, und wir sind gerade dabei, sie an qualifizierte Forscher für eine gründliche Analyse zu übergeben.

Teilnehmer berichten uns oft, dass sogar ein einziger dreistündiger Spaziergang transformierend für sie war. Die gesammelten Erfahrungen beziehen sich zum Beispiel auf die Linderung von chronischen Schmerzen und anderen körperlichen Störungen.

Menschen berichten auch, dass sie mithilfe unseres Angebots Klarheit gewinnen konnten über wichtige Lebensentscheidungen oder ein dauerhaft entspannteres Lebensgefühl.

Ich bin sehr froh, dass jetzt mehrere neue Forschungsstudien angestoßen werden, die sich speziell mit den Methoden befassen, die die von uns ausgebildeten *Forest Guides* verwenden. Ich denke, es wird noch etwa zwei Jahre dauern, bis die Daten gesammelt und analysiert sind. Ich meine zwar eine Ahnung zu haben, was die Studien zeigen werden, aber ich bin natürlich sehr gespannt und freue mich auf die Ergebnisse. Wie auch immer diese sein mögen, die Forschung wird unser Verständnis und unsere Schulungsprogramme voranbringen und uns helfen, unsere Praxis weiterzuentwickeln.

Du hast ein Buch über *Shinrin Yoku* geschrieben, das auch in Deutschland erscheinen wird. Worauf dürfen wir uns freuen?

Das Buch gibt einen Überblick über die Praxis des Waldbadens. Es gibt Schritt-für-Schritt-Anleitungen, wie man seinen eigenen Waldtherapie-Spaziergang entwerfen kann mithilfe des Ansatzes, den wir bei ANFT entwickelt haben. Ich beschreibe auch die Vorteile des geführten Waldaufenthalts, wenn man einen Guide in der Nähe hat. Ich denke, das Buch dürfte auch für Guides sehr hilfreich sein. «

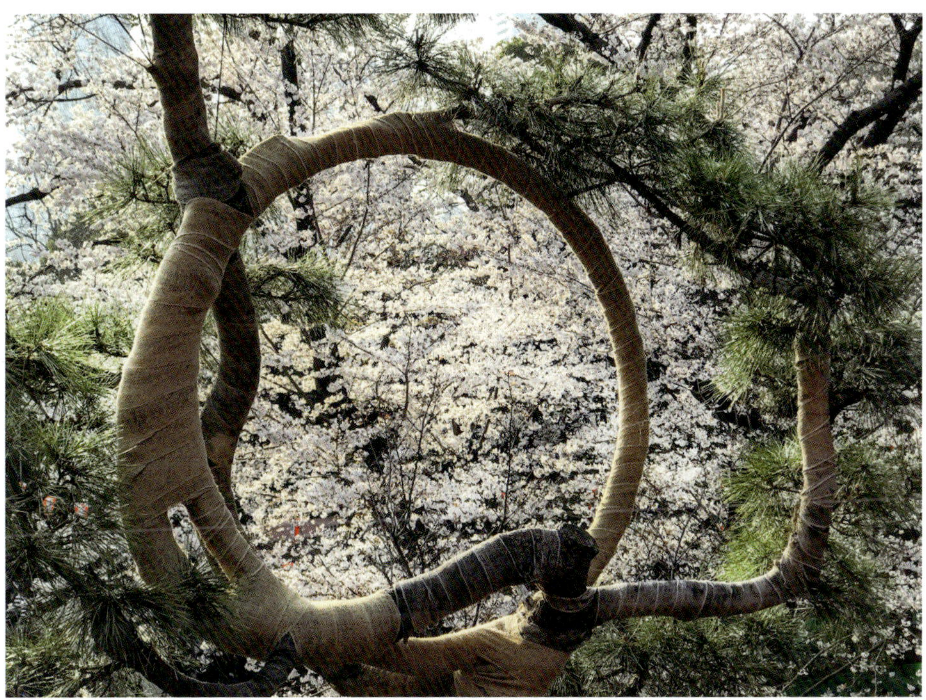

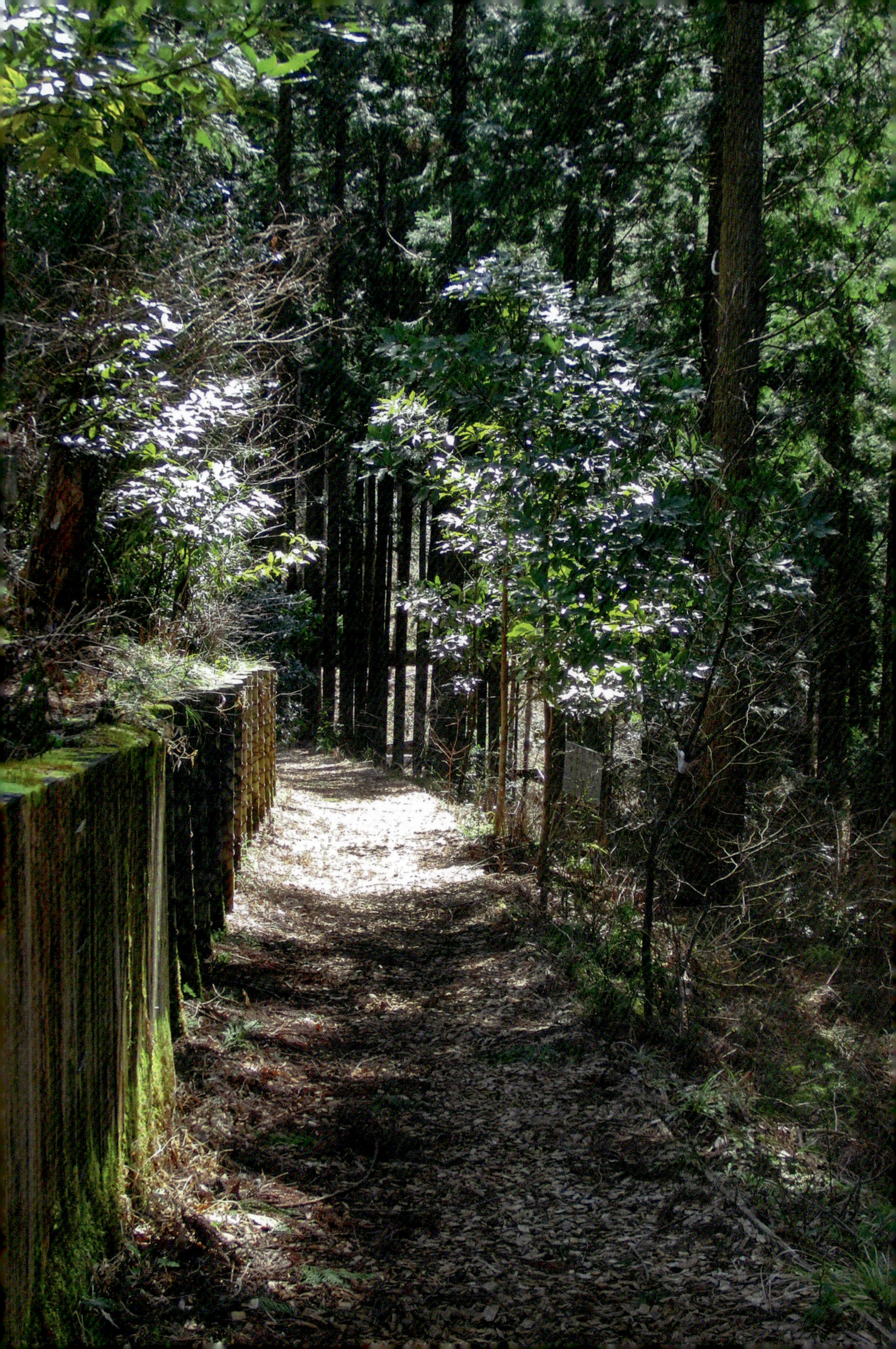

Shinrin Yoku in Okutama: ein Praxisbericht

Nach dem wirklich äußerst interessanten, aber angesichts geballter, hoch komprimierter Informationen auch ein wenig anstrengenden Symposium machte sich unsere Gruppe aus 16 internationalen Besuchern auf den Weg von Tokio zum etwa zwei Stunden entfernten Ort Okutama. Der Workshop in der *Okutama Forest Therapy Station* stand auf dem Programm. Wir wurden unter anderem von Prof. Qing Li, Dr. Hiroko Ochiai und Dr. Michiko Imai begleitet.

Gefühlsmäßig und auch optisch fühlte ich mich im Verlauf der Fahrt immer mehr nach Fužine versetzt. Man möchte es kaum glauben, aber Umgebung und Besiedelung weisen deutliche Parallelen auf. Was mir besonders ins Auge fiel, war eine ähnlich ausgeprägte „Strukturschwäche" der immer ländlicher werdenden Umgebung, die im Kontrast zum riesigen, hoch entwickelten und mitunter sehr grellen Ballungsraum Tokio noch krasser wirkt als in Kroatien mit seinen Kleinstädten. So etwas sucht man in ganz Oberbayern mit seinen gepflegten, pittoresken Ortschaften und top bewirtschafteten Landschaften wohl vergebens. Aber darin liegt auch ein ganz eigener, zumindest für den Betrachter, angenehmer Charme, der für einen Europäer überdies mit einer großen Prise Exotik gewürzt ist.

Es war fast schon dunkel, als wir in unserem Hotel in Okutama ankamen. Ein stattlicher Komplex inmitten einer schluchtartigen Bergwaldlandschaft mit laut rauschendem Fluss erwartete uns. Alles war sehr großzügig und dezent mit vielen Grün-, Beige- und Grautönen gestaltet. Für mich etwas verwunderlich war, dass sich einander unbekannte Teilnehmer wohl aus Kapazitätsgründen Zimmer teilen mussten. Meine Zimmergenossin und ich waren in einem großzügigen Raum untergebracht, der an eine Juniorsuite erinnerte. Wiederum ein sehr starker Kontrast zu den doch sehr beengten Verhältnissen des Tokioter Stadthotels.

Vom Balkon aus konnte man gerade noch das überwältigende Bergpanorama im goldenen Abendlicht bewundern. Zeit dazu blieb allerdings kaum, da wir sofort zum Gemeinschaftsraum eilen mussten, in dem das aus vielen kleinen Gängen bestehende, gesunde, japanisch interpretierte italienische Abendessen mitsamt Präsentationen der Anwesenden stattfand.

Haben Sie schon mal Spaghetti Carbonara mit Stäbchen gegessen und gleichzeitig anspruchsvollen Fachvorträgen gelauscht? Eine in jeder Hinsicht interessante Erfahrung, so viel sei versichert. Aus den einzelnen Beiträgen ließ sich unschwer entnehmen, wie komplex das Thema *Shinrin Yoku* ist, wie viele verschiedene Herangehensweisen und großartige Ideen derzeit am Gären und Brodeln sind und welche Initiativen sich im und unter dem Radar der wissenschaftlichen Forschung schon herausgebildet haben.

Besonders angenehm war auch die Atmosphäre, die unter den Teilnehmern herrschte. Sie unterschied sich sehr deutlich von jeder anderen, die ich bei vielen Fachtagungen schon erleben durfte – der Kontakt mit Natur und Wald scheint tatsächlich auch bessere Menschen aus uns zu machen. So nahm ein erkenntnisreicher, langer Tag gegen 22 Uhr sein Ende und Prof. Li empfahl uns, unbedingt noch in den *Onsen* zu gehen und ein entspannendes heißes Bad zu nehmen. Ich war allerdings so platt, dass ich mit meinem Bett vorliebnahm und beschloss, das am nächsten Tag um 6 Uhr früh nachzuholen.

Der Besuch eines *Onsen* als ritualisiertes Bad in einer heißen Quelle ist wirklich ein besonderes Erlebnis, das man nicht verpassen sollte. Vom Effekt her kann man es durchaus mit unseren Heilbädern vergleichen, geht es doch darum, sich im Wasser zu entspannen und seine Heilkräfte auf sich wirken zu lassen. Speziell fand ich, dass das Wasser in dem Becken, in dem ich lag, bei einer Ausgangstemperatur von 37 Grad wie durch Zauberhand immer heißer wurde. Bei 43 Grad musste ich passen. Überraschend erfrischt traf ich auf unsere Gruppe beim köstlichen Frühstück mit verschiedenen Suppen, Salaten, Spiegelei und Co. Nach einer kurzen Besprechung machten wir uns bereit für die Busfahrt zur nahe gelegenen *Okutama Forest Therapy Station*, die besonders für ihre vielen Baumriesen bekannt ist.

Mit einigen anderen wartete ich schon auf dem Vorplatz des Hotels, als mein Blick in das uns umgebende Dickicht fiel. Ein offensichtliches Wildtier blickte mir direkt in die Augen. Irgendwie sah es aus wie eine Mischung aus Wildschwein und Schakal, wirkte friedlich wie ein Lamm und neugierig wie ein Fuchs. Allemal ein Fall für die Kamera. Meine zarten Lockrufe gefielen dem fremdartigen Wesen offenbar so gut, dass es immer näher kam. So konnte ich auch die spitzen geraden Hörner auf seinem Kopf erkennen und suchte dann doch kontrolliert das Weite. Das eigentümliche Wesen konnten wir als japanischen Serau identifizieren, ein endemisches, nur in Japan vorkommendes, gämsenartiges Wildtier, das es zu nationalem Status gebracht hat. Was für ein schöner Einstieg in unser Waldbaden-Abenteuer!

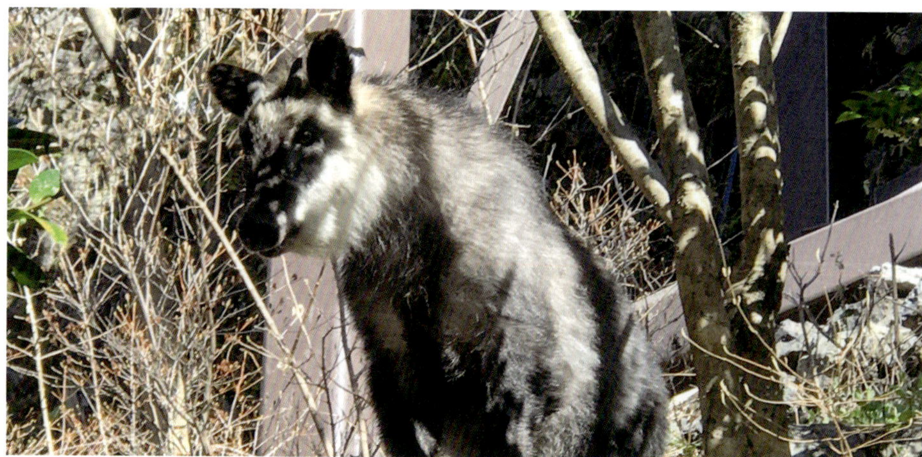

Bald erreichten wir das Gebäude der *Okutama Forest Therapy Station*, die seit 2010 ihren Besuchern neben fünf Wegen durch die Wälder rund um den Okutama-See verschiedene Programme und Aktivitäten in der Waldumgebung anbietet, wie etwa Sternen- oder Wasserfallbeobachtungen, Yoga und diverse Workshops. Vor allem stehen professionelle Gesundheitsberatungen, Check-up-Programme und angeleitetes *Shinrin Yoku* zur Verfügung.

Wir sammelten uns in einem großen Raum. Prof. Li sprach einige einführende Worte und wir bekamen eine Informationsbroschüre zum Tagesablauf ausgehändigt. Anschließend füllten wir einen kurzen Gesundheitsfragebogen aus, Alpha-Amylase-Werte, Blutdruck und Puls wurden ermittelt. Alpha-Amylase ist ein Verdauungsenzym, das am Zuckerstoffwechsel des Körpers beteiligt ist. Es findet sich im Speichel und im Sekret der Bauchspeicheldrüse. Forschungen haben belegt, dass Speichel-Alpha-Amylase sensitiv für Stress ist und so wie auch Cortisol als sensibler Biomarker für stressbedingte Veränderungen im Körper herangezogen werden kann, die die Aktivität des sympathischen Nervensystems widerspiegeln.

Kurz darauf fuhren wir mit dem Bus zu unserem Waldweg. Am sehr großzügigen Parkplatz machten wir unter Anleitung von Dr. Imai ein leichtes Bewegungstraining, das mich unmittelbar an den Platak zurückversetzte. Entscheidender Unterschied: Es war ein wunderschöner, angenehmer Frühlingstag und die Sonne lachte vom stahlblauen Himmel. Vor einem kleinen Besucherzentrum, das in einen hübschen Minipark eingebettet war, stimmten uns Prof. Li und Dr. Ochiai auf die nächsten Stunden ein und mein *Shinrin-Yoku*-Erlebnis inmitten der Baumriesen, das durchaus das Potenzial zu einem weiteren Buch hätte, nahm seinen gemächlichen Lauf.

Immer wieder wurden wir mit kleinen Übungen aufgefordert, tief durchzuatmen, im Hier und Jetzt zu sein und den Wald mit allen Sinnen in uns aufzunehmen. Trotz der vielen, zwar nicht für das *Shinrin Yoku,* aber für eine Schulung notwendigen Erklärungen gelang es mir, mich komplett zu entspannen und die wunderschöne Atmosphäre und Landschaft aufzusaugen. Einiges dazu beigetragen haben sicherlich die außergewöhnlich schön gestalteten Wege mit vielen Sitzgelegenheiten, Aussichtspunkten und die architektonisch gelungenen „Spuren der Zivilisation", die zwanglos und unaufgeregt in den Wald eingebettet waren.

Erstaunlich fand ich den intensiven Geruch, den die Bäume hier verströmten. So hat Wald für mich noch nie gerochen. In der Nähe der Schutzhütte war der Geruch besonders intensiv, fast so als würde hinter jedem Baum ein Mensch mit einem wohlriechenden Raumspray nachhelfen. Sehr rätselhaft. Ich fragte einige andere, ob es ihnen genauso ginge, entpuppte mich allerdings als „Sonderling". Dennoch, für mich roch es wirklich ganz anders als sonst, obwohl ich Nadelwaldgerüche schon oft wahrgenommen habe und sowohl Japanische Zypressen wie auch Japanische Zedern kenne, weil beide im Kleinformat meinen Garten zieren und ich gern an meinen Pflanzen rieche.

Ich bin fest entschlossen, dem Rätsel auf die Spur zu kommen und werde künftig verstärkt auf die verschiedenen heimischen Waldgerüche achten. Vielleicht liegt das spezielle Dufterlebnis einfach daran, dass unsere heimischen Düfte so normal für mich sind, dass ich sie gar nicht so intensiv wahrnehme, ähnlich einem Parfum, das man tagtäglich benutzt. Ehrlich gesagt und ohne despektierlich sein zu wollen, hat sich meine Reise allein schon deshalb gelohnt. Während ich das schreibe und darüber nachdenke, kommt mir unwillkürlich dieser unbeschreibliche Wohlgeruch in die Nase und versetzt mich unmittelbar zurück an diesen sehr speziellen Ort. Ich sehe die Bäume, das Sonnenlicht, höre die Vögel, fühle den leichten Windhauch, Glücksgefühle machen sich breit.

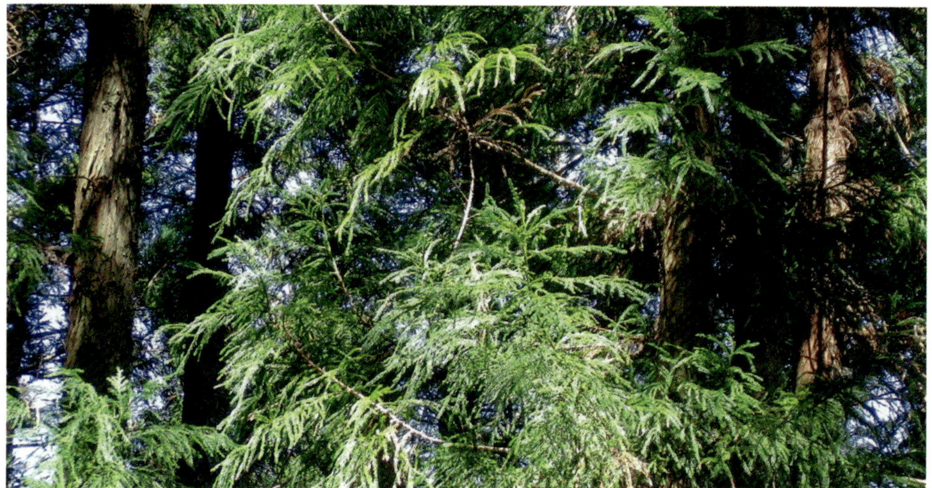

Auf der Hälfte des Weges legten wir uns auf eine Plattform, tranken heißen Tee und genossen das Waldbad. Eine Situation, die mich ebenfalls sehr stark an unseren Platak-Aufenthalt in Kroatien erinnerte, mit dem Unterschied, dass wir damals zusätzlich noch in den Genuss von Daliborkas Gong-Bad kamen. Wo vorher noch angeregtes Geplänkel herrschte, wurde es nun ganz still. Da die Zeit für mich zunehmend verschwamm, kann ich gar nicht mehr sagen, wie lange wir so gelegen haben. Irgendjemand rief zum Aufbruch.

Sachen aufräumen, schnell noch das obligatorische Gruppenfoto und schon befanden wir uns auf dem Rückweg. Obwohl wir den gleichen Weg beschritten, gab es für mich nun ganz anderes zu entdecken, viele kleine Details, die ich am Hinweg gar nicht wahrgenommen hatte. Kleine sprießende Moospolster, die gestreichelt werden wollten, am Boden umherliegende Zweige, die aufgehoben und beschnuppert werden wollten, und der mit Holzchips aufgeschüttete Weg, der wohl unbedingt Bekanntschaft mit meinem Allerwertesten machen wollte. Kleines Autsch, großes Gelächter.

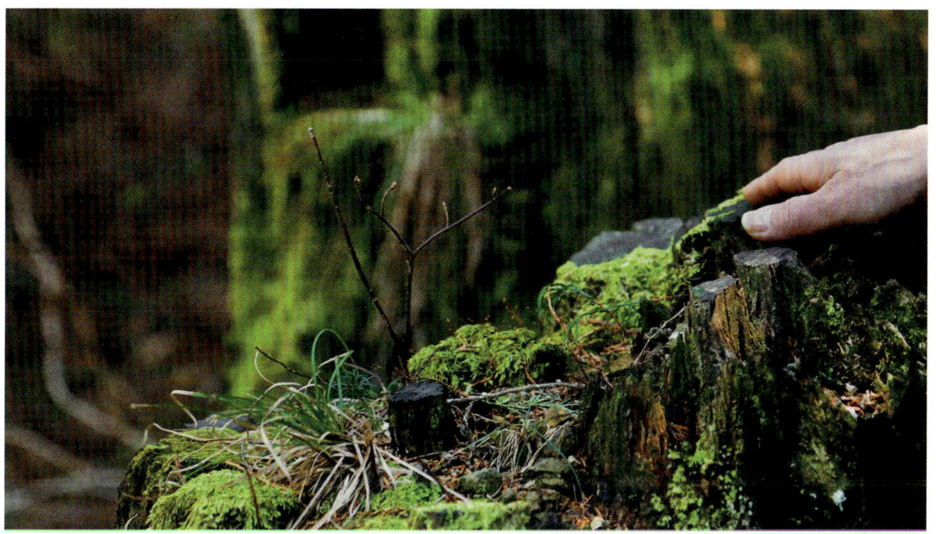

Nach kurzer Rückfahrt erreichten wir wieder die *Okutama Forest Therapy Station*, wo bereits die Lunchboxen auf uns warteten, deren Nährwert genau berechnet ist. Bevor wir Reis mit Pilzen, gegrilltes Hähnchen mit Miso, marinierte Regenbogenforelle, gedämpftes Gemüse, in Honig und Darjeeling eingelegte Tomaten und Pickles kosten durften, stand der Gesundheitscheck und das Ausfüllen des Gesundheitsfragebogens an. Während wir zufrieden aßen, werteten Prof. Li und sein Team die Fragebogen und unsere Alpha-Amylase-Werte, Blutdruck und Puls aus. Natürlich waren wir alle sehr neugierig, welche Veränderungen unser Waldaufenthalt bewirkt hat. Die Ergebnisse waren – für mich wenig erstaunlich – durchweg positiv.

Vor unserem *Shinrin-Yoku*-Erlebnis hatte ich einen Blutdruck von 142 zu 95, also leicht erhöht. Danach wies er einen für mich soliden Normalwert von 132 zu 85 auf. Mein Ruhepuls betrug vorher als gut zu bezeichnende 70 und senkte sich auf 52 Schläge pro Minute, was in etwa dem Ruhepuls von Sportlern entspricht. Bei den Alpha-Amylase-Werten war ich ein Sonderfall. Genauso wie ich mich fühlte, startete ich mit einem sehr entspannten, deutlich im unteren Normalbereich liegenden Wert (nach angewandter Messmethode betrug er 41 kU/l), der nach dem *Shinrin Yoku* etwas anstieg (57 kU/l). Auf mich hatte unser Waldbaden also eine positiv zu bewertende, leicht anregende Wirkung, so wurde mir erklärt. Damit konnte ich umso mehr anfangen, weil ich mich genauso fühlte. Andere Teilnehmer, die sehr angespannte, teilweise deutlich über 120 liegende Werte hatten, erreichten eine klare Senkung. Auch ihnen leuchteten Ergebnisse und Erklärungen ein.

Zeit für die Zertifikatszeremonie und den informellen Teil, bei dem einige von uns Gelegenheit hatten, persönlich mit Prof. Li, Dr. Imai und Dr. Ochiai zu sprechen. Selbstverständlich nutzte auch ich die Gelegenheit.

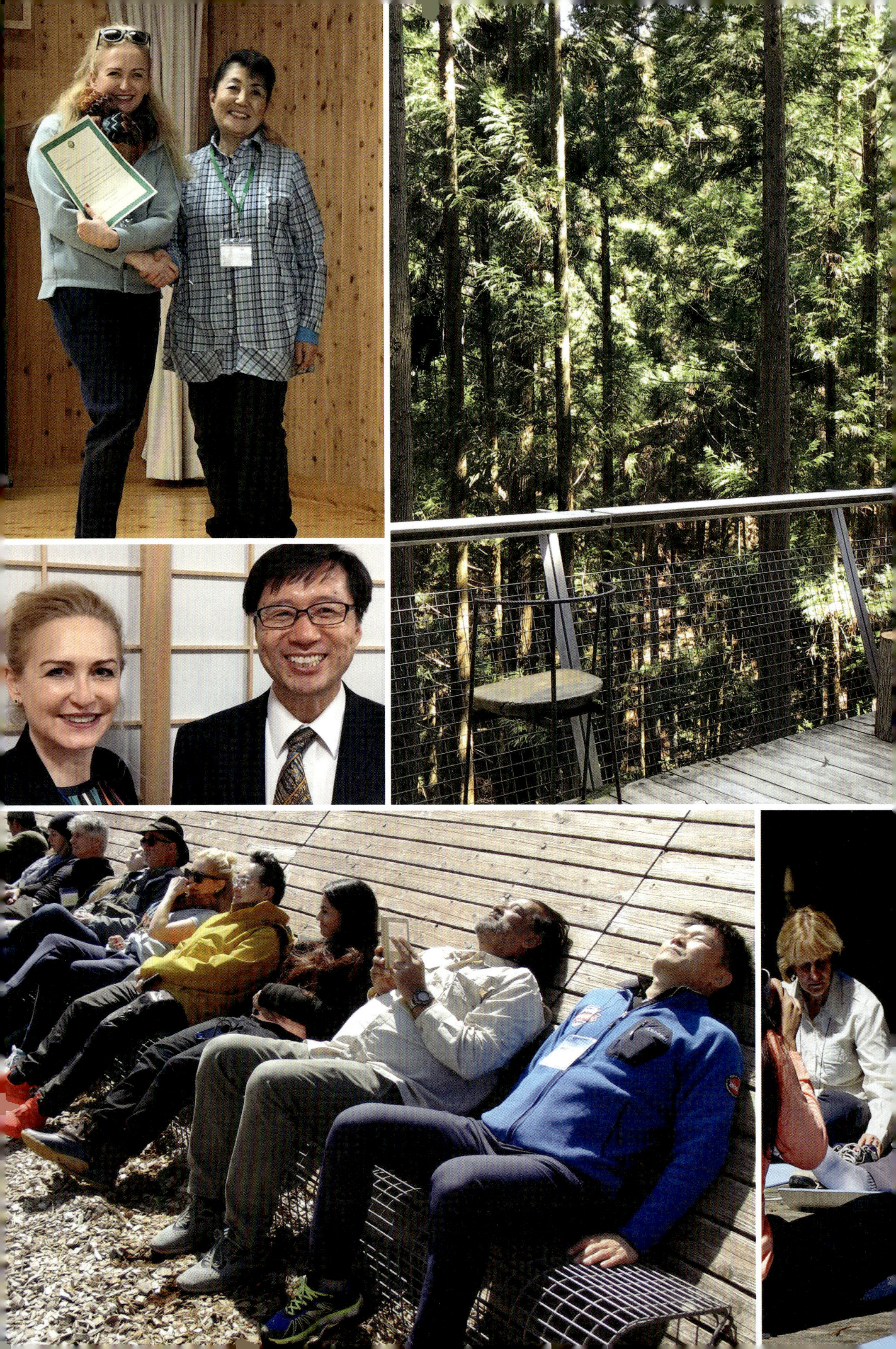

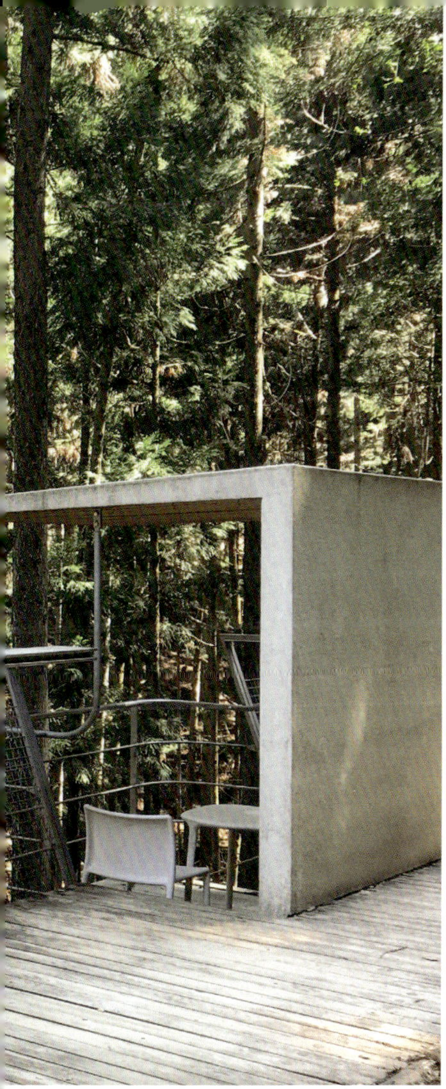

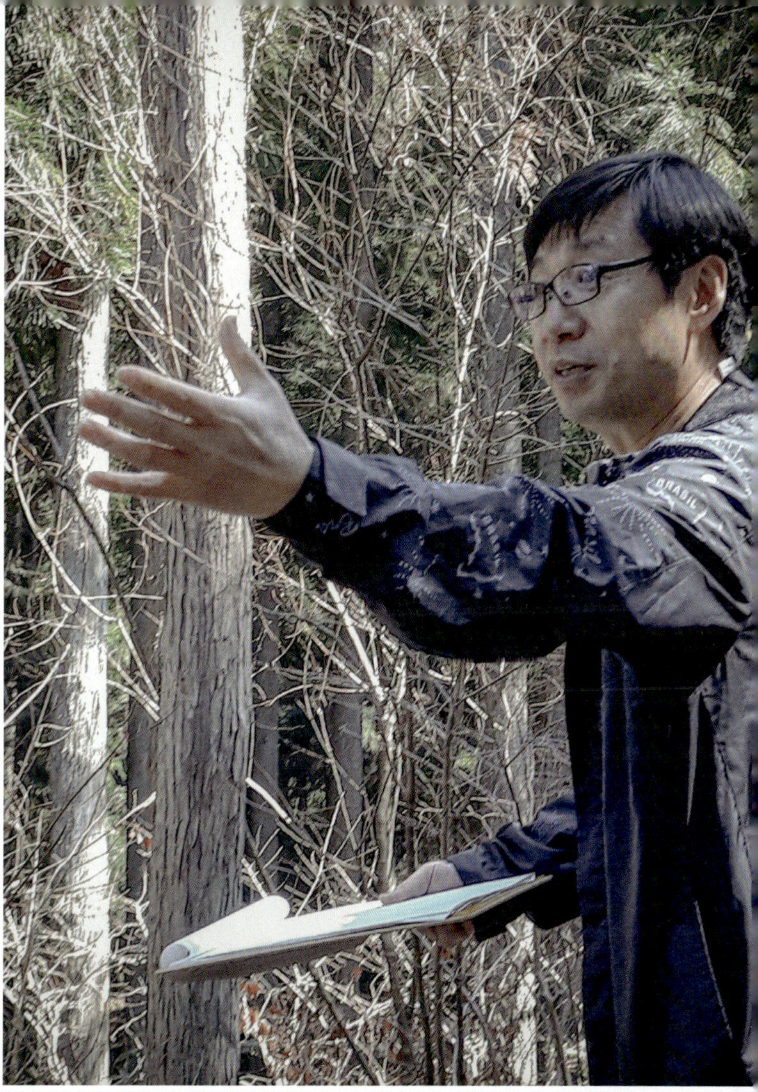

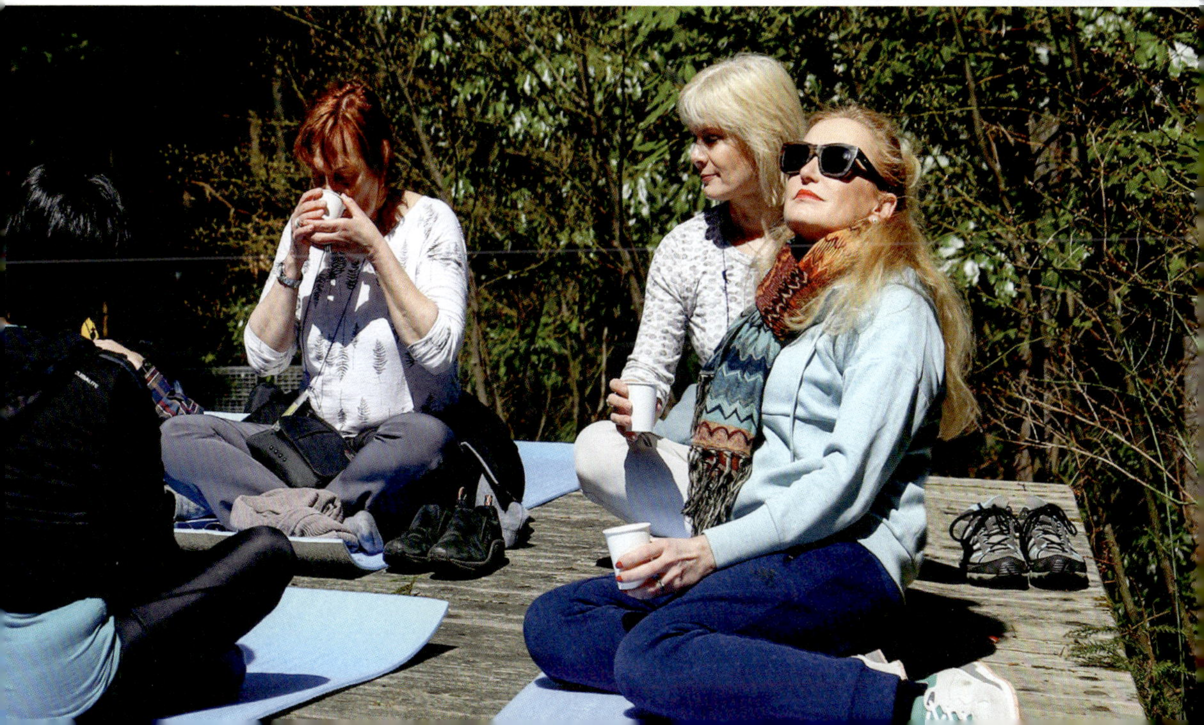

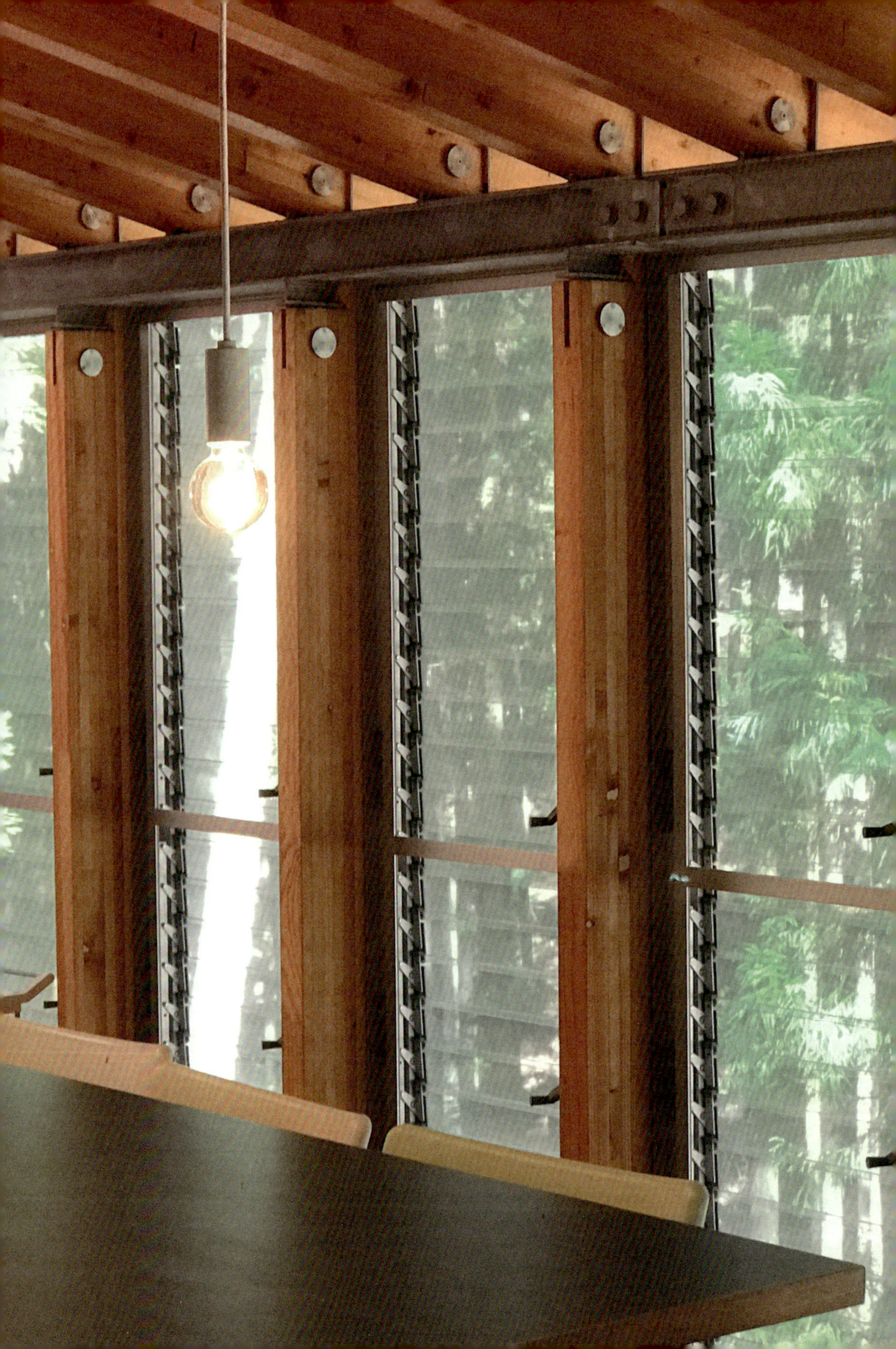

UNSER WALDBADEN-EXPERIMENT: IN JAPAN GEADELT

Ich stellte Prof. Li unser Waldbaden-Experiment vor, zeigte ihm einige Fotos unserer Reise und präsentierte ihm die Ergebnisse unseres NK-Zellfunktionstests. Wieder einmal durfte ich erleben, was Wissenschaftlichkeit eben auch ausmacht: einen vorurteilsfreien Austausch in einer Sache auf Augenhöhe.

Es brauchte keine langen Erläuterungen damit Prof. Li wusste, dass wir seine Forschung und die von ihm durchgeführten Experimente als interessierte Gruppe in abgewandelter Form praktisch nachvollzogen hatten. Als er auf unsere Auswertungen schaute, war er sichtlich angetan und stellte sofort die wesentlichen Überschneidungen und Unterschiede fest. Wir diskutierten über die Zusammensetzung der Gruppe, unser Schrittpensum, Genussverhalten und den eingesetzten Labortest. Es war sehr bemerkenswert, wie positiv der Urvater der Waldmedizin auf unsere Initiative und unser Waldbaden-Experiment reagierte.

Auch unsere Bilder gefielen Prof. Li sehr gut – genauso wie mir hatte es ihm das Bild der Schafsherde besonders angetan. Die Fotos zeigten ihm, dass wir die Idee des *Shinrin Yoku* als entspannungsförderliche, genussvolle Aromatherapie unter Einsatz aller fünf Sinne in unser Waldbaden-Experiment übernommen und umgesetzt haben. Die Gesprächszeit war freilich limitiert und hinter mir wartete schon der nächste Teilnehmer, fröhlich überließ ich ihm meinen Stuhl.

Dr. Ochiai, deren Studie zu den physiologischen und psychologischen Auswirkungen eines Waldtherapieprogramms bei Frauen mittleren Alters mir wohl bekannt war,[91] wollte ebenfalls gern mehr über unser Waldbaden-Experiment erfahren. Gemeinsam mit einer Kollegin betrachteten wir also die Fotos, und ich erklärte kurz, was wir gemacht haben. Beide waren von unseren Ideen begeistert, und ich lernte, angesichts erfreulich häufiger Wiederholung und eindrücklicher Intonation, mein drittes japanisches Wort, *sugoi*, was so viel wie „toll“ bedeutet. Ihr Lob bedeutete mir sehr viel, zumal Dr. Ochiai konkrete Waldtherapiemaßnahmen erforscht.

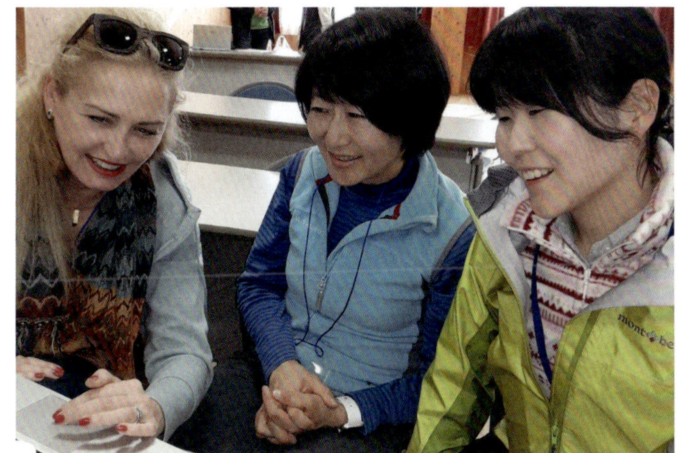

EIN *SHINRIN-YOKU*-GESPRÄCH MIT PROF. DR. QING LI

Auf der Rückreise von unserem höchst interessanten und beeindruckenden *Forest-Therapy-Training* in Okutama nach Tokio hatte ich die große Freude, im Bus neben Prof. Li zu sitzen. Dank eines zweistündigen Staus ergab sich die Gelegenheit zu einem längeren überaus spannenden und angeregten Gespräch, in dem ich einige meiner weiteren brennenden Fragen loswerden durfte.

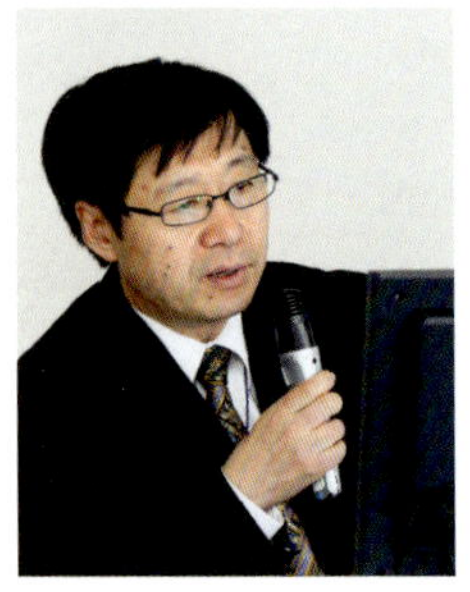
Prof. Dr. Qing Li

» Prof. Li, wie würden Sie die Grundlagen des Waldbadens schlagwortartig beschreiben?

Eigentlich ganz einfach. Beim *Shinrin Yoku* geht es um gesundheitliche Prävention und Entspannung. Im Unterschied zum Wandern geht es nicht darum, von A nach B zu gelangen, sondern die Sie umgebende Natur sinnlich wahrzunehmen und sich auf das Hier und Jetzt einzulassen. Fünf Schlagworte sind wichtig: Nehmen Sie den Wald mit allen fünf Sinnen wahr. Atmen Sie bewusst tief ein und aus. Verbinden Sie sich mit der Sie umgebenden Natur. Auf diese Weise bauen Sie Stress ab und stärken Ihr Immunsystem.

Wie finden Sie es, dass wir inspiriert von Ihren faszinierenden Forschungsergebnissen ein praktisches Waldbaden-Experiment unternommen haben? Unsere Resultate zeigen in die gleiche Richtung wie Ihre Forschungsarbeiten.

Es freut mich, dass unsere Forschungen bei den Menschen ankommen und sie dazu motivieren, für die eigene Gesundheit vorzusorgen, so soll es sein. Ihr praktisches Experiment finde ich interessant und lobenswert. Es ist ein guter Brückenschlag von der Wissenschaft zur Praxis. Bemerkenswert sind die guten Startwerte Ihrer Teilnehmer. Dass Ihre Ergebnisse auf einer Linie mit unseren Studien liegen, verwundert mich natürlich überhaupt nicht. Und vielleicht (lächelt) wären die Ergebnisse noch besser gewesen, hätten die Teilnehmer komplett auf Alkohol und Zigarettenrauch verzichtet.

Dennoch, Prof. Li, gibt es auch kritische Stimmen. Einige Wissenschaftler wenden ein, die Probandenzahlen seien zu gering, um allgemeingültige Schlüsse zu ziehen bzw. bemängeln sie, dass die Probanden wussten, worum es geht. Was sagen Sie dazu?

Gut, dass Sie diese Frage stellen. In der Tat gibt es solche Stimmen und grundsätzlich wäre der Einwand auch nicht unberechtigt. Dabei ist jedoch Folgendes zu beachten: Wir haben ja nicht nur ein einzelnes Feldexperiment durchgeführt, sondern eine systematische Reihe von unterschiedlichen Experimenten in vivo und in vitro. Dabei haben wir jeweils auf eine aussagekräftige Auswahl hinsichtlich unserer Probandengruppen und des Experimentdesigns geachtet.

Im Rahmen unserer *Shinrin-Yoku*-Experimente waren viele Parameter zu messen und alle Blutproben innerhalb von vier Stunden nach der Blutabnahme zu verarbeiten. Unter Berücksichtigung dieses Faktors konnten wir maximal zwölf Probanden gleichzeitig untersuchen. Jedoch haben wir die Experimente mehrfach durchgeführt und dadurch die Reproduzierbarkeit erreicht.

Nach vielen Jahren intensiver Forschung zeigt die Gesamtheit der Experimente in ihrer Zusammenschau sehr deutlich, dass die Ergebnisse fundiert und belastbar sind. Wenn Sie mit Probanden in Feldversuchen arbeiten, müssen Sie peinlich genau darauf achten, was handhabbar ist und zu qualitativ hochwertigen Daten führt.

Wir hatten zum Beispiel für jede Gruppe 20 bis 30 Personen Personal, damit eine korrekte Durchführung gewährleistet ist. Für die Blutuntersuchungen kam es ja darauf an, allen Probanden zur selben Uhrzeit Blut abzunehmen. Das schaffen Sie nur mit einem großen, zuverlässig arbeitenden Team und einer überschaubaren Probandengruppe.

Und jetzt, da wir gerade im Stau stehen, können Sie sich sicher vorstellen, dass wir die gesammelten Blutproben von zwei Begleitfahrzeugen eskortiert zum Labor gebracht haben, damit wir unbeschadet von etwaigen Verkehrsstaus rund um und in Tokio rechtzeitig im vorgesehenen Zeitfenster im Labor ankamen. Wenn man einen Versuchsinhalt auf dem Papier liest, verliert man solche wesentlichen Gesichtspunkte oftmals aus den Augen.

Ich verstehe, Prof. Li, auch hier gilt also „Qualität vor Quantität“.
(lacht) Ja, so könnte man das auch formulieren.

Und was hat es mit dem Einwand auf sich, dass die Probanden wussten, worum es geht?
Im Grunde genommen geht es um einen Vergleich zwischen dem *Shinrin-Yoku*-Feldexperiment und einem Spaziergang im städtischen Gebiet. Außerdem: Unter ethischen Gesichtspunkten wäre es nicht korrekt, wenn wir die Teilnehmer nicht über den Inhalt des Versuchs informieren würden.

Sie haben ein Buch über die Heilkraft des Waldes verfasst, das auch in Deutschland erscheinen soll. Was war Ihre Motivation? Und was dürfen wir erwarten?
Ich habe mich entschieden, ein Buch über die gesundheitlichen Effekte des *Shinrin Yoku* zu verfassen, damit das Waldbaden bei möglichst vielen Menschen bekannt wird. Dieses Buch soll dazu beitragen, dass die Leser *Shinrin Yoku* als attraktiv wahrnehmen. Ich wünsche mir, dass die Leser dadurch ihre eigene Gesundheit verbessern und glücklich werden können.

Planen Sie weitere Forschungen oder laufen schon neue Studien, über die Sie etwas verraten können?
Ich forsche zurzeit an präventiven Effekten von *Shinrin Yoku* bei Zivilisationskrankheiten wie zu hohem Brutdruck, Depressionen und Herzkrankheiten.

Wenn ich es richtig verstanden habe, gibt es aktuell 63 zertifizierte Waldbaden-Zentren in Japan. Was macht gutes Waldbaden aus?
Für ein gutes Waldbaden-Angebot sind wichtig: erstens die Größe der Bäume, zweitens die Dichte des Baumbestands und drittens die Größe des Waldes. Je größer der Baum, je höher die Dichte, je größer der Wald, desto größere Effekte sind zu erwarten.

Und welche Gesundheitsuntersuchungen werden dort gemacht?
Die, die Sie erlebt haben, also Blutdruck- und Pulsmessung und eine Überprüfung der im Speichel enthaltenen Amylase. In einigen Stationen werden auch Bluttests stattfinden.

Haben Sie schon Erkenntnisse darüber, wie populär Waldbaden in Japan ist und ob sich die Volksgesundheit dadurch verbessert hat?
Shinrin Yoku wird als Präventionsmethode gegen Volkskrankheiten immer beliebter. Die zertifizierten *Shinrin-Yoku*-Zentren leisten einen großen Beitrag zur Gesundheitsförderung sowie zur Krankheitsprävention. Außerdem besteht Japan zu zwei Drittel aus Wald. Deshalb muss die lange Lebenserwartung der japanischen Gesellschaft auch dem japanischen Wald zu verdanken sein.

Was tut der japanische Staat, um das *Shinrin Yoku* zu fördern?
Um die Auswirkungen des Waldbadens zu erforschen, investieren die japanische Regierung (das Ministerium für Landwirtschaft und Fischerei) sowie jede Gemeinde große Forschungsgelder, um die waldmedizinische Forschung in Japan zu unterstützen. Diesem Umstand ist es zu verdanken, dass die japanische waldmedizinische Forschung weltweit führend ist. ‹‹

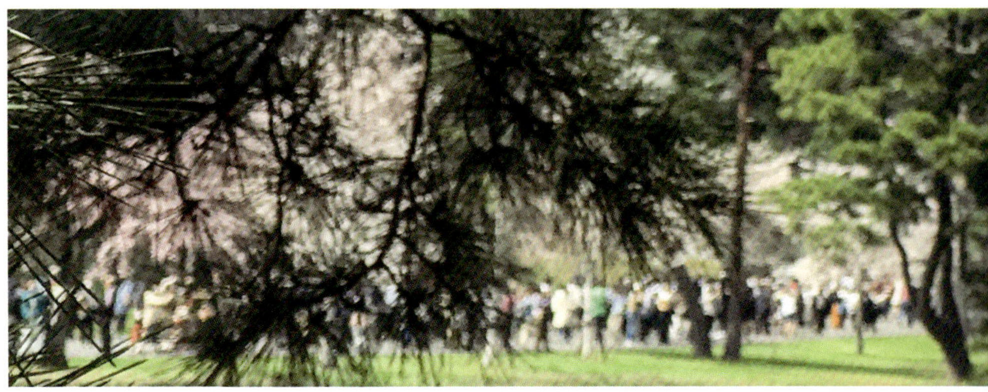

Shinrin Yoku: ein universelles Gesundheitsmodell

Inwieweit *Shinrin Yoku* als eine neue Form der Naturtherapie zu betrachten ist und welche körperlichen, geistigen und seelischen Vorteile *Shinrin Yoku* erwiesenermaßen bieten kann, untersucht ein aktueller US-amerikanischer State-of-the-Art Review,[92] der 64 Studien auswertete.

Gerade in den westlichen Ländern sei ein Mangel an wissenschaftlicher Forschung zu beobachten und so möchte die Studie Gesundheitsexperten eine eingehende Untersuchung der aktuellen Ergebnisse ermöglichen, Forscher aus westlichen Kulturen einladen, eine empirische Forschung zu den therapeutischen Vorteilen des *Shinrin Yoku* durchzuführen und Gesundheitsberufe dazu ermutigen, *Shinrin Yoku* anzuwenden.

Shinrin Yoku sei eine Form der Naturtherapie, die allgemein als eine Reihe von Praktiken definiert wird, die darauf abzielen, krankheitsvorbeugende medizinische Effekte durch Exposition gegenüber natürlichen Reizen zu erreichen. In die Natur einzutauchen, bewirke erwiesenermaßen eine physiologisch messbare Entspannung und eine Steigerung des Immunsystems.

Shinrin Yoku als Teil der Naturtherapie habe das Potenzial zu einem universellen evidenzbasierten Gesundheitsmodell, gerade wenn es um die Verminderung von typischen Stressfaktoren unserer Zeit geht. Nicht nur eine gültige und zuverlässige Psychometrie sei bereits implementiert, es wurden auch gültige und zuverlässige physiologische Messungen verwendet, um signifikante gesundheitsfördernde und potenziell heilende Wirkungen von Naturkontakten zu zeigen.

Der Review bietet nicht nur Angehörigen von Heilberufen einen guten Ausgangspunkt, um Anregungen für viele einfache, erschwingliche und unterhaltsame ergänzende Maßnahmen zu finden, die im Sinne eines integrativen Gesundheitsmodells Stress-, Angst- und Depressionssymptome reduzieren und Freude, Entspannung, allgemeines Wohlbefinden und Ausgeglichenheit im Leben fördern.

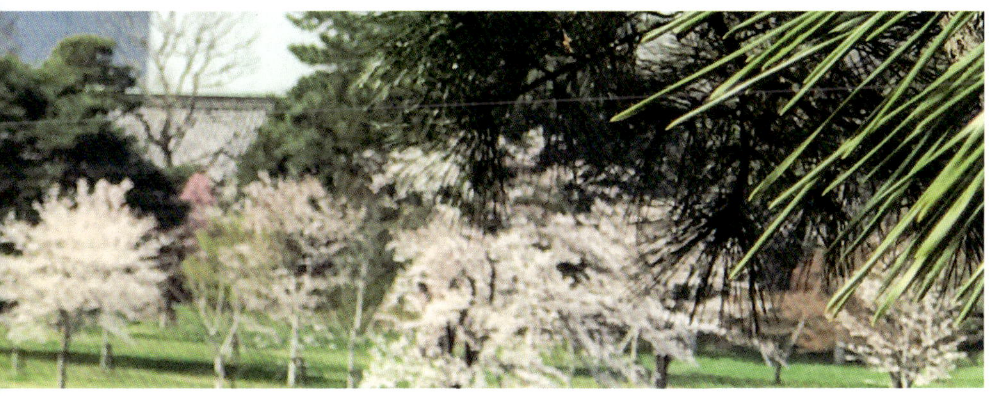

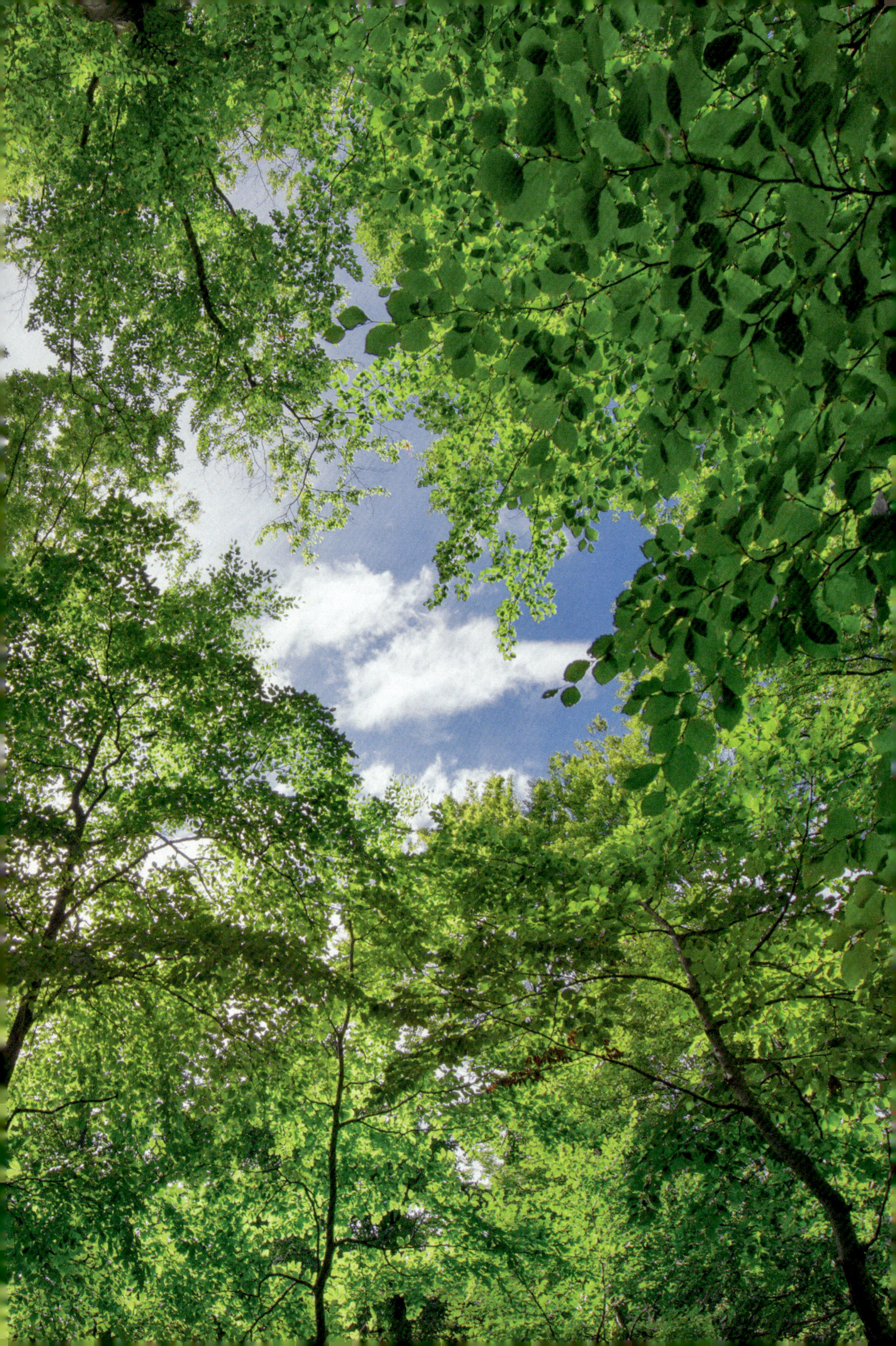

Was machen wir jetzt daraus?

Wieder zu Hause ging mir eine Frage nicht mehr aus dem Kopf, die mich unterschwellig schon die ganze Zeit beschäftigte. Wir haben doch so viele Wanderwege, die durch den Wald führen, eigene Walderlebniszentren und verschiedenste andere Waldangebote. Die Berichterstattung boomt und 2018 wird wohl das Jahr der *Shinrin-Yoku*-Literatur. Und immer wieder ist vom „Waldspaziergang auf Rezept" zu lesen, was sich zumeist jedoch auf eine plakative Forderung ohne weiteren Hintergrund beschränkt. Warum nicht ernsthaft über Waldtherapie auf Rezept nachdenken oder zumindest als erstattungsfähigen Präventionskurs? Wäre das zumindest theoretisch machbar?

» Der „Waldspaziergang auf Rezept" ist eine sehr gute Idee. Wir haben in Deutschland einen vielfältigen Waldreichtum, und der Wald ist uns gesellschaftlich als Funktions- und Erholungsraum wichtig. Es hat sich aber auch gezeigt, dass Menschen ein Gruppenerlebnis oder eine Anleitung zum Waldbaden präferieren. Mit anderen Worten: Die Sehnsucht, im Wald Ruhe zu finden, zu entspannen und zu sich zu kommen und eine Auszeit von digitalen Stimuli zu nehmen, ist da. Jedoch setzt man beim Waldbaden und der Waldtherapie einen anderen Fokus als etwa beim Training der Ausdauerleistungsfähigkeit (joggen im Wald). Beim Waldbaden wird die Fähigkeit, den Wald beziehungsweise die Natur mit allen Sinnen gezielt und differenziert wahrzunehmen, neu geschult oder (wieder-)erweckt. Body-Mind-Verfahren wie Achtsamkeits- und Entspannungsverfahren kombiniert mit Waldluft und Waldklima führen zu gesteigertem Wohlbefinden und sind gut für Psyche, Gesundheit, Schlaf und Kreativität – um nur einige Effekte zu nennen. „Waldbaden auf Rezept" wäre also der bessere Begriff und eine richtungsweisende Initiative mit großem Gesundheitspotenzial. « *Gisela Immich*

WALDBADEN AUF REZEPT?

Schauen wir mal ins SGB V. Finden wir Waldbaden oder Waldtherapie im Katalog der Leistungen, die die gesetzlichen Krankenkassen übernehmen dürfen? Natürlich nicht. Und einen wirklichen „Leistungskatalog" im Sinne einer Liste gibt es im SGB V auch nicht. Der Leistungskatalog ist nur als sogenanntes Rahmenrecht vorgegeben: Versicherte haben einen Anspruch auf eine ausreichende, bedarfsgerechte, dem allgemein anerkannten Stand der medizinischen Wissenschaft entsprechende medizinische Krankenbehandlung.[93] Was darunter zu verstehen ist, gibt freilich immer wieder Anlass zu Kontroversen.

Der Leistungsanspruch auf bestimmte Behandlungen oder Untersuchungen in der vertragsärztlichen Versorgung wird im Rahmen des Selbstverwaltungsprinzips von dem Gemeinsamen Bundesausschuss (G-BA) als oberstem Beschlussgremium der gemeinsamen Selbstverwaltung in verbindlichen Richtlinien näher konkretisiert.[94]

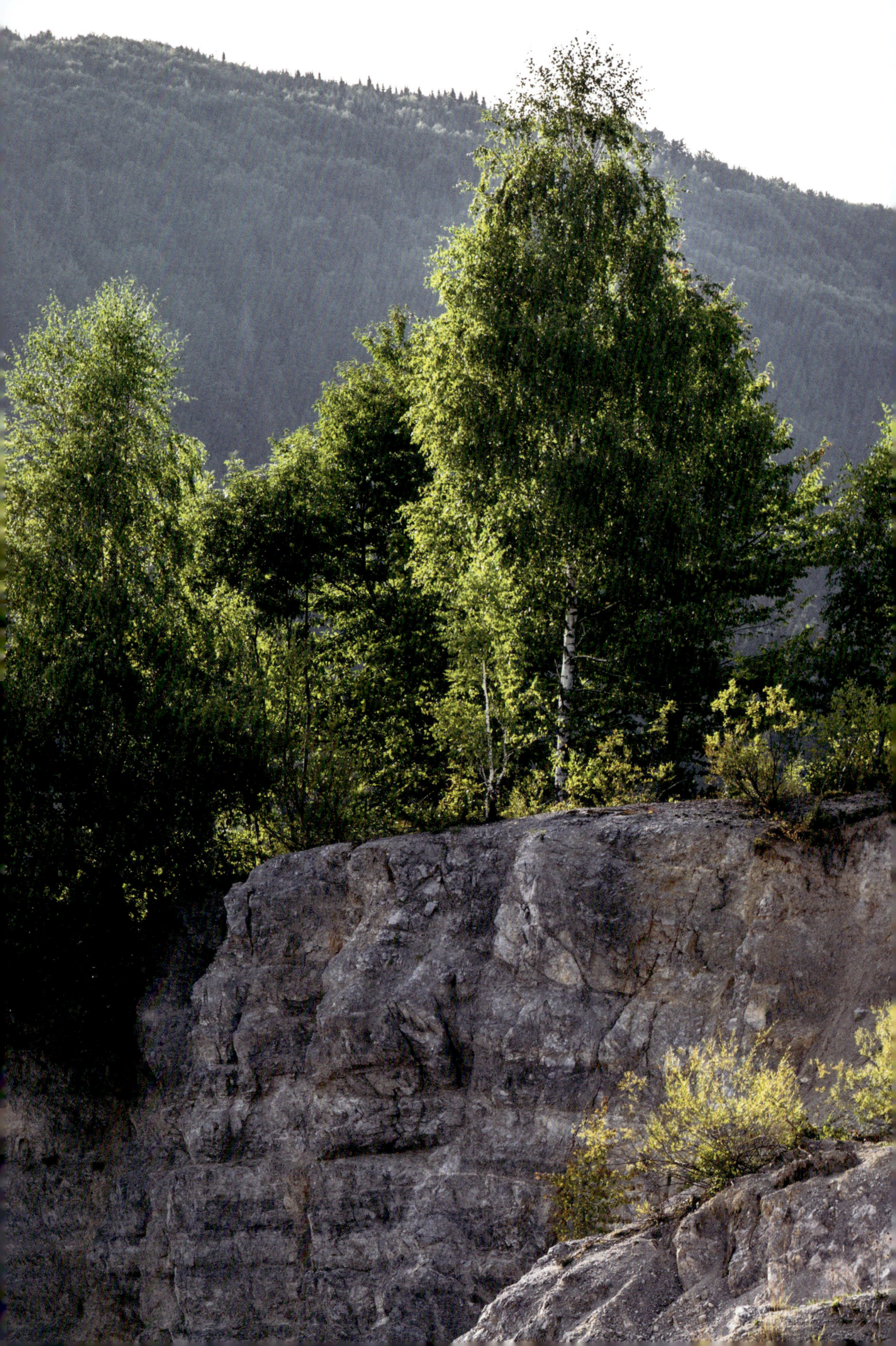

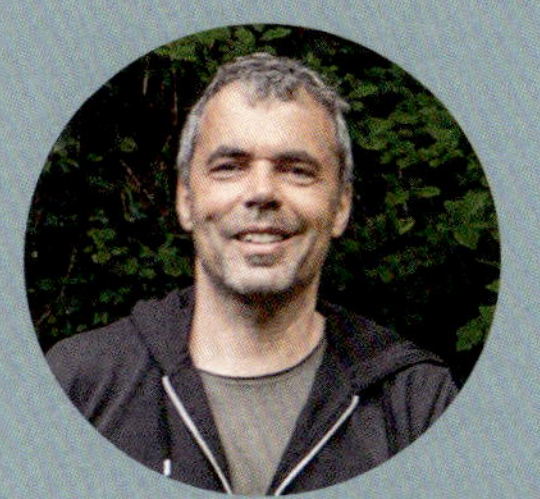

GABRIEL

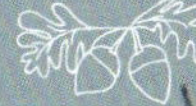

Was verbinde ich mit Wald?
Hütte, Kindheit, Abenteuer, Natur, Duft, Anmut, Holz, Gebirge, Jagd.

Meine Waldnutzung?
Ich würde mal schätzen, dass wir übers Jahr gesehen einmal pro Monat für etwa drei Stunden im Wald sind. Einen Waldurlaub habe ich auch schon einmal gemacht. Der hat mir gut gefallen.

Warum habe ich mitgemacht?
Ich war überzeugt vom Ansatz unseres Waldbaden-Experiments, war neugierig und wollte wissen, ob das Konzept aufgeht.

Wie hat es mir gefallen?
Sehr gut. Da waren ganz starke Erlebnisse dabei. Ich mache mir nur Gedanken darüber, wie ein Waldtourismus aussehen könnte und sollte, damit er sinnvoll ist und auch ökologischen Gesichtspunkten Rechnung getragen wird.

Konnte ich mir die Effekte auf mein Immunsystem vorstellen?
Ja, sehr sogar. Das mit den NK-Zellen im Speziellen kann ich mir auch ziemlich gut vorstellen.

Meine Ergebnisse?
Meine NK-Zellen sind vorher auf gutem Niveau aktiv und aktivierbar gewesen. Dass beide Werte sogar über eine Woche nach dem Waldbaden-Urlaub um etwa 15 Prozent höher lagen, werte ich als Erfolg. Laut der Fragebogen hat sich bei mir nicht viel bewegt, weil insgesamt alles im Lot ist.

Werde ich Waldbaden in meinen Alltag integrieren?
Das habe ich bereits. Wald hat schon vorher immer eine Rolle gespielt. Habe bisher nur gute Erfahrungen gemacht – Dunkel, Angst, Verlaufen, Hänsel, Gretel und Hexe, alles kein Thema für mich. Angeregt durch unsere schöne Zeit könnte ich mir vorstellen, mal im Wald zu übernachten. Da wird die ganze Sache noch viel interessanter.

Für neue Diagnose- und Therapieverfahren entscheidet der G-BA, ob diese den festgelegten Anforderungen genügen und damit von der gesetzlichen Krankenversicherung erbracht werden können. Vom G-BA ist das Waldbaden bzw. die Waldtherapie bisher nicht behandelt worden, eine ambulante gesetzliche Leistung der Krankenversicherung ist es bis jetzt also nicht, und wann und ob es dazu kommt, ist unter dem Gesichtspunkt „evidenzbasierte Medizin" sehr fraglich.

WALDBADEN MIT ZUSCHUSS?

Aber gibt es nicht doch ein wenig Hoffnung? Immerhin gibt es ja noch die Satzungen der einzelnen Krankenkassen, in denen sie in manchen Bereichen festlegen können, welche Leistungen sie zusätzlich übernehmen. Dazu zählen etwa Vorsorge- und Reha-Maßnahmen, nicht verschreibungspflichtige apothekenpflichtige Arzneimittel, Heil- und Hilfsmittel sowie nicht zugelassene Leistungserbringer. Und es gibt die Leistungen zur Prävention.

Die sogenannten Primärpräventionsmaßnahmen der Krankenkassen sollen die Versicherten motivieren und befähigen, etwas für ihre Gesunderhaltung zu tun. In Präventionskursen sollen sie neues Wissen und neue Fertigkeiten zur Gesunderhaltung erwerben und diese nach Ende der Maßnahmen selbstständig weiter anwenden und in den (beruflichen) Alltag integrieren. Dies wird in den Kursen selbst intensiv thematisiert.

Die Krankenkassen stellen ihren Versicherten Primärpräventionskurse in den folgenden Handlungsfeldern zur Verfügung: Bewegungsgewohnheiten, Ernährung, Suchtmittelkonsum und Stressmanagement. Beim Stressmanagement geht es um die Förderung von Stressbewältigungskompetenzen und um Förderung von Entspannung (zum Beispiel durch Progressive Relaxation, Autogenes Training – Grundstufe, Hatha Yoga, Tai-Chi, Qigong).

Klingt hervorragend! Zumindest über das Einfallstor des Stressmanagements könnte Waldbaden bzw. Waldtherapie sich als Präventionsprogramm qualifizieren. Doch so einfach, wie es scheint, ist es dann doch nicht. Es muss sich um eine zertifizierte Leistung handeln. Vor der Entscheidung über eine Förderung oder Bezuschussung der Präventionskurse prüfen die Krankenkassen also die Einhaltung der Qualitätskriterien nach dem sogenannten Leitfaden Prävention. Dazu gehören unter anderem die Qualifikation des Anbieters und die Wirksamkeit des Konzeptes.

Die Zertifizierung wird von der Zentralen Prüfstelle Prävention in Essen auf Antrag eines Leistungserbringers, also zum Beispiel eines Kursanbieters vorgenommen. Zertifizierte Angebote werden in eine zentrale Datei eingestellt, die über die Internetseiten der jeweiligen Krankenkasse abgerufen werden kann. Diese Angebote dürfen von den Kassen übernommen oder bezuschusst werden.

Man müsste schon sehr kreativ sein und als qualifizierter Anbieter versuchen, bestimmte zugelassene Kurse ins Freie zu verlegen. Aber da lauern auch wieder ganz andere Probleme. Darf man das so einfach? Lassen unsere Waldgesetze eine solche Nutzung überhaupt zu? Welchen Einfluss hätte das auf unser Waldökosystem? Schon heute sorgt man sich über diverse menschliche Hinterlassenschaften im Wald. Wie sehen das die vielen privaten Waldbesitzer? Und was passiert, wenn sich einer der Kursteilnehmer verletzt oder vielleicht von einer Zecke gestochen wird und bis ans Lebensende unter den Folgen einer Borreliose leidet?

Viele weitere Fragen aus unterschiedlichsten Bereichen spielen eine Rolle und so kann man sich unschwer vorstellen, dass vermutlich noch sehr viel Wasser die Isar und den Rhein hinunterfließen wird, bevor wir so weit sind. Möglicherweise aber auch nicht. Ein Blick nach Südkorea zeigt ganz deutlich, was innerhalb kürzester Zeit erreicht werden kann, wenn man den Boden der Zweifel verlässt und zielgerichtet an einer Vision arbeitet. Visionen als richtungweisende, erneuernde Zukunftsvorstellungen entstehen immer auf einer Basis, die von einer gewissen Unsicherheit geprägt ist. Die Vision kann nur Raum haben, wo der letzte hundertprozentige Beweis noch nicht erbracht ist. Sie ist zu einem Gutteil eine Glaubensfrage. Und bekanntlich überkommt der Glaube alles und kann sogar Berge versetzen.

Eine Schlüsselfrage auf die ich partout keine Antwort finde, scheint zu sein: „Warum tun wir uns gerade auf Expertenebene so schwer damit, an die Heilkraft von Waldaufenthalten und an die weltweit erwiesenen und immer mehr zu Tage tretenden positiven Gesundheitseffekte des Waldbadens und der verschiedenen Waldtherapiemaßnahmen zu glauben?“

Was ist verkehrt daran, den Wald, der unbestreitbar eine wesentliche Grundlage unserer Existenz bildet, indem er uns den notwenigen Sauerstoff (und vieles andere) zur Verfügung stellt, als viel weitergehende, elementare Gesundheitsressource anzuerkennen und zu nutzen?

Darf man nur von Medizin sprechen, wenn sie künstlich hergestellt wurde, möglichst bitter schmeckt und reichlich teuer ist? Kann Heilung nur erreichen, wer die Qual erlebt? Warum muss gesundheitsförderndes Verhalten in Indoor-Kursen erlernt werden?

Könnte es sein, dass wir in der Verknüpfung von Wald und Gesundheit kein wirtschaftliches Potenzial erkennen? Verzetteln wir uns mit all dem nicht im Klein-Klein ohne das große Ganze zu erkennen?

Ich glaube, man muss kein Mediziner, Chemiker oder Biologe bzw. Wissenschaftler und Forscher sein, um auf den richtigen Weg zu kommen. Die richtige Einstellung reicht. Und sie lautet ganz einfach „Ja“. Ja, zum Wald. Ja, zu Gesundheit und Wohlbefinden. Ja, zur hohen Wahrscheinlichkeit, dass beides auf vielfältige

Weise eng miteinander verknüpft ist. Ja, zu den Kernaussagen der Forschung und bereits praktizierter Beispiele (siehe S. 234 ff.).

WALDBADEN – NEUE CHANCEN FÜR DEN WALD?

Bislang haben wir nur eine Seite der Medaille betrachtet. Wie sieht es mit einer „Institutionalisierung" des Waldbadens oder der Waldtherapie aus forstwirtschaftlicher Sicht aus? Bezeichnenderweise waren es in Japan und Südkorea ja in erster Linie Forstwirtschaftler, die das Waldbaden als neue Form der Waldnutzung initiiert und wesentlich mitgestaltet haben. In beiden Ländern waren hoch degradierte, also zerstörte, Waldflächen ein wesentlicher Motor für die Entwicklung. Bei uns sieht die Lage etwas anders aus.

Ein Grund, einmal nachzufragen bei Prof. Michael Suda vom Lehrstuhl für Wald und Umweltpolitik der TU München und seiner wissenschaftlichen Mitarbeiterin Lena Friedmann, die in einer Kooperation mit Prof. Angela Schuh und Gisela Immich vom Lehrstuhl für Public Health und Versorgungsforschung der LMU München die vielfältigen Beziehungen von Wald und Gesundheit untersuchen möchten.

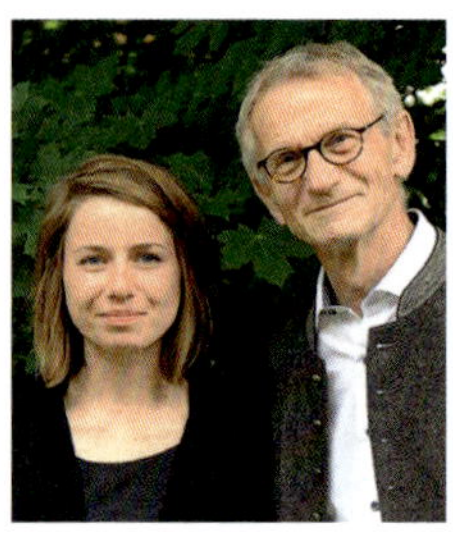

Prof. Dr. Michael Suda und Lena Friedmann

» Die gesundheitliche Nutzung des Waldes bietet viele neue Chancen für den Waldeigentümer, das Gesundheitswesen und die Gesellschaft. Die Durchführung von Therapien im Wald bereichert das Angebot der Gesundheitsbranche. Wald ist in Deutschland überall frei zugänglich und eignet sich somit ideal für individuelle Waldbesuche zur Förderung der eigenen Gesundheit. Spezielle Angebote zur Gesundheitsförderung im Wald durch Waldbaden oder Waldtherapie gibt es von offizieller Stelle jedoch kaum. Es gilt nun den Weg zu ebnen, um die vielfältigen Chancen der gesundheitlichen Wirkung des Waldes für den Menschen zu ergreifen.
Durch die Verbindung von Gesundheits- und Waldsektor sollen die Chancen, die die gesundheitliche Wirkung von Wald bietet, bestmöglich nutzbar gemacht werden. Um erste Pionierprojekte in der therapeutischen Nutzung von Wäldern zu begleiten, führte der Lehrstuhl für Wald- und Umweltpolitik im Auftrag der Landesanstalt für Wald und Forstwirtschaft in Bayern Interviews an Kliniken und Kurorten durch. Unsere Forschungsarbeit soll künftig weiteren Spuren in Wald, Gesellschaft und Gesundheit folgen.

Gleichzeitig ist ein offener Austausch zwischen den Interessensgruppen, die die verschiedenen Waldfunktionen vertreten, notwendig, um das Waldbaden, die Waldtherapie und entstehende Angebote sinnvoll in die bereits etablierten Nutzungen des Waldes zu integrieren.

Von ganz grundlegender Bedeutung ist in der Praxis Folgendes: Durch das Betretungsrecht in § 14 des Bundeswaldgesetzes sind die Grundlagen zum Waldbaden im Sinne eines multisensorischen individuellen Spaziergangs gegeben.

Als Besucher im Wald muss man sich jedoch bewusst sein, dass man dies auf eigene Gefahr tut. Und davon gibt es einige, vom Zeckenbiss über tote Äste in den Baumkronen, die jederzeit herunterfallen können, bis hin zu ganzen Bäumen, die umfallen. Bei Wind und Sturm steigt diese Gefahr natürlich zusätzlich an. Auch von Forstarbeiten sollte besser Abstand gehalten werden. Deshalb ist es ratsam, immer mit offenen Augen und Ohren im Wald unterwegs zu sein. Obwohl sich die meisten Förster und Waldarbeiter sicher über eine Begegnung freuen, gilt das nicht, wenn Besucher in Gefahr geraten können.

Einzelheiten zu den rechtlichen Regelungen beim Betreten von Wäldern sind in den Waldgesetzen der Bundesländer individuell geregelt. Das Waldgesetz der einzelnen Bundesländer kann online leicht gefunden werden und ist übersichtlich formuliert. Hier ist auch festgelegt, ob manche Flächen aus dem Betretungsrecht ausgeschlossen sind, weil zum Beispiel der Naturschutz Vorrang hat und die Anwesenheit von Besuchern stören würde.

Besonders zu betonen ist jedoch Folgendes: Sobald der Wald nicht nur betreten wird, sondern zum Übernachten, Zelten oder sogar kommerziell genutzt wird, greift das Betretungsrecht nicht mehr. Wer also Trainings, Kurse oder Ähnliches im Wald anbieten will, sollte als Erstes unbedingt mit dem Waldbesitzer oder dem zuständigen Förster Kontakt aufnehmen und eine entsprechende Vereinbarung treffen. Genauso bei sonstigen Fragen oder individuellen Anliegen. Zugegeben, auf den ersten Blick ist nicht ersichtlich, wem ein Wald gehört, und häufig es ist nicht so einfach, den Besitzer zu ermitteln. Doch Gemeinden, Forstverwaltungen und Forstreviere helfen gern weiter. «

WALDBADEN – NEUE CHANCEN FÜR ALTE UND NEUE BERUFE?

Selbst wenn einige Fachkreise das Potenzial des Waldes für unsere Gesundheit noch nicht sehen oder erst nach und nach zu erkennen beginnen, aus- und weiterbildende Institutionen haben das Waldbaden längst im Visier. Unterschiedlichste Lehrgänge sprießen aus dem Boden, vom anspruchsvollen Fernstudiengang bis zum dreitägigen Kurs werden Programme angeboten, die im „Waldachtsamkeitstrainer“, „Waldtherapeuten“, „*Shinrin-Yoku*-Trainer“ und dergleichen münden. All das sind freilich keine geschützten Bezeichnungen, und eine qualitative Bewertung ist kaum möglich. Das macht es dem Waldbaden schwer, als echte Gesundheitsmaßnahme anerkannt zu werden und auch dem Einzelnen, der Waldbaden gern angeleitet erleben möchte, um seine Gesundheit und sein Wohlbefinden zu stärken.

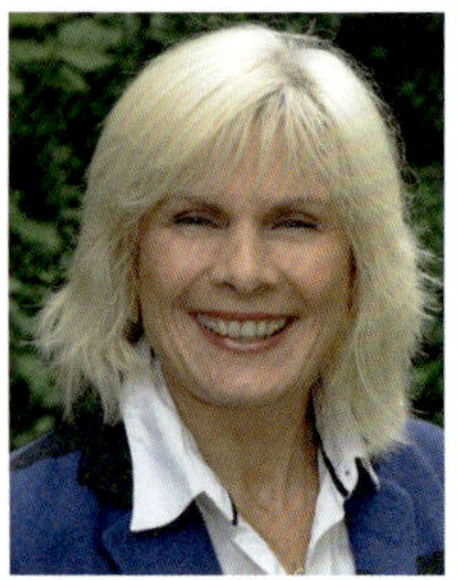

Gisela Immich

Gisela Immich beschäftigt sich intensiv mit der Etablierung einer anerkannten Ausbildung. Worauf kommt es an?

» Zunächst dürfen wir hier nicht Äpfel mit Birnen vergleichen. Die Ausbildung zum Waldpädagogen ist seit 2007 einheitlich durch alle nationalen Landesforstverwaltungen mit Mindestanforderungen geregelt und mündet im „Zertifikat Waldpädagogik". Die Aus- und Weiterbildung zum „Waldtherapeuten" oder „Waldbademeister" – wie es in Österreich genannt wird – ist überhaupt nicht geregelt.

Dadurch wird es natürlich für den Einzelnen schwierig und unübersichtlich, einen guten Führer oder Therapeuten zu finden. Genauso geht es aber auch jedem, der eine fundierte Aus- oder Weiterbildung in diesem neuen Berufsfeld sucht. Hinzukommt, dass „Therapeut" keine geschützte Berufsbezeichnung ist. Im Augenblick existieren in Deutschland oder Europa im Gegensatz zu anderen Ländern keine Ausbildungs-, Fortbildungs- oder Qualitätsstandards für Waldtherapeuten. In Asien hingegen gibt es ein universitäres Curriculum zum *Forest Therapy Guide* oder *Forest Therapist* über zwei beziehungsweise drei Semester (Anm.: siehe S. 235).

Diese Lücke möchten wir schließen und zwei Weiterbildungen, nämlich zum „Waldgesundheitstrainer" und „Waldtherapeuten" anbieten. Unser Basis-Konzept basiert auf den Ergebnissen einer weltweiten Expertenbefragung über die Inhalte einer Waldtherapie-Ausbildung, die ich in Zusammenarbeit mit der *Australasian Nature and Forest Therapy Alliance* durchführte. Diese Inhalte möchten wir nun mit einem asiatischen Waldbaden-, Waldtherapie-Curriculum abgleichen und schließlich durch Eindrücke aus der aktuellen Evaluation der amerikanischen ANFT-Ausbildung zum *Forest Therapy Guide* komplettieren (Anm.: zur ANFT siehe S. 246).

Mit diesem umfangreichen Erfahrungsschatz werden wir dann ein fundiertes Weiterbildungsprogramm zu einem im präventiven Setting tätigen „Waldgesundheitstrainer" und zu einem im therapeutischen Setting tätigen „Waldtherapeuten" anbieten können, das unsere kulturellen Besonderheiten einbezieht. «

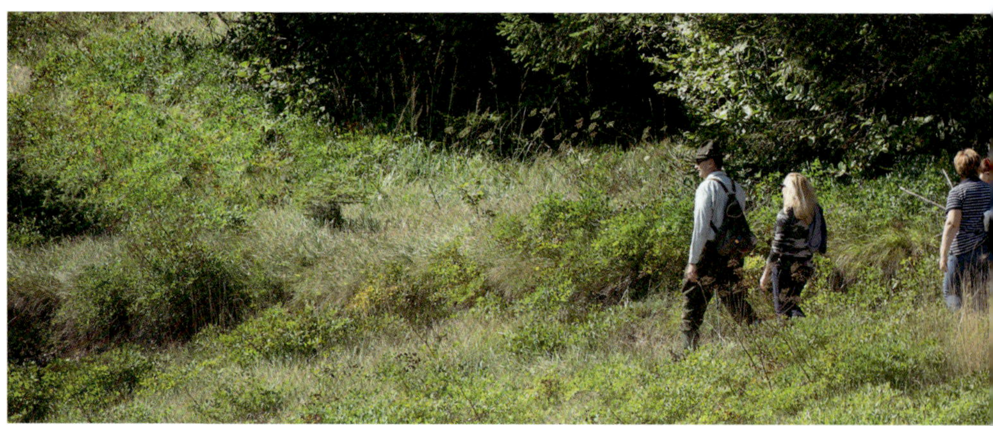

HÄTTE ICH FÜNF WÜNSCHE FREI

Ich wünsche mir, dass viele andere, so wie ich, ob einzeln oder in Gruppen, den Weg in den Wald und zum Waldbaden und damit Wohlbefinden und Gesundheit finden. Ob ich ohne die vielen von meinem Opa fantasievoll gestalteten Waldentdeckungsreisen meiner Kinder- und Jugendzeit je dazu gekommen wäre, bezweifle ich und daher folgt Wunsch zwei:

Ich wünsche mir, dass es immer mehr engagierte Eltern, Großeltern oder Erzieher und Lehrer für Kinder gibt und Waldbadentrainer und Waldtherapeuten für Erwachsende, die das Bewusstsein für die Heilwirkungen des Waldes stärken, ohne eine Doktrin zu verkaufen. Man muss kein „Eso", „Öko" oder „Achtsamkeitsfanatiker" sein, um den Wald und seine Heilwirkungen zu erleben, im Gegenteil, man darf einfach sein. Oder wie Amos Clifford es treffend formuliert: *The Forest is the Therapist. The Guide opens the Doors*. („Der Wald ist der Therapeut, zu dem der Guide die Tür öffnet.")

Ich wünsche mir, dass das Bewusstsein für das breitgefächerte Potenzial und die handfesten Gesundheitsvorteile des Im-Wald-Seins wächst, und damit die Nachfrage und das Angebot, mit dem jeder den eigenen Weg in den Wald und zu Wohlbefinden und Gesundheit findet.

Ich wünsche mir, dass möglichst viele von uns die Initiative ergreifen, um das Im-Wald-Sein zu erleben. Es wäre schön, wenn auch Akteure aus dem Gesundheitswesen und Waldverantwortliche darunter wären. So könnte das Bewusstsein für die Erforschung gezielter Programme gestärkt werden.

Ich wünsche mir, dass der Wald uns ein Stück weit wieder zurück in die Natur und zu uns selbst führen würde. Auch wenn wir es oft gar nicht mehr spüren, tief in unserem Inneren, da bin ich mir sicher, schlummert der Wunsch, mit der Natur und allem Lebendigen verbunden zu sein und das Bewusstsein für einen respektvollen Umgang mit unserer Erde. Das Potenzial ist da, in Wald und Mensch.

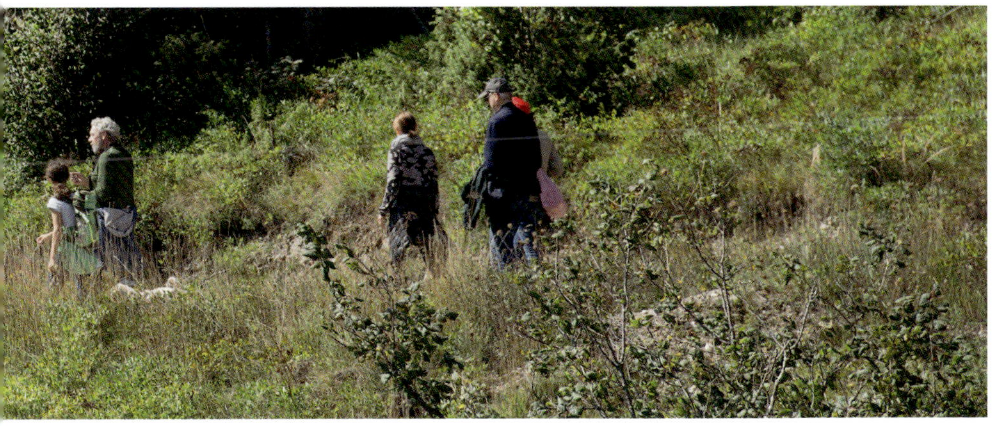

Machen Sie den Selbstversuch

Es muss nicht gleich der Waldurlaub sein oder ein organisiertes Angebot, um Waldbaden zu erleben. Wie einfach ein erwiesenermaßen gesundheitsförderndes *Shinrin-Yoku*-Erlebnis funktionieren kann, wenn man die Fähigkeit hat, sich darauf einzulassen, hat Prof. Li in seiner Anleitung beschrieben (siehe S. 68) und Amos Clifford in einem persönlichen Beispiel geschildert (siehe S. 248). Ich würde Ihnen gern folgende Tipps mit auf den Weg geben:

FINDEN SIE DEN WALD, DER ZU IHNEN PASST

Nicht jeder hat das Glück, einen Wald bei sich um die Ecke zu haben. Und nicht jeder ist so mutig, einfach an einem Parkplatz stehen zu bleiben und drauflos zu gehen. Und Wald ist ja schließlich nicht gleich Wald. Ein (Erholungs-)Waldverzeichnis für Deutschland sucht man im Netz vergeblich. Dennoch gibt es viele Möglichkeiten, seinen Wald zu finden.

Wie wäre, es einfach im Bekanntenkreis anzufangen? Nicht nur Hundebesitzer sind gute Ansprechpartner. Wald ist beliebt und daher können bestimmt viele Menschen, vielleicht auch solche von denen man es gar nicht denkt, gute Tipps geben. Man kann einfach mal bei der Gemeinde anrufen und sich durchfragen. Manche Gemeinden bieten auf ihren Internetseiten gezielte Informationen, etwa über Walderlebniszentren, Waldlehrpfade und Waldattraktionen. Gleiches gilt für die jeweiligen Forstverwaltungen.

Ein anderer Ansatz sind Institutionen oder Anbieter, die sich mit Wald(erlebnis)pädagogik beschäftigen. Aber auch Jagdvereine sind gute Ansprechpartner. Nur einige Ideen, um den Faden aufzunehmen, denn letztendlich geht es ums Probieren und sich am besten in netter Begleitung in den Wald zu begeben und auszuloten, wo man sich am meisten wohlfühlt. Viel mehr als passendes Schuhwerk und eine angenehme Bekleidung, vielleicht auch eine Wasserflasche ist eigentlich nicht nötig.

SORGEN SIE FÜR WOHLBEFINDEN

Es hilft, wenn Sie sich mit der neuen Umgebung und den wesentlichen Verhaltensregeln vorab vertraut machen. Keine Sorge, es sind nicht viele.[95] Dazu Lena Friedmann von der TU München:

>> Grundsätzlich ist alles erlaubt, was Wald und Waldbesitzer nicht schadet. Zum Beispiel dürfen Waldwege nur von Förstern, Waldbesitzern und Rettungsfahrzeugen oder der Feuerwehr mit Motorfahrzeugen befahren werden. Gerade im Notfall sollten die Wege nicht von parkenden Autos blockiert werden.

Es gibt aber auch ein paar Dinge, an die man vielleicht nicht gleich denkt: Was ist, wenn mir selbst etwas im Wald passiert? Kennen Sie die App „Hilfe im Wald"? Speziell für Notfälle im Wald gibt es Rettungspunkte in der Nähe, die von Rettungsfahrzeugen erreicht werden können. Die App weiß, wo der nächste Rettungspunkt ist und diese sind auch bei den Rettungsdiensten bekannt. Um Notfälle zu vermeiden, sollte man seine Umgebung im Wald immer aufmerksam beobachten. Klettern auf Holzpoltern (aufgeschichtete Baumstämme) mag verlockend sein, ist aber nicht erlaubt, da die Stämme ins Rollen geraten und so leicht Unfälle passieren können.

Viele Besucher sammeln im Wald gern Kräuter, Pilze oder pflücken Blumen. Obwohl eigentlich alles, das im Wald wächst, dem Besitzer des Waldes gehört, gibt es die sogenannte „Handstraußregelung“ (§ 39 Absatz 3 Bundesnaturschutzgesetz), die das Sammeln geringer Mengen ermöglicht, wenn es sich nicht um geschützte Arten oder zum Beispiel um junge Setzlinge handelt. Außerdem sollte man die Tiere im Wald natürlich nicht mutwillig stören oder keine Pflanzen kaputt machen. Auch wenn Verewigungen in Baumstämmen romantisch erscheinen mögen, lassen Sie es bitte, es schadet dem Baum.

Wie schön, dass man bei uns als Privatperson im Wald willkommen ist und sogar ein paar Souvenirs sammeln und mit nach Hause nehmen kann. Dass man dabei keinen Schaden verursachen, auf andere Besucher und Nutzergruppen im Wald Rücksicht nehmen sollte, versteht sich doch von selbst. <<

TAUCHEN SIE EIN

Nehmen Sie sich bewusst Zeit, egal, ob zehn Minuten oder einen ganzen Tag. Reservieren Sie sich diese Zeit für ein Ich-bin-im-Wald-Erlebnis. Wenn Sie sich wohl und sicher fühlen, wenn ihnen die Umgebung also grundsätzlich angenehm ist, Ihnen weder zu kalt noch zu warm ist, Sie sich beispielsweise keine Sorgen über Zecken- oder Mückenstiche machen müssen, haben Sie gute Voraussetzungen zum Abtauchen geschaffen.

Sie haben viele Möglichkeiten: Erfreuen Sie Ihre Augen mit Farben, Formen und Lichtverhältnissen. Lassen Sie Ihre Nase neue Eindrücke wahrnehmen. Lauschen Sie ungewohnten Geräuschen. Schmecken Sie vielleicht die Kostproben der Natur. Erspüren Sie neue Materialien. Atmen Sie tief durch. Probieren Sie es aus, vielleicht nicht alles auf einmal, vielleicht nicht gleich einen ganzen Tag.

Das Schöne ist: Sie können rein gar nichts falsch machen, denn Sie müssen nichts. Sie dürfen einfach so sein, wie Sie sind. Sie müssen nichts „toll“ oder gar „überwältigend“ finden, Sie müssen sich an keine vorgegebene Reihenfolge halten, Sie dürfen einfach betrachten und Ihre eigenen Schlüsse ziehen, falls Sie mögen. Auch was und wie viel Sie betrachten, ist allein Ihre Sache, genauso wie Ihre Gefühle und Gedanken. Sie müssen nicht krampfhaft versuchen, sich mit der Natur zu verbinden oder gar eins mit ihr zu werden. Manche können das, andere nicht (auf Anhieb). Manche sind gern allein, andere lieber in Begleitung. Manche quasseln gern, andere sind lieber still. Manche entspannen sich leicht, andere eben nicht. Was zählt: Es ist schön, dass Sie da sind.

DER LOHN IST SICHER

Mit einem Im-Wald-Sein-Erlebnis haben Sie sich persönlich etwas Gutes getan, egal, ob es Ihnen nun sehr oder vielleicht nicht ganz so gut gefallen hat. Eines ist sicher: Jede einzelne Körperzelle wird es Ihnen danken.

Natürlich kann Ihnen keiner sein Wort geben, dass Ihre natürlichen Killerzellen um eine Zahl x ansteigen und um eine Zahl y aktiver werden oder dass der Effekt nach drei Stunden im Wald für mindestens z Tage anhält. Das wäre wie ein unseriöses Diätversprechen – fünf Kilo in drei Tagen, das schafft wohl kaum einer und das zu halten wohl erst recht nicht. Wenn Sie sich aber entschließen, vielleicht einmal im Monat für einige Zeit im Wald zu sein, dann können Sie sehr viel erreichen.

Mit jedem weiteren Im-Wald-Sein-Erlebnis können Sie Ihre Sinne zwanglos für weitere Erlebnisse öffnen, weil Sie von Mal zu Mal besser wissen werden, was Ihnen wirklich Freude und Wohlbefinden bereitet. Ich kann mir vorstellen, dass Sie so auch ganz automatisch das Band zwischen sich und der Natur (wieder) spüren oder verstärken werden.

Was nicht zu unterschätzen ist: Sie haben einen Prozess gestartet, den Sie ganz nach Ihren persönlichen Vorstellungen gestalten können. Sie entscheiden alles nach Ihrem Belieben: Wann Sie in welcher Gesellschaft wohin gehen möchten, wie lange Sie bleiben möchten, worauf Sie achten möchten, was Sie besonders interessiert, wie lange Sie etwas Ihre Aufmerksamkeit schenken möchten, wie Sie auf Regen, Sonnenschein oder sonstige Umstände reagieren, ob Sie sich viel oder wenig bewegen möchten, ob Sie nur auf einer Bank sitzen oder eine Führung mitmachen und und und. Ist das nicht großartig? Ich jedenfalls kenne kaum einen Bereich unseres Lebens, in dem das so zwanglos möglich ist. Leistungsdruck und Fremdbestimmtheit, Beschleunigung und Entfremdung, sinnlose Rastlosigkeit und ständige Erschöpfung, ein paar charakteristische Begriffe unserer Zeit, die im Wald zunehmend an Bedeutung verlieren dürften. Also, legen Sie los! Bitte auch die Gesundheitsexperten.

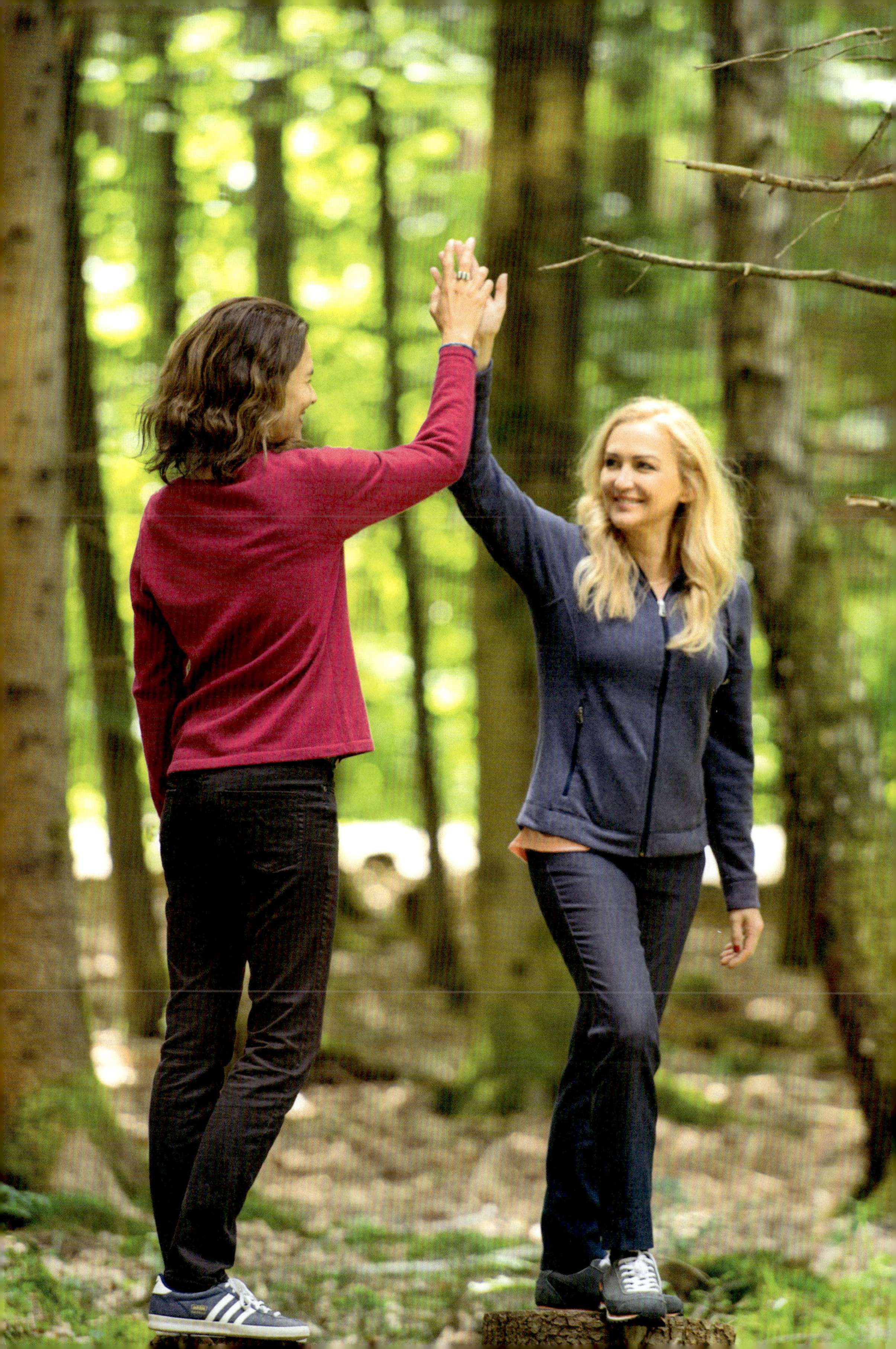

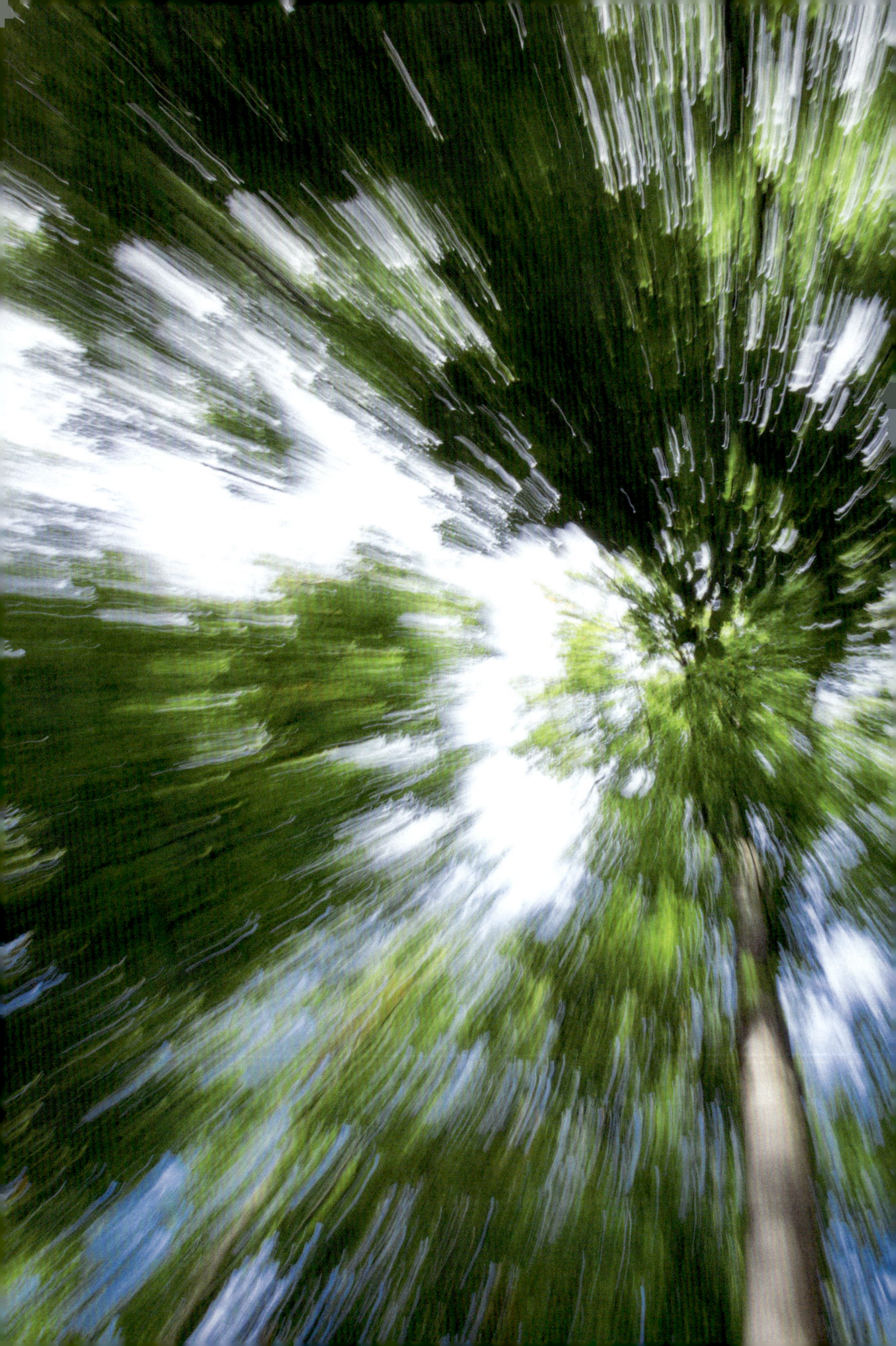

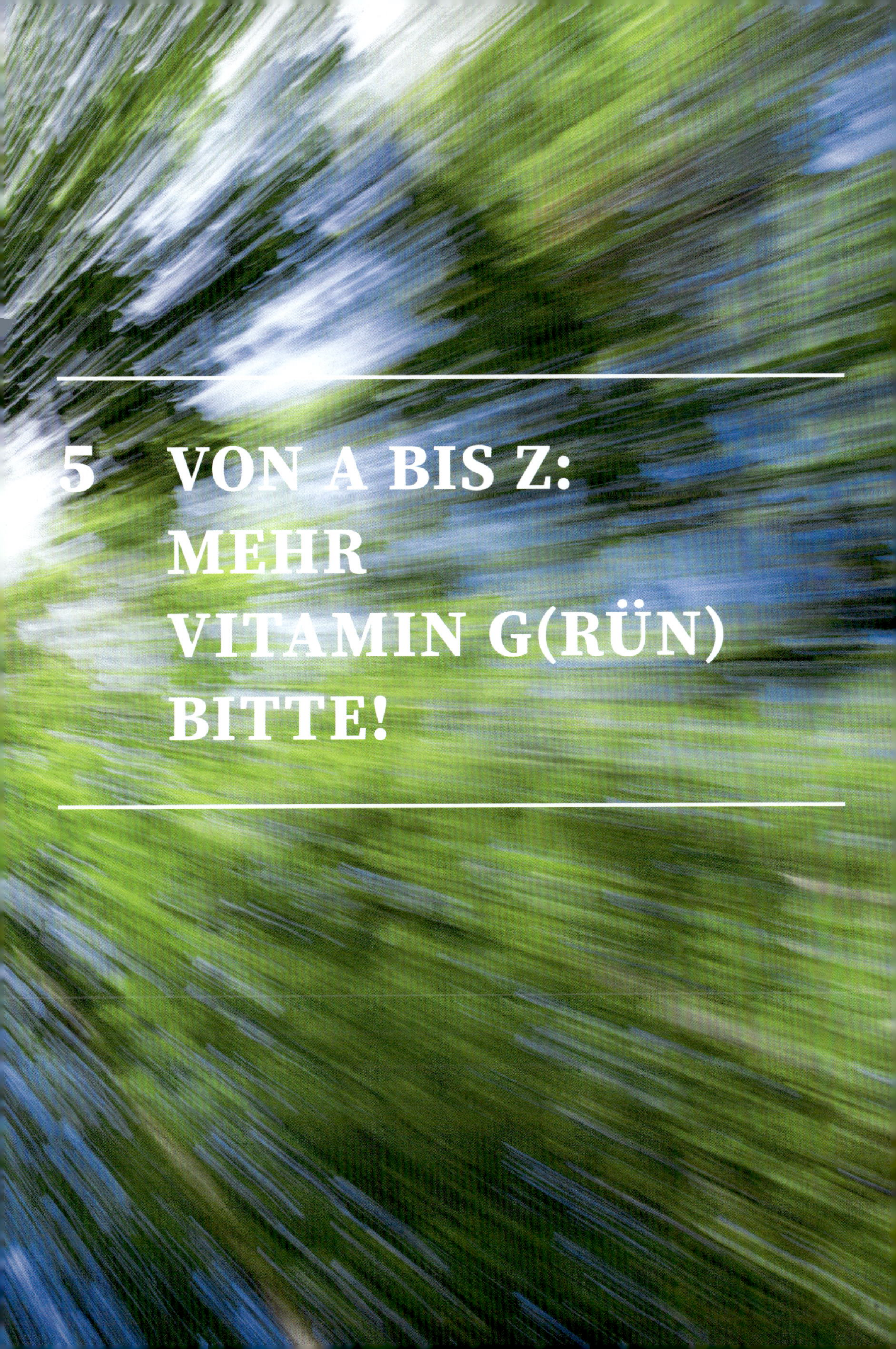

5 VON A BIS Z: MEHR VITAMIN G(RÜN) BITTE!

Für den schnellen Leser

Vitamin G(rün) wendet sich in erster Linie an jene, die sich einen Überblick über die reichhaltigen Forschungsbelege über die gesundheitsfördernden Wirkungen von Natur- und Waldkontakten auf den Menschen verschaffen wollen, vielleicht weil sie in irgendeiner Form beruflich damit zu tun haben oder einfach mal über den Tellerrand schauen möchten und sich dafür interessieren, bei welchen Befindlichkeitsstörungen oder Krankheitsbildern Natur in ihren vielfältigen Erscheinungsformen erwiesenermaßen helfen kann.

Naturkontakt nimmt in der modernen Gesundheitsforschung seit Jahrzehnten einen hohen Stellenwert ein. Das hat verschiedene Gründe. Einer davon ist ganz simpel der, dass Natur seit jeher eine starke Anziehung und einen starken Einfluss auf uns Menschen ausübt. Wissenschaftler auf der ganzen Welt versuchen zu belegen, was die meisten tief im Inneren ohnehin wissen: Natur tut auf allen Ebenen in jedem Alter einfach gut. Einige der Arbeiten sind hier unter dem Stichwort Vitamin-G(rün)-Forschung zusammengefasst.

„Von A bis Z" ist das Motto dieses Kapitels und so werden – ohne jeglichen Anspruch auf Vollständigkeit – einige wichtige durch Forschungsarbeiten belegte

- körperliche, geistige und seelische Aspekte der ganzheitlichen Wirkung von Naturkontakten, wie die durch Naturkontakt verursachte Produktion bestimmter Stoffe im Körper oder bestimmter Emotionen und Verhaltensweisen,
- wichtige „Wirkstoffe" der Natur, wie die uns bereits bekannten Phytonzide oder allgemein die Biodiversität der Natur sowie
- konkrete Krankheitsbilder und Befindlichkeitsstörungen, wie ADHS, Diabetes, Herz-Kreislauf-Erkrankungen oder Stress

benannt, die das schier unbegrenzte Potenzial von Naturkontakten für unsere Gesundheit einleuchtend dokumentieren. Fast täglich präsentiert uns die Forschung neue Erkenntnisse.

Fast 90 Prozent der Zeit …

Erst kürzlich habe ich wieder gelesen, dass wir mehr als 90 Prozent unserer Lebenszeit in geschlossenen Räumen verbringen. Sarkastisch gesehen vielleicht ganz gut so, dann bleiben nur noch 10 Prozent für die Zeit im Freien, die durch abgas- und feinstoffbelastete Luft führt (wobei die Rechnung natürlich nicht aufgeht, wenn man die Innenraumbelastung betrachtet).

Ein weiterer Punkt ist, dass der Run auf die Metropolen nicht abreißt. Nach Berechnungen der Vereinten Nationen werden 2050 zwei Drittel der Menschheit, etwa 25 Prozent mehr als heute, ihr Leben in Megastädten verbringen. In puncto Verstädterung ist Deutschland schon jetzt ein Extrem: 2016 lebten bereits 75,5 Prozent der deutschen Gesamtbevölkerung in Städten. Und nicht nur unsere großen sieben, Berlin, Düsseldorf, Frankfurt, Hamburg, Köln, München und Stuttgart, wachsen ungebrochen.

Auch wenn sich der Trend in den westlichen Ländern im Weltvergleich langsamer vollzieht und die Möglichkeiten für Multimillionenmetropolen natürlich begrenzt sind, ist die infrastrukturelle, ökologische und ökonomische Entwicklung unserer Städte eine globale Zukunftsaufgabe, bei der positive Gesundheitseinflüsse zu verstärken und Gesundheitsrisiken zu mindern sind.

Städte sind ein wichtiger Motor für unsere Entwicklung, für Austausch und Innovationen, für Hoffnungen und Konflikte. Die Kehrseite: Obwohl Metropolen nur knapp 3 Prozent der Erdoberfläche ausmachen, verbrauchen sie jetzt schon drei Viertel aller Ressourcen, hinterlassen Milliarden Tonnen Müll und stoßen gigantische Mengen von Treibhausgasen aus. Städte sollen für 80 Prozent aller CO_2-Emissionen verantwortlich sein.[96]

Das kann einem Angst vor der Zukunft machen oder aber zum Vordenken motivieren. In der Tat beschäftigen sich viele Konzepte damit, wie wir den ökologischen und lebenswerten Umbau der Städte von heute hinbekommen. Prominente Schlagworte sind *Smart Cities* oder *Green Cities.*

Wie schwer(-fällig) ein solcher Umbau indessen ist, zeigt allein schon die aktuelle Kontroverse zu den Fahrverboten. Und wer packt die vielen anderen präsenten Umweltprobleme an? Chemikalienbelastetes und nährstoffüberlastetes Trinkwasser oder mikroplastikbelastete Lebensmittel zum Beispiel. Oder die vielfältigen zunehmenden Beeinträchtigungen des körperlichen, geistigen und sozialen Wohlbefindens, die sich angesichts unserer Lebenswelt und unseres Lebensstils ergeben? Zum Beispiel Bewegungsarmut oder zunehmender Druck durch fortschreitende Beschleunigung des Alltags.

NATURSEHNSUCHT IST TREND

Andererseits liegt Natur im Trend. Egal, wohin man schaut. Manche Zukunftsforscher sprechen gar von „Neo Nature“ als einer neuen Form der Natursehnsucht, andere wollen herausgefunden haben, dass 2018 die Natur die Gesundheit als wichtigsten individuellen Wert der Deutschen in einem zehn Punkte umfassenden Werte-Index abgelöst hat.

Ob das fundiert ist, vermag ich nicht zu beurteilen, da sind zum Beispiel Soziologen gefragt. Ein Wandel im mentalen Umgang mit Natur fällt aber schon auf. Und ganz unlogisch erscheint mir das nicht. Immerhin sind wir immer mehr im Digitalen zu Hause und werden uns in allen Lebensbereichen vermehrt im Digitalen zu Hause fühlen müssen. Da könnte es doch naheliegen, dass wir Natur in verschiedenen Facetten vermehrt in unser Leben und Erleben einbeziehen möchten, vielleicht als vertraut scheinenden Gegen- und Ruhepol oder als Rückzugsort.

Urban Gardening oder die wiederentdeckte Wanderlust, das „Phänomen“ Peter Wohlleben oder die steigenden Auflagen entsprechender Lifestylemagazine, die Rückkehr der Massivholzmöbel in unsere Wohnräume oder der vermehrte Einzug von Bioprodukten in unsere Kühlschränke sind nur ein paar Beispiele.

Auch mich hat das städtische Gärtnern erfasst. Nach vielen Jahren verzweifelter Suche ist es mir vor ein paar Jahren endlich gelungen, ein kleines Häuschen in München zu erstehen mit einem Minigarten, in dem nach einigem Aufwand auf kleinstem Raum verschiedene Früchte, Kräuter, Blumen, Bäume und Sträucher wachsen und ein paar Fische das Herz erfreuen. Anfänglich habe ich auch Gemüse angebaut. Nicht wegen der vielen Arbeit, vielmehr wegen des grauen Staubs, der beim Waschen meines „Ökogemüses“ regelmäßig abging, habe ich es weitgehend wieder aufgegeben. München soll ja zu den am stärksten mit Feinstaub belasteten Städten in Deutschland gehören.

Dennoch ist das Gartenfieber ungebrochen und mit größter Freude wühle ich in meiner Stadtoase, wann immer ich Zeit herausschaufle. Erstens, weil ich mich dabei hervorragend entspanne, und zweitens, weil ich den Anblick des inszenierten Grüns genieße. Mittlerweile jedoch erkenne ich zunehmend den ungleich größeren Wert der „wahren“, der „freien“ Natur wieder. Bei meinen Waldausflügen und allein schon beim Blick aus dem Fenster meines Ferienhäuschens in Fužine gelingt es mir noch leichter, runterzukommen und bei mir zu sein.

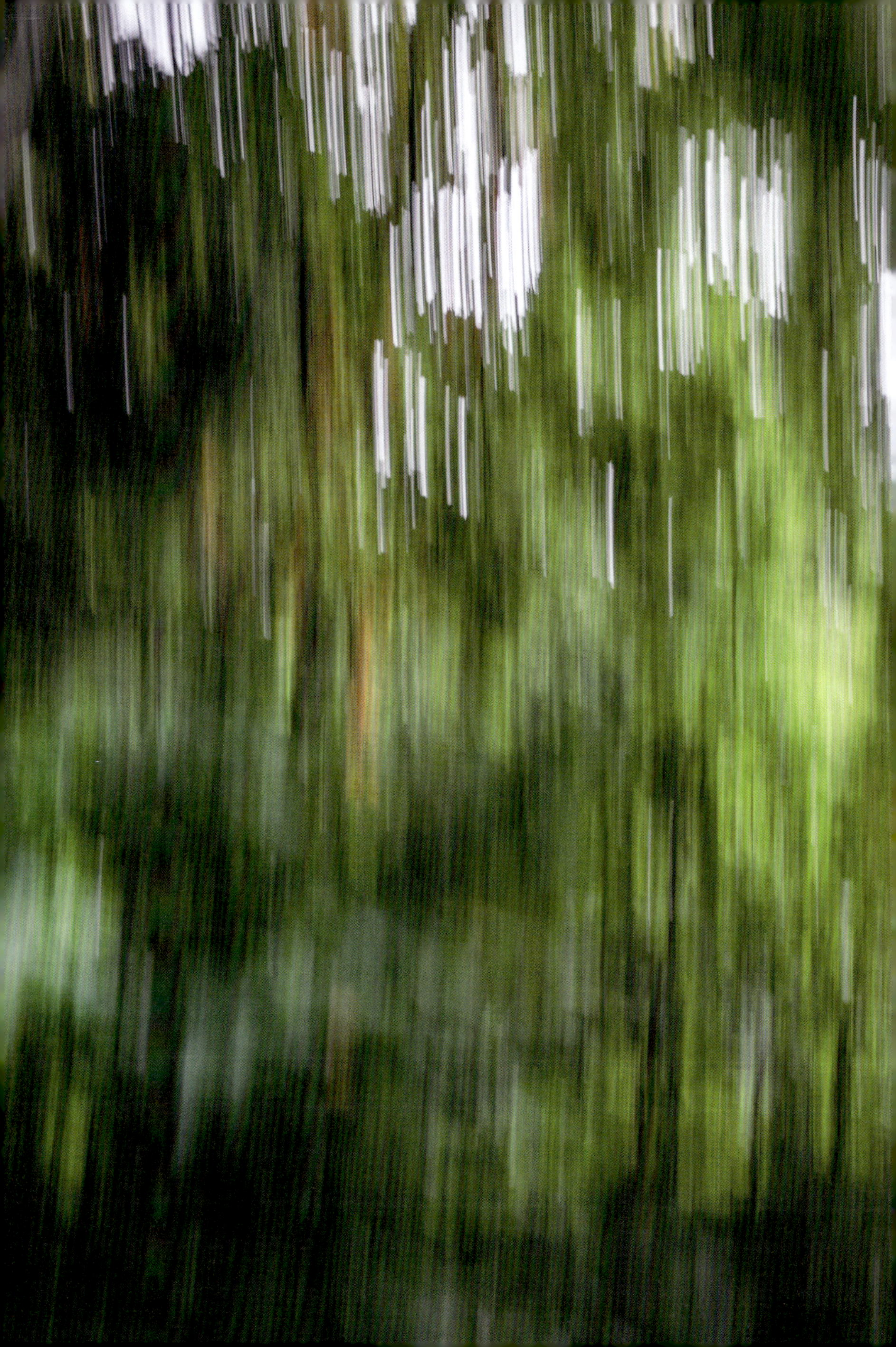

VITAMIN-G-FORSCHUNG

Kontakt zur Natur in ihren vielfältigen Erscheinungsformen macht uns glücklich und wir empfinden sie als wohltuend. Kein Wunder also, dass der Naturkontakt in der modernen Gesundheitsforschung seit Jahrzehnten einen wesentlichen Stellenwert einnimmt. Etliche Forschungsarbeiten belegen, was wir tief im Inneren wissen: Natur tut uns gut, auf allen Ebenen und in jedem Alter.

Für den Einzelnen könnte diese schlichte, uralte Erkenntnis an sich reichen und sollte motivieren, mehr Grün in die eigenen Lebensgewohnheiten zu integrieren. Angesichts der vielen wissenschaftlichen Belege ist diese Erkenntnis darüber hinaus auch bestens geeignet, einen Handlungsauftrag an alle Verantwortlichen zu formulieren, mehr Grün in unsere Gesellschaft und unser Leben zu bringen und Naturkontakt auf unterschiedlichen Ebenen zu fördern und (wieder) in unserer Kultur zu verankern.

Viele verschiedene Ansatzpunkte mit vielfältigem Nutzen für die öffentliche Gesundheit – überdies mit handfesten wirtschaftlichen Vorteilen – von sehr kleinen, vielleicht pilotartigen, bis zu sehr großen sind denkbar, wie die betrachteten Praxisbeispiele zeigen (siehe S. 234 ff.). Manche sind sicherlich relativ einfach und kostengünstig umsetzbar oder erweiterbar.

Leider kommt die Forschungsarbeit viel zu selten beim Einzelnen und auch bei den betreffenden Akteuren im Gesundheitswesen an. Eine schier unüberschaubare Literatur aus den verschiedensten Disziplinen und Fachbereichen untersucht mit unterschiedlichsten wissenschaftlichen Herangehensweisen den Zusammenhang zwischen Natur und einer verbesserten körperlichen, geistigen und seelischen Gesundheit. Ich möchte sie gern unter dem Stichpunkt Vitamin-G(rün)-Forschung zusammenfassen. Manche Autoren sprechen auch von Vitamin N (Vitamin Natur).

In diesem Bereich gibt es unterschiedliche Laborexperimente, Feldexperimente oder groß angelegte epidemiologische Studien mit unterschiedlichen Designs. Eine reiche Auswahl experimenteller oder quasi-experimenteller Arbeiten, Querschnitts- oder Längsschnittuntersuchungen mit Kontrolle des sozioökonomischen Status liegt mittlerweile vor, um die Verbindung zwischen Natur beziehungsweise Naturkontakt und Gesundheit herzustellen. Eine andere Forschungsrichtung beschäftigt sich damit, welche Rolle die Naturverbundenheit des Einzelnen in diesem Zusammenhang spielen könnte. Es ist nämlich wohl noch relativ unklar, ob Natur sogar noch besser auf die Gesundheit wirkt, wenn man sich über die allgemeine Liebe zur Natur hinausgehend mit ihr verbunden fühlt.[97]

Zwar ergibt die Studienlage kein einheitliches Bild und bietet sicherlich Anlass zu vielen Diskussionen, Kontroversen und weiteren Forschungen, eines kristallisiert sich aber klar heraus: Naturkontakt ist ein maßgeblich auf die

Gesundheit wirkender Umstand, für dessen gesundheitsfördernde Wirkung es schon viele belastbare Belege und eine reichhaltige Sekundärforschung gibt. „Sekundärforschung" bezeichnet das Sammeln, Auswerten und Interpretieren von bereits existierendem Datenmaterial nach festgelegten wissenschaftlichen Standards. Das Ergebnis sind sogenannte Reviews, die eine gute Übersicht zum Stand und zur Qualität bestehender Studien liefern.

Leider erblicken diese Reviews viel zu selten das Licht der breiten Öffentlichkeit. Vielleicht weil sie ungleich aufwendiger zu bearbeiten und schwerer auf den Punkt zu bringen sind? Oder fehlt ihnen vielleicht das Potenzial zum spontanen Wow-Effekt? Keine Ahnung. Jedenfalls bin ich der festen Meinung, dass sich auch viele „normale" Leser oder (mittelbar) mit Wald und Gesundheit befasste Berufe für derlei Erkenntnisse interessieren.

Einige Reviews zur Gesundheitswirkung von Waldaufenthalten haben wir bereits kennengelernt (siehe S. 233, 243, 265). Im übergeordneten Themenfeld gesundheitsfördernde Wirkungen von Naturkontakten gibt es viele weitere lohnenswerte Fundstellen. So untersucht ein aktueller Review von 2017[98] die Studienlage zum Thema „Grünes Wohnumfeld und Gesundheit über die Lebensdauer" und wertet dazu erschienene Forschungsarbeiten systematisch aus.

Ein anderer Review ist der von Prof. Ming (Frances E.) Kuo vom Department of Natural Resources and Environmental Sciences der Universität Illinois aus dem Jahr 2015,[99] auf den ich im Folgenden immer wieder zurückgreifen werde. Der Aufsatz mag teilweise schon überholt sein, aber er untersucht mit einem interessanten Ansatz, welche gesundheitsfördernden Wirkungen Naturkontakte bei bestimmten Krankheitsbildern oder Befindlichkeitsstörungen haben könnten und welche Wirkungswege als vielversprechend gelten oder sogar zentral sind. Prof. Kuo hat in ihrer ergänzenden Materialsammlung, die ich meinen nachstehenden Ausführungen zugrunde gelegt habe, Erstaunliches zusammengetragen.[100]

Prof. Kuo hat einige der plausiblen Wirkstoffe und vermittelnden Variablen zusammengestellt, die in der bestehenden wissenschaftlichen Literatur identifiziert und nachgewiesen wurden. Dabei konnte in jedem Fall die Ursächlichkeit zwischen Naturkontakt und den untersuchten Mechanismen hergestellt werden, und zwar auf einer Skala von „gut etabliert" bis „plausibel".

Gleichzeitig gibt die Zusammenstellung einmal mehr deutliche Hinweise darauf, dass man die Verknüpfung zwischen Naturaufenthalt und besserer Gesundheit beziehungsweise wirksamer Gesundheitsvorsorge nicht zwingend über die körperliche Aktivität herstellen muss. Das finde ich besonders spannend. Denn im täglichen Leben begegnet man überwiegend der Formel „Bewegung an der frischen Luft ist gesund – je mehr Bewegung desto besser".

Ich halte diese Formel zwar nicht für falsch, finde aber, sie greift zu kurz. Für manche Menschen mag sie sehr gut, für andere weniger bis gar nicht geeignet sein. Für manche ist sie gar kontraproduktiv. Schließlich ist nicht jeder ein Jogger oder Marathonläufer und selbst Spazierengehen ist für manche schon eine extreme Überwindung oder aus gesundheitlichen Gründen nicht angezeigt.

Blickt man auf die reichhaltigen Forschungsergebnisse zum Thema Sport und Gesundheit, so zeigt sich ohnehin, dass Sport nicht gleich Sport ist. Wer sich ständig überfordert, schadet seinem Immunsystem. Denn die Wirkung sportlicher Aktivität auf das Immunsystem hängt unter anderem maßgeblich von Dauer und Intensität sportlicher Belastung ab.

Gesundheitsexperten weisen immer wieder darauf hin: Bei mäßigem Ausdauertraining bis zu einer Stunde sind die Effekte eher immunstimulierend. Trainiert man jedoch an der anaeroben Schwelle und darüber oder betreibt über viele Stunden Ausdauersport, kann die Infektanfälligkeit zum Beispiel für Atemwegserkrankungen ansteigen.[101] Die aerob-anaerobe Schwelle bezeichnet dabei den Belastungsbereich, in dem Sauerstoffangebot und Sauerstoffverbrauch in den Körperzellen gerade noch ausgeglichen ist. Der Bereich unterhalb der Schwelle heißt aerob, der darüber anaerob.

Statt dem, dem Sport nicht so zugewandten Teil der Gesellschaft permanent ein schlechtes Gewissen zu machen und die Leute unter Druck zu setzen, wäre es doch viel motivierender, die existierenden Belege der positiven Wirkungen eines entspannten Naturkontakts zu würdigen und die Politik der 10.000 Schritte weiter zu verfolgen (siehe S. 216 f.). Fast scheint es so, als dürfe es nicht als gesundheitsfördernd gelten, auf einer Parkbank zu sitzen und die Natur zu betrachten oder im Wald auf einem abgesägten Baumstamm eine Verschnaufpause vom Alltag einzulegen – der Jogger braucht Schuhe und Spezialkleidung, am „Parkbanksitzer“ hingegen ist (auf den ersten Blick) nicht viel zu verdienen.

NATUR: EIN GEWINN VON 0 BIS 120

Insbesondere Kinder und ältere Menschen profitieren vom Naturkontakt. Bei Kindern fördern Naturkontakte wichtige Fähigkeiten wie Problemlösungskompetenz oder Kreativität sowie soziale und intellektuelle Kompetenzen. Vergleiche von Kindern, die Kindergärten in städtischen Umgebungen besuchen mit Waldkindergarten-Kindern zeigen, dass letztere eine höhere Aufmerksamkeitskapazität haben und höher entwickelte intellektuelle (kognitive) Fähigkeiten.[102]

Einfach gesagt ist die „unstrukturierte" Natur viel spannender und anziehender und fordert Neugier und Kreativität heraus, während auf einem Spielplatz alle Spielgeräte und deren Bedienung schon vorgegeben sind. Freies Spielen in einer natürlichen Umgebung bietet Kindern mehr Möglichkeiten, sich selbst zu erfahren und sich unabhängig zu fühlen. Damit fördert es die Persönlichkeitsentwicklung. Wo es in erster Linie auf Kreativität und Erfindergeist ankommt, tritt Körperkraft als Überlegenheitsmerkmal in den Hintergrund. Deshalb ist Spielen in der Natur mit weniger Aggressionen verbunden und soziale Hierarchien verlieren an Bedeutung.

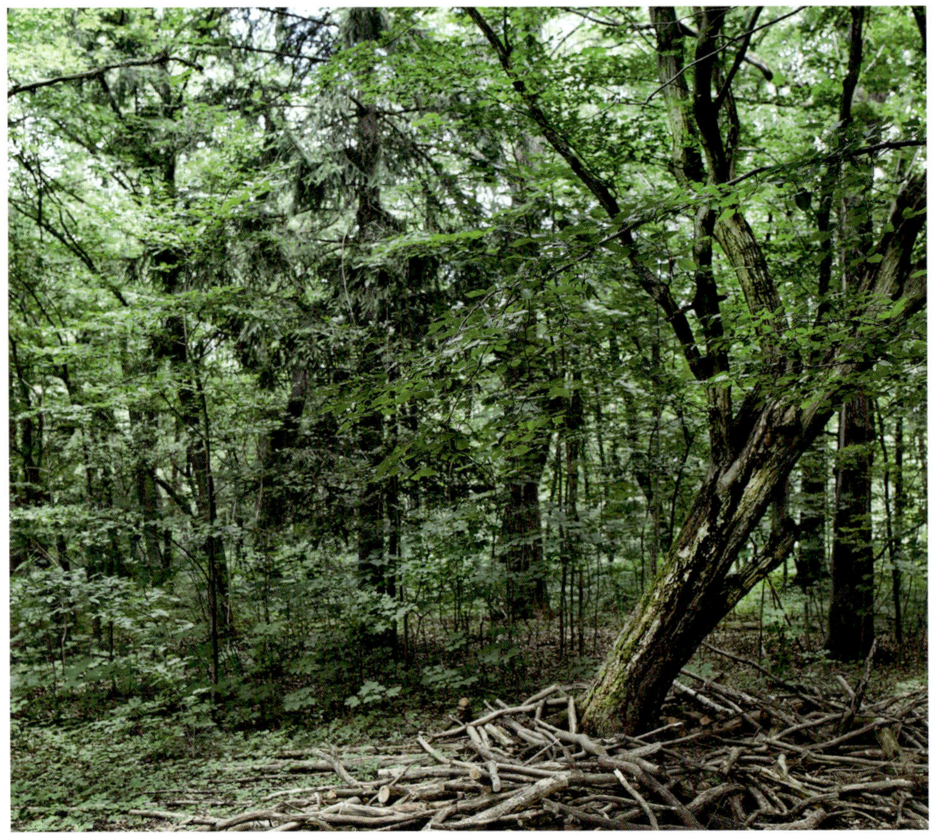

Speziell zu ADHS (zum Begriff S. 303) wurden Belege gefunden, die die Bedeutung von Naturaufenthalten auch als therapeutisches Mittel bestätigen. Im schulischen Alltag sind Naturaufenthalte bedeutsam für Kreativität und Lernerfolg, zumal angesichts immer wichtiger werdender digitaler Lernhilfen. Als pädagogisches Konzept wird die Natur als Erfahrungsraum für Kinder und Jugendliche in Deutschland beispielsweise in der Waldorf-Pädagogik angewendet.

„Normalberufstätige" sehen sich einem zunehmend als belastend empfundenen Termin-, Veränderungs- oder Zeitdruck gegenüber. Immer weniger Handlungsspielräume, immer höhere Anforderungen. Das Leben rauscht an einem vorbei und irgendwie ist man ständig erschöpft. Egal, was und wie man es macht, es scheint nie genug zu sein. Nicht umsonst sind zunehmende Beschleunigung, Flüchtigkeit, Entfremdung und Sucht große gesellschaftliche Themen.

Ältere Menschen dagegen haben andere Probleme. Neben fortschreitenden körperlichen Problemen kämpfen sie häufig mit zunehmender Vereinsamung und Verengung des Lebensumfelds und mit der Abnahme sinnstiftender Erlebnisse. Naturkontakte können hier auf vielfältige Art und Weise positive Auswirkungen haben und eine wichtige Ressource für die körperliche, geistige und seelische Gesundheit sein und die Lebensqualität steigern. Dennoch wird der Naturkontakt von älteren Menschen leider nicht als allgemeines Instrument zur Gesundheitsförderung dieser Bevölkerungsgruppe eingesetzt. Immerhin gibt es bereits einige Initiativen von Pflegeeinrichtungen, die ihren Bewohnern solche Kontakte etwa über den Besuch eines Bauernhofs ermöglichen.

Ganz allgemein kann Natur ein wichtiger Ort sein, an dem man anderen und sich selbst (wieder-)begegnet. Der Kontakt mit der Natur kann helfen, besser mit der Angst vor dem Älterwerden, mit Krankheit oder Tod umzugehen, und er kann Sozialkontakte fördern. Gute Sozialkontakte sind erwiesenermaßen ein wichtiger Schlüssel zu einem längeren, gesünderen und zufriedeneren Leben.

Vor dem Hintergrund des demografischen Wandels kann die Wichtigkeit von Naturkontakten gar nicht genug betont werden. Wir werden noch einige Studien hierzu kennenlernen. Sie beschäftigen sich mit den positiven Effekten von Naturkontakten auf körperliche Funktionen, die im Alter abnehmen oder zunehmend beeinträchtigt sind.

EIN PAAR WICHTIGE DEFINITIONEN VORAB

Die vorgestellten Studienergebnisse stammen aus experimentellen oder quasiexperimentellen Arbeiten oder aus groß angelegten Querschnittsstudien, die bestimmte Kontrollen zum Beispiel für den sozioökonomischen Status und andere Variablen enthalten.

Morbidität ist eine statistische Größe in der Epidemiologie. Sie gibt an, wie viele Individuen einer bestimmten Bevölkerungsgruppe in einem bestimmten Zeitraum eine bestimmte Erkrankung erlitten haben. Auf Grundlage der Morbiditätsrate kann die Erkrankungswahrscheinlichkeit (z. B. Zahl der Neuerkrankungen) geschätzt werden.

Mortalität bezeichnet die Anzahl der Todesfälle bezogen auf die Gesamtanzahl der Individuen oder, bei der spezifischen Sterberate, bezogen auf die Anzahl in einer bestimmten Bevölkerungsgruppe.

Prävalenz ist eine Kennzahl, die aussagt, welcher Anteil der Menschen einer bestimmten Gruppe definierter Größe zu einem bestimmten Zeitpunkt an einer bestimmten Krankheit erkrankt ist oder einen Risikofaktor aufweist. Sie ist eine Momentaufnahme, die die Gesamtzahl aller zum Untersuchungszeitpunkt Erkrankten berücksichtigt, unabhängig davon, wann sie erkrankt sind (die Inzidenz hingegen untersucht die neu Erkrankten). In der Regel wird die Prävalenz einer Krankheit oder Störung in einer Bevölkerungsgruppe aufgrund einer Stichprobe nur geschätzt, da die vollständige Testung zu aufwendig wäre oder unmöglich ist (Prävalenzschätzung).

Die *statistische Signifikanz* ist ein Bewertungskriterium für mit Mitteln der Statistik, also mit Tests, erzielte Ergebnisse. Statistisch ist ein Ergebnis signifikant, also bedeutsam, wenn es nicht auf Zufall beruht.

Der *sozioökonomische Status* (SES) spiegelt die individuelle Position in der Sozialhierarchie wider und wird zumeist über Informationen zum Bildungsniveau, zur beruflichen Stellung und zur Einkommenssituation erfasst. Man führt SES-Kontrollen durch, um sicherzustellen, dass Faktoren berücksichtigt werden, die zu einer „gesundheitlichen Ungleichheit“ innerhalb der Gesellschaft führen.

Naturkontakte wirken ganzheitlich

Eine Reihe handfester Belege zeigt: Vitamin G(rün) macht uns ganzheitlich gesünder und gewissermaßen auch zu besseren Menschen, egal, wie alt wir sind oder ob wir gesund oder krank sind. Aber welche Veränderungen vermag Natur in uns anzustoßen? Welche sind erwiesen?

Mit zwei wesentlichen Theorien, die die positive Wirkung des Naturerlebens auf unsere Psyche erklären, haben wir uns schon beschäftigt (siehe S. 200 ff.). Beide kommen zum Ergebnis, dass Naturkontakt eine wesentliche Rolle bei der Vermeidung und auch der Behandlung von psychischen Störungen und Erkrankungen spielt.

Die positive Wirkung von Naturkontakten auf den Körper begründete man bislang in erster Linie mittelbar: Natur animiert zu gesteigerter körperlicher Aktivität und wer sich mehr bewegt, stärkt sein Herz-Kreislauf- und Immunsystem und kann Übergewicht oder Diabetes entgegenwirken. Die Forschungsergebnisse zum *Shinrin Yoku* zeigen, dass Naturkontakt sogar unmittelbar auf die körperliche Gesundheit wirkt. Denn schon ein entspannter Aufenthalt im Wald wirkt wie eine natürliche Aromatherapie und diese stärkt das Immunsystem (siehe S. 67, 230, 234).

Die positive Wirkung auf das soziale Wohlbefinden wird unter anderem damit begründet, dass Natur, insbesondere in Städten, einen wichtigen Begegnungsraum bildet, in dem man in einer positiven Art und Weise miteinander umgeht. Einige andere Aspekte, was Natur in unserem Körper, in unserem Geist und unserer Seele auszulösen vermag, will ich noch von A bis Z herausstellen:

ADIPONEKTINPRODUKTION

Im Gegensatz zu Stadtspaziergängen erhöhen Waldspaziergänge den Adiponektinspiegel.[103] Adiponektin gehört zu den Fettgewebshormonen (Adipokine) und übt eine Reihe von Funktionen im Körper aus. Adiponektin hat insulinsensibilisierende, entzündungshemmende und antiatherogene Eigenschaften. Menschen mit einem hohen Adiponektinspiegel sollen vor Typ-2-Diabetes, Fettleibigkeit (Adipositas) oder Arteriosklerose geschützt sein und ein vermindertes Herzinfarktrisiko haben.

AUFMERKSAMKEITSWIEDERHERSTELLUNG

Naturkontakt kann geistige Erschöpfung reduzieren und die Impulskontrolle verstärken (siehe S. 200 ff.). Zusätzliche Bedeutung gewinnt diese Erkenntnis, weil es klare Hinweise gibt, dass die Wiederherstellung der Aufmerksamkeit Ermüdungsunfällen und riskantem Gesundheitsverhalten wie Rauchen, übermäßigem Essen und Drogen- oder Alkoholmissbrauch entgegenwirken könnte.[104]

BLUTZUCKERNORMALISIERUNG

Ein anhaltend erhöhter Blutzuckerspiegel führt zu erheblichen Gesundheitsrisiken und infolgedessen kann es sogar zu Nervenschäden, Blindheit und Nierenversagen kommen. Regelmäßiger Naturkontakt kann vor diesen Folgen schützen. Entspannte Spaziergänge in einem Waldgebiet reichen aus, um bei Diabetikern einen erhöhten Blutzuckerspiegel deutlich zu senken (siehe S. 310).[105]

DHEA-PRODUKTION

Im Gegensatz zu Stadtspaziergängen kommt es bei Waldspaziergängen zu einer Erhöhung des DHEA-Spiegels.[106] DHEA (Didehydroepiandrosteron) ist ein Hormon, das in der Nebenniere gebildet wird und wie alle Hormone in anderen Zellen (Zielzellen) einen Stoffwechseleffekt hat. DHEA ist das am meisten verbreitete Hormon im Blut und kommt in noch höheren Konzentrationen im Gehirn vor. Im Alter von 25 Jahren ist die Produktion am höchsten und fällt danach stetig ab.

Die biologische Rolle von DHEA scheint sehr groß und breit gefächert zu sein. Wegen seiner universellen Funktion im menschlichen Stoffwechsel besteht zwischen verschiedenen Krankheiten und DHEA ein Zusammenhang. Das Hormon soll Adipositas, Depressionen, Diabetes, Gedächtnis, Hautbeschaffenheit, Herzkrankheiten, Immunreaktionen, Krebs, Müdigkeit oder Tumorentstehung beeinflussen. Regelmäßige Waldspaziergänge können daher potenziell vor Fettleibigkeit, Typ-2-Diabetes, Bluthochdruck und koronarer Herzkrankheit schützen.

EHRFURCHT UND ANDERE EMOTIONEN

Obwohl nicht jede Landschaft für jeden Betrachter schön und nicht jeder gleichermaßen naturverbunden ist, findet jeder seinen Platz in der Natur. Natur ist aus sich heraus in der Lage, verschiedenste positive Emotionen in uns zu wecken. Einige Studien untersuchten die Emotionen Ehrfurcht oder Ergriffensein, die wir bei Naturkontakt empfinden. Die Reaktionen sind ähnlich denen, die wir beim Hören von Musik, bei der Betrachtung von Kunst oder von außergewöhnlichen menschlichen Errungenschaften empfinden, vielleicht sind unsere Reaktionen auf Natur sogar noch intensiver.[107]

Der Begriff der Ehrfurcht oder des Ergriffenseins mag sich für manche fast schon altmodisch anhören, doch für eine Studie berichteten mehr als 200 junge Erwachsene von positiven Emotionen wie Ehrfurcht, Staunen, Liebe, Zufriedenheit oder Stolz, die sie im Verlauf des Tages erlebt hatten. Anhand der dabei entnommenen Gewebeproben der Mundschleimhaut bestimmten die Forscher den jeweiligen Interleukin-6-Gehalt. Interleukin-6 ist ein proinflammatorisches, also ein entzündungsförderndes Zytokin, das kurzfristig gut, aber auf Dauer schädlich ist. Ein anhaltend hoher Interleukin-6-Spiegel weist auf Entzündungen im Körper und auf einen geschwächten Gesundheitszustand hin (siehe S. 64). Man stellte fest, dass die niedrigsten Interleukin-6-Spiegel nicht etwa mit Gefühlen wie der Liebe einhergehen, sondern mit regelmäßigen Empfindungen von Ehrfurcht oder Ergriffensein.[108]

Draußen in der Natur zu sein, gibt einem das Gefühl von Vitalität und Energie. Das belegen schon Prof. Lis Studien, die wir bereits genauer betrachtet haben (siehe S. 72 ff.). Die Studien, die Prof. Kuo für ihren Review herangezogen hat, scheinen sich eher auf Vitalität und Energie für zielgerichtetes Handeln zu beziehen. Deshalb meint sie, dass Vitalität und Aufmerksamkeitswiederherstellung wohl verschiedene Facetten ein und desselben Prozesses sind. Ungeachtet dessen belegen Studien, dass das Gefühl von Vitalität eine größere Resistenz gegenüber Infektionen voraussagt[109] und ein geringeres Mortalitätsrisiko.[110]

IMMUNFUNKTIONALE VERÄNDERUNGEN

Die positiven Auswirkungen von Waldaufenthalten auf das Immunsystem haben wir bereits ausführlich kennengelernt. Im Kontrast zu Aufenthalten in städtischen Umgebungen werden sie besonders deutlich (siehe S. 73 in Zusammenschau mit S. 76). Nur die Waldaufenthalte führten zu einer signifikanten Steigerung der Anzahl und Aktivität der natürlichen Killerzellen und zu einer positiven Beeinflussung weiterer Parameter (siehe S. 79 f.). Einige dieser Parameter sind am Entstehen von Diabetes, Herz-Kreislauf-Erkrankungen und Depressionen beteiligt.

KÖRPERLICHE AKTIVITÄT

Regelmäßige körperliche Aktivität ist wichtig zur Gewichtskontrolle, für die psychische Gesundheit, sie kann die Lebenserwartung steigern und reduziert das Risiko von Herz-Kreislauf-Erkrankungen, Typ-2-Diabetes, einigen Krebsarten und des Metabolischen Syndroms. Das Metabolische Syndrom, auch als tödliches Quartett bezeichnet, gilt heute neben dem Rauchen als der entscheidende Risikofaktor für Erkrankungen der arteriellen Gefäße, insbesondere für die koronare Herzkrankheit. Es ist gekennzeichnet durch abdominelle Fettleibigkeit („Bauchfett“), Bluthochdruck, veränderte Blutfettwerte und Insulinresistenz.

Überraschenderweise, so Prof. Kuo, sei ein grüneres Umfeld nicht zwingend mit gesteigerter körperlicher Aktivität verbunden. Die umfangreiche Literatur dazu sei aber uneinheitlich. In Studien, in denen körperliche Aktivität mit einem grünen Umfeld in Zusammenhang gebracht wird, scheint die besondere Beziehung nach Prof. Kuo nicht unbedingt zu bestehen.[111] Fakt sei aber, dass man sich im Grünen mehr als sonst bewegt und mehr Lust dazu hat.

REDUZIERTE GEWALT

Ein begrüntes Wohnumfeld steht in Zusammenhang mit geringeren Aggressionen und weniger Gewalt. Prof. Kuo stellt fest, dass der Einfluss der Natur auf geringere Aggressionsbereitschaft durch verminderte mentale Ermüdung vermittelt wird. Das könnte dazu führen, dass Menschen weniger reizbar sind und weniger impulsiv sprechen oder handeln.[112] Interessant sei auch, dass sowohl das Bakterium Mycobacterium vaccae als auch negative Luftionen – beides sind Naturwirkstoffe – mit dem Serotoninstoffwechsel in Verbindung gebracht wurden,[113] denn Serotonin hält die impulsive Aggression, also die „Kampfbereitschaft“, in Schach.

SOZIALE BINDUNGEN

Die außerordentliche Bedeutung sozialer Bindungen für unsere Gesundheit und unser Wohlbefinden ist durch eine umfangreiche Literatur belegt. Menschen mit guten Sozialkontakten sind glücklicher, seltener krank und haben eine höhere Lebenserwartung. Zahlreiche experimentelle, aber auch groß angelegte epidemiologische Studien haben ein grüneres Umfeld mit sozialen Variablen verknüpft wie etwa stärkere Hilfsbereitschaft und Großzügigkeit, eine verstärkte gemeinsame Nutzung des gemeinsamen Raums und soziale Interaktion, größere soziale Sicherheit, größeres gegenseitiges Vertrauen unter Nachbarn sowie bessere soziale Integration, bessere soziale Bindungen und einen besseren Gemeinschaftssinn.[114]

SOZIALE INTEGRATION

Darüber hinaus belegen die Ergebnisse von drei Studien die Rolle eines grünen Wohnumfelds für die soziale Integration und die wahrgenommene Gesundheit. Jede von ihnen untersuchte die Beziehungen zwischen Wohnumfeld, sozialer Integration und selbstberichtetem Gesundheitszustand in einer großen Bevölkerung und führte statistische Mediationstests durch.[115]

STRESSREDUKTION UND ENTSPANNUNG

Naturkontakte wirken sich physiologisch und psychologisch messbar auf Entspannung und Stressabbau aus. Dazu kommen wir noch (siehe S. 319 ff.).

Wichtige „Wirkstoffe" der Natur

Die Vitamin-G(rün)-Forschung lebt vom Kontrast. Viele Studien beschäftigen sich mit den typischen Umweltbedingungen von städtischen und natürlichen Umgebungen. Welche Wirkstoffe der Natur punkten?

BIODIVERSITÄT DER NATUR STÄRKT DAS IMMUNSYSTEM

Der Naturkontakt im Sinne von unmittelbarem Kontakt mit natürlicher Artenvielfalt (Biodiversität) soll das Immunsystem dabei unterstützen, Nichtbedrohungen zu tolerieren statt sie anzugreifen.[116] Die sogenannte Biodiversitätshypothese geht davon aus, dass ein reduzierter Kontakt von Menschen mit natürlicher Umwelt und biologischer Vielfalt negative Auswirkungen auf das Mikrobiom, also auf die Gemeinschaft der uns besiedelnden Mikroorganismen, hat und dessen immunmodulatorische Kapazität verändert (siehe S. 304 f.). Infolgedessen könnte es zum Beispiel zu einem vermehrten Entstehen von Allergien und anderen chronischen Entzündungen wie Autoimmunerkrankungen kommen, wenn ein natürliches Lebensumfeld fehlt.

GERÄUSCHE UND KLÄNGE HELFEN ZU ENTSPANNEN

Bei vielen Naturerlebnissen verarbeiten wir natürliche Geräusche und Klänge. Inwieweit diese positive Gesundheitswirkungen haben, ist ebenfalls Gegenstand vielfältigster Untersuchungen. Bei einem eindrücklichen Laborexperiment zeigte sich, dass Probanden, die nach einer schwierigen arithmetischen Aufgabe Naturgeräusche vorgespielt bekamen, sich schneller vom Stress erholten.[117] Insbesondere Quellgeräusche und Vogelgezwitscher verringerten das Hautleitfähigkeitsniveau mehr als etwa Verkehrsgeräusche.

Das Hautleitfähigkeitsniveau ist ein zuverlässiger Biomarker, um Emotionen wie Stress zu bestimmen, da jede physiologische Erregung, wie sie mit Stress einhergeht, die Hautleitfähigkeit verändert. Die Hautleitfähigkeit wird in erster Linie von der Aktivität der Schweißdrüsen beeinflusst, die durch das vegetative Nervensystem gesteuert wird und daher bewusst nicht beeinflussbar ist (nur indirekt über spezielle erlernbare Techniken). Wird Schweiß produziert, steigt die Fähigkeit der Haut als Stromleiter zu dienen an und damit auch der Hautleitwert.

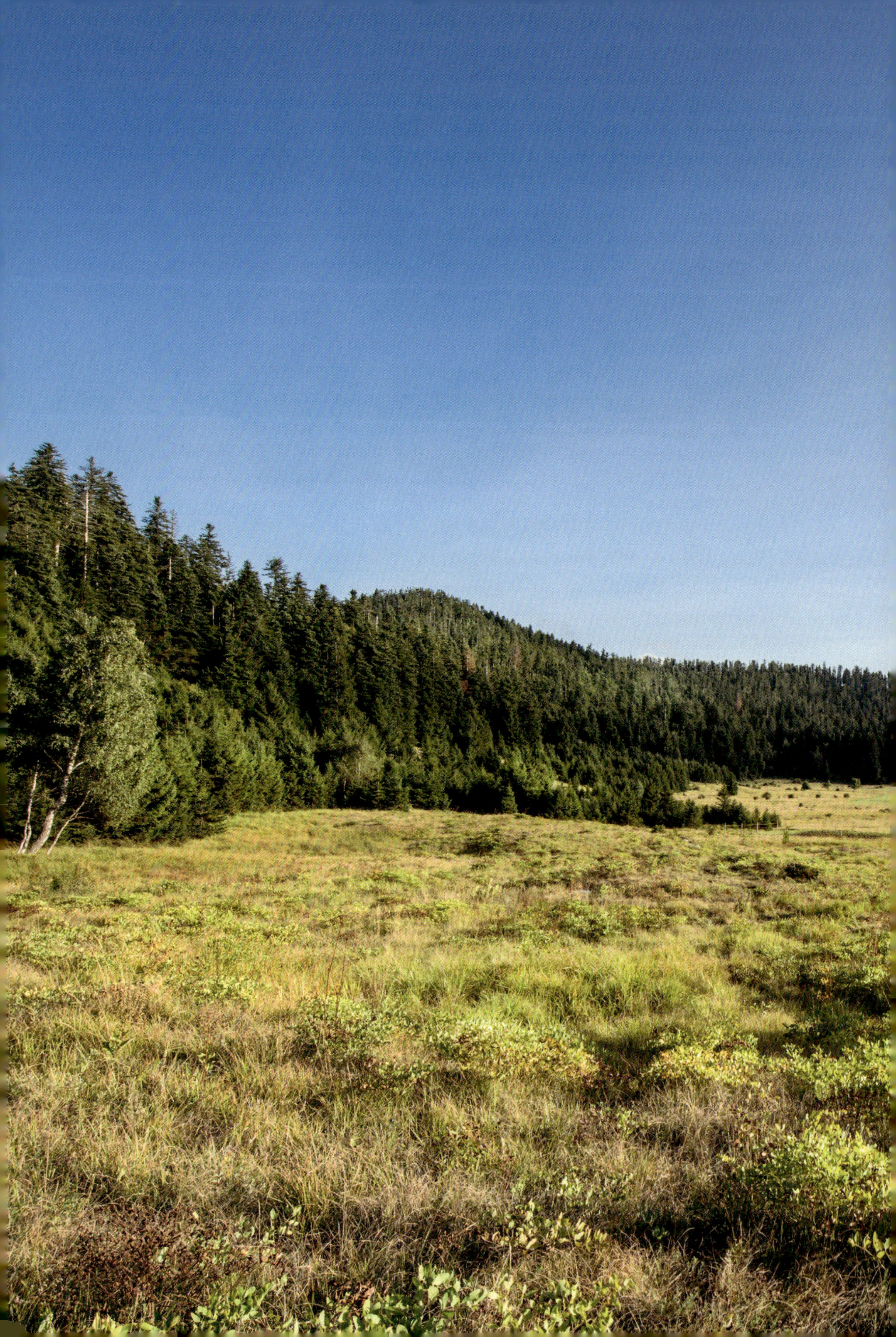

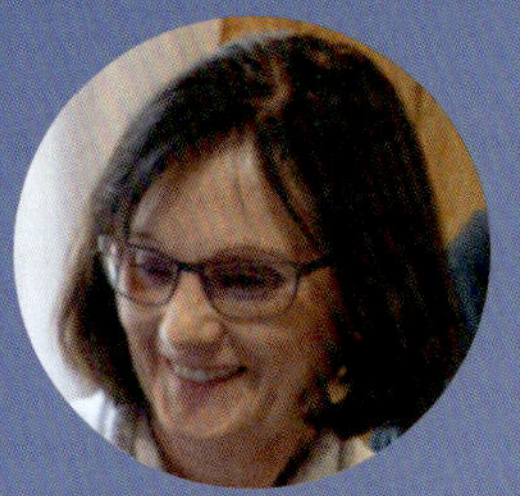

HILDEGARD

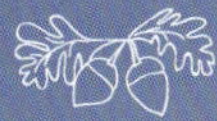

Was verbinde ich mit Wald?
Wald ist wichtig und muss geschützt werden, das ist klar. Ich persönlich empfinde Wald als dunkel, feucht und kühl. Mücken und sonstiges Getier stören mich. Mir gefällt es am Meer viel besser und ich mag auch das Klima lieber.

Meine Waldnutzung?
Keine. Das letzte Mal war ich als Kind im Wald mit den Eltern oder der Schule. Mich zieht es einfach nicht dorthin.

Warum habe ich mitgemacht?
Ich wollte meinen Mann begleiten und sehen, ob mir das Im-Wald-Sein vielleicht doch Spaß machen kann.

Wie hat es mir gefallen?
Ich fand es nett und interessant. Teilweise habe ich mich sogar gut amüsiert.

Konnte ich mir die Effekte auf mein Immunsystem vorstellen?
Gar nicht.

Meine Ergebnisse?
Dass sich die Aktivität meiner Killerzellen genauso wie ihre Aktivierbarkeit deutlich gesteigert hat, hat mich dann doch positiv überrascht. Vielleicht ist ja doch etwas dran an den Gesundheitseffekten, die man dem Wald zuschreibt.

Werde ich Waldbaden in meinen Alltag integrieren?
Aus eigenem Antrieb eher nicht. Meinen Mann begleite ich aber jederzeit gern. Mal schauen, was die Zukunft so bringt.

MYCOBACTERIUM VACCAE ERHÖHT DEN SEROTONINSPIEGEL

Die oben genannte Artenvielfalt schließt natürlich auch Bakterien ein. Vieles ist noch unerforscht, aber ein harmloses Bodenbakterium, das *Mycobacterium vaccae*, sticht heraus: Wir atmen es über die Luft ein, wenn wir uns in der freien Natur bewegen oder den Garten umgraben. Bei Mäusen wurde festgestellt, dass dieses Bakterium über den Serotoninspiegel das Immunsystem stärkt.[118] Bei Patienten mit schwarzem Hautkrebs, der schon Tochtergeschwülste gebildet hat, verbesserte die Zugabe von *Mycobacterium-vaccae*-Injektionen zu anderen Behandlungen das Langzeitüberleben.[119]

NATUR SCHAFFT GUTES STADTKLIMA

Klima und Wetter können einen erheblichen Einfluss auf die Gesundheit und das Wohlbefinden haben. Der Deutsche Wetterdienst bietet sogar eine „Wohnortberatung" an, die dabei helfen soll, Gebiete zu finden, in denen man bei bestimmten Leiden bevorzugt seinen Wohnsitz nehmen sollte. Ein typisches Merkmal des Stadtklimas, dem man kaum entkommen kann, ist die sogenannte Wärmeinsel. Durch die starke Aufwärmung tagsüber und die eingeschränkte Abkühlung nachts ist es in Städten deutlich wärmer als im Umland.

Bäume, Boden und Gras mildern die Auswirkungen von städtischen Wärmeinseln.[120] Schafft man natürliche Räume in Städten, so kann eine Vielzahl von Gesundheitsrisiken wie Hitzschlag und Sonnenstich oder Atembeschwerden durch hitzebedingte Smogbildung verringert werden, aber auch hitzebedingte Aggression und Gewalt.

NEGATIVE LUFTIONEN TUN GUT

Wälder, Bergregionen und Orte mit fließendem Wasser haben viermal mehr negative Luftionen als urbane Gegenden.[121] Wasserfälle können einen relativen Anstieg negativer Ionen bewirken und auch den Ausstoß von Mikroben in die Atmosphäre fördern.[122]

Negative Luftionen haben systematische Auswirkungen auf Serotonin, Dopamin und diastolischen Blutdruck[123] und sollen bei regelmäßiger Anwendung depressive Symptome bei chronischen Depressionen[124] und saisonalen affektiven Störungen (Winterdepression) lindern.[125] Tierversuche legen nahe, dass negative Luftionen die parasympathische Nerventätigkeit und die Immunfunktion stärken.[126] Für negative Luftionen werden zudem zahlreiche weitere gesundheitliche Vorteile beansprucht, Prof. Kuo hält die empirische Grundlage insoweit jedoch für schwach. Die geschilderten Vorteile haben übrigens nichts mit kommerziellen Ionisatoren zur Luftreinigung zu tun, deren Wirkung sehr umstritten ist.

PHOTOSYNTHESE UND LUFTREINHALTUNG WIRKEN

In unseren Breitengraden verarbeitet ein einzelner Baum täglich zwischen 30.000 und 40.000 Kubikmeter Luft. Dabei nimmt er Kohlendioxid auf, gibt Sauerstoff ab, feuchtet die Luft an und filtert die in ihr enthaltenen Schadstoffe heraus. Allein schon eine einzige 100-jährige Buche verströmt pro Stunde etwa 1,7 Kilogramm Sauerstoff und kann damit 50 Menschen eine Stunde lang mit Atemluft versorgen. Bäume wirken mit ihren Blättern und Nadeln wie riesige Filter. Ein Hektar Buchenwald kann jährlich rund 70 Tonnen, ein Hektar Fichtenwald etwa 30 Tonnen Staub aus der Luft herausfiltern.

Bakterien, Sporen und Feinstaub werden durch die innere Struktur der Blätter, die einem Schwammgewebe ähnlich ist, aufgenommen. Die Luft strömt durch die Blätter und die Schadpartikel bleiben hängen. Ist der Filter voll, wird er ausgetauscht. Laubbäume erledigen das mit dem Laubfall im Herbst. Bei Nadelbäumen fallen die alten Nadeln nach etwa zehn Jahren ab und gleichzeitig wachsen neue nach.

Forschungen zeigen, dass die Vegetation negative Auswirkungen der Luftverschmutzung auf Herzmuskelerkrankungen, Atemwegserkrankungen, chronisch obstruktive Lungenerkrankungen und Asthma mindern kann.[127] Einige Wissenschaftler jedoch mutmaßen, dass die nützlichen Auswirkungen in städtischen Umgebungen durch die negative Auswirkung von Pollen aufgewogen werden könnten.[128]

TERPENE STÄRKEN DAS IMMUNSYSTEM

Die uns wohlbekannten Terpene lassen sich im Gegensatz zu städtischen Umgebungen gerade in Waldgebieten in hohen Konzentrationen messen und haben teilweise bereits beschriebene vielfältige Wirkungen auf den Organismus (siehe ab S. 39). Sie reduzieren den Blutdruck, erhöhen die parasympathische und senken die sympathische Aktivität, sie stärken die Immunfunktion und lindern depressive Zustände (siehe S. 312, 320 f. und 306 f., 239).[129]

VISUELLE REIZE BERUHIGEN UNS

Egal, ob drinnen oder draußen, ob virtuell oder real, Natur liefert starke visuelle Reize. Hierzu gibt es vielfältigste Forschungsarbeiten, viele beschäftigen sich auch mit einer „grüneren" Gestaltung von Arbeitsplätzen. Schon eine fünfminütige Betrachtung von Bildern mit Bäumen, Gras und Feldern in einer Laborumgebung etwa reicht aus, um die Aktivität des parasympathischen Nervensystems zu erhöhen und die Herzfrequenz zu senken (siehe S. 321).[130]

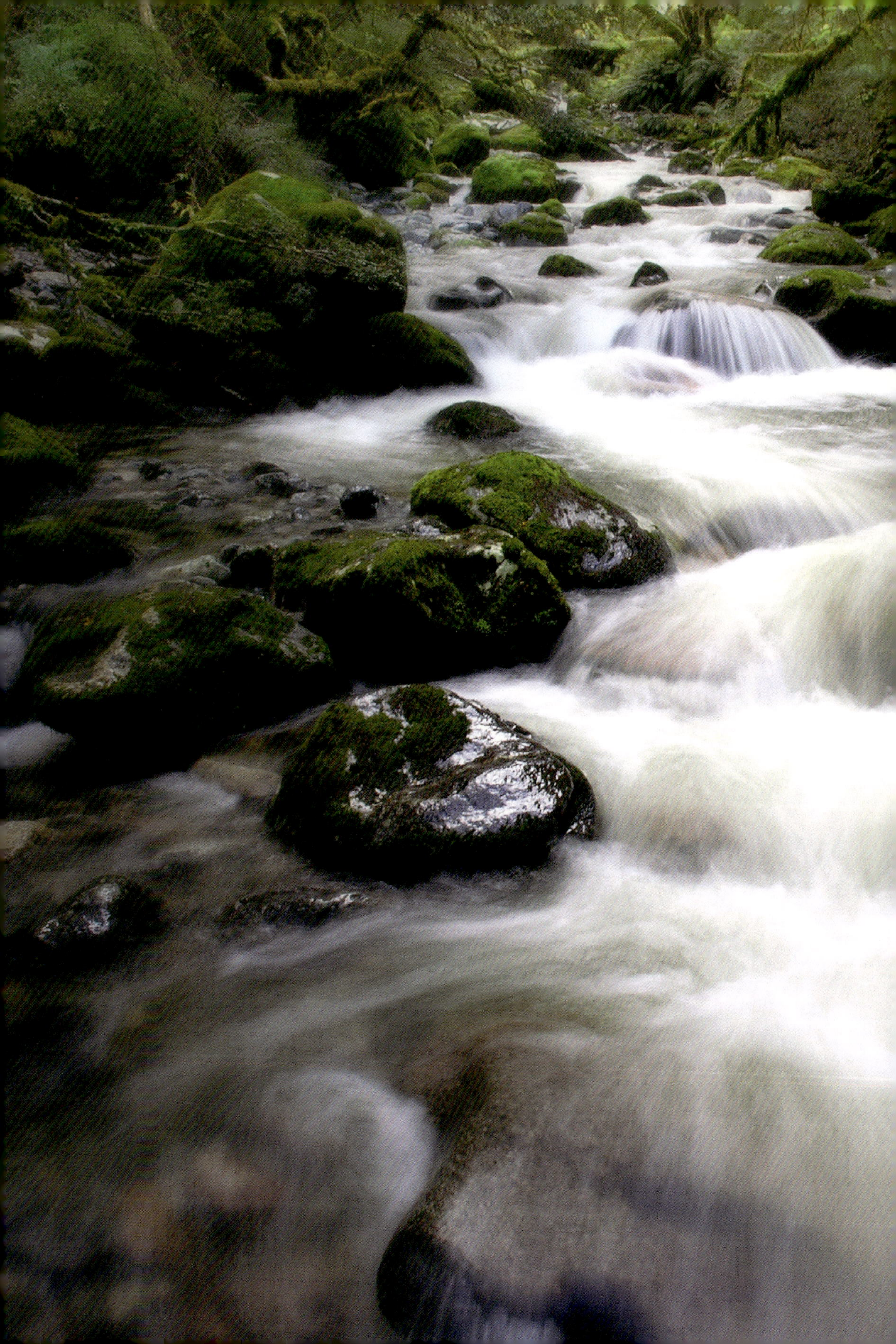

Indikationen für Naturkontakte

Mit unserem Waldbaden-Experiment haben wir einen kleinen Ausschnitt der Wirkungen des Naturkontakts betrachtet und hielten es für wichtig, einen Beleg über die Wirkungen unseres Im-Wald-Seins in den Händen zu halten. Dieser Beleg und die vielen schönen Erlebnisse, die wir gesammelt haben, wirkten sich nach unserer Rückkehr tatsächlich motivierend auf unser Verhalten aus. Ein Teil von uns geht jetzt öfter in den Wald. Vor allem jedoch gehen wir alle nun bewusster in den Wald und sprechen – mit einem Augenzwinkern – davon, dass wir wieder einmal unsere „NK-Zellen mit Terpenen beflügelt" haben.

Für all jene, die mit dem Naturkontakt und besonders mit dem Im-Wald-Sein zwar grundsätzlich etwas Positives verbinden, jedoch gern wissen möchten, bei welchen Krankheitsbildern und Befindlichkeitsstörungen die heilende Wirkung von Natur und Wald bereits tatsächlich belegt ist, wird es höchste Zeit für einen „Indikationskatalog".

Schauen wir also, bei welchen Befindlichkeitsstörungen und Krankheitsbildern Naturkontakt von der neueren Forschung als gesundheitsfördernd identifiziert wurde, und lassen Sie uns sehen, wo er vielleicht sogar als ergänzendes therapeutisches Mittel, etwa als Waldtherapie, in Betracht kommen könnte.[131]

Sicher nicht abschließend benennt Prof. Kuos Review verschiedene Befindlichkeitsstörungen und Krankheitsbilder, bei denen Studien einen „gut etablierten" beziehungsweise „plausiblen" kausalen Zusammenhang zwischen Naturkontakt und Gesundheit festgestellt haben. Viele dieser gesundheitlichen Probleme sind weit verbreitet und fallen damit auch sozial und gesundheitsökonomisch ins Gewicht.

ADHS

Die Aufmerksamkeitsdefizit-/Hyperaktivitätsstörung ist wohl die häufigste psychiatrische Erkrankung des Kindes- und Jugendalters. Sie gehört zur Gruppe der Verhaltens- und emotionalen Störungen in Kindheit und Jugend. Sie äußert sich durch Probleme mit Aufmerksamkeit, Impulsivität und Selbstregulation und manchmal kommt zusätzlich starke körperliche Unruhe (Hyperaktivität) hinzu. ADHS ist keine Krankheit wie Masern oder Mumps, die man eindeutig nachweisen oder ausschließen kann. ADHS hat eher Ähnlichkeit mit Übergewicht oder Bluthochdruck, hat man davon zu viel, wird es kritisch.

Aktuellen Prävalenzschätzungen zufolge sind in Deutschland etwa fünf Prozent der Kinder und Jugendlichen im Alter von 3 bis 17 Jahren betroffen, wobei die Erkrankung bei Jungen etwa viermal häufiger diagnostiziert wird als bei Mädchen. Bei etwa 60 Prozent der Betroffenen bleiben wesentliche Symptome der ADHS auch im Erwachsenenalter bestehen.[132]

Naturkontakt scheint die Prävalenz von ADHS zwar nicht zu beeinflussen,[133] aber er scheint sowohl zu einer kurz- als auch langfristigen Verminderung von

ADHS-Symptomen bei Kindern zu führen. In einer Fallstudie mit ADHS-betroffenen Kindern fanden die Forscherinnen Dr. Andrea Faber Taylor und Dr. Ming Kuo konkret heraus,[134] dass 20 Minuten in einer Parkumgebung ausreichten, um die Aufmerksamkeitsleistung im Vergleich zur gleichen Zeit in einer Stadtumgebung zu erhöhen. Ein Aufenthalt im Grünen könne also nicht nur die Aufmerksamkeit in der Allgemeinbevölkerung erhöhen, sondern auch bei ADHS-Betroffenen. Naturaufenthalte könnten als sicheres, kostengünstiges und allgemein zugängliches neues Werkzeug im Toolkit zur Behandlung von ADHS-Symptomen dienen.

AKUTE HARNWEGSINFEKTIONEN

Akute Harnwegsinfektionen sind vor allem für Frauen ein Problem und weltweit verbreitet. Eine breit angelegte Studie aus dem Jahr 2009 untersuchte, ob die Häufigkeit von bestimmten, in der Bevölkerung diagnostizierten Krankheiten auch mit einer grünen Lebensumgebung der Menschen zusammenhängt. Dabei kam unter anderem heraus, dass akute Harnwegsinfektionen bei Personen mit einem höheren Grünanteil im Radius von einem Kilometer um den Wohnort weniger verbreitet sind.[135]

ALLERGIEN, ATOPIEN, AUTOIMMUNKRANKHEITEN

Die Allergie ist eine Immunreaktion auf nicht infektiöse Fremdstoffe, auf die der Körper mit Entzündungszeichen und der Bildung von Antikörpern reagiert. Man unterscheidet verschiedene Typen, wobei die „Sofortallergie“, bei der der Körper innerhalb von Sekunden reagiert, wohl am häufigsten vorkommt.

Atopie beschreibt die Neigung, überempfindlich auf den Kontakt mit ansonsten harmlosen Substanzen aus der Umwelt zu reagieren und bezeichnet die körperliche Bereitschaft zu einer krankhaft erhöhten Bildung des Antikörpers Immunglobulin E. Typische allergische und atopische Erkrankungen sind beispielsweise allergische Bindehautentzündung, allergische Darmentzündung, Bronchialasthma, Heuschnupfen, Kontaktekzeme, Nahrungsmittelallergien, Nesselsucht oder Neurodermitis.

Laut Robert Koch-Institut (RKI) erleiden mehr als 20 Prozent der Kinder und mehr als 30 Prozent der Erwachsenen im Laufe ihres Lebens mindestens eine allergische Erkrankung. Bei Kindern sind Jungen häufiger betroffen als Mädchen. Im Erwachsenenalter kehrt sich das Verhältnis um und Frauen erkranken häufiger als Männer (35 % und 24 %).[136]

Naturkontakt im Sinne von Kontakt mit natürlicher Artenvielfalt (Biodiversität) soll das Immunsystem dabei unterstützen, Nichtbedrohungen zu tolerieren anstatt sie anzugreifen.[137] Die sogenannte Biodiversitätshypothese geht davon aus, dass ein reduzierter Kontakt von Menschen mit natürlicher Umwelt und biologischer Vielfalt negative Auswirkungen auf das Mikrobiom, also die Gesamtheit aller den Menschen besiedelnden Mikroorganismen, hat und dessen immunmodulatorische Kapazität verändert. Infolgedessen könnte es zu einem vermehrten Entstehen von Allergien und anderen chronischen Entzündungen wie Autoimmunerkrankungen kommen, wenn ein natürliches Lebensumfeld fehlt.

Die Mikrobiotaforschung ist im Moment ähnlich in Mode wie es vor einigen Jahrzehnten die Genforschung war. Im Kern geht es um Folgendes: Hinter dem, was wir zum Beispiel dezent als Haut- oder Darmflora bezeichnen, verbergen sich unterschiedlichste Mikroorganismen wie Bakterien, Keime oder Viren,[138] die in Gemeinschaften zu mehreren Billionen unsere Haut und Schleimhäute besiedeln.

Bei den meisten Mikroorganismen handelt es sich um Kommensalen (Tischgenossen), die mit uns als Wirt eine „friedliche Koexistenz" eingegangen sind und uns in vielerlei Hinsicht helfen, gesund zu bleiben. Es gibt aber auch Opportunisten unter ihnen, die unter bestimmten Voraussetzungen wie einer Immunschwäche Krankheiten auslösen können.

Ein ausgewogenes Mikrobiom ist daher außerordentlich wichtig für unsere Gesundheit. Die für uns nützlichen Funktionen der Haut- und Darmflora reichen von der Abwehr infektiöser Keime über den Aufschluss der Nahrung bis zur Produktion lebenswichtiger biochemischer Verbindungen. Mikroben kurbeln unser Immunsystem an und haben immunmodulatorische Wirkung. Über bestimmte Rezeptoren wirken sie auf die Regelkreise des Immunsystems, und zwar unterschiedlich stark.[139]

Nicht wenige Forscher sind der Ansicht, dass die biologische Vielfalt in der Umwelt einen Beitrag dazu leistet, dass der Mensch auf und in seinem Körper gerade mit Tischgenossen besiedelt wird.[140] Es wurde festgestellt, dass Menschen, deren langjähriges Lebensumfeld durch Biodiversität gekennzeichnet ist, eine andere Zusammensetzung der Hautflora hatten und auch weniger an Allergien litten als Menschen, die in einer weniger artenreichen Umgebung leben.[141] Die Menschen mit Allergien wiesen eine geringere Gattungsdiversität von Gammaproteobacteria auf der Haut auf. Bei Gesunden gibt es einen positiven Zusammenhang mit der Interleukin-10-Expression und der Menge der Gammaproteobakteriengattung Acinetobacter auf der Haut, nicht jedoch bei Personen mit Allergien. In einer anderen Studie wurde beobachtet, dass bei Personen mit einem höheren Grünflächenanteil innerhalb eines Radius von einem Kilometer um ihren Wohnort weniger häufig Darmentzündungen auftraten.[142] Weitere Forschungen bestätigen den Einfluss der natürlichen Artenvielfalt auf die Darmflora.[143]

Die Ergebnisse der von Prof. Kuo untersuchten Studien zu Allergien und Asthma sind angesichts der vielfältigen Auswirkungen von Vegetation eher gemischt. Positive Auswirkungen sind das Einfangen von Schadstoffen und das Training des Immunsystems. Der Ausstoß von Pollen kann sich negativ auswirken.

Auf der Positivseite finden fünf Studien Hinweise darauf, dass Allergien, Asthma und Ekzeme, die alle eine Überempfindlichkeit des Immunsystems widerspiegeln, bei Personen mit einer grüneren Wohnumgebung weniger verbreitet sind.[144] Im negativen Fall berichten vier Studien über verschlimmerte Allergien oder Asthma in grüneren Gebieten.[145] Drei Studien stellen keine relevanten Effekte fest.[146]

ANGSTSTÖRUNGEN

Angststörungen dürften eine Volkskrankheit sein, über die allerdings selten gesprochen wird. Angststörung ist ein Sammelbegriff für verschiedene psychische Störungen, die ein gemeinsames Merkmal haben, nämlich exzessive, übertriebene Angstreaktionen beim Fehlen einer wirklichen äußeren Bedrohung, wie etwa bei Panikattacken.

Zeit in der Natur zu verbringen, hat positive Auswirkungen auf die Stimmung.[147] Diese Effekte scheinen bei regelmäßigem Naturaufenthalt „chronisch" zu werden. Grünere Wohnbezirke wurden mit geringeren Symptomen für Angstzustände in der Allgemeinbevölkerung verbunden.[148] An anderer Stelle wurde eine geringere Prävalenz von klinischen Angststörungen festgestellt.[149] In grüneren Umgebungen werden weniger Rezepte für Stimmungs- oder Angstbehandlungen ausgestellt.[150]

ATEMWEGSERKRANKUNGEN

Die chronisch obstruktive Lungenerkrankung (COPD) scheint weltweit auf dem Vormarsch zu sein.[151] In Deutschland sind laut neuesten Daten etwa 12 Prozent der Bevölkerung von Asthma oder COPD betroffen. COPD umfasst die chronisch obstruktive Bronchitis und das Lungenemphysem, bei dem die Lungenbläschen zerstört oder überdehnt sind, was das Ausatmen erschwert. „Obstruktiv" steht für eine Verengung der Atemwege.

In vier von vier Studien, die sich mit Atemwegserkrankungen und damit verbundenen Mortalitätsraten in grüneren Wohnvierteln beschäftigten, wurde ein signifikanter Zusammenhang ermittelt.[152]

DEPRESSION

Depressive Störungen gehören zu den häufigsten und hinsichtlich ihrer Schwere am meisten unterschätzten Erkrankungen. Schätzungen zufolge leiden weltweit inzwischen etwa 350 Millionen Menschen unter einer Depression. Bis zum Jahr 2020 werden Depressionen oder affektive Störungen (Stimmungserkrankungen) laut WHO weltweit die zweithäufigste Volkskrankheit sein.[153]

Die wissenschaftlich erwiesenen Auswirkungen von Waldaufenthalten auf die Befindlichkeit haben wir bereits ausführlich kennengelernt (siehe S. 71 f., 230). Andere Studien zeigen, dass allein schon eine grünere Wohnumgebung mit einem geringeren Auftreten von depressiven Symptomen in der Allgemeinbevölkerung verbunden ist,[154] mit einer geringeren Prävalenz klinischer Depression[155] und dass in einem grüneren Wohnumfeld weniger Rezepte für Stimmungs- und Angststörungsbehandlungen ausgestellt werden.[156] In Nacadia werden auch Depressionen mithilfe waldtherapeutischer Maßnahmen erfolgreich behandelt (siehe S. 241 f).

DIABETES MELLITUS

Diabetes mellitus gehört zu den großen Volkskrankheiten mit steigender Tendenz.[157] Derzeit sind rund 285 Millionen erwachsene Menschen der Weltbevölkerung an Diabetes mellitus erkrankt. Da es sich um eine schleichende Krankheit mit uncharakteristischen Symptomen handelt, wissen viele Betroffene, insbesondere ältere Personen nicht, dass sie erkrankt sind. Aktuelle Untersuchungen haben ergeben, dass die Anzahl der Menschen mit unerkanntem Diabetes sehr viel höher ist, als bisher angenommen.

In Deutschland haben rund 95 Prozent der diagnostizierten Diabetiker Diabetes Typ 2 und werden behandelt, das sind etwa sechs Millionen Menschen. Typ-1-Diabetes ist dagegen sehr viel seltener und entwickelt sich in der Regel bis zum 25. Lebensjahr. Der Neuerkrankungsgipfel liegt in einem Alter von 10 bis 15 Jahren. Jungen sind in der Regel häufiger betroffen als Mädchen. Aktuell leiden deutschlandweit rund 30.400 Kinder und Jugendliche unter 20 Jahren an Typ-1-Diabetes mit steigender Tendenz. Die Neuerkrankungsrate von Kindern und Jugendlichen ist in den letzten 20 Jahren um rund 3,5 bis 4,5 Prozent pro Jahr angestiegen. Als mögliche Ursachen werden Umwelteinflüsse und andere Faktoren diskutiert.

Die Anzahl der Menschen mit Typ-2-Diabetes wächst ebenfalls. Schätzungen zufolge treten in der älteren deutschen Bevölkerung jährlich 270.000 Typ-2-Diabetes-Neuerkrankungen auf. Laut *International Diabetes Federation*, einer weltweit agierenden Organisation zur Erforschung und Behandlung des Diabetes mellitus, wird die Anzahl der Diabetiker in den nächsten 20 Jahren weltweit auf 439 Millionen ansteigen. Gefährdet sind besonders Personen mit großem Bauchumfang und deutlichem Übergewicht.

Anhaltend erhöhte Blutzuckerspiegel führen zu erheblichen Gesundheitsrisiken, einschließlich Nervenschäden, Blindheit und Nierenversagen. Bereits kurze Waldaufenthalte haben eine Reihe von Effekten, die darauf hindeuten, dass regelmäßige Naturaufenthalte die Diabeteswerte verbessern könnten.

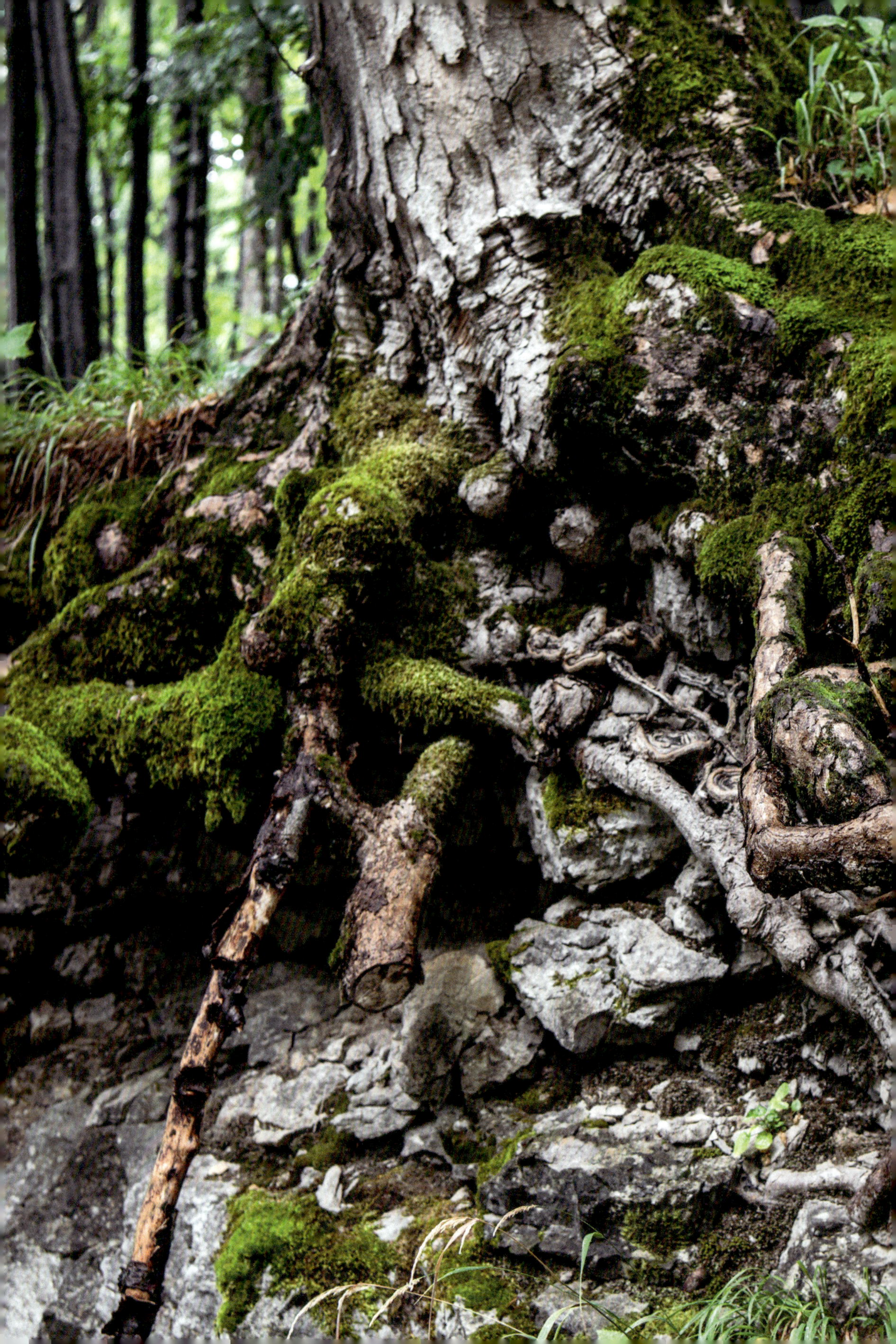

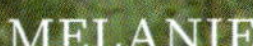

MELANIE

Was verbinde ich mit Wald?
Ein Wohlfühlort! Sehr präsente Erinnerungen an spannende Walderlebnisse, vor allem mit meinem Großvater. Abenteuer und Freiheit. Loslassen und Genießen. Selbstvertrauen und Zuversicht.

Meine Waldnutzung?
Ich habe einen schönen Wald um die Ecke und bin fast täglich mit meinem Hund Iggy dort. Schon der Weg dorthin verursacht Vorfreude. Auf meinem halbstündigen Waldspaziergang entdecke ich immer wieder Neues. Im Moment gefällt mir das Moos am besten und ich beobachte seine von Jahreszeit und Lichteinfall abhängigen leuchtend satten Farbspiele, die einen schönen Kontrast zu den dunklen, dicht stehenden Nadelbäumen bilden. Ich setze mich gern auf eine Bank bei einer kleinen Kapelle, die eine zusätzliche Insel der Ruhe für mich ist. Manchmal denke ich nach, manchmal beobachte ich einfach nur und werfe Stöckchen.

Warum habe ich mitgemacht?
Faszination für das Thema, Neugier auf einen Waldurlaub. Außerdem wollte ich erleben, ob mir der Wald gesundheitlich tatsächlich so guttut, wie von vielen Seiten behauptet wird.

Wie hat es mir gefallen?
Eine tolle Erfahrung. Jeder Tag hatte etwas Spezielles. Jede Landschaft hatte ihre Reize. Eine Hitliste kann ich nicht erstellen. Das Gruppenerlebnis hatte auch seinen Charme. Trotz der Organisation, die teilweise stressbehaftet war, habe ich mich toll erholt.

Konnte ich mir die Effekte auf mein Immunsystem vorstellen?
Jein. Dass solche Effekte möglich sind, auf jeden Fall, dass sie bei mir zutreffen, nicht unbedingt.

Meine Ergebnisse?
Die Aktivität meiner NK-Zellen war schon vor den Waldtagen sehr gut. Auf diesem Niveau hat sie sich gehalten. Dass sie nicht gestiegen ist, könnte „stressbedingt“ gewesen sein. Was mich aber sehr erstaunt und gefreut hat: Die Aktivierbarkeit meiner NK-Zellen hat merklich zugenommen. Könnte das Waldbaden im Ernstfall, wenn ich eine medizinische Immuntherapie brauchen würde, dazu beitragen, dass diese Immuntherapie besser wirkt? Auch bei den psychologischen Tests wurden gute Ergebnisse beobachtet, die mir persönlich aber nicht so wichtig sind, sehe ich mich doch als ein gesundes zähes Kraut am richtigen Standort.

Werde ich Waldbaden in meinen Alltag integrieren?
Waldbaden im Sinne von Abschalten und Entspannen gelingt mir ohne Anstrengung, weil ich mich im Wald wohlfühle, was vor allem auf meine Kindheitserlebnisse zurückzuführen ist. In Zukunft werde ich den Wald jedoch noch bewusster als Gesundheitsort für mich selbst wahrnehmen, wenn ich mit meinem Hund Iggy dort bin.

Prof. Dr. Yoshinori Ohtsuka erforschte die Auswirkungen des *Shinrin Yoku* auf Typ-2-Diabetiker, indem er bei 48 teilnehmenden Probanden den Blutzuckerspiegel untersuchte. Das Experiment ging über sechs Jahre, in denen neunmal *Shinrin Yoku* praktiziert wurde. Entsprechend den körperlichen Fähigkeiten und gesundheitlichen Voraussetzungen legte ein Teil der Probanden 5.000 Schritte in 30 Minuten, der andere 10.000 Schritte in 60 Minuten im Wald zurück. Beide Maßnahmen trugen gleichermaßen dazu bei, die erhöhten Blutzuckerspiegel deutlich zu senken und auf den Schwellenwert für eine Diabetesdiagnose zu reduzieren.[158] Die Studie ermittelte, dass ein Waldspaziergang gegenüber 30 Minuten Indoor-Cycling um etwa das Sechsfache besser auf die Blutzuckersenkung wirkt. Andere Studien belegen, dass Diabetes mellitus (Typ 1 und 2) bei Personen, die in einer grüneren Umgebung leben und bei Parknutzern weniger ausgeprägt ist als bei anderen.[159]

FETTLEIBIGKEIT

Fettleibigkeit (Adipositas) wird definiert als eine über das Normalmaß hinausgehende Vermehrung des Körperfetts. Berechnungsgrundlage für die Gewichtsklassifikation ist der Körpermassenindex, der sogenannte BMI (Body Mass Index, Quotient aus Gewicht und Körpergröße zum Quadrat). Übergewicht gilt als Vorstufe zur Fettleibigkeit.

In Deutschland sind aktuellen Schätzungen zufolge 59 Prozent der Männer und 37 Prozent der Frauen übergewichtig. In der Altersklasse der Berufstätigen ist das Dicksein heutzutage so weit verbreitet, dass es der Normalzustand ist. Männer sind besonders häufig zu dick und am Ende ihres Berufslebens sind 74,2 Prozent übergewichtig. Bei den Frauen im gleichen Alter sind es 56,3 Prozent.[160]

Auch die WHO schlägt Alarm, die Zahl übergewichtiger und extrem übergewichtiger Kinder hätte in den vergangenen Jahrzehnten weltweit drastisch zugenommen: 124 Millionen 5- bis 19-Jährige sind fettleibig, weitere 213 Millionen übergewichtig schätzen Wissenschaftler der WHO und des Imperial College London in ihrer Studie.[161]

Fettleibigkeit birgt ein höheres Risiko für viele Gesundheitsprobleme wie koronare Herzkrankheit, Typ-2-Diabetes und Schlaganfall oder Krebs. Zehn von zehn Studien haben laut Prof. Kuo Hinweise gefunden, dass grünere Wohngebiete mit geringerer Fettleibigkeit verbunden sind.[162]

GEBURTSERGEBNISSE

Ein grünes Wohnumfeld während der Schwangerschaft ist mit gesünderen Geburtsgewichten und einem geringeren Risiko für Kleinwüchsigkeit verbunden, obwohl dieser Effekt für Mütter mit niedrigerem Bildungsniveau manchmal stärker ausgeprägt sein soll.[163]

GESUNDUNGSVERLAUF NACH OPERATIVEN EINGRIFFEN

Über 16,7 Millionen vollstationäre Operationen wurden 2016 in Deutschland durchgeführt.[164] Wie viele Krankenhäuser über Grünanlagen verfügen, ist mir nicht bekannt. Im Mai 2017 fand ein internationaler Fachkongress zum Thema „Garten und Medizin“ in Berlin statt,[165] den die Deutsche Gartenbau-Gesellschaft 1822 e. V. (DGG) und das Bundesministerium für Ernährung und Landwirtschaft (BMEL) veranstalteten.

Ziel war es, Empfehlungen zur Integration von Garten und Natur in der medizinischen Therapie zu formulieren und mehr Bewusstsein für die Bedeutung dieser Verknüpfung zu schaffen. Über 300 Teilnehmer aus fünf Ländern diskutierten über die Themenbereiche Garten und Medizin, die seit jeher eng miteinander verbunden sind. Ein Krankenhaus ohne Grünanlage? Eigentlich undenkbar, und doch werde häufig die Bedeutung von Pflanzen und Parkanlagen in der medizinischen Therapie unterschätzt.

Prof. Dr. Dr. Kurt J. G. Schmailzl von den Ruppiner Kliniken beschreibt das wie folgt: „Krankenhäuser sind vor allem technikzentriert. Das bedeutet, dass die Technik zum Menschen kommt und ein Bezug zur Natur völlig fehlt. Aber Krankenhäuser könnten viel mehr sein als technische Zweckräume. Allerdings erschweren wirtschaftliche Zwänge einen stärkeren Bezug zur Natur.“ Und der Urologe Prof. Dr. Thomas Enzmann, Chefarzt am Städtischen Klinikum Brandenburg wies darauf hin, dass ein Garten, ein Park, eine lebensfreundliche Umgebung nicht nur in eine Rehabilitationseinrichtung, sondern erst recht in eine Akutklinik gehörten.

Inwieweit sich Menschen nach Operationen besser und schneller erholen, wenn die Natur in den Heilungsprozess miteinbezogen wird, ist Gegenstand sehr vieler Forschungsarbeiten. Der schwedische Gesundheitsdesignforscher Prof. Roger Ulrich (siehe S. 200) lieferte bereits 1984 den bis heute aufsehenerregenden, ersten weltweit anerkannten Beweis, dass allein schon der Anblick von Bäumen zu besseren Gesundungsverläufen führt.

In seiner im Fachmagazin *Science* veröffentlichten Studie wurden 46 Patienten in einem standardisierten Verfahren an der Gallenblase operiert, gleichwertig versorgt und untergebracht. Mit einem entscheidenden Unterschied: Ein Teil der Patienten blickte aus dem Fenster auf einen Baum. Prof. Ulrich konnte nachweisen: Die Patienten der „Baumgruppe“ wurden schneller gesund, sie hatten weniger postoperative Komplikationen, eine bessere Wundheilung, benötigten weniger sowie schwächere Schmerzmittel und litten seltener unter Depressionen.[166] Seither wurden die Hauptergebnisse dieser Studie immer wieder bestätigt.

HERZ-KREISLAUF-ERKRANKUNGEN UND BLUTHOCHDRUCK

Nach wie vor sterben die meisten Menschen in Deutschland an Herz-Kreislauf-Erkrankungen. Im Jahr 2015 waren mehr als 356.000 oder 39 Prozent aller Sterbefälle darauf zurückzuführen.[167] Knapp 51.000 Menschen starben an einem Herzinfarkt, Männer deutlich häufiger als Frauen.

Es gibt vielfältige Verbindungen zwischen Naturkontakt und kurz- sowie langfristigen Erkrankungen des Herz-Kreislauf-Systems.[168] Psychologen der Universität von Chicago setzten die Baumdichte innerhalb der Großstadt Toronto zu den Gesundheitsdaten der Bewohner in Beziehung und stellten fest: Je mehr Bäume in einem Viertel wachsen und je größer sie sind, desto höher ist die Gesundheitswahrnehmung und desto geringer das Risiko für Herz-Kreislauf-Erkrankungen, Bluthochdruck, Diabetes und andere typische Zivilisationserkrankungen.[169] Die Wissenschaftler stellen übrigens auch interessante statistische Zusammenhänge zu Alter und Einkommen her.

Damit liegen die Autoren auf einer Line mit vielen anderen Studienergebnissen. Menschen in grüner Umgebung haben im Durchschnitt einen niedrigeren Blutdruck,[170] niedrigere Raten von Erkrankungen des Herz-Kreislauf-Systems,[171] niedrigere kardiovaskuläre Mortalitätsraten[172] und höhere Überlebensraten nach ischämischem Schlaganfall (Hirninfarkt).[173]

Zwar findet eine Handvoll Studien, die allgemein größere geografische Einheiten vergleicht, teilweise keine eindeutige Beziehung zwischen grüneren Gebieten und kardiovaskulären Ergebnissen,[174] doch Prof. Kuo stellt diesbezüglich ein Überwiegen der Beweise zugunsten der Verbindung zwischen Naturkontakt und Herz-Kreislauf-Erkrankungen fest.

Was Waldaufenthalte im Kontrast zu einem Aufenthalt in städtischen Umgebungen betrifft, stellt Prof. Kuo eine Reihe von positiven Auswirkungen auf das Herz-Kreislauf-System heraus, wie erhöhte antiatherogen wirkende Adiponektinspiegel und erhöhte herzschützend wirkende DHEA-Spiegel (siehe S. 294). Waldaufenthalte haben zudem positive Effekte auf einige Faktoren und Werte, die mit Bluthochdruck einhergehen, wie Endothelin-1, Homocystein, Renin, Angiotensinogen, Angiotensin II, Angiotensin-II-Typ-1-Rezeptor, Angiotensin-II-Typ-2-Rezeptor.[175]

Ein anderer systematischer Review von 2017 überprüfte 20 Studien mit 732 Teilnehmern, um präventive oder therapeutische Effekte von Waldaufenthalten auf den Blutdruck zu untersuchen. Es wurde nachgewiesen, dass *Shinrin Yoku* zu einer signifikanten Senkung sowohl des systolischen wie auch des diastolischen Blutdrucks führt.[176]

INFEKTIONEN DER OBEREN ATEMWEGE

Atemwegsinfektionen zählen zu den häufigsten Erkrankungen des Menschen. Als offenes System sind die Atemwege in hohem Maße Umwelteinflüssen wie Staub, Rauch, Abgasen, Bakterien, Viren oder Pilzen ausgesetzt. Infekte der oberen Atemwege (Nase, Nebenhöhlen und Rachenraum) kommen besonders häufig vor.

Es wurde belegt, dass Infektionen der oberen Atemwege bei Personen mit einem höheren Anteil von Grünflächen innerhalb eines Radius von einem Kilometer um ihren Wohnort weniger häufig auftraten.[177]

KREBS UND TUMORERKRANKUNGEN

Weltweit steigt die Zahl der Krebserkrankungen deutlich an: Im Weltkrebsbericht 2014 der WHO heißt es, bis 2030 würden 21,6 Millionen neue Krebsfälle im Jahr erwartet gegenüber 14 Millionen im Jahr 2012. Auch die Todesfälle durch Krebs würden von 8,2 auf 13 Millionen ansteigen. Die Internationale Agentur für Krebsforschung (IARC), eine WHO Unterorganisation, rief deshalb zu groß angelegten Vorsorgekampagnen auf.

In Deutschland ist Krebs die zweithäufigste Todesursache, so die aktuellen Zahlen des Statistischen Bundesamts für 2015. 226.337 Menschen erlagen 2015 einem Krebsleiden, das entspricht fast einem Viertel aller Verstorbenen. Bei Männern waren bösartige Tumore der Verdauungsorgane oder Lungen- und Bronchialkrebs die am häufigsten diagnostizierten Krebsarten. Frauen waren ebenfalls am häufigsten von einer bösartigen Neubildung von Tumoren der Verdauungsorgane betroffen. Häufigste Einzeldiagnose bei den Krebserkrankungen von Frauen war jedoch der Brustkrebs.

Mit den Studien zur positiven Wirkung von Waldspaziergängen auf das menschliche Immunsystem haben wir uns bereits ausführlich beschäftigt (siehe S. 72 ff., S. 172 f.), auch Prof. Kuo zieht diese heran. Darüber hinaus gibt es Belege, dass ein grünes Wohnumfeld bei Brust-, Gebärmutter- und Prostatakrebs eine niedrigere Mortalität prognostiziert.[178]

Eine Studie,[179] die den Zusammenhang zwischen Wohnumfeld und Krebsbehandlung untersuchte, fand zwar keine signifikante Beziehung, unklar sei jedoch, ob dieser Nullbefund überhaupt aussagekräftig ist, weil er auf allgemeinärztlichen und nicht auf Aufzeichnungen von Onkologen beruht. Die Forschung sollte hier, so Prof. Kuo, anhand onkologischer Aufzeichnungen erfolgen und mögliche Auswirkungen auf die Prävalenz, das Fortschreiten der Krankheit sowie etwaige verringerte Nebenwirkungen der Chemotherapie auf das Immunsystem untersuchen.

Speziell zur Rolle der Natur im Leben von Krebspatienten gibt es jedoch einen aktuellen Review aus dem Jahr 2017, der diese Rolle anhand von elf verschiedenen Studien auf einer Metaebene überprüft.[180]

Sarah Blaschke, Wissenschafterin am Department of Cancer Experiences Research des Peter MacCallum Cancer Centre in Melbourne resümiert, dass Natur den Krebspatienten einen unbelasteten physischen und psychischen Raum mit persönlicher Bedeutung böte. Natur wirke im Licht der Untersuchungsergebnisse wie eine sichere und vertraute Basis, aus der neue Perspektiven entstehen und liebevolle Verbindungen mit sich selbst, mit anderen, der Vergangenheit und der Zukunft hergestellt werden können. Das unterstütze Patienten bei der Bewältigung von klinischen und persönlichen Folgen einer Krebserkrankung.

Die Autorin stellt fest, die Sichtweise von Krebspatienten auf Naturerfahrungen könne die Kommunikation zwischen Arzt und Patient bereichern, die Empfehlungen für das Gesundheitsverhalten erweitern sowie eine Anleitung für die Gestaltung von entsprechenden Einrichtungen und Angeboten bieten. Auf die Patienten zu hören, könne die unterstützende Krebsbehandlung mit sinnvollen und wesentlichen Aspekten für diese Patientengruppe anreichern und eine effektive Versorgung bieten. Patienteneinschätzungen und -werte sollten über alle Sektoren hinweg beachtet und kommuniziert werden.

Um die Rolle der Natur im klinischen Alltag der Krebsbehandlung künftig zu stärken, ist Sarah Blaschke in einer weiteren Studie der Frage naturbasierter Betreuungsmöglichkeiten im onkologischen Kontext nachgegangen, in Form einer modifizierten internationalen e-Delphi-Umfrage unter Experten.[181] Diese Art der Umfrage ist ein strukturierter Prozess zur Generierung von Wissen.[182]

Sie befragte verschiedene Experten wie Onkologen, Manager, Architekten und Forscher und wertete deren Ansichten zu Möglichkeiten und Hindernissen für das Einbeziehen von Natur in die onkologische Behandlung aus.

Als wichtige Möglichkeiten stuften die Teilnehmer unter anderem ein: Aussicht von klinischen Bereichen auf die Natur (Fensterblick), Umgebungen wie Gärten und Höfe mit einfachem und mühelosem Zugang oder naturbasierte körperliche Übungen, die an die Bedürfnisse des Patienten angepasst sind. Zu den am höchsten bewerteten Hindernissen für eine naturbasierte Onkologiebehandlung gehörten unter anderem mangelndes Wissen und Bewusstsein für den Nutzen von Naturkontakten sowie eine mangelnde Kenntnis der Zugänglichkeit.

Die Experten gaben eine Reihe von Empfehlungen, die eine sichere Übernahme naturbasierter Konzepte in die onkologische Behandlung ermöglichen, so Sarah Blaschke. Die Erkenntnisse geben Einblicke in eine menschlichere Gestaltung onkologischer Umgebungen, eine neue Art der Versorgung und könnten das tägliche Gesundheitserleben von Krebspatienten verbessern.

MEDIZINISCH UNGEKLÄRTE KÖRPERLICHE SYMPTOME

Wird trotz sorgfältiger Abklärung durch verschiedene Ärzte keine eindeutige organische Ursache für körperliche Missempfindungen gefunden, spricht man von medizinisch ungeklärten körperlichen Symptomen oder somatoformen Beschwerden. Diese scheinen weit verbreitet zu sein. Studien belegen, dass etwa jeder fünfte Patient einen Arzt aufsucht, ohne dass dieser eine organische Erkrankung feststellen kann.[183]

Bei Personen mit einem höheren Anteil von Grünflächen innerhalb eines Radius von einem Kilometer um ihren Wohnort zeigte sich, dass ungeklärte körperliche Symptome weniger häufig auftreten.[184]

MIGRÄNE

Migräne gehört zu den häufigsten Kopfschmerzerkrankungen in Deutschland. Insgesamt leiden etwa 10 bis 15 Prozent der Bevölkerung daran, so die Deutsche Migräne- und Kopfschmerzgesellschaft (DMKG).[185] Menschen, die in einem Gebiet mit höherem Grünanteil innerhalb eines Radius von einem Kilometer um ihren Wohnort leben, haben seltener mit Migräne zu kämpfen.[186]

MUSKULOSKELETTALE BESCHWERDEN

Beschwerden wie Arthritis, Arthrose oder Osteoporose gehören zu den häufigsten Gesundheitsstörungen in der Bevölkerung und stellen eine vielfältige Gruppe von Erkrankungen dar, die das muskuloskelettale System (Haltungs- und Bewegungsapparat) betreffen und zu plötzlichen, lediglich kurzzeitigen Beschwerden bis hin zu lebenslangen Erkrankungen führen.

Informationen des RKI zufolge sind muskuloskelettale Erkrankungen weltweit die führende Ursache von chronischen Schmerzen, körperlichen Funktionseinschränkungen und Verlust an Lebensqualität.[187] Beschwerden, Erkrankungen und Verletzungen des Haltungs- und Bewegungsapparats gehören zu den häufigsten Leiden in Deutschland und verursachen hohe volkswirtschaftliche Kosten wie Aufwendungen für krankheitsspezifische Behandlungen, Arbeitsunfähigkeit oder für Frühberentung. Die meisten muskuloskelettalen Erkrankungen treten zunehmend im Alter auf. Angesichts der demografischen Entwicklung wird sich nach WHO-Schätzungen die Zahl der von Knochen- und Gelenkserkrankungen Betroffenen in den kommenden 20 Jahren verdoppeln.

Belegt ist, dass bei Menschen mit einem höheren Anteil von Grünflächen innerhalb eines Radius von einem Kilometer um ihren Wohnort muskuloskellettale Beschwerden weniger häufig auftreten.[188] Das wurde festgestellt für jede der spezifischen Kategorien, wie Nacken- und Rückenbeschwerden, schwere Rückenleiden, schwere Nacken- und Schulterleiden oder schwere Beschwerden an Ellbogen, Hand und Handgelenk.

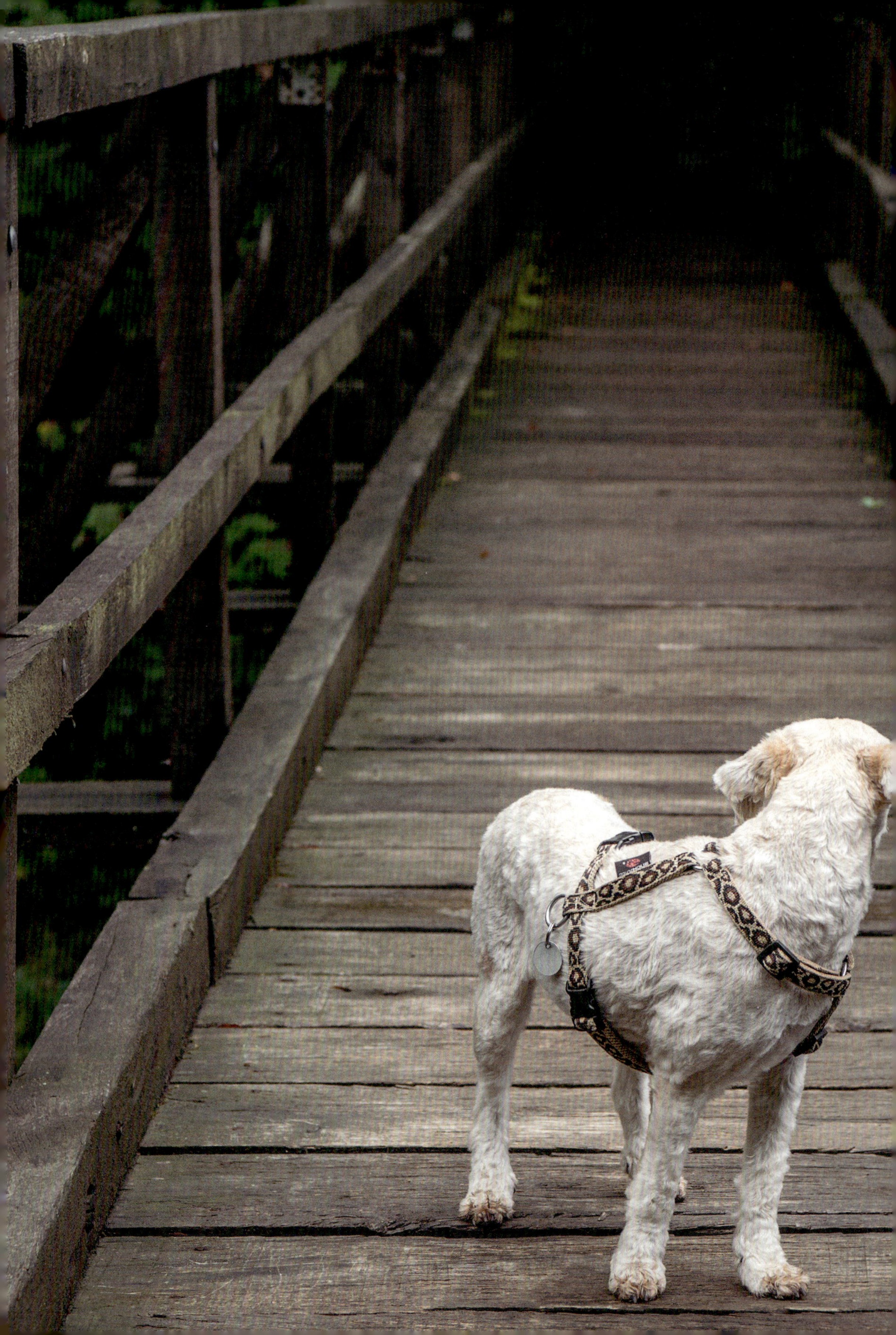

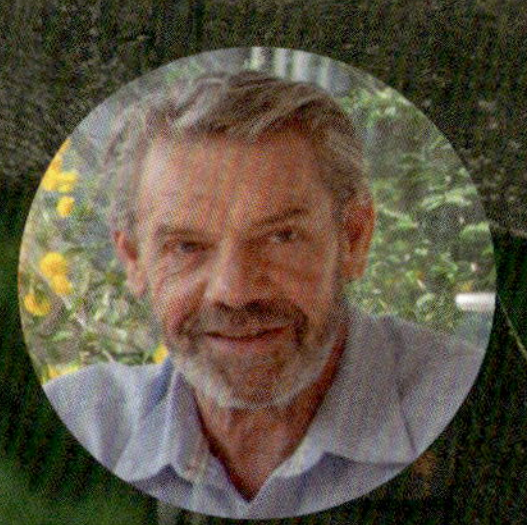

RICHARD

Was verbinde ich mit Wald?
Tiere, Bäume, Lebens- und Erholungsraum. Sauerstoffspender. Pilze sammeln. Ruhe und Erholung.

Meine Waldnutzung?
Ich arbeite zwar nicht an der frischen Waldluft, aber überwiegend draußen. Am Wochenende steht oft Gartenarbeit an. Deshalb gehe ich nicht so oft in den Wald, vielleicht zweimal pro Monat für eine halbe Stunde, obwohl ich mich sehr für Wald interessiere.

Warum habe ich mitgemacht?
Ich wollte erleben, wie es ist, eine richtige Waldauszeit zu nehmen, und sehen, was man alles im Wald machen kann. Das habe ich noch nie probiert.

Wie hat es mir gefallen?
Die Natur fand ich einfach ergreifend. Neben der guten Luft und der tollen Waldatmosphäre fand ich es besonders schön, mich mit netten Menschen zu treffen. Ich hatte ganz vergessen, wie das ist – ich trage noch viele schöne Bilder in meinem Kopf.

Konnte ich mir die Effekte auf mein Immunsystem vorstellen?
Keine Frage. Ich weiß einfach, dass frische Luft guttut und Wald die Quelle frischer Luft ist. Für mich braucht es da keine Wissenschaft.

Meine Ergebnisse?
Ich bin überrascht, so gute Immunwerte zu haben, und sie haben sich klar verbessert. Wichtiger finde ich aber, dass ich massiv auf der Stimmungsskala zugelegt habe und sich auch mein körperliches Wohlbefinden außerordentlich verbessert hat. Fühlte mich in meiner Haut so wohl wie schon lange nicht. Das wirkt nach.

Werde ich Waldbaden in meinen Alltag integrieren?
Mit dem Begriff „Waldbaden“ kann ich nicht so viel anfangen. Ich werde in Zukunft aber öfter in den Wald gehen, die spezielle Atmosphäre genießen und allgemein mehr auf meine Gesundheit achten. Das ist mir durch die Reise klar geworden. Darauf habe ich Lust.

POSTTRAUMATISCHE BELASTUNGSSTÖRUNG

Die Posttraumatische Belastungsstörung (PTBS) ist eine psychische Erkrankung, die infolge eines oder mehrerer traumatischer Ereignisse auftreten kann. Wer hier nur an Kriegsveteranen denkt, greift viel zu kurz. Körperliche oder sexualisierte Angriffe, Vergewaltigung, Misshandlungen in der Kindheit, Terroranschläge oder politische Haft sind ebenso Beispiele für Ereignisse, aus denen eine PTBS entstehen kann wie Naturkatastrophen, Unfälle oder lebensbedrohliche Krankheiten. PTBS ist geprägt durch sich aufdrängende belastende Gedanken und Erinnerungen an das Trauma oder Erinnerungslücken, Übererregungssymptome wie Schlafstörungen oder vermehrte Reizbarkeit und ein Vermeidungsverhalten sowie emotionale Taubheit.

Die Wahrscheinlichkeit, zu irgendeinem Zeitpunkt an PTBS zu erkranken wird auf 10 bis 12 Prozent bei Frauen und 5 bis 6 Prozent bei Männern geschätzt. In Deutschland lag im Jahr 2000 die Anzahl der Patientinnen mit PTBS bei 2.697 und der Patienten bei 1.192, im Jahr 2014 waren es schon 8.679 Patientinnen und 3.456 Patienten. Die Anzahl der Patientinnen mit PTBS ist im zeitlichen Verlauf durchgängig mehr als doppelt so hoch und in den Jahren 2005 bis 2010 dreimal so hoch wie die Anzahl der männlichen Patienten. Zahlen des Spitzenverbands der Krankenkassen für 2015 zufolge betrafen 76 Prozent der vollstationären und sogar 81 Prozent der teilstationären PTBS-Behandlungen Frauen.[189]

PTBS werden mit gutem Erfolg zum Beispiel in Nacadia behandelt (siehe S. 241). Wie Naturkontakt zur Therapie von PTBS beitragen kann, ist reichhaltig erforscht, auch wenn man sich in erster Linie auf therapeutische Effekte bei Kriegsveteranen konzentriert. Eine neuere Studie, die sich auf bestehende Forschungsergebnisse stützt, untersuchte bei 98 amerikanischen Kriegsveteranen, die in zwölf verschiedenen Programmen an vier- bis siebentägigen Outdoor-Programmen teilnahmen, die Auswirkungen auf deren Wohlbefinden. Die Autoren fanden heraus, dass die signifikanten positiven Wirkungen auch auf die natürliche Umgebung zurückzuführen seien.[190]

SCHLAFSTÖRUNGEN

Die Deutsche Gesellschaft für Schlafforschung und Schlafmedizin (DGSM) stellt fest, dass allein in Deutschland 6 bis 10 Prozent der Bevölkerung an behandlungsbedürftigen Ein- und Durchschlafstörungen leiden.[191] Weltweit sind es viele Millionen. Schlafstörungen sind eine Volkskrankheit, die in ihrer Bedeutung allerdings völlig unterschätzt würden, zumal Diagnose und Therapie der mehr als 50 verschiedenen Schlafstörungen kein Bestandteil der medizinischen Ausbildung sei.

Unzureichender Schlaf erhöht unter anderem das Risiko für Adipositas, chronische Erkrankungen und Mortalität.[192] Man fand heraus, dass Kurzschlaf in grüneren Wohngegenden weniger verbreitet ist.[193]

Japanische Wissenschaftler stellten fest, dass Waldspaziergänge Schlafstörungen mildern.[194] Die Vorher-nachher-Studie zielte darauf ab, die unmittelbaren Auswirkungen von Waldspaziergängen auf Menschen mit Schlafbeschwerden zu bewerten. 71 gesunde Probanden (43 Männer und 28 Frauen) unternahmen an acht Wochenendtagen zweistündige Waldspaziergänge. Die Schlafbedingungen zwischen den Nächten vor und nach dem Waldspaziergang wurden durch selbst ausgefüllte Fragebogen und Aktigrafiedaten verglichen (Aktigrafie ist ein Verfahren zur Messung menschlicher Aktivitäts- und Ruhezyklen).

Ergebnis: Ein zweistündiger Waldspaziergang verbesserte Dauer, Tiefe und Qualität des nächtlichen Schlafs von Personen mit Schlafbeschwerden. Ein Nachmittagsspaziergang verlängerte die Schlafdauer dabei mehr als ein Vormittagsspaziergang.

SCHWINDELBESCHWERDEN

Schwindel (Vertigo) ist ein wichtiges Leitsymptom, das bei sehr vielen verschiedenen Erkrankungen unterschiedlicher Ursachen auftreten kann, die von Innenohr, Hirnstamm oder Kleinhirn ausgehen, aber auch psychische Ursachen haben können. Die Prävalenz für Schwindel im Allgemeinen liegt in Deutschland ungefähr bei einem Viertel der Bevölkerung und kann im Alter auf bis zu 40 Prozent ansteigen.[195]

Es wurde herausgefunden, dass Schwindelbeschwerden bei Patienten mit einem höheren Anteil von Grünflächen innerhalb eines Radius von einem Kilometer um ihrem Wohnort weniger häufig auftraten.[196]

STRESSREDUKTION UND ENTSPANNUNG

Laut WHO ist negativer Stress (Distress) neben den Herz-Kreislauf-Erkrankungen eine der größten Gesundheitsgefahren. Er entsteht für gewöhnlich durch als gefährlich eingestufte Situationen, die uns kurz-, mittel- oder langfristig in Alarmbereitschaft versetzen. Stress kann also auch chronisch werden und ist dann umso gefährlicher.

Laut einer 2016 im Auftrag der Techniker Krankenkasse durchgeführten repräsentativen Forsa-Umfrage zur Stressbelastung und zu Entspannungsstrategien in Alltag, Freizeit und Beruf fühlt sich mehr als die Hälfte der volljährigen Deutschen aus beruflichen oder privaten Gründen gestresst, „abgearbeitet und verbraucht".[197]

Stress ist nicht notwendigerweise etwas Schlechtes, Stress kann motivieren und aus gemeisterten Stresssituationen kann man sogar sehr viel lernen und sich weiterentwickeln. Stress ist ein wichtiger Teil des umfassenden evolutionären Überlebensprogramms. Ohne Stress wären wir wahrscheinlich bereits ausgestorben: Wer kämpft, kann verlieren, wer nicht kämpft, der hat schon verloren. Offenbar hat sich dieser Überlebensmechanismus aber nicht an die heutigen Stressquellen angepasst.

Obwohl heutige Stressoren wie private Belastungen, zunehmender Druck in der Arbeitswelt oder gesellschaftliche Veränderungen per se nicht lebensbedrohlich sind, reagieren wir mit dem gleichen Programm. Entscheidendes Problem: Die vom Körper mobilisierten Energiereserven werden nicht mehr durch Flucht oder Kampf verbraucht. Dadurch entsteht ein körperliches Ungleichgewicht.[198]

Kann man die körperliche Stressreaktion dauerhaft nicht mehr regulieren, hört also die Stressreaktion auch dann nicht auf, wenn der Stress längst vorüber ist, spricht man von chronischem Stress. Dieser kann erhebliche Auswirkungen auf Herz, Immunsystem und viele andere Körperfunktionen haben (siehe S. 231). So kann es durch die bei psychischer Beanspruchung erhöhte Herzfrequenz zu essenzieller Hypertonie, der häufigsten Form des Bluthochdrucks, zu koronaren Herzerkrankungen und zum Herzinfarkt kommen. Die Gefahr einer koronaren Herzerkrankung steigt zusätzlich, wenn Bewältigungsstrategien wie Ärger unterdrücken oder aggressives und feindseliges Verhalten hinzukommen.

Die vermehrte Ausschüttung von Cortisol und Adrenalin über eine längere Zeit hinweg kann zahlreiche Folgen haben: Arteriosklerose, Diabetes, Fibromyalgie, Magen-Darm-Geschwüre und eine Verschlechterung der kognitiven und körperlichen Funktionen. Umgekehrt kann auch eine dauerhaft zu schwache Reaktion auf Stress problematisch sein, denn zu wenig Cortisol führt zu übersteigerten Immunreaktionen, die sich in Allergien und Autoimmunkrankheiten äußern können.

Regelmäßig praktizierte Entspannungstechniken haben dokumentierte positive Effekte auf die Immunfunktion. Tiefe Entspannungszustände wirken den negativen Auswirkungen von Stress auf den Energiestoffwechsel, die Insulinausschüttung und auf Entzündungswege entgegen und haben damit positive Auswirkungen auf Krankheitsbilder wie entzündliche Erkrankungen, Diabetes oder Herz-Kreislauf-Erkrankungen.

Prof. Kuo hat vier Studien ermittelt, die die simultanen Beziehungen zwischen Naturexposition, stressigen Umständen/wahrgenommenem Stress und Gesundheit/Wohlbefinden untersucht haben. Drei fanden heraus, dass eine grünere Wohnumgebung die Auswirkungen von stressigen Lebensereignissen auf Gesundheit oder Wohlbefinden minderte.[199] Die vierte Studie untersuchte das Wohnklima, den wahrgenommenen Stress und die Selbsteinschätzung der

Gesundheit und stellte fest, die Auswirkungen von Grün auf den wahrgenommenen Stress könnten einen wesentlichen Anteil des Zusammenhangs zwischen Grün und Gesundheit ausmachen.[200]

Eine Reihe anderer Studien verdeutlicht, dass Natur und Naturaufenthalte zu vielen messbaren Veränderungen von physiologischen und psychologischen Faktoren führen, die bei Entspannung und Stressabbau bedeutsam sind.[201] Natur kann dabei sowohl vergangene Stressoren verlangsamen[202] wie auch die schnellere Erholung von zukünftigen Stressoren ermöglichen.[203]

Natur stimuliert die parasympathische Aktivität und trägt dazu bei, dass wir zum Ausgangswert gelangen und kann uns darüber hinaus auch in einen Zustand tiefer Entspannung führen.[204] Das vegetative Nervensystem reagiert selbst auf kurze Naturerscheinungen. Einfaches Sitzen in natürlicher Umgebung kann die parasympathische Aktivität um bis zu 55 Prozent erhöhen.[205] Waldaufenthalte bringen Herzfrequenz und Blutdruck unter den Ausgangswert.[206] Schon vier- bis fünfminütige Aufenthalte zeigen wesentliche Effekte.[207] Auch im Labor wurden signifikante Effekte gemessen, zum Beispiel bei Probanden, die Waldbilder betrachteten oder mit entsprechenden Gerüchen oder Klängen konfrontiert wurden.[208]

Waldspaziergänge führen zu einer Abnahme der präfrontalen zerebralen Aktivität.[209] Prof. Kuo mutmaßt, dass diese physiologische Reaktion das Gegenstück zur psychologischen Reaktion sein könnte, die die ART-Theorie als Wiederherstellung der Aufmerksamkeit beschreibt (siehe S. 200 f.), da der präfrontale Kortex der Sitz der gezielten Aufmerksamkeit und exekutiver Funktionen ist.[210]

Und schließlich bewirkt auch schon das Betrachten von Topfpflanzen eine Zunahme der mit Entspannung in Verbindung gebrachten Alpha-Gehirnwellen, wie entsprechende EEG-Daten zeigen konnten.[211]

SONSTIGES

Darüber hinaus wurde in mehreren epidemiologischen Studien die Lebenserwartung oder Mortalität untersucht und laut Prof. Kuo überwiegen die positiven Befunde. Eine Studie in den mehr als 3.000 USA-Countys (Landkreisen) zum Beispiel ergab, dass diejenigen Landkreise mit einem höheren Anteil an Wäldern, Ackerland, Weideland und Gewässern auch höhere Lebenserwartungen bei Geburt aufwiesen.[212] Ähnlich verhält es sich mit Untersuchungen der Sterblichkeitsraten in Japan[213], Großbritannien[214] und in den Niederlanden.[215]

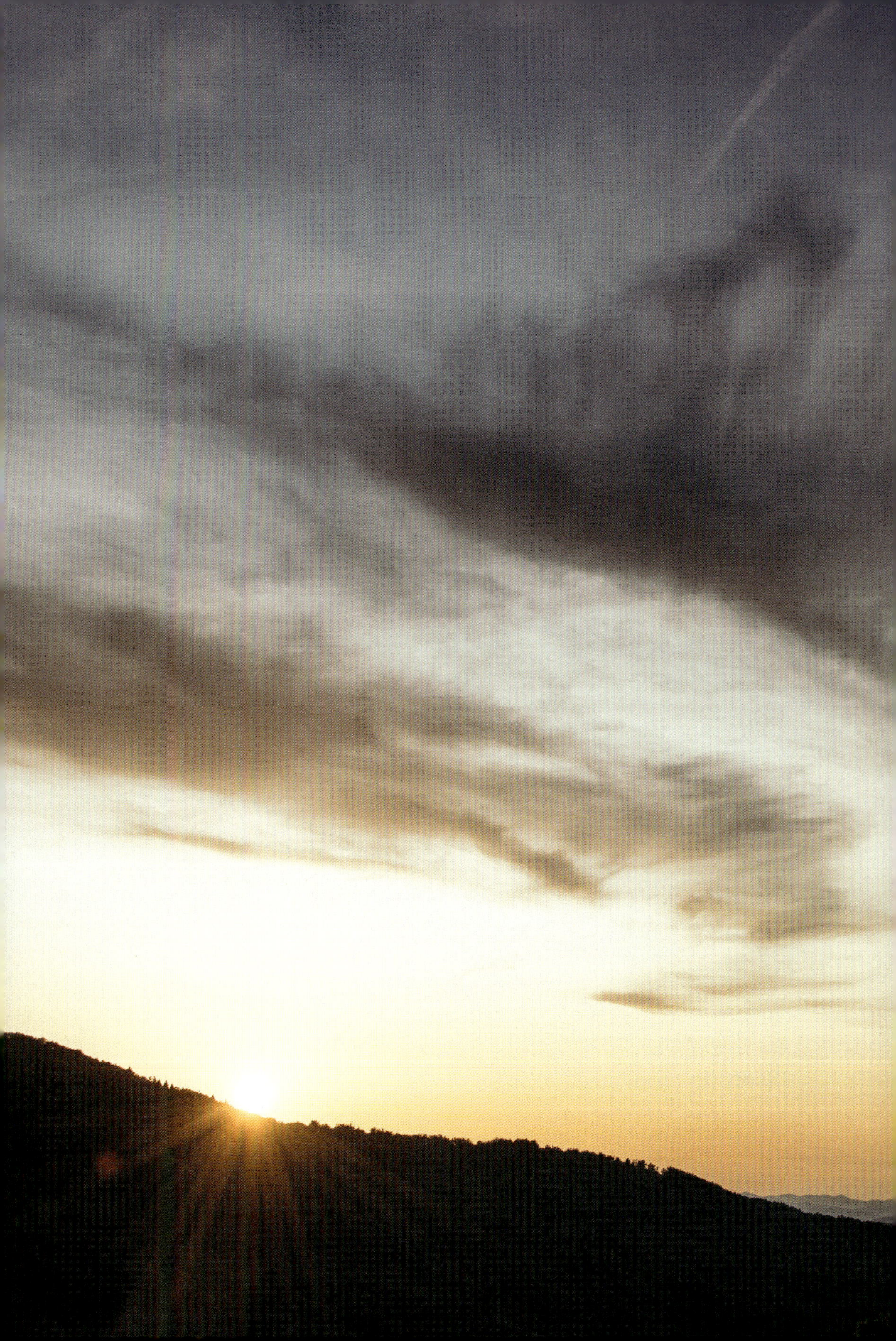

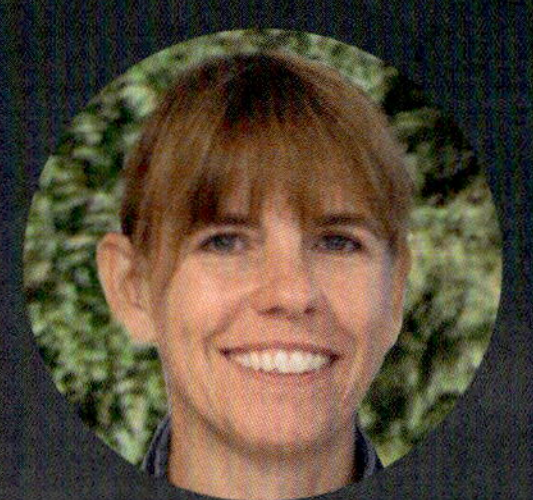

SIMONE

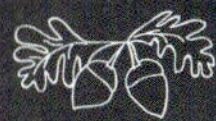

Was verbinde ich mit Wald?
Grün, Förster, Rehe, Pilze.

Meine Waldnutzung?
Ich gehe mit meiner Familie so sechs- bis siebenmal im Jahr in den Wald, dann aber länger als vier Stunden. Einen Waldurlaub hatte ich noch nie gemacht.

Warum habe ich mitgemacht?
Unsere Idee, etwas Neues auszuprobieren und neue Seiten an sich selbst zu entdecken, ist aus dem Nichts heraus auf einmal da gewesen. Sie hat mir gefallen. Vor allem wollte ich, dass wir als Familie Spaß haben, und gerade für Kinder ist es doch wichtig zu erleben, dass sich Spaß und gesundheitsbewusstes Verhalten nicht widersprechen.

Wie hat es mir gefallen?
Bin jederzeit für eine Wiederholung zu haben. Schneeschuhwandern könnte ich mir übrigens auch gut vorstellen.

Konnte ich mir die Effekte auf mein Immunsystem vorstellen?
Ich konnte mir ziemlich gut vorstellen, dass Waldaufenthalte einen positiven Einfluss auf das Immunsystem haben. Ob das aber bei mir so schnell funktionieren würde? Da hatte ich eher meine Zweifel. Dass ein Waldaufenthalt so schnell für ein messbares, gesteigertes, körperliches Wohlbefinden sorgt, hat mich verblüfft.

Meine Ergebnisse?
Meine Immunwerte haben sich verbessert. Die Aktivität meiner Killerzellen ist um fast 20 Prozent gestiegen und die Aktivierbarkeit hat um 26 Prozent zugenommen. Was das Psychologische anbelangt: Gerade am ersten Waldabend war ich angenehm müde und total entspannt.

Werde ich Waldbaden in meinen Alltag integrieren?
Definitiv. Vor allem wegen der Familie, weil es uns sehr viel Spaß gemacht hat, zusammen den Wald von einer anderen Seite kennenzulernen und uns dort zu erleben. Zudem werde ich mal schauen, ob es in unserer Nähe auch Entspannungsangebote im Wald gibt, denn die Gong-Meditation fand ich richtig gut.

Es liegt in unserer Hand

Wird das Buch seinem Titel gerecht, fragte ich mich während meiner Entdeckungsreise durch die Materie des Waldbadens immer wieder. Spätestens die beeindruckende Bandbreite an gesicherten Erkenntnissen, die die Vitamin-G(rün)-Forschung mit unterschiedlichsten Methoden und Betrachtungsweisen bereits gewonnen hat, lässt mich diese Frage unschwer mit Ja beantworten. Im-Wald-Sein ist die natürliche Antwort auf Psychostress und Zivilisationskrankheiten.

Fundierte Belege zeigen uns einleuchtend: Egal, ob wir uns – jung oder alt, gesund oder krank – im Wald, im Park oder im Garten bewegen oder ob wir einfach nur im Grünen wohnen – die Zeit, die wir im Grünen verbringen (können), ist eine gute Investition in unsere Gesundheit und unser Wohlbefinden. Sie ist Ausgangspunkt, Grundlage und Zukunft unserer Existenz. Also, was machen wir daraus?

Wenn Forscher aus diesen reichhaltigen und methodisch sehr unterschiedlichen Erkenntnissen den Schluss ziehen, dass es weiterer Forschungen bedarf, so ist das nachvollziehbar. Forschung strebt eben nach größtmöglichem Erkenntnisgewinn.

Doch wäre es nicht sträflich, immer länger auf immer differenziertere „evidenzbasierte" Beweise zu warten, bevor man anfängt, mehr Naturkontakt und Grün in unsere Gesellschaft, unser Leben und unsere Gesundheitsvorsorge oder in die Behandlung von Krankheiten zu integrieren?

Muss man sich wirklich scheuen, seinen Patienten die Empfehlung zu geben, nach draußen zu gehen und nach persönlichen Möglichkeiten einfach die Natur zu genießen, um den Behandlungserfolg zu fördern. Muss man tatsächlich Bedenken haben, Naturkontakte in sein Behandlungskonzept mit einzubeziehen? Ich denke nicht. Die Frage des „Ob" dürfte längst geklärt sein. Lediglich das „Wie" scheint noch etwas unklar zu sein. Welche Maßnahmen in welchen Fällen am wirkungsvollsten sind, ist eine spannende Forschungsfrage, die sich freilich durch bloße Theorie nicht beantworten lässt.

Wäre es nicht längst an der Zeit, gezielte Maßnahmen zu ergreifen, die Naturkontakten den allgemeinen gesellschaftlichen Stellenwert geben, der ihnen gebührt? Wäre es nicht sinnvoll, dafür mehr Zeit zu investieren und mehr Geld in die Hand zu nehmen? Aus dem Blickwinkel der gesundheitlichen Prävention kann die breit angelegte Förderung des Naturkontakts kaum überschätzt werden.

Mit unseren bestehenden Gesetzen könnte man das leicht erreichen, etwa indem Naturkontakt als Baustein einer gesunden Lebensführung explizit in eine nationale Präventionsstrategie integriert wird.

In der Begründung zum Präventionsgesetz heißt es fast wörtlich: Auf seine Gesundheit zu achten und sich gesund zu verhalten, erfordert Wissen, Befähigung und Eigenverantwortung. Aufgabe der Prävention ist es, das zu entwickeln und zu stärken. Gezielte Gesundheitsförderung und Prävention in jedem Lebensalter tragen dazu bei, dass Krankheiten gar nicht erst entstehen oder in ihrem Verlauf positiv beeinflusst werden, die Menschen gesund älter werden und die Lebensqualität steigt. Je früher im Lebensverlauf Präventionsmaßnahmen umgesetzt und unterstützt werden, desto eher können Risikofaktoren beeinflusst und kann die Wahrscheinlichkeit des Auftretens insbesondere vieler chronischer Krankheiten gesenkt werden. Für das Gesundheitssystem einer Gesellschaft, in der der Anteil alter und sehr alter Menschen stark zunimmt, sind Gesundheitsförderung, Prävention und Früherkennung von Krankheiten von entscheidender Bedeutung.[216]

Auf der Grundlage des Präventionsgesetzes hat sich 2015 die Nationale Präventionskonferenz konstituiert und bald darauf entsprechende Bundesrahmenempfehlungen erlassen. Sie sind davon geleitet, dass eine gesundheitsbewusste Lebensführung maßgeblich zur Erhaltung der Gesundheit beiträgt.

Die Nationale Präventionskonferenz definierte als gemeinsame Ziele „gesund aufwachsen", „gesund leben und arbeiten" sowie „gesund im Alter". Durch die Orientierung am Lebenslauf soll gewährleistet werden, dass mit lebensweltbezogener Prävention alle Menschen erreicht werden können. Prävention und Gesundheitsförderung sollen dort greifen, wo Menschen leben, lernen und arbeiten: in der Kita, der Schule, am Arbeitsplatz und im Pflegeheim.

Wer sich näher mit der Materie beschäftigt, lernt aber schnell, dass in den einzelnen Gremien zwar viel gesprochen wird, zum Beispiel darüber, wer was zu tun hat, wie Gelder verteilt werden und wie man Aktivitäten am besten bündeln und verzahnen könnte, jedoch wenig über konkrete Inhalte diskutiert wird. Und obwohl sich vermutlich alle einig sind, dass die Natur die Grundlage unserer Existenz bildet, sucht man ein Präventions- oder Gesundheitsziel wie „Leben mit Wäldern" oder „Leben mit der Natur" bei uns leider vergeblich.

Ich bin zwar weder Medizinerin, noch Biologin, Chemikerin, Gesundheitsökonomin oder Politikverantwortliche, dennoch kann ich nur empfehlen: Ab in den Wald, ab in die Natur! Auf jeder Ebene! Etwaige Risiken und Nebenwirkungen sind überwiegend Teil des allgemeinen Lebensrisikos und verglichen mit dem, was wir alltäglich so erleben dürfen, mit „an Sicherheit grenzender Wahrscheinlichkeit" vernachlässigenswert gering!

Gehen Sie nach draußen, genießen Sie die Natur und entdecken Sie die Heilkraft, die auf Sie persönlich wartet! Bitte auch die Gesundheitsexperten, Wirtschaftsleute oder Politikverantwortlichen und alle, die sich mit drängenden Themen unseres Lebens und unserer Zeit beschäftigen: Raus aus sinnloser Rastlosigkeit und ab nach draußen. Entdecken Sie das Präventionskonzept. Die Zeit ist reif!

Zurück zur Natur: auch in der Medizin!

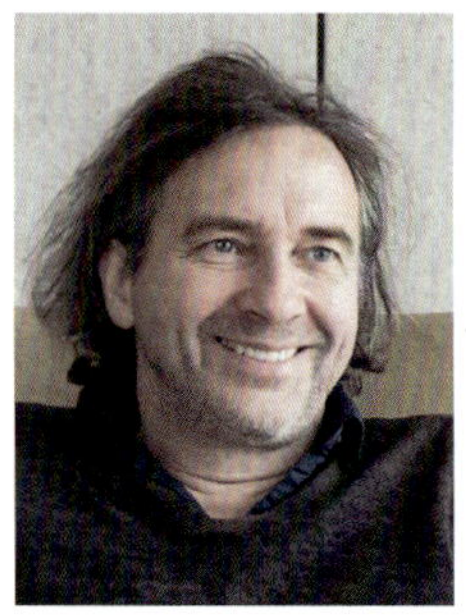

Prof. Dr. Dr.
Christian Schubert

Als mich Dr. Melanie H. Adamek einlud, einen Ausblick für ihr neues Buch „Im-Wald-Sein" zu verfassen, sagte ich gern zu. Ich halte das mit ihrem Buch verbundene Anliegen, Waldbaden als Maßnahme zur Gesundheitsförderung und Prävention in die reguläre medizinische Versorgung zu bringen, für sehr wichtig.

Als biopsychosozial geprägter Forscher setze ich mich an der Innsbrucker Universitätsklinik schon seit über zwei Jahrzehnten für eine lebens- und naturnähere Medizin ein, wobei ich mich wissenschaftlich mit der Psychoneuroimmunologie (PNI), d.h. mit dem komplexen Zusammenhang zwischen sozialen Beziehungen, Psyche und Immunsystem befasse.

Das Buch spricht mich an, weil es Waldbaden mit körperlichem Wohlbefinden, geistiger Entfaltung und seelischem Gleichgewicht in Verbindung sieht – Faktoren, die ich als ausschlaggebend in der Medizin betrachte. Ich bin überzeugt davon, dass auch das Bewusstsein darüber, dass man sich in die Natur begibt, ein positives Gefühl in einem hervorrufen und Gesundheit entstehen lassen kann. Der Glaube an die gesundheitsstiftende Wirksamkeit einer Umgebung ermöglicht Heilung.

Wer daher Dr. Adameks Forderungen nach mehr „Im-Wald-Sein" als eine Verhaltensrezeptur zur Gesundheitssteigerung im Sinne von „da ein bisschen mehr Terpene, dort noch etwas von den Anionen" versteht, irrt.

Es geht hier klar um mehr. Denn um wirklich tiefgreifend vom Einfluss der Natur profitieren zu können, braucht es nicht nur die materielle Wirkung der verschiedenen Naturstoffe, sondern insbesondere auch eine achtsame und naturbewusste Haltung zum Leben – und das auch im sozialen Verbund mit Freunden und/oder in Gedanken an eigene Kindheitserinnerungen, wie Dr. Adameks Buch eindrucksvoll zeigt.

Einfach nur ein Medikament gegen Beschwerden einzunehmen, reicht ja auch nicht aus, um eine positive Wirkung oder gar Heilung zu erzielen. Zusätzlich braucht es hier die Beziehung zum Behandler, den Glauben an die Heilkraft der medizinischen Intervention und – damit verbunden – an die Selbstheilungskräfte.

Auch in der medizinischen Forschung muss wieder mehr Achtsamkeit für lebendige und natürliche Prozesse entwickelt werden. Für Prozesse, bei denen Umwelt und menschliches Bewusstsein verschränkt sind und die auf diese Weise komplexe Wirkungen auf Gesundheit und Krankheit ausüben.

Mit den herkömmlichen Forschungszugängen der Biomedizin lässt sich höchstens zeigen, *dass* „Im-Wald-Sein" Wirkung auf das Immunsystem hat. *Wie* jedoch „Im-Wald-Sein" mit unseren psychoneuroimmunologischen Wirkkaskaden in Verbindung steht, wie die Myriaden von funktionell miteinander verschalteten immuno-neuro-endokrinen Regulationsschleifen auf „Im-Wald-Sein" ansprechen und unsere Gesundheit nachhaltig prägen, ist mit dem Goldstandard der biomedizinischen Forschung, dem *randomized controlled trial* (RCT)-Design, nicht erfassbar.

Der ganzheitliche Einfluss des Waldes auf die immunologische Aktivität lässt sich weder mit standardisierten Mitteln abfragen noch mit wenigen isolierten Messzeitpunkten abbilden. Leben ist dynamisch, meist unvorhersehbar, subjektiv, nicht zu kontrollieren und insbesondere unter ökologisch validen Bedingungen sehr komplex.

Lassen Sie uns also den komplexen Einfluss von Waldbaden auf unsere Gesundheit in Zukunft individualisiert erforschen! Vor dem Hintergrund der jeweiligen Biografie des Untersuchten, qualitativ und offen und mit ganz vielen Messzeitpunkten, um dem dynamischen Wechselspiel der biopsychosozialen Variablen möglichst viel Raum zu geben. „Zurück zur Natur" somit auch in der Forschung. Das ist meine Vision von einer neuen wissenschaftlichen Medizin.

Univ. Prof. Dr. Dr. Christian Schubert
Leiter des Labors für Psychoneuroimmunologie an
der Klinik für Medizinische Psychologie der Medizinischen Universität Innsbruck

Prof. Dr. med. Dr. rer. nat. M. Sc. Christian Schubert
ist Arzt, Psychologe und Psychotherapeut (psychodynamische Psychotherapie) und leitet seit 1995 das Labor für Psychoneuroimmunologie der Klinik für Medizinische Psychologie der Medizinischen Universität Innsbruck. Er ist Vorstandsmitglied der Thure von Uexküll-Akademie für Integrierte Medizin (AIM), die sich für eine paradigmatisch veränderte, biopsychosoziale Medizin einsetzt. Schubert ist Autor zahlreicher Fachpublikationen und des Sachbuchs „Was uns krank macht, was uns heilt. Aufbruch in eine neue Medizin" (Fischer & Gann, 2016).

Dankeschön!

An diesem Buch haben sehr viele Personen mitgewirkt:
Natürlich die genannten Experten, die sich mit Offenheit, Unvoreingenommenheit und Interesse Zeit für dieses Projekt und für all meine Fragen genommen haben und mit ihren Gedanken dieses Buch bereichern. Herzlichen Dank für die spannenden Begegnungen, Gespräche und Statements! Selbstverständlich gilt mein Dank auch den Spezialisten, die informell mitgewirkt haben. Wir haben Gedanken ausgetauscht, Potenziale ausgelotet, einige Ideen entworfen, andere verworfen, und ich bin gespannt darauf, wie es weitergeht.

Liebe Waldbaden-Pioniere, euch ein besonders herzliches Dankeschön! Für eine wunderbare Reise, die spontan entstand und die hoffentlich noch lange weitergeht. Es hat Spaß gemacht, den Wald mit euch zu erleben und zu sehen, wie doch sehr unterschiedliche Menschen mit eigenen Lebensentwürfen und Ansichten unter dem Dach des Waldes innerhalb kürzester Zeit zu einer Gruppe zusammengewachsen sind. Bitte tragt die Neugier und Begeisterung weiter.

Den vielen, vielen Waldbaden-Experiment-Unterstützern in München und Fužine: Ohne eure Tatkraft und euer vielfältiges Engagement hätte es nicht hingehauen. Herzlichen Dank – besonders auch an die in diesem Buch nicht namentlich Erwähnten, wie zum Beispiel eine liebe Freundin, die mir über ihre Psychotherapie erzählte, bei der der Wald in die Behandlung einbezogen wurde, und die vielleicht sogar den entscheidenden Anstoß für unser Im-Wald-Sein-Projekt gab.

Dieter Begel danke ich gesondert. Seit rund 20 Jahren arbeiten wir zusammen und ziehen an einem Strang: Danke, lieber Dieter, dass du mir den Rücken freigehalten hast, damit ich dieses Buch verfassen konnte. Erstmals sind wir uns als Autorin und Verleger begegnet. Es war schön, dich von dieser Seite kennenzulernen. Auch wenn ich dich zuweilen etwas streng fand, hattest du in vielem recht, die Verlegerbrille steht dir einfach gut!

Großer Dank geht an Kristin Bamberg für das gute Lektorat, an Simone Raus für die ausgewogene Gestaltung, an Bernhard Lehn für die Fotografie mit gutem Auge sowie an Ruth Sixt für das gekonnte Korrektorat.

In der Phase des Schreibens bin ich völlig abgetaucht. Liebe Freunde, ihr werdet sagen „schon wieder, das tut sie schon seit Jahren". Ihr habt ja recht. Vielen Dank für eure Freundschaft und euer Verständnis. Ganz bestimmt treffen wir uns wieder, zum Beispiel auf einer entspannten Runde in Beuerberg. Oder wie wäre es bei einem gemeinsamen Im-Wald-Sein gleich um die Ecke?

Meiner Mama möchte ich danken, dass sie da ist, und auch Richard. Beide geben mir Rückhalt, Unterstützung und Lebensfreude.

Last but not least: Ich bin unendlich dankbar, in Anton Tomac, meinem *Deda*, einen wundervollen Großvater gehabt zu haben, der mein Leben auf vielfältige und schöne Weise geprägt hat.

Melanie Adamek, im Juli 2018

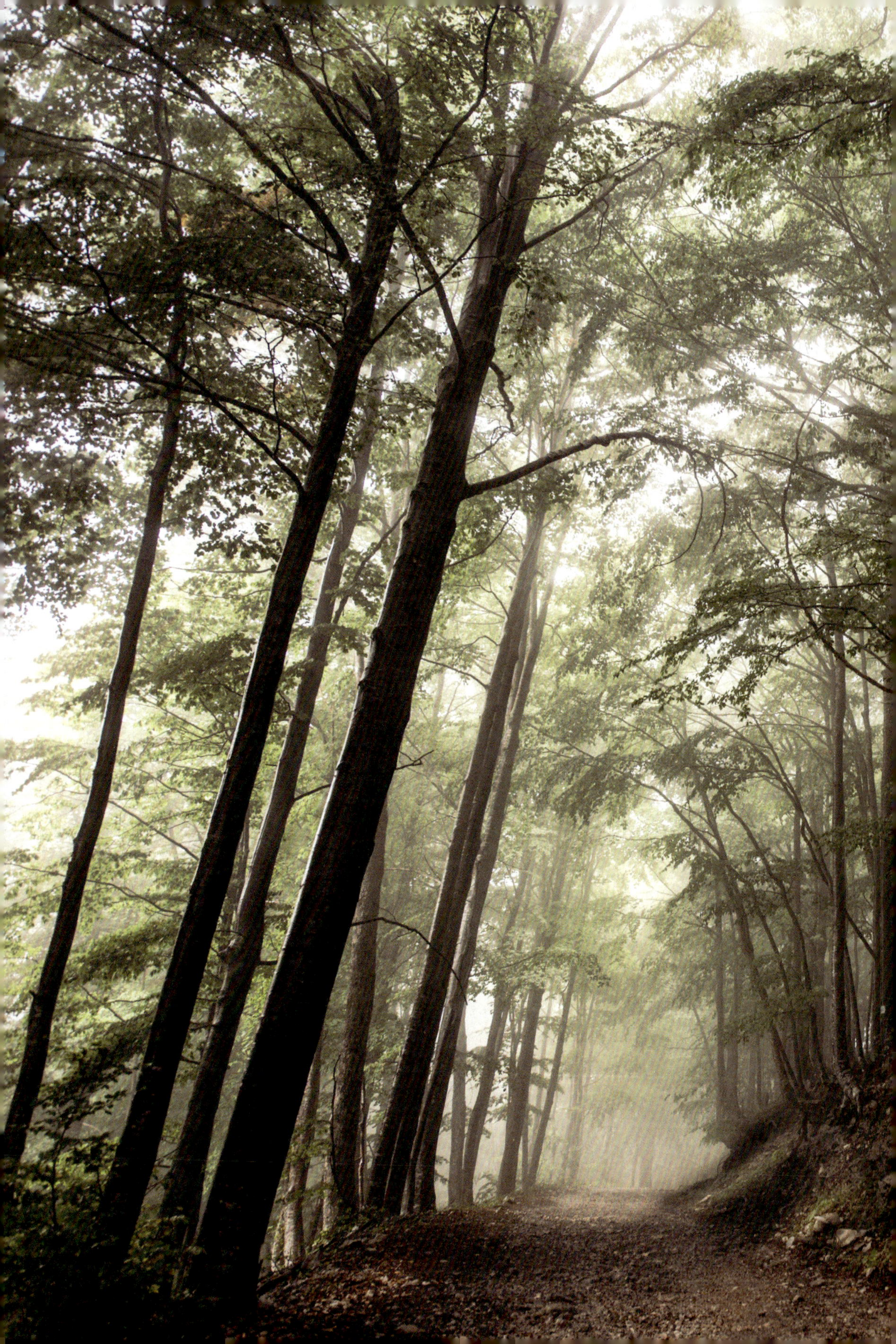

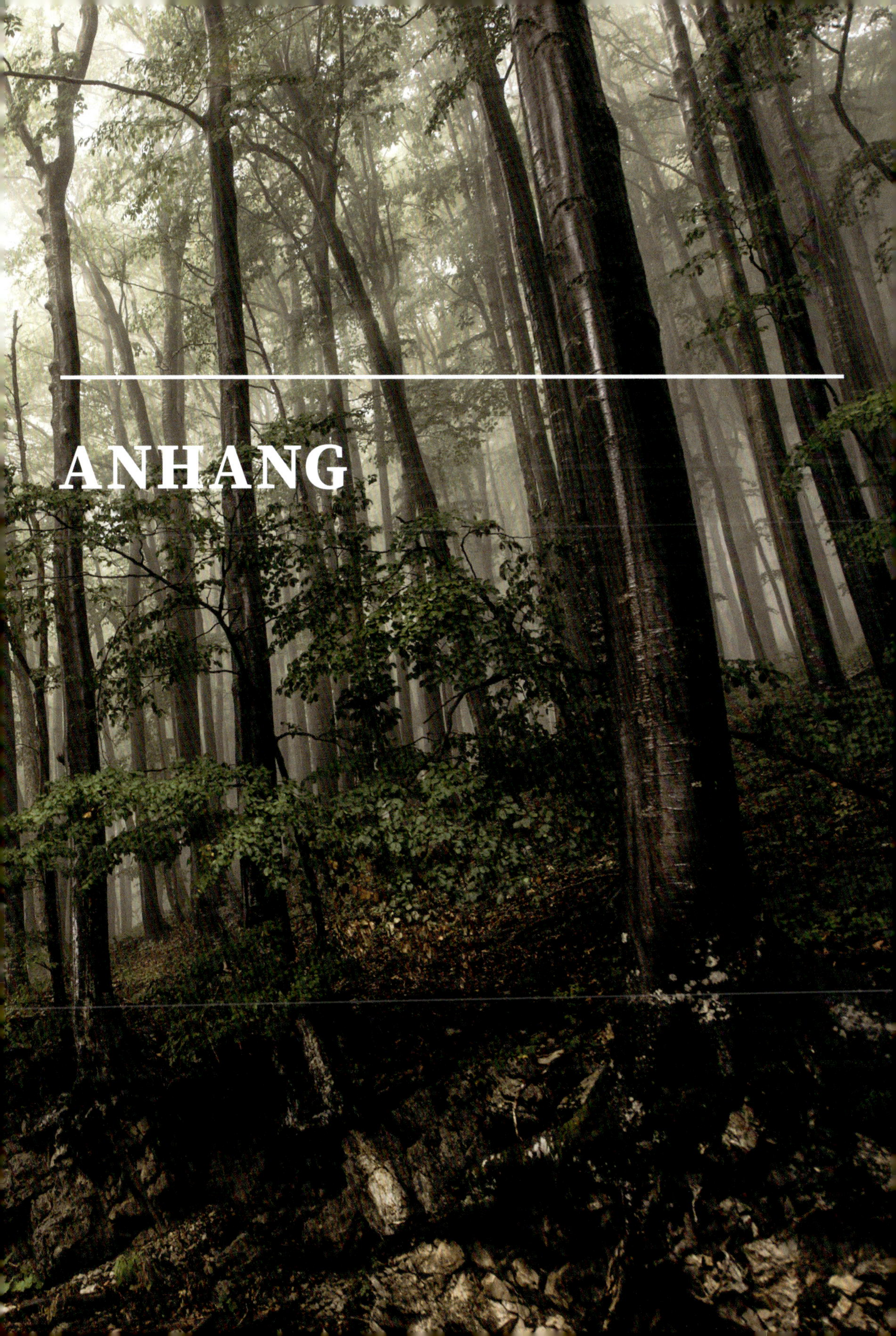

ANHANG

Anmerkungen

Hier finden Sie weitere Erläuterungen und die Fundstellen der verwendeten Literatur. Bitte sehen Sie es mir nach, dass ich bei den Fachartikeln nicht alle Autoren der Studien namentlich aufgeführt, sondern mich manchmal auf den ersten genannten Namen beschränkt habe. Das ist dem Platz geschuldet. Sie finden jedoch bei den meisten zitierten Fachartikeln den DOI, den digitalen Objektbezeichner, mit dem Sie den entsprechenden Artikel im Netz finden können.

1 Qing Li, in: Forest Medicine, Public Health in the 21st Century, E-Book, 2012, ISBN 9781614709824, S. 5
2 Clemens G. Arway, in: Psychologie Heute, Ausgabe: 12/2016, S. 65 ff.
3 Qing Li, in: Forest Medicine, Public Health in the 21st Century, E-Book, 2012, ISBN 9781614709824
4 http://de.worldstat.info/World/List_of_countries_by_Forest_area_(percentage_of_land_area), Download 3.4.2018
5 Die Konferenz der Vereinten Nationen für Umwelt und Entwicklung vom 3. bis 14. Juni 1992 in Rio de Janeiro, Brasilien war ein Ereignis der Superlative. 17.000 Teilnehmer mit Regierungsvertretern aus 178 Staaten kamen zusammen, um über die Erhaltung der Lebensgrundlagen auf der Erde zu diskutieren und Lösungen für drängende globale Probleme wie Umweltzerstörung, Hunger, Armut und Krieg zu finden. In Rio wurden die Voraussetzungen geschaffen für weitreichende und langfristig umzusetzende Konzepte in der Umwelt- und Entwicklungspolitik. Konkrete Maßnahmen für eine nachhaltige Entwicklung sind in einem 800 Seiten starken Dokument, der Agenda 21, genannt.
6 https://www.greenpeace.de/themen/walder/waldnutzung/300-jahre-nachhaltige-forstwirtschaft-mehr-schein-als-sein
7 https://www.bmu.de/themen/natur-biologische-vielfalt-arten/naturschutz-biologische-vielfalt/allgemeines-strategien/nationale-strategie/, Download 3.4.2018
8 Peter Wohlleben, Das geheime Leben der Bäume: Was sie fühlen, wie sie kommunizieren – die Entdeckung einer verborgenen Welt, 2015, ISBN 9783453280670, S. 19 ff.
9 http://www.fao.org/fileadmin/user_upload/wfc2015/Documents/Pre-Congress_brochure_en.pdf, Download 3.4.2018; https://www.regenwald.org/petitionen/1013/sagen-sie-der-uno-plantagen-sind-kein-wald, Download 3.4.2018
10 Gerhard Haseder, Ilse Erlbeck, Reinhold Stinglwagner, Das Kosmos Wald- und Forstlexikon, 2005, ISBN 9783440103753
11 Qing Li, in: Forest Medicine, Public Health in the 21st Century, E-Book, 2012, ISBN 9781614709824, S. 5
12 Qing Li, in: Forest Medicine, Public Health in the 21st Century, E-Book, 2012, ISBN 9781614709824, S. 13 ff.
13 Qing Li, in: Forest Medicine, Public Health in the 21st Century, E-Book, 2012, ISBN 9781614709824, S. 16 ff.
14 Angela Schuh, Klima- und Thalassotherapie, 2004, ISBN 9783830453000
15 Mit dieser Beobachtung scheint er in guter Gesellschaft zu sein. Verschiedene Studien belegen, dass von den Ausgasungen von Nadelhölzern bei sachgerechter Anwendung keine Gesundheitsgefahren ausgehen.
16 Siehe Pressemitteilung der Ruhr-Universität Bochum unter http://aktuell.ruhr-uni-bochum.de/pm2015/pm00013.html.de; vollständiger Text in https://www.sciencedirect.com/science/article/pii/S0003986114004068, Download 3.4.2018
17 In der Pressemitteilung der Ruhr-Universität Bochum unter http://aktuell.ruhr-uni-bochum.de/pm2015/pm00013.html.de, Download 3.4.2018
18 Wer sich gezielt für Aromatherapie interessiert und eine fundierte Darstellung des Themas sucht, dem sei Monika Werner und Ruth von Braunschweig, Praxis Aromatherapie, Grundlagen – Steckbriefe – Indikationen, 2016, ISBN 9783132404663 empfohlen. Die nachfolgenden Ausführungen beruhen auf diesem sehr gelungenen Buch.
19 Eberhard Breitmaier: Terpene – Aromen, Düfte, Pharmaka, Pheromone, 1999, ISBN 3519035480
20 Monika Werner und Ruth von Braunschweig, Praxis Aromatherapie, Grundlagen – Steckbriefe – Indikationen, 2016, ISBN 9783132404663
21 H. Sagunski, B. Heinzow, Richtwerte für die Innenraumluft: Bicyclische Terpene (Leitsubstanz α-Pinen), https://www.researchgate.net/publication/226311286_Richtwerte_fr_die_Innenraumluft_Bicyclische_Terpene_Leitsubstanz_-Pinen, Download 3.4.2018

22 Punkt 2.3.3.1 Waldökosysteme, S. 2.94 ff. der Studie Luftqualitätskriterien – Flüchtige Kohlenwasserstoffe des Bundesministeriums für Umwelt, Jugend und Familie, Wien, 1997, http://bfw.ac.at/400/smilex/OEAW_LQK_VOC.pdf, Download 3.4.2018

23 Tatsuro Ohira, Naoyuki Matsui, Phytoncides in Forest Atmosphere, in: Forest Medicine, Public Health in the 21st Century, E-Book, 2012, ISBN 9781614709824, S. 27 ff.

24 Tatsuro Ohira, Naoyuki Matsui, Phytoncides in Forest Atmosphere, in: Forest Medicine, Public Health in the 21st Century, E-Book, 2012, ISBN 9781614709824, S. 30 f.

25 Zivotni put i djelo akademika Daniela Rukavine, 2017, ISBN 9789537720261, S. 164 und 167

26 Der Thymus liegt hinter dem Brustbein über dem Herzbeutel und ist ein sehr wichtiges Organ für das Immunsystem, dort reifen die Stammzellen zu T-Lymphozyten oder T-Zellen heran. Nach dieser Prägung wandern die T-Zellen vom Thymus in die Lymphknoten und warten dort auf ihren Einsatz. Jeder T-Lymphozyt ist auf ein bestimmtes Antigen spezialisiert. Sobald er dieses bei einem Eindringling erkennt, vermehrt sich dieser T-Lymphozyt, er wird sozusagen „geklont". Von der Geburt bis zur Pubertät wächst das Organ noch etwas, dann schrumpft die Thymusdrüse, und das lymphatische Gewebe wird größtenteils durch Fettgewebe ersetzt. Danach übernehmen sekundäre lymphatische Organe wie Lymphknoten oder Milz die Aufgaben des Thymus.

27 Diejenigen Rezeptoren, die die NK-Zellen anschalten, sind auf bestimmte Bereiche in der Zellmembran angewiesen. Diese Lipid Rafts genannten Bereiche sind kleine Inseln in der Zellhülle, auf denen Strukturen vorhanden sind, die die aktivierenden Rezeptoren für ihre Arbeit brauchen. Die Rezeptoren müssen sich also in den Lipid Rafts befinden, wenn sie NK-Zellen anschalten wollen. Diejenigen Rezeptoren, die durch ein negatives Signal die NK-Zellen ruhigstellen, verhindern, dass sich die aktivierenden Rezeptoren in die Lipid Rafts bewegen. Deshalb wird vermutet, dass diese speziellen Membranbereiche die Schaltstelle für die Regulation von NK-Zellen durch positive und negative Signale sind. Mit der Entschlüsselung der Grundlagen für das An- und Ausschalten von NK-Zellen hofft man Strategien zu finden, um die NK-Zellaktivität gezielt zu beeinflussen und damit die NK-Zellen in ihrem Kampf gegen infizierte Zellen oder Krebszellen gezielt zu unterstützen.

28 Daniel Rukavina, Gordana Laskarin, Gordana Rubesa, Natasa Strbo, Ivica Bedenicki, Darko Manestar, Mario Glavas, Stephen E. Christmas and Eckhard R. Podack, Age-Related Decline of Perforin Expression in Human Cytotoxic T Lymphocytes and Natural Killer Cells, Blood 1998 92:2410-2420, http://www.bloodjournal.org/content/92/7/2410.long?sso-checked=true, Download 3.4.2018

29 Juyoung Lee u. a., Forests and Human Health – Recent Trends in Japan, in: Forest Medicine, Public Health in the 21st Century, E-Book, 2012, ISBN 9781614709824, S. 253

30 Qing Li, in: Forest Medicine, Public Health in the 21st Century, E-Book, 2012, ISBN 9781614709824, S. 6

31 Juyoung Lee u. a., Forests and Human Health – Recent Trends in Japan, in: Forest Medicine, Public Health in the 21st Century, E-Book, 2012, ISBN 9781614709824, S. 254

32 http://infom.org/forestmedicinebase/japan/#okutama, Download 3.4.2018

33 Qing Li und Tomoyuki Kawada, in: Forest Medicine, Public Health in the 21st Century, E-Book, 2012, ISBN 9781614709824, S. 69 ff. mit Einzelverweisen zu den jeweiligen Autoren und Studien

34 Bum-Jin Park u. a., in: Forest Medicine, Public Health in the 21st Century, E-Book, 2012, ISBN 9781614709824, S. 37 ff.

35 Qing Li u.a., in: Forest Medicine, Public Health in the 21st Century, E-Book, 2012, ISBN 9781614709824, S. 137 ff.

36 Qing Li u.a., in: Forest Medicine, Public Health in the 21st Century, E-Book, 2012, ISBN 9781614709824, S. 140 mit Fig. 1 (Männer) und Fig. 2 (Frauen) auf S. 139

37 Qing Li u.a., in: Forest Medicine, Public Health in the 21st Century, E-Book, 2012, ISBN 9781614709824, S. 140 mit Fig. 3

38 Qing Li u.a., in: Forest Medicine, Public Health in the 21st Century, E-Book, 2012, ISBN 9781614709824, S. 141 f. mit Fig. 4 und Fig. 5

39 Qing Li und Tomoyuki Kawada, in: Forest Medicine, Public Health in the 21st Century, E-Book, 2012, ISBN 9781614709824, S. 70 ff.

40 Qing Li und Tomoyuki Kawada, in: Forest Medicine, Public Health in the 21st Century, E-Book, 2012, ISBN 9781614709824, S. 71

41 Qing Li und Tomoyuki Kawada, in: Forest Medicine, Public Health in the 21st Century, E-Book, 2012, ISBN 9781614709824, S. 72 f.

42 Qing Li und Tomoyuki Kawada, in: Forest Medicine, Public Health in the 21st Century, E-Book, 2012, ISBN 9781614709824, S. 73, Fig. 3

43 Qing Li und Tomoyuki Kawada, in: Forest Medicine, Public Health in the 21st Century, E-Book, 2012, ISBN 9781-614709824, S. 73, Fig. 4

44 Qing Li und Tomoyuki Kawada, in: Forest Medicine, Public Health in the 21st Century, E-Book, 2012, ISBN 9781614709824, S. 73, Fig. 5

45 Qing Li und Tomoyuki Kawada, in: Forest Medicine, Public Health in the 21st Century, E-Book, 2012, ISBN 9781614709824, S. 75

46 Qing Li und Tomoyuki Kawada, S. 77, Fig 8, in: Forest Medicine, Public Health in the 21st Century, E-Bookebook, 2012, ISBN: 978-1-61470-982-4, S. 77, Fig. 8

47 Näher dazu: Qing Li und Tomoyuki Kawada, in: Forest Medicine, Public Health in the 21st Century, E-Book, 2012, ISBN 9781614709824, S. 79

48 Qing Li und Tomoyuki Kawada, in: Forest Medicine, Public Health in the 21st Century, E-Book, 2012, ISBN 9781614709824, S. 78, Fig. 10

49 Qing Li und Tomoyuki Kawada, in: Forest Medicine, Public Health in the 21st Century, E-Book, 2012, ISBN 9781614709824, S. 79

50 Qing Li und Tomoyuki Kawada, in: Forest Medicine, Public Health in the 21st Century, E-Book, 2012, ISBN 9781614709824, S. 79

51 Qing Li u.a, in: Forest Medicine, Public Health in the 21st Century, E-Book, 2012, ISBN 9781614709824, S. 159 ff.

52 Qing Li und Tomoyuki Kawada, in: Forest Medicine, Public Health in the 21st Century, E-Book, 2012, ISBN 9781614709824, S. 82 und vor allem: Qing Li u.a, in: Forest Medicine, Public Health in the 21st Century, E-Book, 2012, ISBN 9781614709824, S. 162 f. (Abbildung S. 163)

53 Qing Li u.a., in: Forest Medicine, Public Health in the 21st Century, E-Book, 2012, ISBN 9781614709824, S. 221 ff.

54 Zur Frage wie sich die Deutschen den Wald der Zukunft vorstellen, hat zum Beispiel die PEFC Deutschland 2017 eine interessante Aktion gemacht. PEFC (Programme for the Endorsement of Forest Certification Schemes) ist eine Institution zur Sicherstellung nachhaltiger Waldbewirtschaftung durch ein unabhängiges internationales Zertifizierungssystem. Holz und Holzprodukte mit dem PEFC-Siegel stammen nachweislich aus ökologisch, ökonomisch und sozial nachhaltiger Forstwirtschaft. PEFC Deutschland e. V. wurde 1999 gegründet und entwickelt die Standards und Verfahren der Zertifizierung, stellt der Öffentlichkeit Informationen bereit und vergibt die Rechte am PEFC-Logo in Deutschland. PEFC ist in Deutschland das bedeutendste Waldzertifizierungssystem: Mit 7,3 Millionen Hektar zertifizierter Waldfläche sind bereits rund zwei Drittel der deutschen Wälder PEFC-zertifiziert. http://www.tag-des-waldes.de/wunschwald/, Download 3.4.2018

55 Ergebnisse aus folgenden Studien: Qing Li u. a., A forest bathing trip increases human natural killer activity and expression of anti-cancer proteins in female subjects, in: Journal of Biological Regulators and Homeostatic Agents, 2008, 22 (1), S. 45–55; Qing Li u. a., Visiting a forest, but not a city, increases human natural killer activity and expression of anti-cancer proteins, in: International Journal of Immunopathology and Pharmacology, 2008, 21 (1), S. 117–127; Qing Li u. a., Forest bathing enhances human natural killer activity and expression of anti-cancer proteins, in: International Journal of Immunopathology and Pharmacology, 2007, 20 (S2), S. 3–8; Qing Li u. a., A day trip to a forest park increases human natural killer activity and the expression of anti-cancer proteins in male subjects, in: Journal of Biological Regulators and Homeostatic Agents, 2010, 24 (2), S. 157–165

56 http://www.rwi-essen.de/unstatistik/, Download 3.4.2018

57 http://www.rwi-essen.de/unstatistik/66/, Download 3.4.2018
„Jede Stunde Laufen schenkt dir 7 Stunden Lebenszeit!“ So oder ähnlich titelten einige Magazine im Internet über eine amerikanische Studie, in der etwa 55.000 Männer und Frauen im Alter von 18 bis 100 Jahren untersucht wurden, um herauszufinden, ob Laufen das Leben verlängert. Die Studie berichtet, dass Laufen mit einer Verringerung von Herzkrankheiten, Krebs und anderen Krankheiten einhergeht und diese Wirkung größer sei, als wenn man die gleiche Zeit mit Radfahren, Schwimmen, Gehen oder einem anderen Sport verbringt. Mit Blick auf die Überschrift rechnen die Autoren einen Benefit vor, von dem modernste Medizintechnik nur träumen kann: Würde man täglich vier Stunden laufen, dann macht das pro Tag einen Gewinn von 28 Stunden Lebenszeit. Da 28 Stunden mehr sind als ein Tag, wird die Lebenserwartung mit jedem Tag immer länger. Selbst wenn man nur eine Stunde täglich joggen würde, wären das in den 50 Lebensjahren von 20 bis 70 insgesamt 365 mal 50 Stunden, also etwas über zwei Jahre, die man mit Laufen verbringt. Nach dieser Rechnung würde sich die Lebenserwartung um 14 Jahre verlängern.
Doch die Schlagzeilen führen in die Irre, wie die Autoren herausstellen, da sich die Gleichung „eine Stunde Joggen, um sieben Stunden länger zu leben“ nur auf die Situation von zwei Stunden Jogging pro Woche beziehe. Zudem sagt die Originalstudie klar und deutlich, dass der Nutzen

des Laufens abnimmt, je länger man pro Tag läuft. Insgesamt werde über einen maximalen Gewinn von etwa drei Jahren zusätzlicher Lebenserwartung berichtet.
Die Zahl „eine Stunde Joggen und sieben Stunden länger leben" sei so geschätzt worden: Eine Gruppe von Joggern im Alter von 44 Jahren, die zwei Stunden pro Woche läuft, verbringt bis zum Alter von 80 Jahren insgesamt 0,43 Jahre mit Laufen und gewinnt dabei 2,8 Jahre zusätzliche Zeit – das entspricht rund einer Stunde Laufen pro sieben Stunden länger leben. Dass jede zusätzliche Stunde Laufen sieben Stunden Lebenszeit schenkt und damit das Leben immer länger wird, wenn man mehr läuft, davon war nicht die Rede. Im Gegenteil: Wie die Studie auch berichtet, kann exzessives Laufen das Risiko erhöhen, an Herzkrankheiten zu sterben.
Fazit der Autoren: „Schlagzeilen erwecken oft Erwartungen, die der Artikel nicht befriedigen kann. Dennoch weisen viele Studien daraufhin, dass regelmäßige Bewegung wie Laufen, Gehen und Tanzen für Menschen ohne schwere Krankheit genau so viel oder mehr zur Gesundheit beitragen kann wie regelmäßige Check-ups, Krebs-Früherkennung und vorbeugende Medikamente."

58 Die Psycho-Neuro-Immunologie ist ein interdisziplinäres Forschungsgebiet, das sich mit der Wechselwirkung von Psyche, Nervensystem und Immunsystem beschäftigt.
Die Psycho-Neuro-Endokrino-Immunologie, als Nachbargebiet der Psycho-Neuro-Immunologie, bezieht außerdem das Hormonsystem mit ein.

59 Qing Li u.a., in: Forest Medicine, Public Health in the 21st Century, E-Book, 2012, ISBN 9781614709824, S. 137 ff. sowie Bum-Jin Park u.a., in: Forest Medicine, Public Health in the 21st Century, E-Book, 2012, ISBN 9781614709824, S. 39 ff.

60 Der Originaltest wurde 1957 in den USA von Lorr und McNair eingeführt. 1975 erschien eine Übersetzung und Modifizierung durch Biehl u. a. für den deutschsprachigen Raum.

61 Gisela Westhoff, Handbuch psychosozialer Messinstrumente: ein Kompendium für epidemiologische und klinische Forschung zu chronischer Krankheit, ISBN 9783801706609, 1993, S. 649 ff.; siehe auch Norbert Grulke u. a., Normierung der deutschen Kurzform des Fragebogens „Profile of Mood States" (POMS) anhand einer repräsentativen Bevölkerungsstichprobe – Kurzbericht. Psychotherapie Psychosomatik Medizinische Psychologie, 2006, 56. 403-405, DOI 10.1055/s–2006–940129, https://www.researchgate.net/publication/264691545_Normierung_der_deutschen_Kurzform_des_Fragebogens_Profile_of_Mood_States_POMS_anhand_einer_repraesentativen_Bevoelkerungsstichprobe_-_Kurzbericht, Download 3.4.2018

62 Gisela Westhoff, Handbuch psychosozialer Messinstrumente. Ein Kompendium für epidemiologische und klinische Forschung zu chronischer Krankheit, ISBN 9783801706609, 1993, S. 649 ff.

63 Gisela Westhoff, Handbuch psychosozialer Messinstrumente. Ein Kompendium für epidemiologische und klinische Forschung zu chronischer Krankheit, ISBN 9783801706609, 1993, S. 264 ff.

64 Renate Frank, in: Andrea Abele, Peter Becker (Hg.), Wohlbefinden. Theorie-Empirie-Diagnostik, ISBN 97837799082341991, S. 73

65 http://www.wanderforschung.de/files/raumpsychnat_1310011711.pdf, Download 3.4.2018

66 In der raumplanerischen Landschaftsbildbewertung spielt sie dennoch immer mal wieder eine Rolle, wo man Prof. Kiemstedts Verdienst vor allem auch darin sieht, dass er das Landschaftsbild als eine nichtökologische Landschaftsfunktion in die raumplanerische Abwägung eingeführt hat.

67 Prominente Theorien sind etwa die Savannen-Hypothese von Orians (1980) oder die Biophilia-Theorie von Wilson (1984).

68 Z. B. Andrea Abraham, Kathrin Sommerhalder, Thomas Abel, Landscape and well-being: A scoping study on the health-promoting impact of outdoor environments, in: International Journal of Public Health, 2009, 55, DOI 10.1007/s00038-009-0069-z, https://www.researchgate.net/publication/26825808_Landscape_and_well-being_A_scoping_study_on_the_health-promoting_impact_of_outdoor_environments, Download 3.4.2018; Jo Barton, Jules Pretty, What is the Best Dose of Nature and Green Exercise for Improving Mental Health? A Multi-Study Analysis, in: Environ. Sci. Technol., 2010, 44 (10), S. 3947–3955, DOI: 10.1021/es903183r, http://www.julespretty.com/wp-content/uploads/2013/09/4.-Dose-of-Nature-EST-Barton-Pretty-May-2010.pdf, Download 3.4.2018; Diana E. Bowler u. a., A systematic review of evidence for the added benefits to health of exposure to natural environments, in: BMC Public Health, 2010, https://DOI.org/10.1186/1471-2458-10-456, Download 3.4.2018

69 Stephen R. Kellert, Edward O. Wilson, The Biophilia Hypothesis, 1995, ISBN 9781559631471

70 Tim Althoff u. a., Large-scale physical activity data reveal worldwide activity inequality, in: Nature, 2017, 547, S. 336–339, DOI: 10.1038/nature23018, https://www.nature.com/articles/nature23018, Download 3.4.2018

71 Qing Li, in: Forest Medicine, Public Health in the 21st Century, E-Book, 2012, ISBN 9781614709824, S. 6 f.

72 Z. B. https://www.aerzteblatt.de/archiv/50488/Praevention-und-Gesundheitsfoerderung-Ziel-ist-anhaltend-hohe-Lebensqualitaet, Download 3.4.2018

73 Michiko Imai, in: Forest Medicine, Public Health in the 21st Century, E-Book, 2012, ISBN 9781614709824, S. 242

74 Christian Schubert, Was uns krank macht – Was uns heilt. Aufbruch in eine Neue Medizin. Das Zusammenspiel von Körper, Geist und Seele besser verstehen, 2016, ISBN 9783903072176

75 Byeongsang Oh u. a., Health and well-being benefits of spending time in forests: systematic review, in: Environmental Health and Preventive Medicine, 2017, DOI: 10.1186/s12199-017-0677-9, https://www.ncbi.nlm.nih.gov/pmc/articles/PMC5664422/, Download 3.4.2018

76 Grundlegend für diese Art der experimentellen Studie ist, dass es eine Experimentalgruppe gibt, also eine Gruppe, die eine z. B. neue Behandlung erfährt und eine Kontrollgruppe, die z. B. keine Behandlung erfährt. Kommt es bei der Experimentalgruppe zu Effekten, die bei der Kontrollgruppe nicht zu beobachten sind, so kann man den Effekt direkt auf die Behandlung zurückführen. Wenn die Zuordnung der Personen zu den jeweiligen Gruppen zufällig erfolgt, dann spricht man von „randomisiert". Das stellt sicher, dass beide Gruppen weitgehend äquivalent sind. RCT können offen sein, d. h. die Patienten wissen, ob sie eine Behandlung bekommen oder nicht, oder „verblindet":
Eine Studie ist einfach blind, wenn die Probanden nicht wissen, zu welcher Gruppe sie gehören und doppelt blind, wenn auch der Versuchsleiter das nicht weiß. Dreifach blind ist sie, wenn auch diejenigen, die die Auswertung durchführen, nicht wissen, wer in welche Gruppe gehört (nur der Auftraggeber weiß es). Vorteile einer Blindstudie bestehen darin, dass der Einfluss von Erwartungen und Verhaltensweisen ausgeschaltet wird, die das Ergebnis beeinflussen könnten.

77 Juyoung Li u. a., in: Forest Medicine, Public Health in the 21st Century, E-Book, 2012, ISBN 9781614709824, S. 254. Zu den einzelnen Zentren: http://infom.org/forestmedicinebase/japan/index.html, Download 3.4.2018

78 Michiko Imai, in: Forest Medicine, Public Health in the 21st Century, E-Book, 2012, ISBN 9781614709824, S. 240

79 Hiroko Ochiai u. a., Physiological and Psychological Effects of a Forest Therapy Program on Middle-Aged Females, in: International Journal of Environmental Research and Public Health, 2015, 12(12), S. 15222–15232, https://doi.org/10.3390/ijerph121214984, Download 3.4.2018

80 Juyoung Li u. a., in: Forest Medicine, Public Health in the 21st Century, E-Book, 2012, ISBN 9781614709824, S. 254 ff.

81 LEADER, englischsprachiges Apronym vom französischen „Liaison entre actions de développement de l'économie rurale" („Verbindung zwischen Aktionen zur Entwicklung der ländlichen Wirtschaft"), ist ein Maßnahmenprogramm der EU, mit dem seit 1991 modellhaft innovative Aktionen im ländlichen Raum gefördert werden. Lokale Aktionsgruppen erarbeiten vor Ort Entwicklungskonzepte. Ziel ist es, die ländlichen Regionen Europas auf dem Weg zu einer eigenständigen Entwicklung zu unterstützen. Aufgrund des erfolgreich verlaufenden Einsatzes als sogenannte Gemeinschaftsinitiative zwischen 1991 und 2005 ist der LEADER-Ansatz seit 2006 als eigenständiger Schwerpunkt in die Mainstream-Förderung aufgenommen worden.

82 http://www.favoriteplace.info/Korpela_Kalevi.htm, Download 3.4.2018

83 Kalevi Korpela u. a., Enhancing wellbeing with psychological tasks along forest trails, in: Urban Forestry and Urban Greening, 2017, 26, S. 25–30, https://DOI.org/10.1016/j.ufug.2017.06.004, Download 3.4.2018

84 Sus Corazon u. a., Development of a Nature-Based Concept for Stress Patients at the Danish Healing Forest Garden Nacadia, in Journal of Therapeutic Horticulture, 2010, 20, S. 34–51, https://www.researchgate.net/publication/261957702_Development_of_a_Nature-Based_Concept_for_Stress_Patients_at_the_Danish_Healing_Forest_Garden_Nacadia, Download 3.4.2018

85 Ulrik Sidenius u. a., A Diagnostic Post-Occupancy Evaluation of the Nacadia® Therapy Garden, in: International Journal of Environmental Research and Public Health, 2017, 14 (8), S. 882, https://DOI.org/10.3390/ijerph14080882, Download 3.4.2018

86 Bianca Ambrose-Oji, Mindfulness Practice in Woods and Forests: An Evidence Review. Research Report for The Mersey Forest, Forest Research. Alice Holt Lodge Farnham, Surrey, 2013, https://www.researchgate.net/publication/263172363_Mindfulness_practice_in_woods_and_forests_An_evidence_review, Download 3.4.2018

87 Forest Research ist die Forschungsagentur der britischen Forstkommission und international bekannt für die Bereitstellung von wissenschaftlichen Dienstleistungen zur Unterstützung einer nachhaltigen Forstwirtschaft. Sie arbeitet für viele Regierungsabteilungen, alle dezentralisierten Verwaltungen, Forst- und Landmanagement-Akteure, Umwelt-NGOs und die Europäische Union, siehe https://www.forestry.gov.uk/forest-research, Download 3.4.2018

88 Michael E. Harrer, Halko Weiss, Wirkfaktoren der Achtsamkeit – wie sie die Psychotherapie verändern und bereichern, 2016, ISBN 9783794528257

89 Michael E. Harrer, Halko Weiss, Wirkfaktoren der Achtsamkeit – wie sie die Psychotherapie verändern und bereichern, 2016, ISBN 9783794528257, S. 32

90 Bianca Ambrose-Oji, Mindfulness Practice in Woods and Forests: An Evidence Review. Research Report for The Mersey Forest, Forest Research. Alice Holt Lodge Farnham, Surrey, 2013, https://www.researchgate.net/publication/263172363_Mindfulness_practice_in_woods_and_forests_An_evidence_review, Download 3.4.2018

91 Hiroko Ochiai u. a., Physiological and Psychological Effects of a Forest Therapy Program on Middle-Aged Females, in: International Journal of Environmental Research and Public Health, 2015, 12 (12), S. 15222–15232, https://DOI.org/10.3390/ijerph121214984, Download 3.4.2018

92 Margaret M. Hansen, Reo Jones, Kirsten Tocchini, Shinrin-Yoku (Forest Bathing) and Nature Therapy: A State-of-the-Art Review, in: International Journal of Environmental Research and Public Health, 2017, 14 (8), S. 851, DOI: 10.3390/ijerph14080851, https://www.ncbi.nlm.nih.gov/pmc/articles/PMC5580555/, Download 3.4.2018

93 Hierzu zählen insbesondere die ärztliche, zahnärztliche und psychotherapeutische Behandlung, die Versorgung mit Arznei-, Verbands-, Heil- und Hilfsmitteln, die häusliche Krankenpflege, die Krankenhausbehandlung sowie die Leistungen zur medizinischen Rehabilitation und sonstige Leistungen. Selbstverständlich müssen die Leistungen dabei dem Wirtschaftlichkeitsgebot genügen, also ausreichend, zweckmäßig und wirtschaftlich sein und dürfen das Maß des Notwendigen nicht überschreiten. Die Vertragsärztinnen und Vertragsärzte sind im Rahmen ihres Sicherstellungsauftrags verpflichtet, diese Leistungen zu erbringen.

94 Der G-BA setzt sich zusammen aus Vertretern der Vertragsärzte, Vertragszahnärzte, der Krankenhäuser und Krankenkassen. Vertreter von Organisationen der Patientinnen und Patienten haben ein Mitberatungsrecht. Der G-BA erlässt in den verschiedenen Leistungsbereichen Richtlinien, die für die beteiligten Krankenkassen, Leistungs erbringer und die Versicherten verbindlich sind. Die zulasten der gesetzlichen Krankenversicherung abrechnungsfähigen ärztlichen Leistungen und deren Vergütung sind im Einheitlichen Bewertungsmaßstab (EBM) festgelegt, und zwar durch den Bewertungsausschuss.

95 Alle wichtigen Informationen für Waldbesucher sind in der 20-seitigen Broschüre „Richtig verhalten in Feld und Wald“, erschienen bei aid infodienst, übersichtlich dargestellt. Gratisdownload unter http://www.ble-medienservice.de/_assets/downloads_free/1336_2016_richtig_verhalten_in_feld_und_wald_x000.pdf, Download 3.4.2018, oder Printausgabe für 1,50 Euro, ISBN 9783830810438

96 https://www.fraunhofer.de/content/dam/zv/de/publikationen/Magazin/2012/4-2012/weitervorn_4-2012.pdf, Download 3.4.2018

97 Jeffrey M. Craig u. a., Natural environments, nature relatedness and the ecological theater: connecting satellites and sequencing to shinrin-yoku, in: Journal of Physiological Anthropology, An official journal of the Japan Society of Physiological Anthropology (JSPA), 2016, 35 (1), https://DOI.org/10.1186/s40101-016-0083-9, Download 3.4.2018

98 Matthew Browning, Kangjae Lee, Within What Distance Does "Greenness" Best Predict Physical Health? A Systematic Review of Articles with GIS Buffer Analyses across the Lifespan, in: International Journal of Environmental Research and Public Health, 2017, 14 (7), S. 675, DOI: 10.3390/ijerph14070675, https://www.ncbi.nlm.nih.gov/pmc/articles/PMC5551113/, Download 3.4.2018

99 Ming Kuo, How might contact with nature promote human health? Promising mechanisms and a possible central pathway, in: Frontiers in Psychology, 2015, 6, DOI: 10.3389/fpsyg.2015.01093, https://www.frontiersin.org/articles/10.3389/fpsyg.2015.01093/full, Download 3.4.2018; siehe aber auch: Daniela Haluza u. a., Green Perspectives for Public Health: A Narrative Review on the Physiological Effects of Experiencing Outdoor Nature, in: International Journal of Environmental Reserarch and Public Health, 2014, 11, S. 5445–5461, DOI: 10.3390/ijerph110505445, https://www.ncbi.nlm.nih.gov/pmc/articles/PMC4053896/, Download 3.4.2018

100 Ming Kuo, How might contact with nature promote human health? Promising mechanisms and a possible central pathway, in: Frontiers in Psychology, 2015, 6, DOI: 10.3389/fpsyg.2015.01093, https://www.frontiersin.org/articles/10.3389/fpsyg.2015.01093/full, Download 3.4.2018

101 Eine Übersicht mit weiteren Verweisen, z. B. in: https://www.aerzteblatt.de/archiv/9761/Sport-und-Immunsystem, Download 3.4.2018

102 Sarah Kiener, 2004, unter: http://szf-jfs.org/doi/pdf/10.3188/szf.2004.0071

103 Qing Li u.a., in: Forest Medicine, Public Health in the 21st Century, E-Book, 2012, ISBN 9781614709824, S. 123 ff. Die Studie beschäftigt sich darüber hinaus mit einigen weiteren für die Gesundheit wichtigen Einzelparametern.

104 Todd F. Heatherton, Dylan D. Wagner, Cognitive Neuroscience of Self-Regulation Failure, in: Trends in Cognitive Sciences, 2011, 15 (3), S. 132–139, http://DOI.org/10.1016/j.tics.2010.12.005, https://www.ncbi.nlm.nih.gov/pmc/articles/PMC3062191/, Download 3.4.2018

105 Yoshinori Ohtsuka, in: Forest Medicine, Public Health in the 21st Century, E-Book, 2012, ISBN 9781614709824, S. 111 ff. mit Verweisen auf weitere Studien

106 Kuo greift zurück auf: Yoshinori Ohtsuka u. a., Shinrin-yoku (forest-air bathing and walking) effectively decreases blood glucose levels in diabetic patients, in: Int J Biometeorol. 1998, 41 (3), S. 125–127, Abstract unter: https://www.ncbi.nlm.nih.gov/pubmed/9531856, Download 3.4.2018; siehe aber auch: Qing Li u. a., Effects of Forest Bathing on Cardiovascular and Metabolic Parameters in Middle-Aged Males, in: Evidence-Based Complementary and Alternative Medicine, 2016, 2, S. 1–7, http://DOI.org/10.1155/2016/2587381, https://www.ncbi.nlm.nih.gov/pmc/articles/PMC4963577/, Download 3.4.2018

107 Michelle N. Shiota u. a., The nature of awe: Elicitors, appraisals, and effects on self-concept, in: Cognition and Emotion, 2007, 21 (5), S. 944–963, DOI: 10.1080/02699930600923668, https://www.tandfonline.com/DOI/abs/10.1080/02699930600923668, Download 3.4.2018

108 Jennifer E. Stellar, Positive affect and markers of inflammation: discrete positive emotions predict lower levels of inflammatory cytokines, in: Emotion, 2015, 15 (2), S. 129-133, DOI: 10.1037/emo0000033, https://www.ncbi.nlm.nih.gov/pubmed/25603133, Download 3.4.2018

109 Sheldon Cohen u. a., Positive emotional style predicts resistance to illness after experimental exposure to rhinovirus or influenza A virus, in: Psychosomatic Medicine, 2006, 68, S. 809–815, DOI: 10.1097/01.psy.0000245867.92364.3c, http://www.psy.cmu.edu/~scohen/Cohen_et_al_PM_Nov06.pdf, Download 3.4.2018

110 Penninx u. a., The protective effect of emotional vitality on adverse health outcomes in disabled older women, in: Journal of the American Geriatric Society, 2000, 48, S. 1359–1366, DOI: 10.1111/j.15325415.2000.tb02622.x, https://www.ncbi.nlm.nih.gov/pubmed/11083309, Download 3.4.2018

111 Kate Lachowycz, Andy P. Jones, Does walking explain associations between access to greenspace and lower mortality?, in: Social Science and Medicine, 2014, 107 (100), S. 9–17, http://DOI.org/10.1016/j.socscimed.2014.02.023, https://www.ncbi.nlm.nih.gov/pmc/articles/PMC4005016/, Download 3.4.2018; Jolanda Maas u. a., Physical activity as a possible mechanism behind the relationship between green space and health: a multilevel analysis, in: BMC Public Health, 2008, 8, S. 206, https://DOI.org/10.1186/1471-2458-8-206, Download 3.4.2018

112 Frances E. Kuo, W. Sullivan, Aggression and Violence in the Inner City: Effects of Environment via Mental Fatigue, in: Environment and Behavior, Special Issue, 2001, 33 (4), S. 543–571, https://www.researchgate.net/publication/245234610_Aggression_and_Violence_in_the_Inner_City, Download 3.4.2018

113 C. A. Lowry u. a., Identification of an immune-responsive mesolimbocortical serotonergic system: potential role in regulation of emotional behaviour, in: Neuroscience, 2017, 146, S. 756–772, http://DOI.org/10.1016/j.neuroscience.2007.01.067, Download 3.4.2018

114 Z. B. Netta Weinstein u. a., Can Nature Make Us More Caring? Effects of Immersion in Nature on Intrinsic Aspirations and Generosity, in: Personality and Social Psychology Bulletin, 2009, 35 (10), S. 1315–1329, https://doi.org/10.1177/0146167209341649, Download 3.4.2018; William C. Sullivan u. a., The fruit of urban nature: Vital neighborhood spaces, in: Environment and Behavior, 2004, 36 (5), S. 678–700, http://www.willsull.net/resources/Sullivan-papers/SullivanKuoDePooter.pdf, Download 3.4.2018; Jacinta Francis u. a., Creating Sense of Community: The role of public space, in: Journal of Environmental Psychology, 2012, 32, S. 401–409, DOI: 10.1016/j.jenvp.2012.07.002, https://www.researchgate.net/publication/266620692_Creating_Sense_of_Community_The_role_of_public_space, Download 3.4.2018; siehe auch: Jeffrey M. Craig u. a., Natural environments, nature relatedness and the ecological theater: connecting satellites and sequencing to shinrin-yoku, in: Journal of Physiological Anthropology, An official journal of the Japan Society

of Physiological Anthropology (JSPA), 2016, 35:1, https://DOI.org/10.1186/s40101-016-0083-9, Download 3.4.2018

115 Sugiyama u. a., Associations of neighbourhood greenness with physical and mental health: do walking, social coherence and local social interaction explain the relationships?, in: Journal of Epidemiology and Community Health, 2008, 62, S. 1–6, DOI: 10.1136/jech.2007.064287, https://www.ncbi.nlm.nih.gov/pubmed/18431834 (Abstract), Download 3.4.2018; Sjerp de Vries u. a., Streetscape greenery and health: stress, social cohesion and physical activity as mediators, in: Social Science and Medicine, 2013, 94, S. 26–33, DOI: 10.1016/j.socscimed.2013.06.030, https://pdfs.semanticscholar.org/c5b7/9664b05a94752d-274b01b26c8904d0ef5403.pdf, Download 3.4.2018; Jolanda Maas, Sonja M.E. van Dillen u. a., Social contacts as a possible mechanism behind the relation between green space and health, in: Health and Place, 2009, 15 (2), S. 586–595, https://DOI.org/10.1016/j.healthplace.2008.09.006, Download 3.4.2018

116 Graham A. Rook, Regulation of the immune system by biodiversity from the natural environment: An ecosystem service essential to health, in: Proceedings of the National Academy of Sciences, 2013, 110, S. 18360-18367, DOI: 10.1073/pnas.1313731110, Download 3.4.2018; siehe auch: Jeffrey M. Craig u. a., Natural environments, nature relatedness and the ecological theater: connecting satellites and sequencing to shinrin-yoku, Journal of Physiological Anthropology, in: An official journal of the Japan Society of Physiological Anthropology (JSPA), 2016, 35:1, https://DOI.org/10.1186/s40101-016-0083-9, Download 3.4.2018

117 Jesper J. Alvarsson u. a., Stress Recovery during Exposure to Nature Sound and Environmental Noise, in: International Journal of Environmental Research and Public Health, 2010, 7.3, S. 1036–1046, http://DOI.org/10.3390/ijerph7031036, Download 3.4.2018

118 C. A. Lowry u. a., Identification of an immune-responsive mesolimbocortical serotonergic system: potential role in regulation of emotional behaviour, in: Neuroscience, 2007, 146, S. 756–772, DOI: 10.1016/j.neuroscience.2007.01.067, https://www.ncbi.nlm.nih.gov/pmc/articles/PMC1868963/, Download 3.4.2018

119 Ferdinando Cananzi u. a., Long-Term Survival and Outcome of Patients Originally given Mycobacterium Vaccae for Metastatic Malignant Melanoma, in: Human Vaccines and Immunotherapeutics, 2013, 9.11, S. 2427–2433, DOI: 10.4161/hv.25618, https://www.ncbi.nlm.nih.gov/pmc/articles/PMC3981853/, Download 3.4.2018

120 C. A. Souch, C. Souch, The effect of trees on summertime below canopy urban climates: a case study. Bloomington, Indiana, in: Journal of Arboriculture, 1993, 19, S. 303–312; Christopher P. Loughner, Roles of Urban Tree Canopy and Buildings in Urban Heat Island Effects: Parameterization and Preliminary Results, 2012, nur online, https://DOI.org/10.1175/JAMC-D-11-0228.1, Download 3.4.2018

121 Gen-Xiang Mao u. a., Therapeutic effect of forest bathing on human hypertension in the elderly, in: Journal of Cardiology, 2012, 60, S. 495–502, DOI: 10.1016/j.jjcc.2012.08.003, https://www.journal-of-cardiology.com/article/S0914-5087(12)00185-2/fulltext, Download 3.4.2018

122 Jeffrey M. Craig u. a., Natural environments, nature relatedness and the ecological theater: connecting satellites and sequencing to shinrin-yoku, in: Journal of Physiological Anthropology, An official journal of the Japan Society of Physiological Anthropology (JSPA), 2016, 35:1, https://DOI.org/10.1186/s40101-016-0083-9, mit weiteren Nachweisen, Download 3.4.2018

123 Tomoo Ryushi, The effect of exposure to negative air ions on the recovery of physiological responses after moderate endurance exercise, in: International Journal of Biometeorology, 1998, 4, S. 132–6, DOI: 10.1007/s004840050066, https://www.ncbi.nlm.nih.gov/pubmed/9531858 (Abstract), Download 3.4.2018

124 Namni Goel u. a., Controlled trial of bright light and negative air ions for chronic depression, in: Psychological Medicine, 2005, 35 (7), S. 945–955. DOI: 10.1017/S0033291705005027, https://www.ncbi.nlm.nih.gov/pubmed/16045061 (Abstract), Download 3.4.2018

125 Michael Terman u. a., A controlled trial of timed bright light and negative air ionization for treatment of winter depression, in: Archives of General Psychiatry, 1998, 55 (10), S. 875–882, https://www.ncbi.nlm.nih.gov/pubmed/9783557 (Abstract), Download 3.4.2018

126 S. Suzuki u. a., Effects of negative air ions on activity of neural substrates involved in autonomic regulation in rats, in: International Journal of Biometeorology, 2008, 52 (6), S. 481–489, DOI: 10.1007/s00484-007-0143-2, https://www.ncbi.nlm.nih.gov/pubmed/18188611 (Abstract), Download 3.4.2018

127 Rodolfo Villarreal-Calderon u. a., Urban Air Pollution Produces Up-Regulation of Myocardial Inflammatory Genes and Dark Chocolate Provides Cardioprotection, in: Experimental and Toxicologic Pathology, 2012, 64 (4), S. 297–306, DOI: 10.1016/j.etp.2010.09.002, Download 3.4.2018

128 Gina S. Lovasi u. a., Urban Tree Canopy and Asthma, Wheeze, Rhinitis, and Allergic Sensitization to Tree Pollen in a New York City Birth Cohort, in: Environmental Health Perspectives, 2013, 21 (4), S. 494–500, DOI: 10.1289/ehp.1205513, https://www.ncbi.nlm.nih.gov/pmc/articles/PMC3620770/, Download 3.4.2018

129 Ganz aktuell zu NK-Zellen: Tsung-Ming Tsao u. a., Health Effects of a Forest Environment on Natural Killer Cells in Humans: An Observational Pilot Study, in: Oncotarget, 2018, 9 (23), 16501–16511, DOI: 10.18632/oncotarget.24741, https://www.ncbi.nlm.nih.gov/pmc/articles/PMC5893257/, Download 2.5.2018;
T. Komori u. a., Effects of citrus fragrance on immune function and depressive states, in: Neuroimmunomodulation, 1995, 2, S. 174–180, DOI: 10.1159/000096889, https://www.karger.com/Article/Abstract/96889#, Download 3.4.2018;
Qing Li u. a., Acute effects of walking in forest environments on cardiovascular and metabolic parameters, in: European Journal of Applied Physiology, 2011, 111, S. 2845–2853, DOI: 10.1007/s00421-011-1918-z., https://www.researchgate.net/publication/50832754_Acute_eVects_of_walking_in_forest_environments_on_cardiovascular_and_metabolic_parameters, Download 3.4.2018

130 Daniel K. Brown u. a., Viewing Nature Scenes Positively Affects Recovery of Autonomic Function Following Acute-Mental Stress, in: Environmental Science and Technology, 2013, 47 (11), S. 5562–5569, DOI: 10.1021/es305019p, https://www.ncbi.nlm.nih.gov/pmc/articles/PMC3699874, Download 3.4.2018; Valerie F. Gladwell u. a., The effects of views of nature on autonomic control, in: European Journal of Applied Physiology, 2012, 112, S. 3379–3386, DOI: 10.1007/s00421-012-2318-8, https://www.ncbi.nlm.nih.gov/pubmed/22270487, Download 3.4.2018

131 Ming Kuo, How might contact with nature promote human health? Promising mechanisms and a possible central pathway, in: Frontiers in Psychology, 2015, https://DOI.org/10.3389/fpsyg.2015.01093, https://www.ncbi.nlm.nih.gov/pmc/articles/PMC4548093/, Download 3.4.2018

132 http://www.adhs-deutschland.de/Home/ADHS/ADHS-ADS/Haeufigkeit.aspx, Download 3.4.2018

133 Dennis J. Baumgardner u. a., Geographic analysis of diagnosis of attention-deficit/ hyperactivity disorder in children: Eastern Wisconsin, USA, in: The International Journal of Psychiatry in Medicine, 2010, 40, S. 363–382, https://doi.org/10.2190/PM.40.4.a (Abstract), Download 3.4.2018

134 Andrea Faber Taylor, Frances E. Kuo, Children With Attention Deficits Concentrate Better After Walk in the Park, 2009, https://doi.org/10.1177/1087054708323000, mit weiteren Nachweisen, Download 3.4.2018

135 Jolanda Maas, R. A. Verheij, S. de Vries u. a., Morbidity is related to a green living environment, in: Journal of Epidemiology and Community Health, 2009, 63, S. 967–973, DOI: 10.1136/jech.2008.079038, http://jech.bmj.com/content/jech/63/12/967.full.pdf, Download 3.4.2018

136 Robert Koch-Institut, https://www.rki.de/DE/Content/Gesundheitsmonitoring/Themen/Chronische_Erkrankungen/Allergien/Allergien_node.html, Download 3.4.2018

137 Graham A. Rook, Regulation of the immune system by biodiversity from the natural environment: An ecosystem service essential to health, in: Proceedings of the National Academy of Sciences, 2013, 110, S. 18360-18367, DOI: 10.1073/pnas.1313731110, Download 3.4.2018; siehe auch: Jeffrey M. Craig u. a., Natural environments, nature relatedness and the ecological theater: connecting satellites and sequencing to shinrin-yoku, in: Journal of Physiological Anthropology, An official journal of the Japan Society of Physiological Anthropology (JSPA), 2016, 35, S. 1, https://DOI.org/10.1186/s40101-016-0083-9, Download 3.4.2018

138 Die wechselseitigen Beziehungen zwischen Mikroorganismen und ihrem Wirt sind derzeit Gegenstand der Mikrobiotaforschung, die sich im Gegensatz zur klassischen Mikrobiologie nicht mit einzelnen Spezies von Bakterien, Pilzen oder Parasiten befasst, sondern deren gesamte Population als Einheit begreift.

139 Es konnte z. B. gezeigt werden, dass das kommensale Bakterium Staphylococcus epidermidis bestimmte T-Zellen (IL-17A+/CD8+) dazu anregt, in die Epidermis einzuwandern und das Immunsystem lokal so zu modulieren, dass es einerseits die vorhandenen Bakterien erkennt und toleriert, andererseits aber auf pathologische Veränderungen der Hautflora schnell und aggressiv reagieren kann. Bei schwerer atopischer Dermatitis nimmt der Anteil an pathogenen S. aureus im Vergleich zu S. epidermidis typischerweise stark zu. Bessert sich der Zustand, wird das ursprüngliche Verhältnis im erkrankten Areal wieder hergestellt. Ein interaktives Netzwerk von Epithel- und Immunzellen übernimmt auf allen äußeren und inneren Körperoberflächen die Rolle eines hochentwickelten Sensoriums, das ständig zwischen gefährlichen und ungefährlichen Keimen unterscheiden muss.

Diese komplexe Leistung basiert auf einem molekularen Lernprozess, der unter anderem durch stimulierende und hemmende Interleukine gesteuert wird. Siehe: https://www.trillium.de/zeitschriften/trillium-diagnostik/archiv-trillium-diagnostik/trillium-diagnostik-ausgaben-2015/td-12015/titelthema/wie-darm-und-hautflora-unser-immunsystem-praegen.html, Download 3.4.2018

140 Graham A. Rook, Regulation of the immune system by biodiversity from the natural environment: An ecosystem service essential to health, in: Proceedings of the National Academy of Sciences, 2013, 110, S. 18360–18367, DOI: 10.1073/pnas.1313731110, Download 3.4.2018; Leena von Hertzen u. a., Natural immunity: Biodiversity loss and inflammatory diseases are two global megatrends that might be related, in: EMBO Rep, 2011, 12, S. 1089–1093, DOI: 10.1038/embor.2011.195, https://www.ncbi.nlm.nih.gov/pmc/articles/PMC3207110/, Download 3.4.2018

141 Ilkka Hanski u. a., Environmental biodiversity, human microbiota, and allergy are interrelated, in: PNAS Early Edition, 2012, DOI: 10.1073/pnas.1205624109, Download 3.4.2018

142 Jolanda Maas, R. A. Verheij u. a., Morbidity is related to a green living environment, in: Journal of Epidemiology and Community Health, 2009, 63, S. 967–973, DOI: 10.1136/jech.2008.079038, http://jech.bmj.com/content/jech/63/12/967.full.pdf, Download 3.4.2018

143 Jeffrey M. Craig u. a., Natural environments, nature relatedness and the ecological theater: connecting satellites and sequencing to shinrin-yoku, in: Journal of Physiological Anthropology, An official journal of the Japan Society of Physiological Anthropology (JSPA), 2016, 35:1, https://DOI.org/10.1186/s40101-016-0083-9, Download 3.4.2018

144 Für Asthma und COPD: Jolanda Maas, R. A. Verheij u. a., Morbidity is related to a green living environment, in: Journal of Epidemiology and Community Health, 2009, 63, S. 967–973, DOI: 10.1136/jech.2008.079038, http://jech.bmj.com/content/jech/63/12/967.full.pdf, Download 3.4.2018; Gina S. Lovasi u. a., Children living in areas with more street trees have lower prevalence of asthma, in: Journal of Epidemiology and Community Health, 2008, 62, S. 647–649, DOI: 10.1136/jech.2007.071894, http://jech.bmj.com/content/62/7/647, Download 3.4.2018; Ilkka Hanski u. a., Environmental biodiversity, human microbiota, and allergy are interrelated, in: PNAS Early Edition, 2012, DOI: 10.1073/pnas.1205624109, Download 3.4.2018; Elaine Fuertes u. a., Greenness and allergies: Evidence of differential associations in two areas in Germany, in: Journal of Epidemiology and Community Health, 2014, 68, S. 787–790, DOI: 10.1136/jech-2014-203903, http://jech.bmj.com/content/jech/68/8/787.full.pdf, Download 3.4.2018; L. Ruokolainen u. a., Green areas around homes reduce atopic sensitization in children, in: Allergy, 2014, 70, S. 195–202, DOI: 10.1111/all.12545, https://www.ncbi.nlm.nih.gov/pmc/articles/PMC4303942/, Download 3.4.2018

145 Elaine Fuertes u. a., Greenness and allergies: Evidence of differential associations in two areas in Germany, in: Journal of Epidemiology and Community Health, 2014, 68, S. 787–790, DOI: 10.1136/jech-2014-203903, http://jech.bmj.com/content/jech/68/8/787.full.pdf, Download 3.4.2018; Gina S. Lovasi u. a., Urban Tree Canopy and Asthma, Wheeze, Rhinitis, and Allergic Sensitization to Tree Pollen in a New York City Birth Cohort, in: Environmental Health Perspectives, 2013, 121 (4), S. 494–500, DOI: 10.1289/ehp.1205513, https://www.ncbi.nlm.nih.gov/pmc/articles/PMC3620770/, Download 3.4.2018; Curt T. DellaValle u. a., Effects of Ambient Pollen Concentrations on Frequency and Severity of Asthma Symptoms Among Asthmatic Children, in: Epidemiology, 2012, 23 (1), S. 55–63, DOI: 10.1097/EDE.0b013e31823b66b8, https://www.ncbi.nlm.nih.gov/pmc/articles/PMC3246281/, Download 3.4.2018; Payam Dadvand u. a., Risks and Benefits of Green Spaces for Children: A Cross-Sectional Study of Associations with Sedentary Behavior, Obesity, Asthma, and Allergy, in: Environmental Health Perspectives, 2014, 122, 12, DOI: 10.1289/ehp.1308038, https://ehp.niehs.nih.gov/1308038/, Download 3.4.2018

146 Jolanda Maas, R. A. Verheij, S. de Vries u. a., Morbidity is related to a green living environment, in: Journal of Epidemiology and Community Health, 2009, 63, S. 967–973, DOI: 10.1136/jech.2008.079038, http://jech.bmj.com/content/jech/63/12/967.full.pdf, Download 3.4.2018 für Befunde zu Ekzemen; Payam Dadvand u. a., Risks and Benefits of Green Spaces for Children: A Cross-Sectional Study of Associations with Sedentary Behavior, Obesity, Asthma, and Allergy, in: Environmental Health Perspectives, 2014, 122 (12), DOI: 10.1289/ehp.1308038, https://ehp.niehs.nih.gov/1308038/, Download 3.4.2018; Ann Pilat u. a., The Effect of Tree Cover and Vegetation on Incidence of Childhood Asthma in Metropolitan Statistical Areas of Texas, in: HortTechnology, 2012, 22, S. 631–637, https://www.researchgate.net/publication/288556155, Download 3.4.2018

147 Chorong Song u. a., Physiological and Psychological Responses of Young Males during Spring-Time Walks in Urban Parks, in: Journal of Physiological Anthropology, 2014, 33 (1), S. 8, DOI: 10.1186/1880-6805-33-8, https://www.ncbi.nlm.nih.gov/pmc/articles/PMC4041337/, Download 3.4.2018

148 Kirsten Beyer u. a., Exposure to Neighborhood Green Space and Mental Health: Evidence from the Survey of the Health of Wisconsin, in: International Journal of Environmental Research and Public Health, 2014, 11 (3), S. 3453–3472, DOI: 10.3390/ijerph110303453, https://www.ncbi.nlm.nih.gov/pmc/articles/PMC3987044/, Download 3.4.2018

149 Jolanda Maas, R. A. Verheij u. a., Morbidity is related to a green living environment, in: Journal of Epidemiology and Community Health, 2009, 63, S. 967–973, DOI: 10.1136/jech.2008.079038, http://jech.bmj.com/content/jech/63/12/967.full.pdf, Download 3.4.2018

150 D. Nutsford u. a., An ecological study investigating the association between access to urban green space and mental health, in: Public Health, 2013, 127(11), S. 1005–1011, DOI: 10.1016/j.puhe.2013.08.016, https://www.publichealthjrnl.com/article/S0033-3506(13)00286-2/fulltext (Abstract), Download 3.4.2018

151 Siehe: http://www.leichter-atmen.de/copd-news/asthma-copd-haeufigkeit, Download 3.4.2018

152 Jolanda Maas, R. A. Verheij, S. de Vries u. a., Morbidity is related to a green living environment, in: Journal of Epidemiology and Community Health, 2009, 63, S. 967–973, DOI: 10.1136/jech.2008.079038, http://jech.bmj.com/content/jech/63/12/967.full.pdf, Download 3.4.2018; Elisabeth A. Richardson, Richard Mitchell, Gender differences in relationships between urban green space and health in the United Kingdom, in: Social Science and Medicine, 2010, 71 (3), S. 568–575, DOI: 10.1016/j.socscimed.2010.04.015, https://www.ncbi.nlm.nih.gov/pubmed/20621750 (Abstract), Download 3.4.2018; Paul J. Villeneuve u. a., A cohort study relating urban green space with mortality in Ontario, Canada, in: Environmental Research, 2012, 115, S. 51–58, https://DOI.org/10.1016/j.envres.2012.03.003, http://www.sciencedirect.com/science/article/pii/S0013935112000862 (Abstract), Download 3.4.2018; Geoffrey H. Donovan u. a., The Relationship Between Trees and Human Health, in: American Journal of Preventive Medicine, 2013, 44 (2), S. 139–145, DOI: 10.1016/j.amepre.2012.09.066 (Abstract), Download 3.4.2018

153 Siehe: https://www.bundesgesundheitsministerium.de/themen/praevention/gesundheitsgefahren/depression.html, Download 3.4.2018

154 Kirsten Beyer u. a., Exposure to Neighborhood Green Space and Mental Health: Evidence from the Survey of the Health of Wisconsin, in: International Journal of Environmental Research and Public Health, 2014, 11 (3), S. 3453–3472, DOI: 10.3390/ijerph110303453, https://www.ncbi.nlm.nih.gov/pmc/articles/PMC3987044/, Download 3.4.2018; Rebecca Miles u. a., Neighborhood Urban Form, Social Environment, and Depression, in: Journal of Urban Healt, Bulletin of the New York Academy of Medicine, 2012, 89.1, 1.18, DOI: 10.1007/s11524-011-9621-2, https://www.ncbi.nlm.nih.gov/pmc/articles/PMC3284588/, Download 3.4.2018, fanden auch heraus, dass ein grüneres Wohnumfeld mit einer geringeren Anzahl von depressiven Symptomen verbunden war (unter Einbeziehung des SEM war diese Beziehung jedoch nicht signifikant, so Kuo).

155 Jolanda Maas, R. A. Verheij u. a., Morbidity is related to a green living environment, in: Journal of Epidemiology and Community Health, 2009, 63, S. 967–973, DOI: 10.1136/jech.2008.079038, http://jech.bmj.com/content/jech/63/12/967.full.pdf, Download 3.4.2018

156 D. Nutsford u. a., An ecological study investigating the association between access to urban green space and mental health, in: Public Health, 2013, 127 (11), S. 1005–1011, DOI: 10.1016/j.puhe.2013.08.016, https://www.publichealthjrnl.com/article/S0033-3506(13)00286-2/fulltext (Abstract), Download 3.4.2018

157 http://www.diabetes-heute.uni-duesseldorf.de/fachthemen/entstehungausbreitungverbreitung/index.html?TextID=3836, Download 3.4.2018

158 Yoshinori Ohtsuka, Effect of the Forest Environment on Blood Glucose, Walking in a Forest is Beneficial for type 2 Diabetic Patients, in: Forest Medicine, Public Health in the 21st Century, E-Book, 2012, ISBN 9781614709824, S. 111; Yoshinori Ohtsuka u. a., Shinrin-Yoku (forest-air bathing and walking) effectively decreases blood glucose levels in diabetic patients, in: International Journal of Biometeorology, 1998, 41, S. 125–127, DOI: 10.1007/s004840050064, https://www.ncbi.nlm.nih.gov/pubmed/9531856, Download 3.4.2018

159 Jolanda Maas, R. A. Verheij, S. de Vries u. a., Morbidity is related to a green living environment, in: Journal of Epidemiology and Community Health, 2009, 63, S. 967–973, DOI: 10.1136/jech.2008.079038, http://jech.bmj.com/content/jech/63/12/967.full.pdf, Download 3.4.2018; Thomas Astell-Burt u. a., Is Neighborhood Green Space Associated With a Lower Risk of Type 2 Diabetes? Evidence From 267,072 Australians, in: Diabetes Care, 2014, 37 (1), S. 197–201, https://DOI.org/10.2337/dc13-1325, Download 3.4.2018; Abdonas Tamosiunas u. a., Accessibility and Use of Urban Green Spaces, and

Cardiovascular Health: Findings from a Kaunas Cohort Study, in: Environmental Health, 2014, 13, S. 20, DOI: 10.1186/1476-069X-13-20, https://www.ncbi.nlm.nih.gov/pmc/articles/PMC4000006/, Download 3.4.2018

160 https://www.dge.de/presse/pm/so-dick-war-deutschland-noch-nie/, Download 3.4.2018

161 Worldwide trends in body-mass index, underweight, overweight, and obesity from 1975 to 2016: a pooled analysis of 2416 population-based measurement studies in 128·9 million children, adolescents, and adults, 2017, DOI: https://doi.org/10.1016/S0140-6736(17)32129-3, Download 3.4.2018

162 Gina S. Lovasi u. a., Body Mass Index, Safety Hazards, and Neighborhood Attractiveness, in: American Journal of Preventive Medicine, 2012, 43 (4), S. 378–384, DOI: 10.1016/j.amepre.2012.06.018, https://www.ncbi.nlm.nih.gov/pmc/articles/PMC3593726/, Download 3.4.2018;
Akihiko Michimi, Michael C. Wimberly, Natural Environments, Obesity, and Physical Activity in Nonmetropolitan Areas of the United States, https://DOI.org/10.1111/j.1748-0361.2012.00413.x, Download 3.4.2018; Gavin Pereira u. a., The Association between Neighborhood Greenness and Weight Status: An Observational Study in Perth Western Australia, in: Environmental Health, 2013, 12, S. 49, DOI: 10.1186/1476-069X-12-49, Download 3.4.2018; Payam Dadvand u. a., Risks and Benefits of Green Spaces for Children: A Cross-Sectional Study of Associations with Sedentary Behavior, Obesity, Asthma, and Allergy, in: Environmental Health Perspectives, 2014, 122, S. 12, DOI: 10.1289/ehp.1308038, https://ehp.niehs.nih.gov/1308038/, Download 3.4.2018

163 Geoffrey H. Donovan u. a., Urban trees and the risk of poor birth outcomes, 2011, DOI: 10.1016/j.healthplace.2010.11.004 (Abstract), Download 3.4.2018; Payam Dadvand u. a., Surrounding Greenness and Pregnancy Outcomes in Four Spanish Birth Cohorts, in: Environmental Health Perspectives, 2012, 120, S. 1481–1487; DOI: 10.1289/ehp.1205244 (Abstract), https://ehp.niehs.nih.gov/1205244/?utm_source=rss&utm_medium=rss&utm_campaign=1205244, Download 3.4.2018; Perry Hystad u. a., Residential Greenness and Birth Outcomes: Evaluating the Influence of Spatially Correlated Built-Environment Factors, in: Environmental Health Perspectives, 2014, 122 (10), DOI: 10.1289/ehp.1308049, https://ehp.niehs.nih.gov/1308049/, Download 3.4.2018

164 https://de.statista.com/statistik/daten/studie/76889/umfrage/operationen-und-behandlungs-massnahmen-in-deutschen-krankenhaeusern/, Download 3.4.2018

165 https://www.bmel.de/SharedDocs/Downloads/Ministerium/Veranstaltungen/170531_FlyerGartenMedizin.pdf?__blob=publicationFile, http://www.dgg1822.de/garten-und-medizin, Download 3.4.2018

166 Roger S. Ulrich, View through a window may influence recovery from surgery, in: Science, 1984, 224, S. 420–421, https://www.ncbi.nlm.nih.gov/pubmed/6143402 (Abstract), Download 3.4.2018

167 https://de.statista.com/statistik/daten/studie/158441/umfrage/anzahl-der-todesfaelle-nach-todesursachen/, Download 3.4.2018

168 Qing Li u. a. untersuchten in einer aktuellen Studie viele Einzelparameter, siehe Qing Li u. a., Effects of Forest Bathing on Cardiovascular and Metabolic Parameters in Middle-Aged Males, in: Evidence-Based Complementary and Alternative Medicine, 2016, 2587381, DOI: 10.1155/2016/2587381, https://www.ncbi.nlm.nih.gov/pmc/articles/PMC4963577/, Download 3.4.2018

169 Marc Berman, Omid Kardan u. a., Neighborhood greenspace and health in a large urban center, in: Scientific Reports, 2015, 5, 11610. DOI: 10.1038/srep11610, https://www.nature.com/articles/srep11610, Download 3.4.2018

170 Iana Markevych u. a., A cross-sectional analysis of the effects of residential greenness on blood pressure in 10-year old children: results from the GINIplus and LISAplus studies, in: BMC Public Health, 2014, 14, S. 477, https://DOI.org/10.1186/1471-2458-14-477, Download 3.4.2018

171 Jolanda Maas, R. A. Verheij, S. de Vries u. a., Morbidity is related to a green living environment, in: Journal of Epidemiology and Community Health 2009, 63, S. 967–973, DOI: 10.1136/jech.2008.079038, http://jech.bmj.com/content/jech/63/12/967.full.pdf, Download 3.4.2018 für koronare Herzkrankheit, Abdonas Tamosiunas u. a., Accessibility and Use of Urban Green Spaces, and Cardiovascular Health: Findings from a Kaunas Cohort Study, in: Environmental Health 2014, 13, S. 20, DOI: 10.1186/1476-069X-13-20, https://www.ncbi.nlm.nih.gov/pmc/articles/PMC4000006/, Download 3.4.2018; Gavin Pereira u. a., The Association between Neighborhood Greenness and Cardiovascular Disease: An Observational Study, in: BMC Public Health, 2012, 12, S. 466, DOI: 10.1186/1471-2458-12-466, https://www.ncbi.nlm.nih.gov/pmc/articles/PMC3476430/, Download 3.4.2018

172 Richard Mitchell u. a., Effect of exposure to natural environment on health inequalities: an observational population study, in: The Lancet, 2008, 372, S. 1655–1660, DOI: https://DOI.org/10.1016/S0140-6736(08)61689-X, Download 3.4.2018; Paul J. Ville-

neuve u. a., A cohort study relating urban green space with mortality in Ontario, Canada, in: Environmental Research, 2012, 115, S. 51–58, https://DOI.org/10.1016/j.envres.2012.03.003, http://www.sciencedirect.com/science/article/pii/S0013935112000862 (Abstract), Download 3.4.2018; Geoffrey H. Donovan u. a., The Relationship Between Trees and Human Health, in: American Journal of Preventive Medicine, 2013, 44 (2), S. 139–145, DOI: 10.1016/j.amepre.2012.09.066 (Abstract), Download 3.4.2018

173 Elissa H. Wilker u. a., Green Space and Mortality Following Ischemic Stroke, in: Environmental research, 2014, 133, S. 42–48, DOI: 10.1016/j.envres.2014.05.005, https://www.ncbi.nlm.nih.gov/pmc/articles/PMC4151551/, Download 3.4.2018

174 Christopher Coutts, Mark Horner, Timothy Chapin, Using GIS to model the effects of green space accessibility on mortality in Florida, in: Geocarto International, 2010, 25, S. 471–484, https://doi.org/10.1080/10106049.2010.505302, Download 3.4.2018; Elisabeth A. Richardson, Jamie Pearce, Richard Mitchell u. a., The association between green space and cause-specific mortality in urban New Zealand: an ecological analysis of green space utility, in: BMC Public Health, 2010, 10, S. 240, https://DOI.org/10.1186/1471-2458-10-240, Download 3.4.2018; Elisabeth A. Richardson, Richard Mitchell u. a., Green cities and health: a question of scale?, in: Journal of Epidemiology and Community Health, 2012, 66, S. 160–165, DOI: 10.1136/jech.2011.137240, https://www.ncbi.nlm.nih.gov/pubmed/22003083 (Abstract), Download 3.4.2018

175 Für ältere Erwachsene mit Hypertonie: Gen-Xiang Mao u. a., Therapeutic effect of forest bathing on human hypertension in the elderly, in: Journal of Cardiology, 2012, 60, S. 495–502, DOI: 10.1016/j.jjcc.2012.08.003, https://www.journal-of-cardiology.com/article/S0914-5087(12)00185-2/fulltext, Download 3.4.2018; für junges und mittleres Erwachsenenalter: Chorong Song u. a., Physiological and Psychological Responses of Young Males during Spring-Time Walks in Urban Parks, in: Journal of Physiological Anthropology, 2014, 33.1, S. 8, DOI: 10.1186/1880-6805-33-8, https://www.ncbi.nlm.nih.gov/pmc/articles/PMC4041337/, Download 3.4.2018; Bum-Jin Park u. a., The Physiological Effects of Shinrin-Yoku (taking in the Forest Atmosphere or Forest Bathing): Evidence from Field Experiments in 24 Forests across Japan, in: Environmental Health and Preventive Medicine, 2010, 15 (1), S. 18–26, DOI: 10.1007/s12199-009-0086-9, https://www.ncbi.nlm.nih.gov/pmc/articles/PMC2793346/, Download 3.4.2018; Qing Li u. a., Acute effects of walking in forest environments on cardiovascular and metabolic parameters, in: European Journal of Applied Physiology, 2011, 111 (11), S. 2845–2853, DOI: 10.1007/s00421-011-1918-z, https://www.ncbi.nlm.nih.gov/pubmed/21431424 (Abstract), Download 3.4.2018
Das Peptidhormon Endothelin-1 entfaltet seine Wirkung am Herz-Kreislauf-System und spielt eine wichtige Rolle für die Organdurchblutung. Ein hoher Endothelin-1-Plasmaspiegel wird mit Bluthochdruck in Verbindung gebracht. Ein erhöhter Homocysteinspiegel gilt als ein Voraussagewert für Herz-Kreislauf-Erkrankungen. Homocystein ist eine schwefelhaltige, nicht in der Nahrung vorkommende Aminosäure, die als Zwischenprodukt des Zellstoffwechsels entsteht. Da sie z. B. gefäßschädigend auf die Körperzellen wirkt, wird sie normalerweise schnell weiterverarbeitet. Ist das nicht möglich, dann steigt der Homocysteinspiegel an. Renin ist ein Hormon, das Bestandteil des sogenannten Renin-Angiotensin-Aldosteron-Systems (RAAS) ist, dessen Hauptaufgabe es ist, den Blutdruck und das Flüssigkeitsvolumen im Kreislauf konstant zu halten. Renin wandelt Angiotensinogen in Angiotensin I um, das wiederum vom Enzym ACE in Angiotensin II verwandelt wird. Das Angiotensin II bewirkt unter anderem, dass sich die Blutgefäße verengen und der Blutdruck steigt. Renin erhöht somit auf indirektem Weg den Blutdruck.

176 Yuki Ideno u. a., Blood pressure-lowering effect of Shinrin-yoku (Forest bathing): a systematic review and meta-analysis, in: BMC Complementary and Alternative Medicine, 2017, 17, S. 409, DOI: 10.1186/s12906-017-1912-z, https://www.ncbi.nlm.nih.gov/pmc/articles/PMC5559777/, Download 3.4.2018

177 Jolanda Maas, R. A. Verheij, S. de Vries u. a., Morbidity is related to a green living environment, in: Journal of Epidemiology and Community Health, 2009, 63, S. 967–973, DOI: 10.1136/jech.2008.079038, http://jech.bmj.com/content/jech/63/12/967.full.pdf, Download 3.4.2018

178 Qing Li u.a., in: Forest Medicine, Public Health in the 21st Century, E-Book, 2012, ISBN 9781614709824, S. 221 ff.

179 Jolanda Maas, R. A. Verheij, S. de Vries u. a., Morbidity is related to a green living environment, in: Journal of Epidemiology and Community Health, 2009, 63, S. 967–973, DOI: 10.1136/jech.2008.079038, http://jech.bmj.com/content/jech/63/12/967.full.pdf, Download 3.4.2018

180 Sarah Blaschke, The role of nature in cancer patients‘ lives: a systematic review and qualitative meta-synthesis, in: BMC Cancer, 2017, 17, S. 370, https://DOI.org/10.1186/s12885-017-3366-6, Download 3.4.2018

181 Sarah Blaschke u. a., Nature-based care opportunities and barriers in oncology contexts: a modified international e-Delphi survey, in: BMJ Open 2017; 7:e017456, DOI: 10.1136/bmjopen-2017-017456, http://bmjopen.bmj.com/content/7/10/e017456, Download 3.4.2018

182 Eine e-Delphi-Studie ist ein qualitatives Prognoseverfahren auf Basis von Expertenbefragungen. Experten werden anonym zu einem Thema befragt, anschließend werden die Ergebnisse ausgewertet und erneut den Experten zur Stellungnahme vorgelegt. Dieser Prozess wird wiederholt, bis eine erwünschte Anzahl von Durchgängen erreicht ist, Konsens hergestellt ist oder die Teilnehmer zu weiteren Durchgängen nicht mehr bereit sind.

183 Siehe z. B. https://www.uni-giessen.de/fbz/fb06/psychologie/weitere-inst/Ambulanz/vtambulanz/Behandlungsschwerpunkte/encert/ursachen, Download 3.4.2018

184 Jolanda Maas, R. A. Verheij, S. de Vries u. a., Morbidity is related to a green living environment, in: Journal of Epidemiology and Community Health, 2009, 63, S. 967–973, DOI: 10.1136/jech.2008.079038, http://jech.bmj.com/content/jech/63/12/967.full.pdf, Download 3.4.2018

185 http://www.dmkg.de/patienten/antworten-auf-die-wichtigsten-fragen-rund-um-den-kopfschmerz-onlinebroschuere/online_broschuere_migraene.html, Download 3.4.2018

186 Jolanda Maas, R. A. Verheij, S. de Vries u. a., Morbidity is related to a green living environment, in: Journal of Epidemiology and Community Health, 2009, 63, S. 967–973, DOI: 10.1136/jech.2008.079038, http://jech.bmj.com/content/jech/63/12/967.full.pdf, Download 3.4.2018

187 https://www.rki.de/DE/Content/Gesundheitsmonitoring/Themen/Chronische_Erkrankungen/Muskel_Skelett_System/Muskel_Skelett_System_node.html, Download 3.4.2018

188 Jolanda Maas, R. A. Verheij, S. de Vries u. a., Morbidity is related to a green living environment, in: Journal of Epidemiology and Community Health, 2009, 63, S. 967–973, DOI: 10.1136/jech.2008.079038, http://jech.bmj.com/content/jech/63/12/967.full.pdf, Download 3.4.2018

189 Aus https://www.bundestag.de/blob/490504/8acad12ffbf45476eecdfeff7d6bd3f4/wd-9-069-16-pdf-data.pdf, Download 3.4.2018

190 Jason Duvall, Rachel Kaplan, Enhancing the well-being of veterans using extended group-based nature recreation experiences, in: Journal of Rehabilitation Research and Development, 2014, 51 (5), S. 685–696, https://www.rehab.research.va.gov/jour/2014/515/jrrd-2013-08-0190.html, Download 3.4.2018

191 http://www.dgsm.de, Download 3.4.2018

192 Francesco P. Cappuccio u. a., Meta-Analysis of Short Sleep Duration and Obesity in Children and Adults, in: Sleep, 2008, 31 (5), S. 619–626, https://www.ncbi.nlm.nih.gov/pmc/articles/PMC2398753/, Download 3.4.2018; Francesco P. Cappuccio u. a., Sleep duration predicts cardiovascular outcomes: a systematic review and meta-analysis of prospective studies, in: European Heart Journal, 2011, 32 (12), S. 1484–1492, https://DOI.org/10.1093/eurheartj/ehr007, Download 3.4.2018; Francesco P. Cappuccio u. a., Sleep Duration and All-Cause Mortality: A Systematic Review and Meta-Analysis of Prospective Studies, in: Sleep, 2010, 33 (5), S. 585–592, https://www.ncbi.nlm.nih.gov/pmc/articles/PMC2864873/, Download 3.4.2018

193 Thomas Astell-Burt u. a., Does access to neighbourhood green space promote a healthy duration of sleep? Novel findings from a cross-sectional study of 259319 Australians, in: BMJ Open 2013, 3:e003094. DOI: 10.1136/bmjopen-2013-003094, http://bmjopen.bmj.com/content/3/8/e003094, Download 3.4.2018

194 Emi Morita u. a., A before and after comparison of the effects of forest walking on the sleep of a community-based sample of people with sleep complaints, in: Biopsychosocial Medicine, 2011, 5, 13, DOI: 10.1186/1751-0759-5-13, https://www.ncbi.nlm.nih.gov/pmc/articles/PMC3216244/, Download 3.4.2018

195 http://www.gesundheits-lexikon.com/Ohren/Schwindel-Vertigo/, Download 3.4.2018

196 Jolanda Maas, R. A. Verheij, S. de Vries u. a., Morbidity is related to a green living environment, in: Journal of Epidemiology and Community Health, 2009, 63, S. 967–973, DOI: 10.1136/jech.2008.079038, http://jech.bmj.com/content/jech/63/12/967.full.pdf, Download 3.4.2018

197 https://www.tk.de/resource/blob/2026630/9154e4c71766c410dc859916aa798217/tk-stressstudie-2016-data.pdf, Download 3.4.2018

198 Praxisbeispiele und Erläuterungen zu verschiedenen Stressoren und deren Einwirkung auf das Immunsystem: Christian Schubert, Was uns krank macht – Was uns heilt. Aufbruch in eine Neue Medizin. Das Zusammenspiel von Körper, Geist und Seele besser verstehen, 2016, ISBN 9783903072176

199 Für selbst berichtete psychische Belastung: Nancy M. Wells, Gary W. Evans, Nearby Nature: A Buffer of Life Stress Among Rural Children, in: Environment and Behavior, 2003, 35 (3), S. 311–330. DOI: 10.1177/0013916503251445, journals.sagepub.com/DOI/pdf/10.1177/0013916503035003001, Download 3.4.2018;

Für wahrgenommene Gesundheit: Agnes E. van den Berg u. a., Allotment gardening and health: a comparative survey among allotment gardeners and their neighbors without an allotment, in: Environmental Health, 2010, 9, 74, https://DOI.org/10.1186/1476-069X-9-74, Download 3.4.2018; für Mortalität: Richard Mitchell, Frank Popham, Effect of exposure to natural environment on health inequalities: an observational population study, in: The Lancet, 2008, 372, S. 1655-1660, DOI: https://DOI.org/10.1016/S0140-6736(08)61689-X, Download 3.4.2018

200 Sjerp de Vries u. a., Streetscape greenery and health: stress, social cohesion and physical activity as mediators, in: Social Science and Medicine, 2013, 94, S. 26–33, DOI: 10.1016/j.socscimed.2013.06.030, https://pdfs.semanticscholar.org/c5b7/9664b05a94752d274b01b26c8904d0ef5403.pdf, Download 3.4.2018

201 Daniela Haluza u. a., Green Perspectives for Public Health: A Narrative Review on the Physiological Effects of Experiencing Outdoor Nature, in: International Journal of Environmental Reserarch and Public Health, 2014, 11, S. 5445–5461; DOI: 10.3390/ijerph110505445, https://www.ncbi.nlm.nih.gov/pmc/articles/PMC4053896/, Download 3.4.2018

202 Z. B. Roger S. Ulrich u. a., Stress recovery during exposure to natural and urban environments, in: Journal of Environmental Psychology, 1991, 11, S. 201–230, https://DOI.org/10.1016/S0272-4944(05)80184-7 (Abstract), Download 3.4.2018

203 Z. B. Daniel K. Brown u. a., Viewing Nature Scenes Positively Affects Recovery of Autonomic Function Following Acute-Mental Stress, in: Environmental Science and Technology, 2013, 47, 11, S. 5562–5569, DOI: 10.1021/es305019p, https://www.ncbi.nlm.nih.gov/pmc/articles/PMC3699874, Download 3.4.2018

204 Valerie F. Gladwell u. a., The effects of views of nature on autonomic control, in: European Journal of Applied Physiology, 2012, 112, S. 3379-3386, DOI: 10.1007/s00421-012-2318-8, https://www.ncbi.nlm.nih.gov/pubmed/22270487, Download 3.4.2018

205 Yoshifumi Miyazaki, Harumi Ikei, Chorong Song, Forest Medicine research in Japan. Nihon eiseigaku zasshi, in: Japanese journal of hygiene, 2014, 69 (2), S. 122–135, https://doi.org/10.1265/jjh.69.122, https://www.unboundmedicine.com/medline/citation/24858508/Forest_medicine_research_in_Japan_ (Abstract)

206 Bum-Jin Park u. a., The Physiological Effects of Shinrin-Yoku (Taking in the Forest Atmosphere or Forest Bathing): Evidence from Field Experiments in 24 Forests across Japan, in: Environmental Health and Preventive Medicine, 2010, 15 (1), S. 18–26, DOI: 10.1007/s12199-009-0086-9, https://www.ncbi.nlm.nih.gov/pmc/articles/PMC2793346/, Download 3.4.2018

207 Daniel K. Brown u. a., Viewing Nature Scenes Positively Affects Recovery of Autonomic Function Following Acute-Mental Stress, in: Environmental Science and Technology, 2013, 47 (11), S. 5562–5569, DOI: 10.1021/es305019p, https://www.ncbi.nlm.nih.gov/pmc/articles/PMC3699874, Download 3.4.2018; Valerie F. Gladwell u. a., The effects of views of nature on autonomic control, in: European Journal of Applied Physiology, 2012, 112, S. 3379–3386, DOI: 10.1007/s00421-012-2318-8, https://www.ncbi.nlm.nih.gov/pubmed/22270487, Download 3.4.2018; Harumi Ikei u. a., Physiological and psychological effects of viewing forest landscapes in a seated position in one-day forest therapy experimental model, in: Nihon Eiseigaku Zasshi, 2014, 69, S. 104–110, https://www.ncbi.nlm.nih.gov/pubmed/24858505 (Abstract), Download 3.4.2018; Chorong Song u. a., Effects of viewing forest landscape on middle-aged hypertensive men, in: Urban Forestry and Urban Greening, 2016, 21, DOI: 10.1016/j.ufug.2016.12.010, https://www.researchgate.net/publication/312270232_Effects_of_viewing_forest_landscape_on_middle-aged_hypertensive_men, Download 3.4.2018

208 Für Waldbilder: Masahiro Horiuchi, Impact of Viewing vs. Not Viewing a Real Forest on Physiological and Psychological Responses in the Same Setting, in: International Journal of Environmental Reserarch and Public Health, 2014, 11 (10), 10883–10901, https://DOI.org/10.3390/ijerph111010883, Download 3.4.2018; Überblick bei: Yuko Tsunetsugu u. a., Trends in Research Related to 'Shinrin-Yoku' (taking in the Forest Atmosphere or Forest Bathing) in Japan, in: Environmental Health and Preventive Medicine, 2010, 15 (1), S. 27–37, DOI: 10.1007/s12199-009-0091-z., https://www.ncbi.nlm.nih.gov/pmc/articles/PMC2793347/, Download 3.4.2018

209 Bum-Jin Park u. a., Physiological Effects of Shinrin-yoku (Taking in the Atmosphere of the Forest) – Using Salivary Cortisol and Cerebral Activity as Indicators, in: Journal of Physiological

Anthropology, 2007, 26 (2), S. 123–128, https://DOI.org/10.2114/jpa2.26.123, https://www.jstage.jst.go.jp/article/jpa2/26/2/26_2_123/_article/-char/en, Download 3.4.2018; Masahiro Horiuchi u. a., Impact of Viewing vs. not Viewing a Real Forest on Physiological and Psychological Responses in the Same Setting, in: International Journal of Environmental Reserarch and Public Health, 2014, 11, S. 10883–10901, DOI: 10.3390/ijerph111010883, http://www.mdpi.com/1660-4601/11/10/10883/htm, Download 3.4.2018

210 Frances E. Kuo, Coping with Poverty: Impacts of Environment and Attention in the Inner City, in: Environment and Behavior, 2001, 33 (1), S. 5–34, https://doi.org/10.1177/00139160121972846, Download 3.4.2018

211 R. Nakamura, E. Fujii, Studies of the characteristics of the electroencephalogram when observing potted plants: Pelargonium hortorum "Sprinter Red" and Begonia evansiana, in: Technical Bulletin of the Faculty of Horticulture of Chiba University, 1990, 43, S. 177–183, Japanisch mit engl. Zusammenfassung; R. Nakamura, E. Fujii, A comparative study of the characteristics of the electroencephalogram when observing a hedge and a concrete block fence, in: Journal of the Japanese Institute of Landscape Architects, 1992, 55, S. 139–144. Japanisch mit engl. Zusammenfassung

212 Neelam C. Poudyal, Evaluating natural resource amenities in a human life expectancy production function, in: Forest Policy and Economics, 2009, 11, S. 253–259, https://pubag.nal.usda.gov/download/33105/PDF, Download 3.4.2018

213 T. Takano u. a., Urban residential environments and senior citizens' longevity in megacity areas: the importance of walkable green spaces, in: Journal of Epidemiology and Community Health, 2002, 56, S. 913–918, http://dx.DOI.org/10.1136/jech.56.12.913, Download 3.4.2018

214 Richard Mitchell, Frank Popham, Effect of exposure to natural environment on health inequalities: an observational population study, in: The Lancet, 2008, 372, S. 1655–1660, DOI: https://DOI.org/10.1016/S0140-6736(08)61689-X, Download 3.4.2018

215 M. F. Jonker u. a., The effect of urban green on small-area (healthy) life expectancy, in: Journal of Epidemiology and Community Health, 2014, 68, S. 999–1002, http://dx.DOI.org/10.1136/jech-2014-203847, Download 3.4.2018

216 http://dip21.bundestag.de/dip21/btd/17/130/1713080.pdf, Download 3.4.2018

Darstellungen

* Quelle: Dr. Melanie H. Adamek, Dr. Marion Meyer-Nikele, 2018

Personen

O

P

R

S

T

U

W

Stichworte

K

L

M

N

O

P

R

S

T

U

V

W

Z

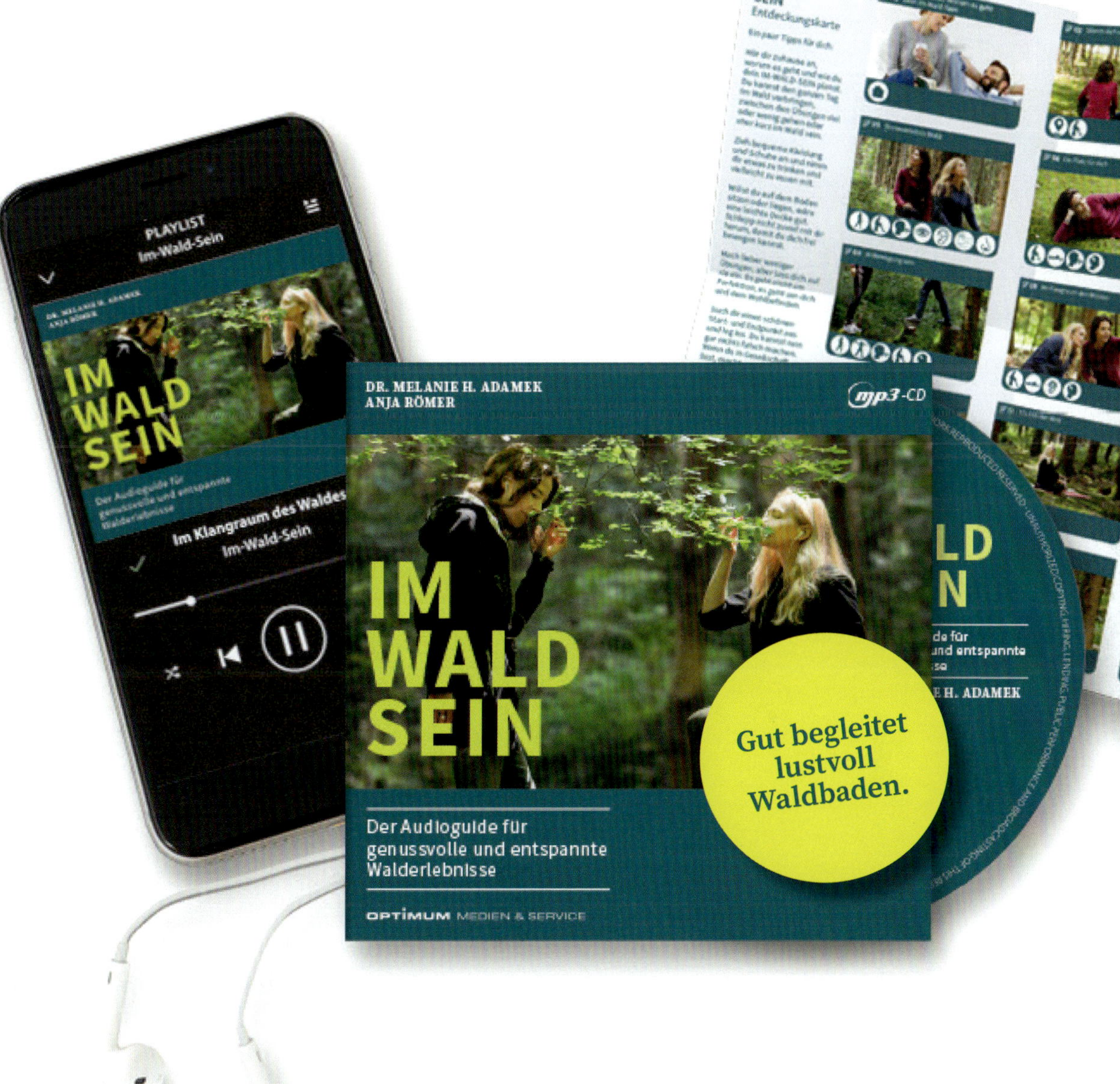
PLAYLIST
Im-Wald-Sein
IM
WALD
SEIN
Im Klangraum des Waldes
Im-Wald-Sein
DR. MELANIE H. ADAMEK
ANJA RÖMER
mp3-CD
IM
WALD
SEIN
Der Audioguide für
genussvolle und entspannte
Walderlebnisse
OPTIMUM MEDIEN & SERVICE
Gut begleitet
lustvoll
Waldbaden.
IM
WALD
SEIN
Entdeckungskarte

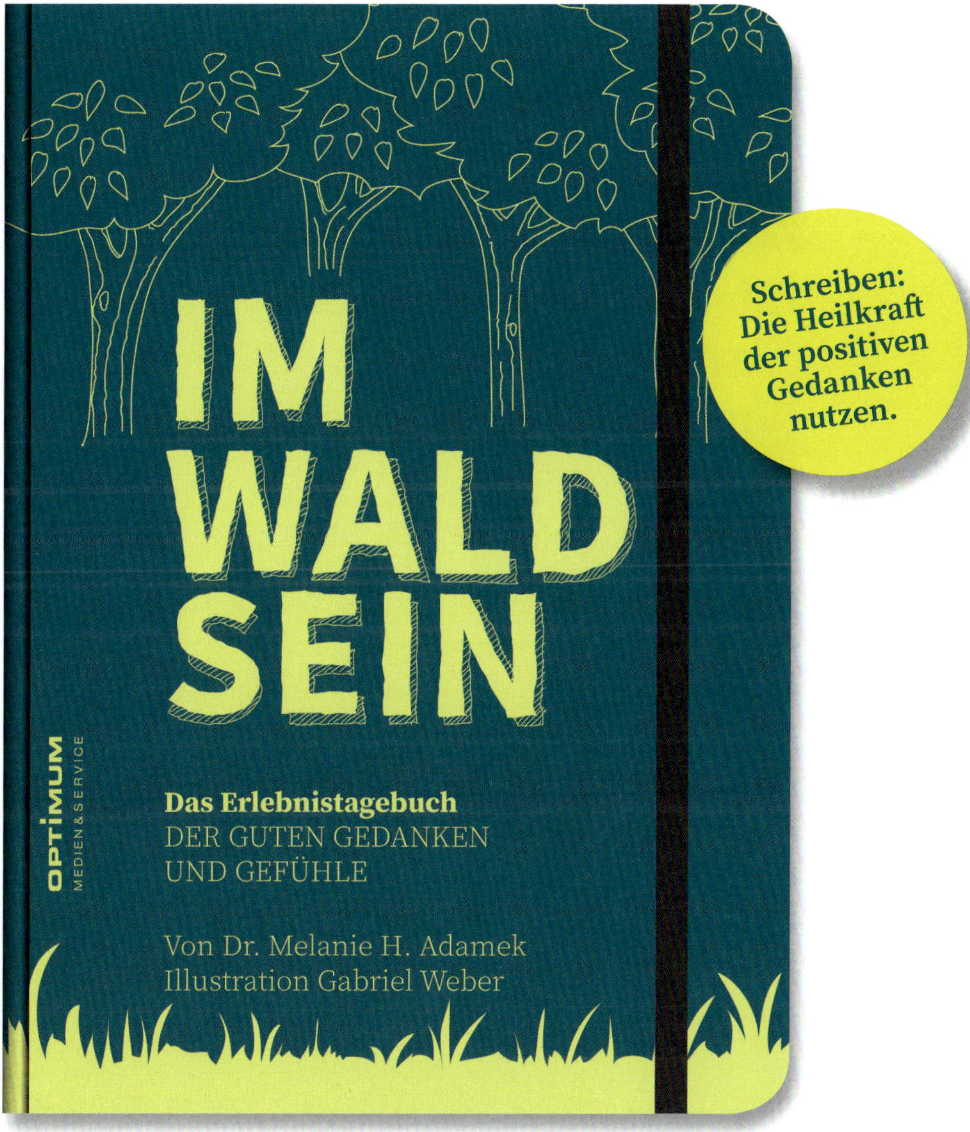

IM WALD SEIN

Das Erlebnistagebuch
DER GUTEN GEDANKEN
UND GEFÜHLE

Von Dr. Melanie H. Adamek
Illustration Gabriel Weber

OPTIMUM
MEDIEN & SERVICE

Schreiben:
Die Heilkraft
der positiven
Gedanken
nutzen.

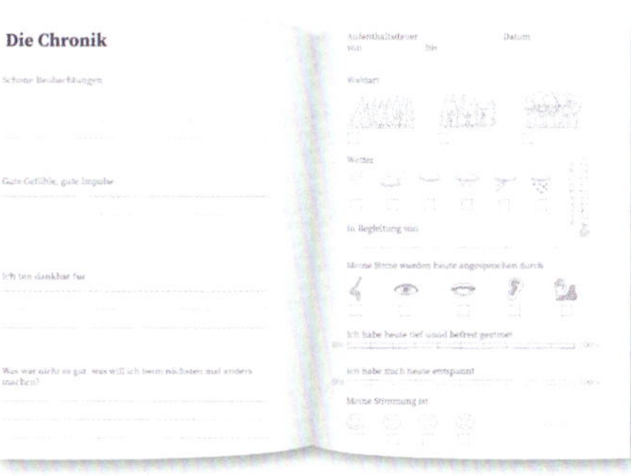

Gefuehrtes Walderlebnis

Ich habe mich heute wohlgefühlt.

Ich habe heute Spaß gehabt.

Ich habe heute neue Energie getankt.

Ich habe heute meiner Gesundheit etwas Gutes getan.

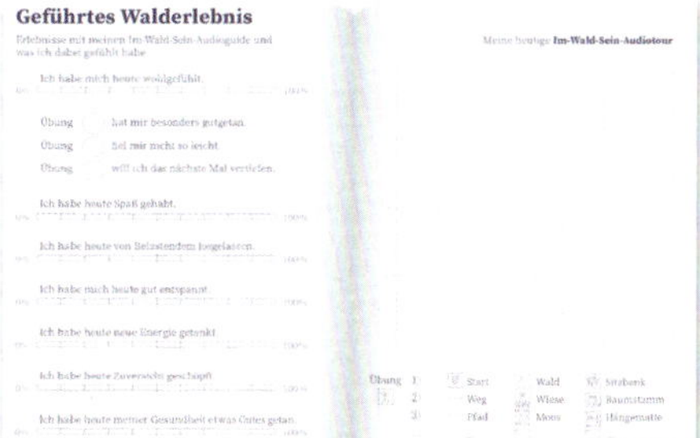

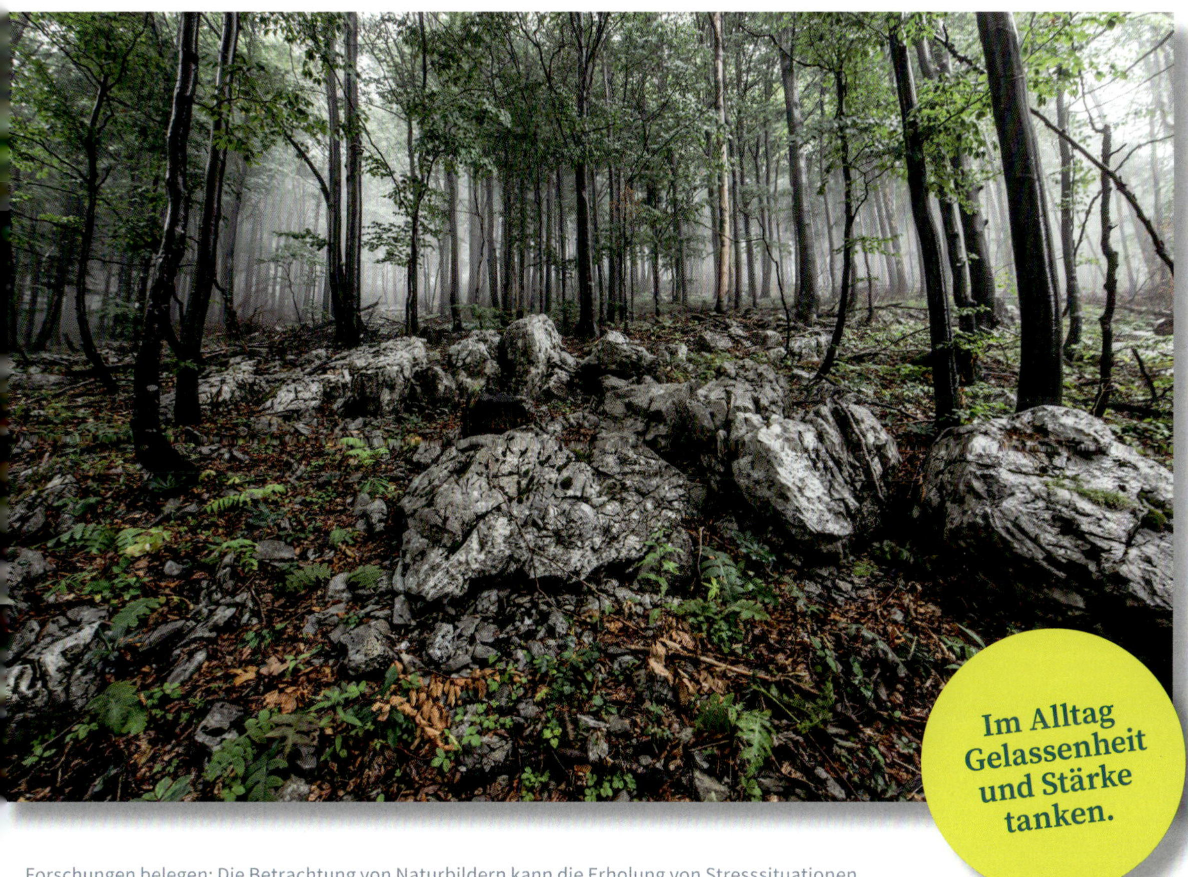

Im Alltag Gelassenheit und Stärke tanken.

Forschungen belegen: Die Betrachtung von Naturbildern kann die Erholung von Stresssituationen beschleunigen. Sie ist ein effektiver Mechanismus zur Stressbewältigung.
Eine englische Studie* geht der interessanten Frage nach, welche Wirkungen Naturbetrachtungen im Vergleich zur Betrachtung urbaner Szenen auf den menschlichen Organismus haben. Probanden betrachteten Natur- oder urbane Landschaften bevor sie einer stressauslösenden Situation ausgesetzt wurden. Dabei wurden autonome Körperfunktionen gemessen, wie Herzfrequenzvariabilität, Herzfrequenz und systolischer und diastolischer Blutdruck. Zusätzlich beantworteten die Probanden Fragebogen zur Selbsteinschätzung. Ergebnis: Naturbetrachtung ruft positive körperliche Reaktionen hervor, die durch die Natur selbst und durch psychische Reaktionen auf sie ausgelöst werden können. Naturbetrachtung entspannt aber nicht nur. Der Anstieg der parasympathischen Aktivität während der Erholung von einer durch einen Stressfaktor ausgelösten Situation trägt dazu bei, die negativen Auswirkungen von Stress auf die körperliche und geistige Gesundheit zu reduzieren.

*Brown, D. K., Barton, J. L., & Gladwell, V. F. (2013). Viewing Nature Scenes Positively Affects Recovery of Autonomic Function Following Acute-Mental Stress. Environmental Science & Technology, 47(11), 5562–5569. http://doi.org/10.1021/es305019p

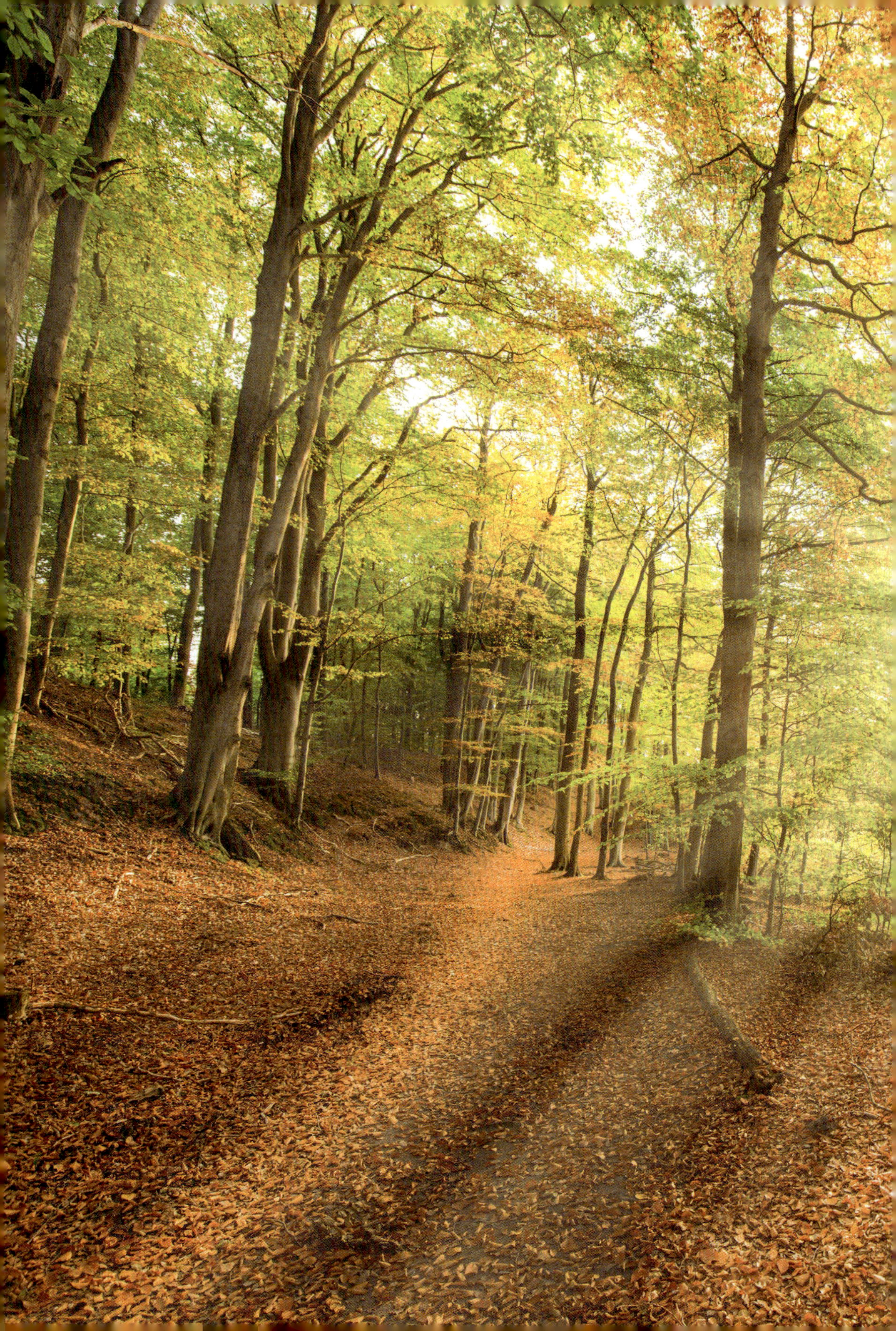

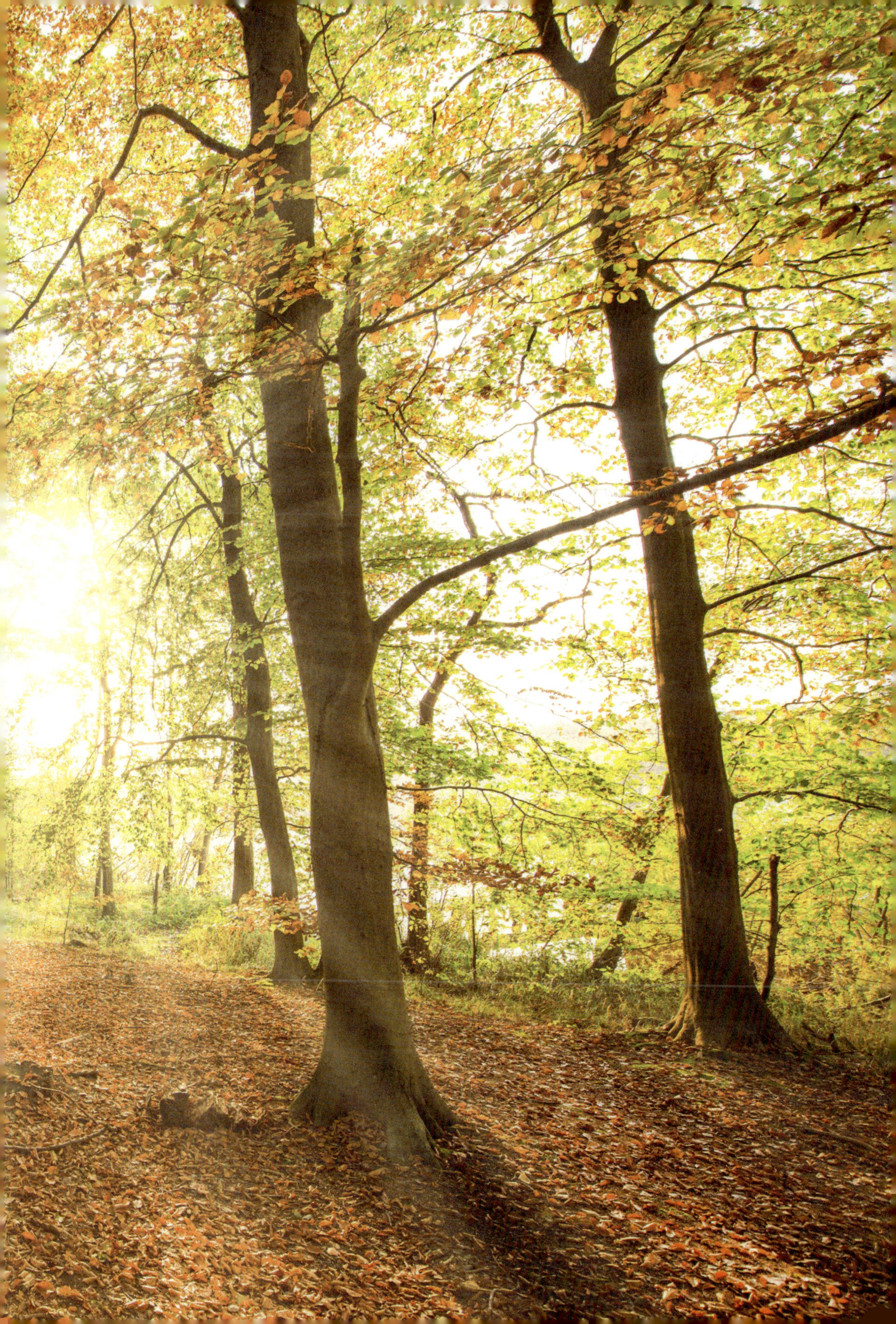

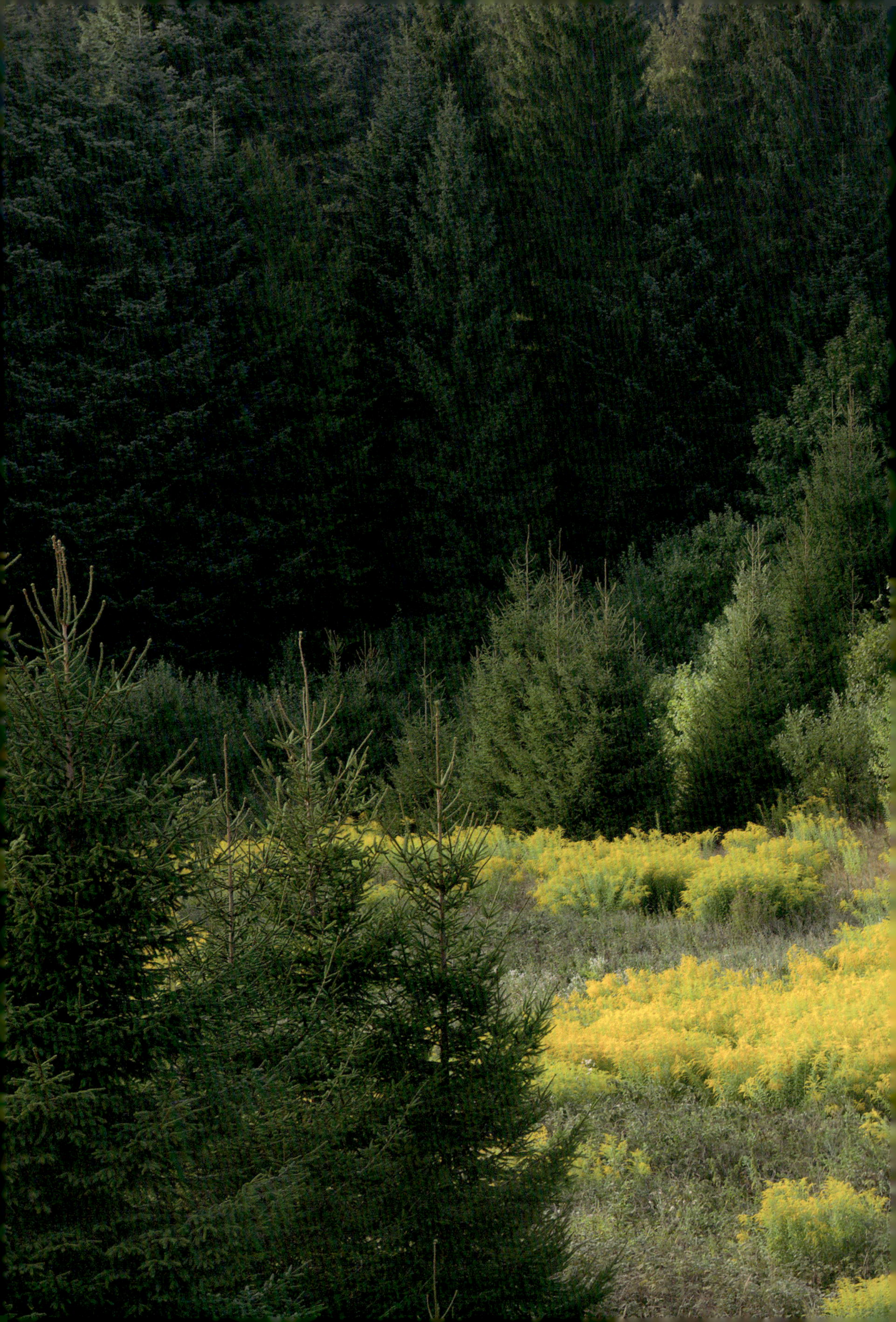

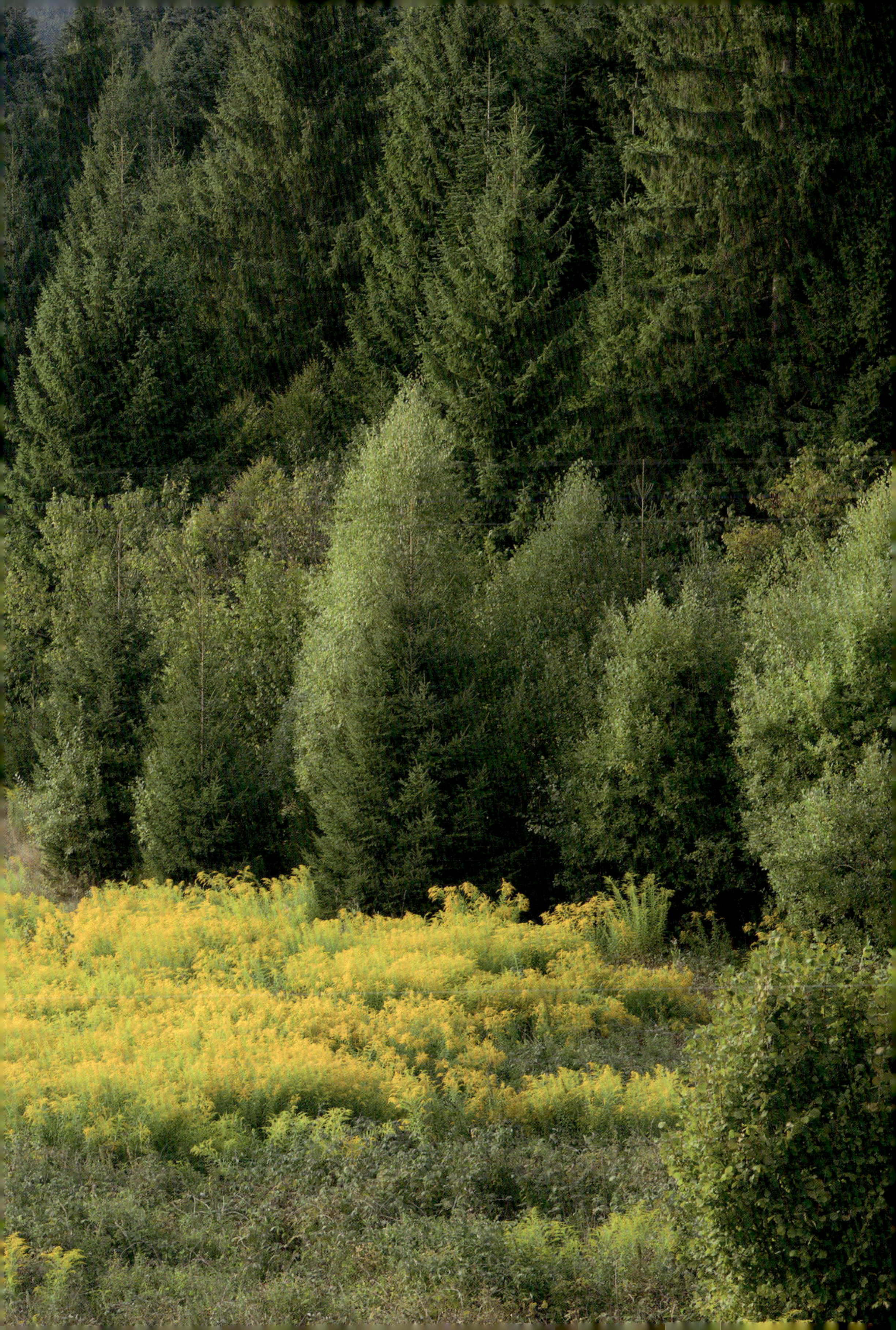

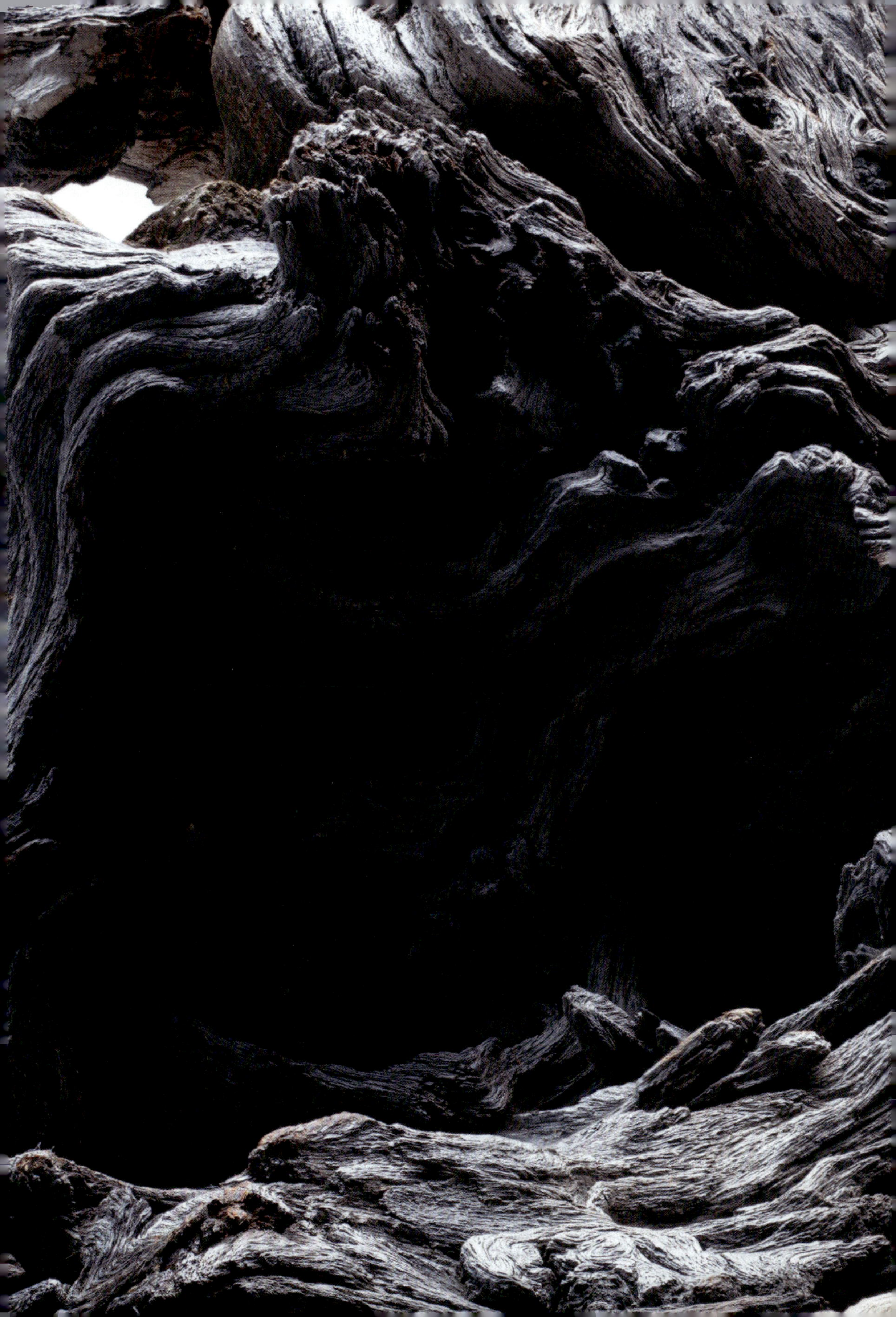

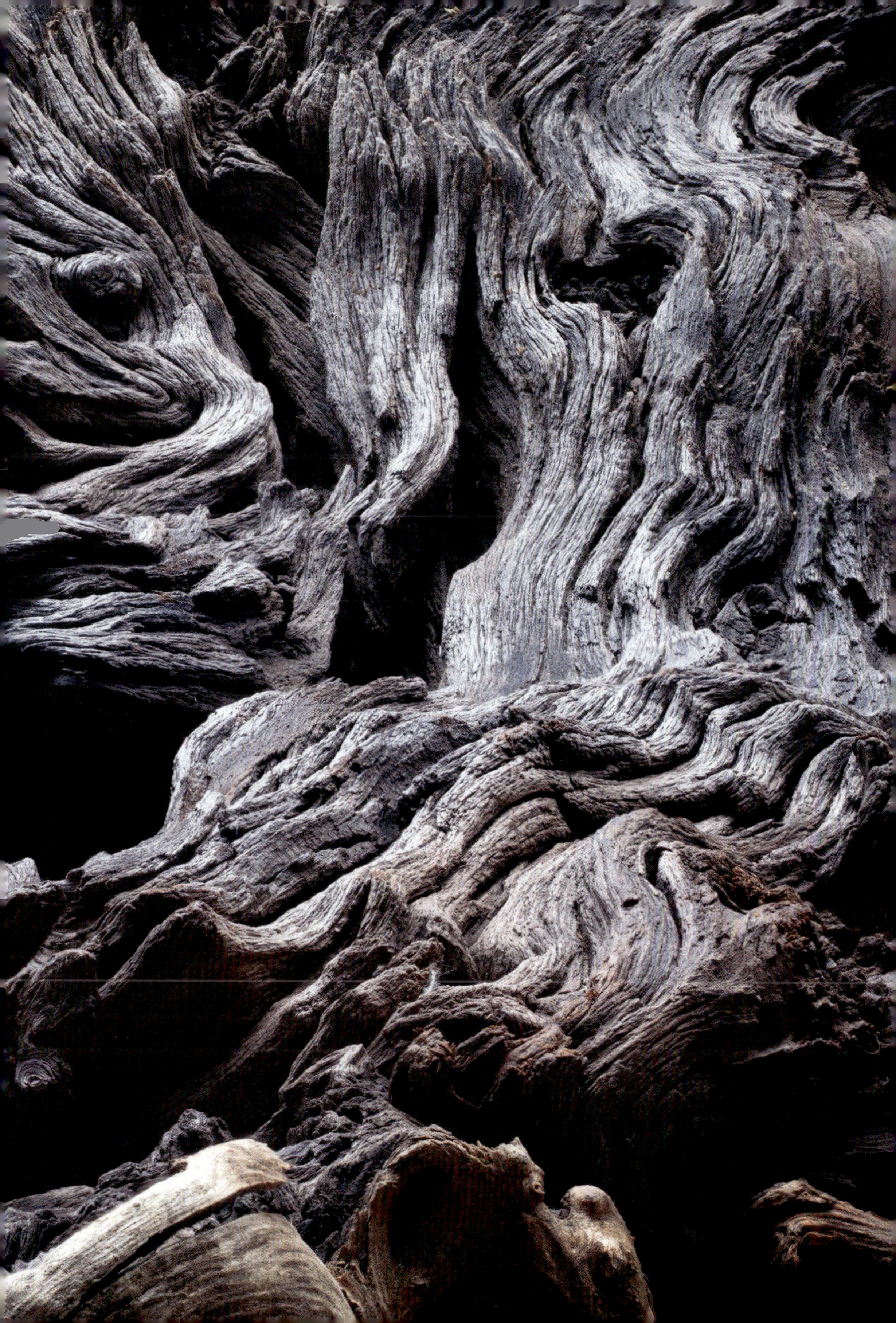

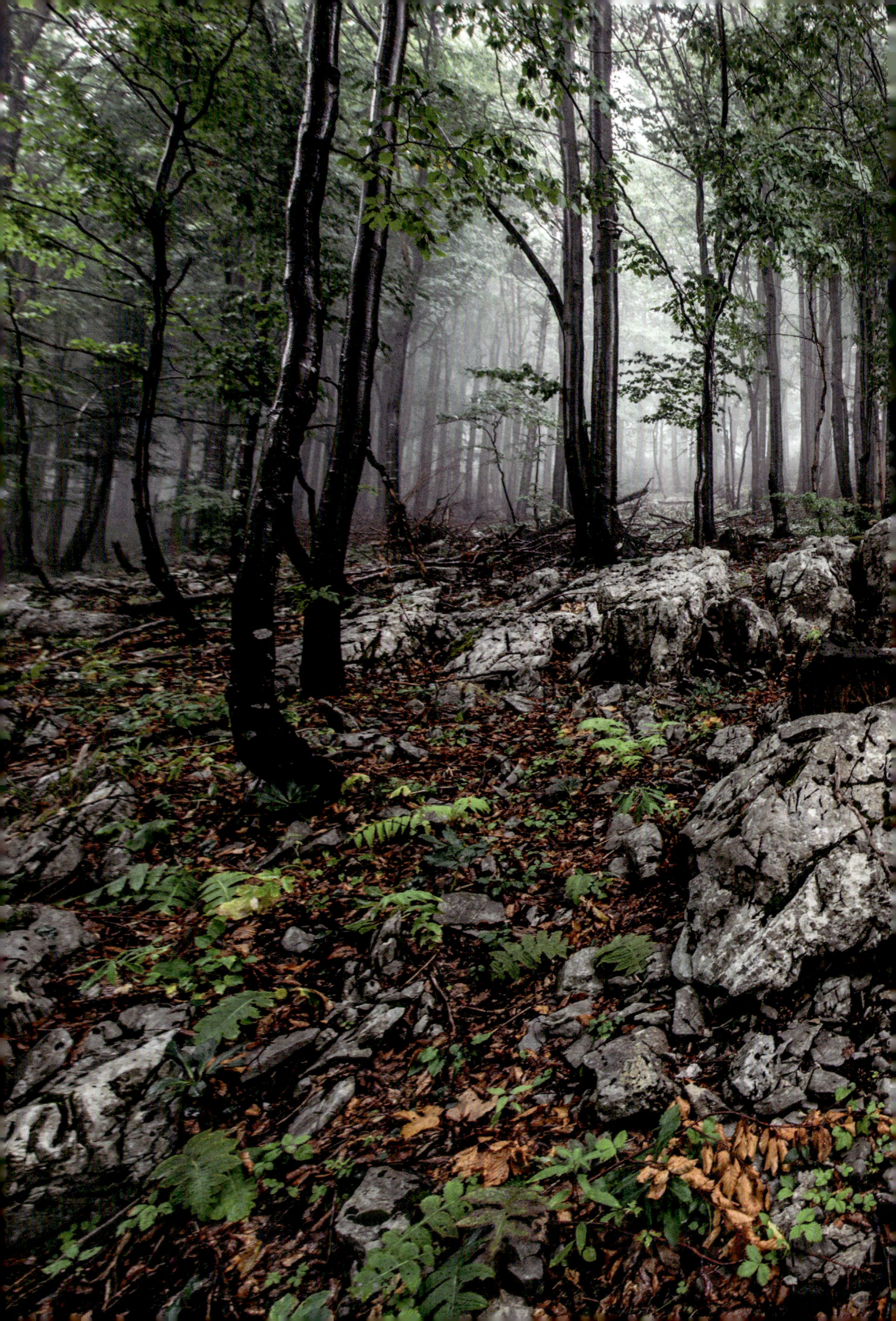

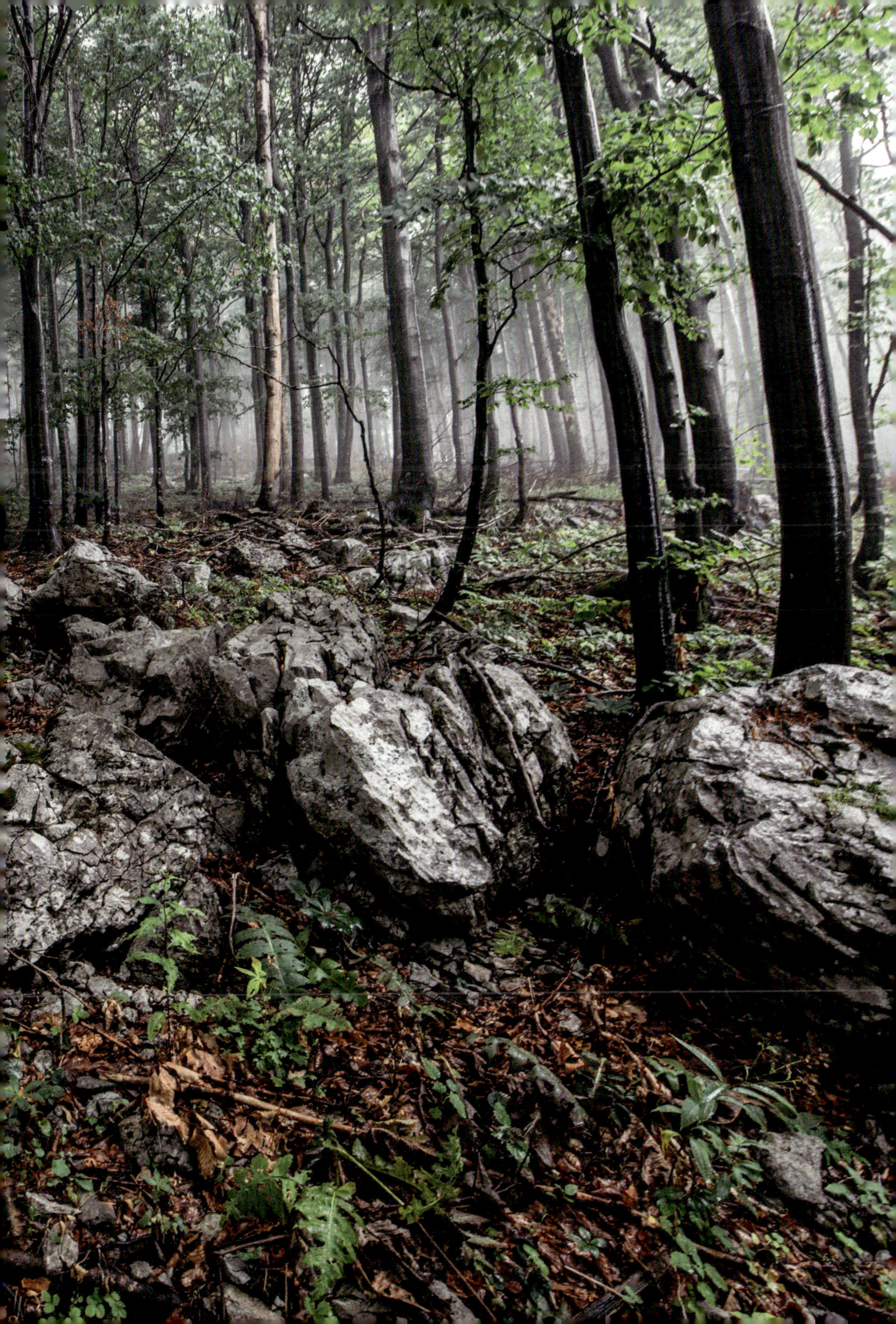

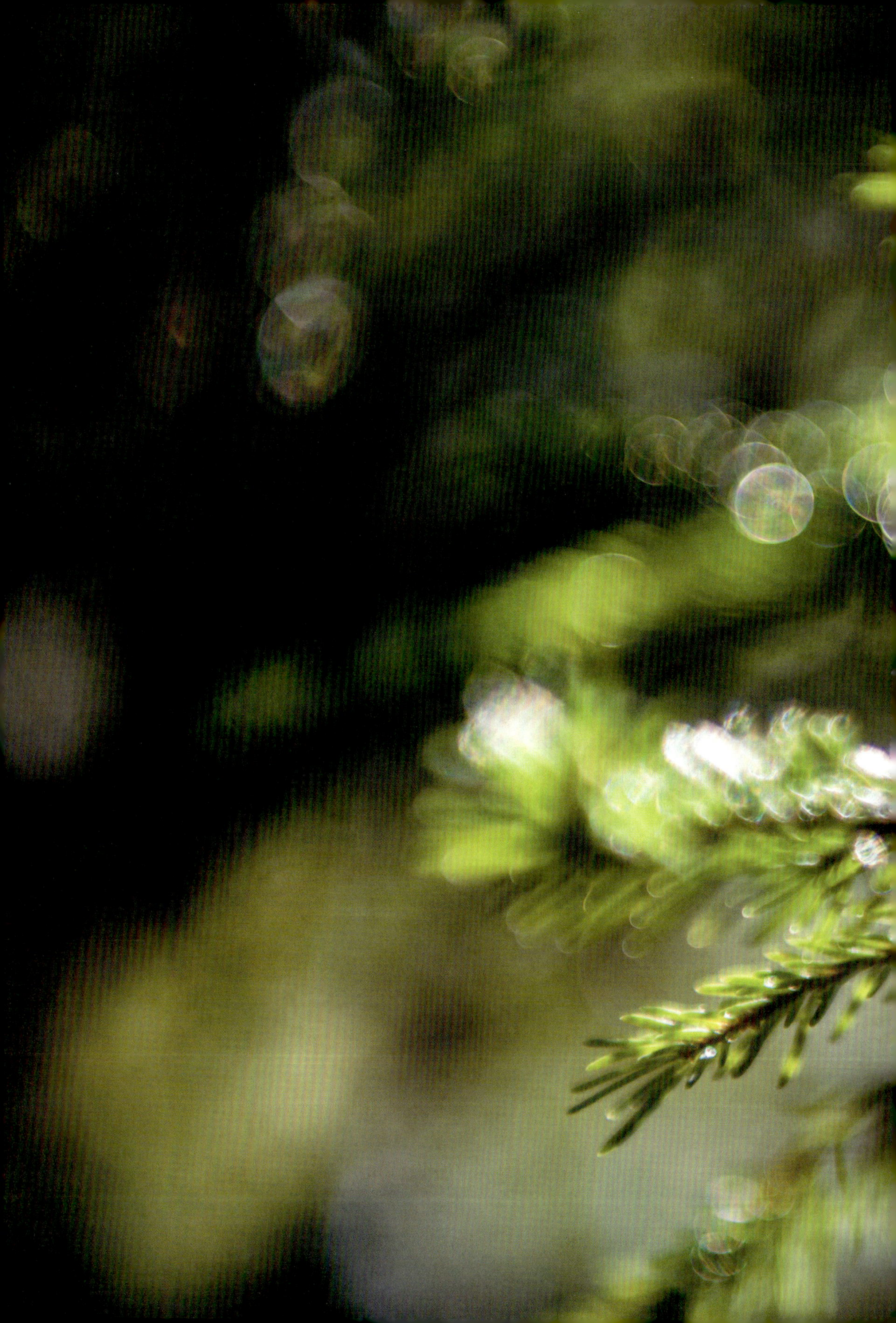

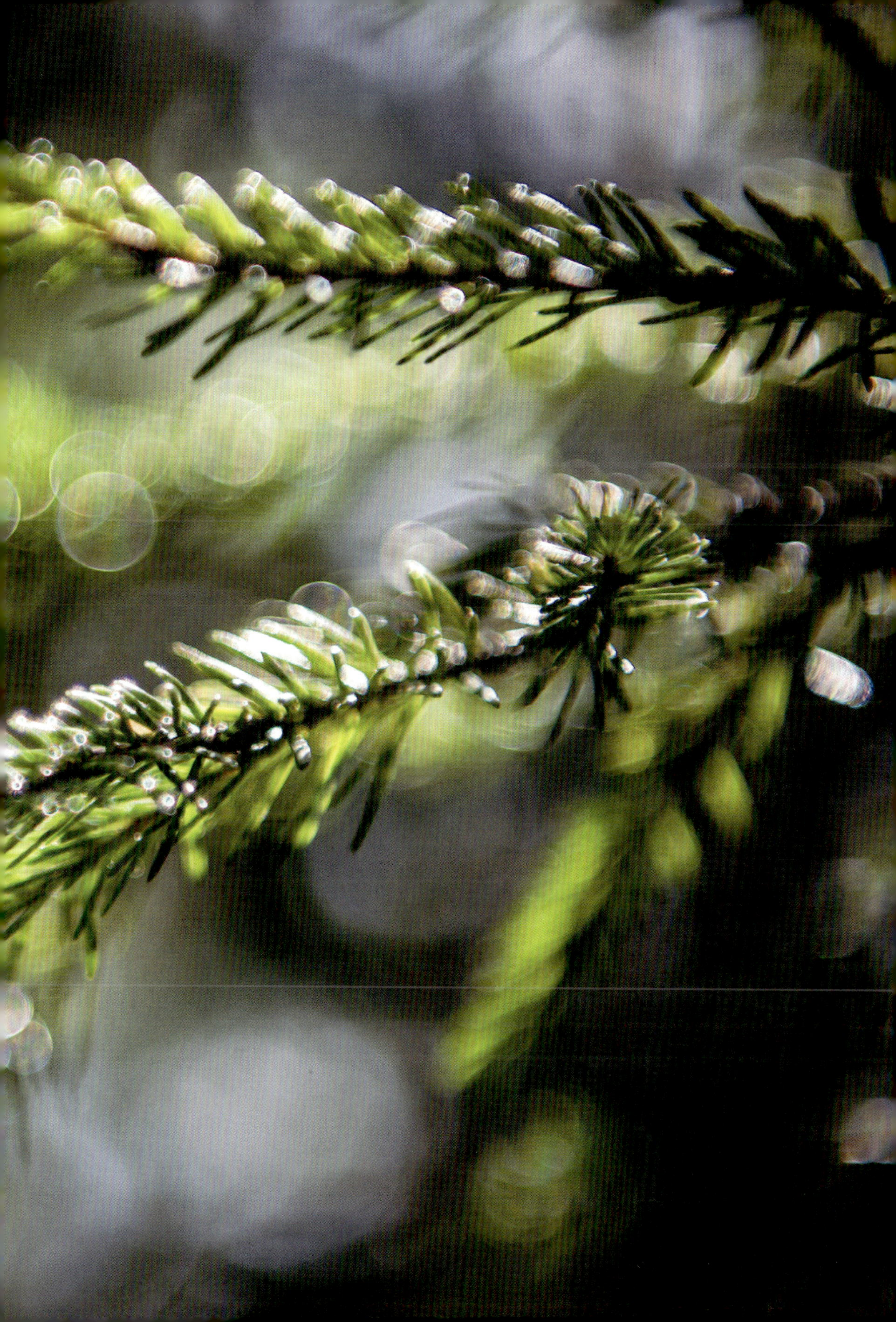

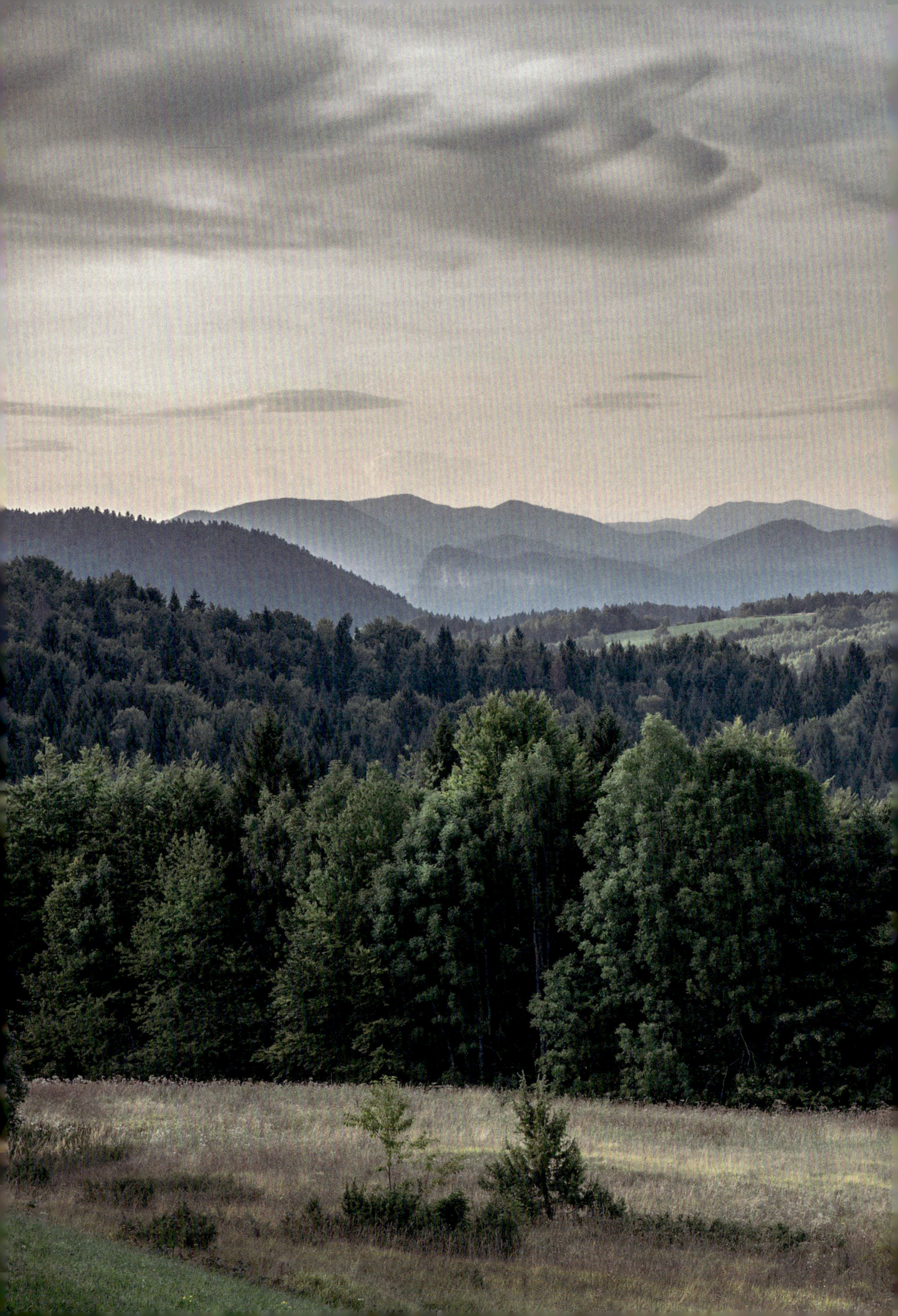

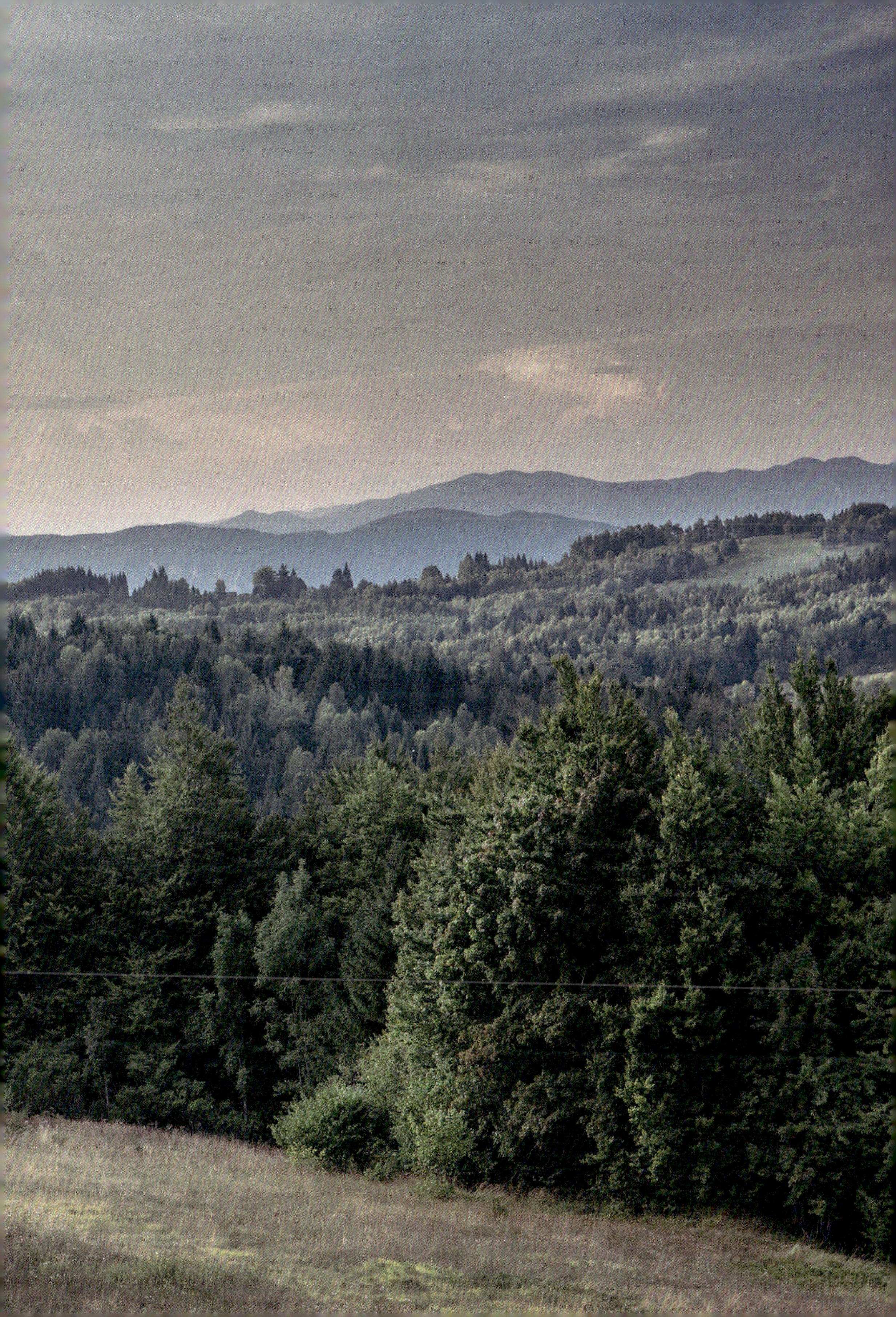

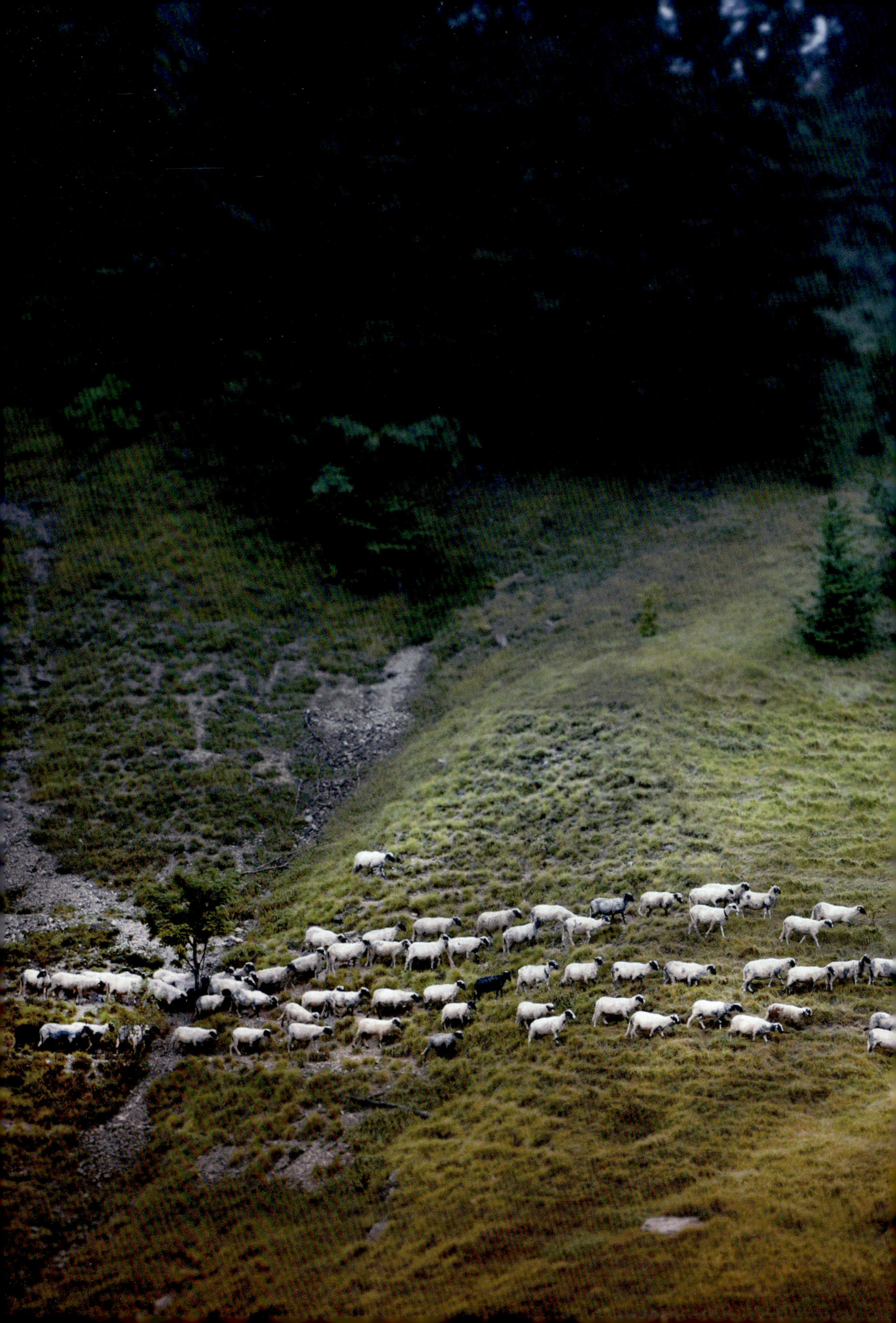